Carl-Auer

John G. Watkins / Helen H. Watkins

Ego-States – Theorie und Therapie

Ein Handbuch

Mit einem Vorwort von Luise Reddemann
Aus dem Amerikanischen von Irmela Köstlin

Fünfte Auflage, 2025

Redaktion: Uli Wetz
Satz: Verlagsservice Hegele, Heiligkreuzsteinach
Illustration: Carolina Bejcnar
Umschlaggestaltung: WSP Design, Heidelberg
Printed in Germany
Druck und Bindung: CPI books GmbH, Leck

MIX
Papier | Fördert gute Waldnutzung
FSC® C083411

Fünfte Auflage, 2025
ISBN 978-3-8497-0322-6 (Printausgabe)
ISBN 978-3-8497-8548-2 (ePub)

Die Originalausgabe dieses Buches erschien unter dem Titel
Ego States Theory and Therapy
im Verlag W. W. Norton & Company, New York, London.

Bibliografische Information der Deutschen Nationalbibliothek:
Die Deutsche Nationalbibliothek verzeichnet diese Publikation
in der Deutschen Nationalbibliografie; detaillierte bibliografische
Daten sind im Internet über http://dnb.d-nb.de abrufbar.

Informationen zu unserem gesamten Programm, unseren Autoren
und zum Verlag finden Sie unter: **https://www.carl-auer.de/**.
Dort können Sie auch unseren Newsletter abonnieren.

Carl-Auer Verlag GmbH
Vangerowstraße 14 • 69115 Heidelberg
Tel. +49 6221 6438-0 • Fax +49 6221 6438-22
info@carl-auer.de

Inhalt

Vorwort zur deutschen Ausgabe

Die Kunst der Behandlung von Traumafolgestörungen ist in Deutschland relativ jung. Sieht man einmal von den Bemühungen um Verständnis und angemessene Behandlung von Holocaustopfern ab, worin sich einige PsychoanalytikerInnen, insbesondere Ilse Grubrich-Simitis (1979) engagiert haben, sowie einer schon 1987 erschienenen Arbeit von Mathias Hirsch zum Inzest, worin es aber weniger um Therapie ging, ist Traumatherapie in Deutschland erst seit Mitte bis Ende der 90er Jahre ein publikationswürdiges Thema geworden. Viel Wissen und Erfahrung aus Amerika und den Niederlanden wird nun erst nach und nach auch hierzulande bekannt und auf Deutsch zugänglich.

John G. Watkins und Helen H. Watkins gelten als Pioniere der Ego-State-Therapie, und die frühen Überlegungen dazu stammen bereits aus den 70er Jahren. Mit ihrer Methode haben die beiden neurotisch Kranke erfolgreich behandelt, aber auch die schweren Störungen, bis hin zu der damals noch so bezeichneten multiplen Persönlichkeitsstörung.

Ego-State-Therapie als ein Ansatz, der psychoanalytisches Wissen, Hypnose und die Theorien Janets zusammenbringt, eröffnet für die Behandlung von schwierigen Patientinnen und Patienten neue, kreative Möglichkeiten. Während die traditionelle Psychoanalyse sich mit nicht assimilierten Introjekten schwer tut, bietet hier das Ego-State-Konzept neue Zugangswege nicht nur des Verstehens, sondern vor allem auch in der Therapeutik. Federns Zwei-Energien-Theorie und deren Ausarbeitung durch Watkins & Watkins machen die Arbeit mit Menschen, deren „Ich“ fragmentiert und dissoziiert erscheint, erheblich leichter. Wir haben dadurch die Möglichkeit, mit diesen verschiedenen Ich-Zuständen direkt zu arbeiten.

Damit wird das, was der Patient mitbringt, nicht bekämpft, analysierend in Frage gestellt und womöglich besserwisserisch korrigiert, sondern sorgsam genutzt. Die Zusammenarbeit von Patientin und Therapeutin kann damit auch partnerschaftlicher werden. Mich beeindruckt an der Arbeit von John und Helen Watkins sowie ihren Schülern, wie sehr sie immer wieder mit ihren Patienten gehen und deren innere Welten akzeptieren.

Beeindruckend ist auch die Schilderung des Falles „Mary“ von Helen Watkins. Hier machen die Autoren deutlich, dass bei allen Chancen, durch Ego-State-Therapie die Behandlungszeiten zu verkürzen, die Therapie einer schwerstgestörten Patientin eben doch Jahre dauern kann.

Mich überzeugt an diesem Buch die Klarheit und Selbstkritik, mit der die Autoren ihre Theorien vortragen, das breite klinische Wissen, die klinische Erfahrung und Forschungsbereitschaft sowie der immer wieder aufschimmernde Pioniergeist und die therapeutische Kreativität.

Jede Psychotherapeutin und jeder Psychotherapeut, die mit traumatisierten Patientinnen und Patienten zu tun haben, werden hier Anregungen finden, die die Arbeit mit dieser Klientel nicht nur bereichern, sondern vor allem auch erleichtern.

Luise Reddemann

Literatur:

Grubrich-Simitis, I. (1979): Extremtraumatisierung als kumulatives Trauma. Psychoanalytische Studien über seelische Nachwirkungen der Konzentrationslagerhaft bei Überlebenden und ihren Kindern. *Psyche* 33: 991–1023

Hirsch, M. (1987): Realer Inzest. Psychodynamik des sexuellen Mißbrauchs in der Familie. (Springer) [Neuaufl. (1999), Gießen (Psychosozial).]

Vorwort zur Originalausgabe

Beim Internationalen Kongress für Psychoanalyse im Jahre 1918 in Budapest (dem ersten nach dem Ersten Weltkrieg) hielt Freud einen Vortrag über die Notwendigkeit, zusammen mit dem psychoanalytischen Verstehen auch die Suggestion und Techniken der Hypnose einzusetzen. Ihm erschien dies notwendig, weil die Gesellschaft zukünftig in der Lage sein sollte, eine Behandlung für die breiten Massen, die an psychischen Problemen leiden, zu finanzieren.

Dieses Buch, *Ego-States – Theorie und Therapie*, hat das Ziel, hypnotherapeutische Techniken mit den psychoanalytischen Konzepten zu verbinden und eine Kurzpsychotherapie auf der Grundlage von Paul Federns Ich-Psychologie, insbesondere seiner Entdeckung der Existenz von Ich-Zuständen, zu entwickeln.

Obgleich Freud mit seinem Buch *Das Ich und das Es* (1923) den Grund für eine psychoanalytische Ich-Psychologie gelegt hatte, ging er nicht weiter, als darzulegen, dass die Psyche des Menschen in ein Es, ein Ich und ein Über-Ich unterteilt ist, wobei überwiegend das Ich die Funktionen der Synthese und des Erkennens von Gefahren aufgrund von Angst übernimmt.

Während Anna Freud (1936) diese Funktionen auf die Abwehrmechanismen und Hartmann (1970) auf die Anpassungsfunktionen ausdehnte, entdeckte Paul Federn das Wesen des Ich aufgrund seiner Arbeit mit den geistig und seelisch Kranken. Diese Entdeckung wurde von den meisten Psychoanalytikern lange Zeit vernachlässigt; die Autoren dieses Buches indessen berücksichtigen die Existenz von Ich-Zuständen und setzen dieses Wissen in ihren Therapien erfolgreich ein.

Sie legen Federns Konzept der Ich-Zustände in großer Klarheit dar und zeigen, wie dieses Wissen bei der Behandlung multipler Persönlichkeiten und anderer Erkrankungen, die mit Ich-Störungen einhergehen, eingesetzt werden muss. Psychotherapeuten, die Federns Konzepte des Ich anwenden, haben eine sichere theoretische Basis für ihre Arbeit, und besonders Hypnotherapeuten können von dem so gewonnenen Verständnis profitieren.

Ernst Federn

Einführung

Während des Zweiten Weltkriegs arbeitete ich als leitender Psychologe an einem großen Militärkrankenhaus, und ein junger Leutnant, der an Angst vor der Dunkelheit litt, wurde an mich überwiesen. Der Fall wurde mit Hypnose behandelt. Er wurde detailliert veröffentlicht (J. Watkins 1949) und ist vor einigen Jahren in gekürzter Form (J. Watkins 1992b) neu publiziert worden. Die erfolgreiche Lösung dieses Falles hing mit der Entdeckung zusammen, dass ich es mit mehr als einer „Entität" zu tun hatte. Damals hätte ich den Patienten als multiple Persönlichkeit betrachtet. Die beiden Subpersönlichkeiten traten nicht spontan in Erscheinung, sie konnten aber mithilfe von Hypnose aktiviert werden. Eine Vielzahl hypnotischer, analytischer und projektiver Techniken wurden eingesetzt, um sie, genau so wie die Interaktionen, die zu der Angst vor der Dunkelheit geführt hatten, zu verstehen. Die Phobie wurde aufgrund psychodynamischer Einsichten geheilt, zu denen der Patient mithilfe hypnotherapeutischer Verfahren geführt worden war; sie sind an anderer Stelle detailliert beschrieben worden (J. Watkins 1992b). So faszinierend diese komplexen Interaktionen auch waren – das Wichtigste für unsere heutige Arbeit ist, dass ich damals zum ersten Mal mit jenen segmentierten Persönlichkeitsstrukturen in Berührung gekommen bin, die wir heute „Ich-Zustände" nennen.

In den Jahrzehnten nach dem Zweiten Weltkrieg verbrachte ich viel Zeit damit, das Wesen und die verschiedenen Verfahren der Hypnose zu erforschen, sowohl als Forscher wie auch in der klinischen Praxis.[1] Eine persönliche Analyse bei dem Lehranalytiker Edoardo Weiss (1960), der seinerseits von Paul Federn analysiert und von Freud ausgebildet worden war, brachte mich in Berührung mit Federns Theorien von den Ich-Zuständen, die wir weiter unten beschreiben werden. Diese Erfahrung führte zu einem tiefer gegründeten Verständnis der menschlichen Persönlichkeit, die ich fortan als eine Vielheit und weniger als eine Einheit betrachtete.

Im Laufe der 50er- und der 60er-Jahre hatte ich Gelegenheit, eine Reihe von Menschen zu behandeln, bei denen es sich tatsächlich um multiple Persönlichkeiten handelte, darüber hinaus hatte ich Gelegenheit zu verfolgen, wie solche Fälle von Bernauer Newton und anderen Kollegen behandelt wurden, und bei der Abfassung von Berichten und der Bereitstellung von audiovisuellen Materialien, in denen solche Patienten beschrieben werden, mitzuarbeiten (siehe Bowers u. a. 1971). Diese Erfahrung war für mich sehr wertvoll und bereitete den Boden für das Verständnis verborgener Entitäten bzw. Anteile der Persönlichkeit im Vergleich zu den tatsächlich und offenkundig multiplen Persönlichkeiten. Die wirkliche Bedeutung der „Abwehr durch Abspaltung" jedoch, die viel stärker verbreitet ist und sich bei einem breiten Spektrum von Persönlichkeiten, angefangen bei der normalen Persönlichkeitsstruktur bis hin zu den schwer dissoziierten Persönlichkeiten, nachweisen lässt, trat erst dann klar in Erscheinung, als ich in den frühen 70er-Jahren mit meiner Frau und Kollegin, Helen H. Watkins, zusammenzuarbeiten begann.

Als Psychologin am Beratungszentrum der Universität von Montana hatte Helen viele College-Studenten mit normalen und neurotischen Problemen beraten und behandelt. Als geschulte Hypnotherapeutin nahm sie ständig diese verborgenen anderen in den Persönlichkeiten ihrer Klienten wahr, die intrapersonale Konflikte hervorriefen und die es zu verstehen galt, wenn Helen sie erfolgreich behandeln wollte. Auch ich begann, sowohl mit Blick auf verborgene Persönlichkeitssegmente als auch mit Blick auf das Individuum als Ganzes, hypnoanalytische Techniken anzuwenden, was nicht nur mein klinisches Verständnis, sondern auch den therapeutischen Erfolg verbesserte. Abgesehen davon, machte ich die Erfahrung, dass die Theorien von Paul Federn (1956) und Edoardo Weiss (1960), die ich bereits zwei Jahrzehnte früher kennen gelernt hatte, für die Fälle, mit denen ich es nun zu tun hatte, von Bedeutung waren.

Als Professor und Leiter des Ausbildungsprogramms im Bereich klinische Psychologie an der Universität von Montana verbrachte ich viel Zeit mit Unterrichten und Supervision und begleitete die Studenten auch bei der Ausarbeitung ihrer wissenschaftlichen Arbeiten zur Erlangung des Master's Degree; einige dieser Arbeiten befassten sich mit der Erforschung von Ich-Zuständen (Douglass a. Watkins 1994; Eiblmayr 1987; W. Hartman 1995).

Während Helen in diesen Jahren in erster Linie mit der allgemeinen klinischen Praxis zu tun hatte, beschränkte ich meine Behandlungsfälle nach und nach immer mehr auf offenkundig multiple Persönlichkeiten. Da wir beide versuchen mussten, sowohl offen in Erscheinung tretende als auch verborgene Persönlichkeitssegmente zu verstehen, spürten wir die Notwendigkeit, uns häufig gemeinsam zu besprechen – was bedeutete, dass jeder von uns gelegentlich bei den Behandlungssitzungen des anderen anwesend war – und gemeinsam eine kohärente Theorie von den Ich-Zuständen und ein entsprechendes Therapiesystem zu entwickeln.

Helen besaß eine Sensibilität, die dem, was Reik (1948; dt. 1976) als „Hören mit dem dritten Ohr" bezeichnet hat, ähnlich zu sein schien. Sehr häufig stimmte sie sich intuitiv auf das Verhalten verborgener Persönlichkeitsteile ein und entwickelte im Umgang mit ihnen innovative therapeutische Strategien. Diese Strategien kombinierten wir mit den früher von mir entwickelten hypnoanalytischen Vorgehensweisen, wie zum Beispiel Abreaktion (J. Watkins 1949), projektiven Techniken (1952) und der „Affektbrücke" (1971).

Ich selbst hatte das Bedürfnis, das Wesen dieser „Ich-Zustände" zu erforschen und eine theoretische Grundlage zu erarbeiten, um sie verstehen zu können. Auf dieser Basis führten wir gemeinsame Untersuchungen durch (Watkins a. Watkins 1979/80, 1980) und blieben ständig im Gespräch über die sich langsam herausschälende Theorie, die wir nach allen Seiten prüften und diskutierten (H. Watkins 1993). Helen stellte immer mehr Daten und Fallmaterial aus ihrer Praxis zur Verfügung, und ich versuchte beharrlich, aus all diesem Datenmaterial eine theoretische Bedeutung herauszudestillieren. In einer Reihe von Workshops begannen wir, das gesammelte Material zu präsentieren (siehe Steckler 1989) und verschiedene Veröffentlichungen herauszugeben.[2] Freunde und Kollegen, mit denen wir unsere Gedanken und Konzepte diskutierten, nahmen die Konzepte von den Ich-Zuständen auf und überprüften sie in der Praxis; und so verfolgte dann nach und nach jeder seine eigene Spur hinsichtlich der weiteren Forschung und Theoriebildung.[3]

Unabhängig davon stellte Hilgard (1977, 1986) Untersuchungen über das Phänomen des „versteckten Beobachters" vor, das den Faktor des Ko-Bewusstseins (Beahrs 1983) mit Blick auf das Funktionieren der Persönlichkeit untermauerte. Der Begriff, den Hilgard gebrauchte, nämlich „kognitive strukturelle Systeme", enthielt offenbar dieselben Entitäten, die wir „Ich-Zustände" genannt und mit denen wir therapeutisch gearbeitet hatten (Watkins a. Watkins 1979/80, 1980). Auch die Untersuchungen von Bower (1981) und seiner Mitarbeiter (1978) über Stimmungen und Gedächtnis schienen das Konzept von den Ich-Zuständen zu bestätigen.

In den letzten zwei Jahrzehnten ist das Interesse an der multiplen Persönlichkeitsstörung sowie dem gesamten Gebiet der Dissoziation wieder neu aufgelebt, und das gesamte Krankheitsbild erfährt in der Forschung zunehmend an Bedeutung und Beachtung.[4] Das DSM-IV (American Psychiatric Association 1994) räumt einer genauen Definition von Krankheitszuständen, die mit Dissoziation einhergehen, bzw. den Kriterien für eine solche Diagnose viel Platz ein. Die Bezeichnung „multiple Persönlichkeitsstörung" (MPS) wurde zugunsten des Terminus „dissoziative Identitätsstörung" (DIS) aufgegeben.

Mittlerweile ist eine neue wissenschaftliche Vereinigung, die *International Society for the Study of Dissociation*, gegründet worden. Sie hat gegenwärtig mehr als 3000 im Bereich der Psychiatrie und Psychotherapie tätige Mitglieder; das von der Organisation herausgegebene Fachblatt, *Dissociation*, publiziert regelmäßig eine Fülle einschlägiger neuer Untersuchungen. Abgesehen davon, betrachtet man die Hypnose selbst heutzutage in erster Linie als eine Form der Dissoziation und nicht lediglich als einen Zustand, der durch Suggestion hervorgerufen wird (Hilgard 1986).

In der Literatur über Diagnose und Behandlung der multiplen Persönlichkeitsstörung begegnet heute immer häufiger der Begriff „Ich-Zustände", und es wird zunehmend deutlich, dass die Existenz verborgener Persönlichkeitsteile genau so anerkannt wird wie die offener zutage tretenden Persönlichkeitssegmente bei Patienten mit einer echten MPS (Brown a. Fromm 1986; Gruenwald 1986; Ramonth 1985). Es erscheint uns daher zum gegenwärtigen Zeitpunkt notwendig, eine Theorie auszuarbeiten, welche eine Brücke herstellen kann zwischen dem normalen Funktionieren der Persönlichkeit und den extremen Formen der Dissoziation, wie sie sich bei den multiplen Persönlichkeitsstörungen, den Amnesien und den Fugue-Zuständen finden. Ausgehend von einer solchen theoretischen Grundlage, ließen sich vielleicht nicht nur bessere Behandlungsmöglichkeiten für Personen mit einer echten MPS entwickeln, sondern auch bessere Methoden, mit den „normaleren" und neurotischen Störungen, die ihre Ursache in leichteren Formen der Abspaltung haben, umzugehen.

Wir könnten das Auftreten von Multiplizität, sofern es sich dabei um etwas Pathologisches handelt, einfach als das Ergebnis exzessiver Anpassungs- und Abwehrprozesse betrachten, wie sie alle Menschen einsetzen, um sich zu schützen und um überleben zu können – und nicht als irgendeine Form extremer und radikaler Aufspaltung im Funktionieren der menschlichen Persönlichkeit.

Wir hoffen, mit diesem Buch unsere Erfahrungen, unsere Forschungsarbeit und unsere klinische Praxis mit den Ergebnissen anderer zu verbinden und so zu einem kohärenten Ansatz zu gelangen, den wir „Ego-State-Therapy" genannt haben. Wir fühlen uns mit unserer Arbeit früheren Forschern wie Janet (1907), Federn (1956) und Weiss (1960) verpflichtet wie auch unzähligen anderen Psychoanalytikern, die ihren Beitrag in Theorie und Praxis geleistet haben. Wir sind uns bewusst, dass die Konzepte, die wir in diesem Buch darlegen, auch die Theorien der Objektbeziehungsanalytiker wie Fairbairn (1963), Guntrip (1968, 1971), Jacobson (1998), Kernberg (1997), Kohut (1993), Mahler (1998), Winnicott (1997b) und anderer berühren.

Psychotherapeuten sind heute mit einem schwerwiegenden Problem konfrontiert. Psychodynamische Therapien erforderten bislang für gewöhnlich viele Sitzungen, die sich im Allgemeinen über Monate und Jahre erstreckten. Heutzutage sind die Versicherungsgesellschaften und andere Organisationen, die Zuschüsse für derartige Behandlungen gewähren, nicht mehr bereit, solche langwierigen Behandlungen zu bezahlen. Sie fordern kurze und „effiziente" Therapien. Therapeuten, die mit einem Ansatz arbeiten, der mehrere Sitzungen pro Woche über einen Zeitraum von vielen Monaten oder gar Jahren erfordert (wie zum Beispiel die Psychoanalyse), sehen sich einer ernsten ökonomischen Krise gegenüber (Goldberg 1996). Die Hypnoanalyse (Fromm a. Nash 1997; J. Watkins 1992a, 1992b) hat gezeigt, dass sie die Zeitdauer einer „analytischen" Behandlung signifikant verringern kann. Eine intensive Therapie der Ich-Zustände – wobei es sich um eine Erweiterung der Hypnoanalyse handelt – bietet einen wirksamen Ansatz, der die Therapiedauer noch stärker verkürzt und der innerhalb von acht bis zwölf Stunden (wir beziehen uns dabei auf unsere Nachfolgestudien, siehe Kapitel 13) häufig dauerhafte strukturelle Persönlichkeitsveränderungen bewirkt und zur Lösung lebenslanger Störungen führt.

Die wissenschaftliche Psychologie und die therapeutische Behandlung von Persönlichkeitsstörungen sind Gebiete, die sich ständig weiterentwickeln. Ja, der wissenschaftliche Fortschritt auf diesen Gebieten vollzieht sich mit einer solchen Geschwindigkeit, dass es für einen einzigen Menschen eigentlich unmöglich ist, auch nur in einem schmalen Wissensgebiet mit den neuen Entwicklungen Schritt zu halten – wie zum Beispiel auf dem Gebiet der Dissoziation. Wir stellen unsere Arbeit daher in dem vollen Bewusstsein vor, dass wir zweifellos viele andere Wissenschaftler, Forscher und Therapeuten nicht kennen und deshalb auch nicht berücksichtigen konnten, die vielleicht schon früher, vielleicht auch zur gleichen Zeit wie wir und vielleicht in einer anderen Terminologie sich mit genau den gleichen Ideen und Konzepten getragen haben.

Der ausgeprägte Informationsüberschuss und die Kommunikationslücken, unter denen wir heutzutage leiden, führen dazu, dass manch einer, der glaubt, er habe eine innovative Idee, das Rad noch einmal erfindet. Wir sind uns auch dessen bewusst, dass, wer wirklich etwas Neues erfindet, sich zwangsläufig möglichst viele Quellen zunutze macht. Wir stellen das Ergebnis unserer gemeinsamen Forschungsarbeit, das Ergebnis unserer theoretischen Konzeptualisierungen und unserer klinischen Praxis sowie der Anregungen, die wir von anderen erhalten haben, daher mit einem echten Gefühl der Demut vor. Wir wissen, dass die Ego-State-Therapie die Aufmerksamkeit vieler Kollegen wie auch anderer Autoren, die nun auf diesem Gebiet weiterforschen, auf sich gezogen hat, und wir sehen den weiteren Entwicklungen und Fortschritten dieses Ansatzes mit Freude entgegen.

Da das gegenwärtige Stadium in der Entwicklung der Ego-State-Therapie das Ergebnis vieler früherer Forschungen ist, deren Resultate wir einzeln und gemeinsam veröffentlicht haben, werden wir uns häufig auf diese Publikationen beziehen, um denjenigen unserer Leser entgegenzukommen, denen an einer vollständigeren Darlegung eines bestimmten theoretischen Aspektes oder einer bestimmten klinischen Technik gelegen ist.

Es ist uns durchaus klar, dass unsere Auffassungen vielleicht schon nach kurzer Zeit überholt sein mögen. Aber wir sind schon zufrieden, wenn sie in irgendeiner Weise dazu beitragen, unser wachsendes Wissen in Bezug auf das Funktionieren der menschlichen Persönlichkeit, der gut wie der schlecht angepassten, zu erweitern.

John G. Watkins

Anmerkungen

1 J. Watkins (1946, 1947, 1949, 1951, 1954, 1963a, 1963b, 1967, 1971, 1972, 1977, 1978a, 1978b, 1984, 1987, 1989).

2 Watkins und Watkins (1979, 1981, 1982, 1984, 1986, 1988, 1990a, 1990b, 1991, 1992, 1993a, 1996a).

3 Beahrs (1982, 1986), Edelstien (1982), Frederick (1993), Frederick und McNeal (1993), Frederick und Phillips (1995), Newey (1986), Phillips (1993), Phillips und Frederick (1995), Torem (1987, 1989, 1993).

4 Forscher wie Bliss (1986), Boor und Coons (1983), Braun (1984), Caul (1988), Coons (1988, 1993), Fine (1989, 1993), Greaves (1988), Kluft (1987, 1988, 1993), Kluft und Fine (1993), Loewenstein (1991), Putnam (1985, 1989, 1991), Ross (1989, 1991) und andere sind hier vorangegangen.

1 Die Persönlichkeit und ihre Entwicklung

Der Begriff der Persönlichkeit ist nur schwer zu definieren. Dennoch wird er häufig verwendet und übermittelt im Gespräch zwischen Menschen eine Bedeutung. Wenn wir von jemandem sagen: „Sie ist eine glänzende Persönlichkeit", dann schildern wir sie als faszinierend in positivem Sinn. Es deutet auch an, dass sie in ihrem gesellschaftlichen Umfeld ziemlich populär und gefragt ist. Bezeichnen wir einen Menschen andererseits als „korrupte Persönlichkeit", dann deuten wir damit an, dass er dazu neigt, Zwietracht zu säen und Intrigen zu spinnen und dass er vermutlich auch in geschäftlichen Dingen nicht ehrlich ist. Das Wort „Persönlichkeit" hat in der Umgangssprache viele Bedeutungen, auch wenn es für Verhaltenswissenschaftler sehr schwierig ist, sich auf eine formale Definition festzulegen, die alle Aspekte der Persönlichkeit umfasst, aber andere psychische Manifestationen ausschließt. Entscheidend scheinen hier jene Merkmale einer Person zu sein, deren Verhaltensäußerungen von anderen beurteilt werden und auf die sie reagieren.

Zahlreiche Wissenschaftler haben den schwierigen Versuch unternommen zu beschreiben, was Persönlichkeit ist. Sie haben nach den wesentlichen Dimensionen dessen gesucht, was Persönlichkeit ausmacht, und eine theoretische Grundlage erarbeitet, von der aus Entwicklung und Funktion der Persönlichkeit erklärt werden können.[1] Die Zahl derer, die Innovatives zur Theorie der Persönlichkeit beigetragen haben, ist Legion, und wir wollen hier nicht den Versuch unternehmen, ihre Veröffentlichungen zu besprechen oder auch nur vollständig aufzuzählen.

Dieses Buch stellt einen weiteren Versuch dar zu verstehen, was „Persönlichkeit" ist. Wir werden deshalb versuchen, jene früheren Autoren zu nennen, deren Beiträge sich auf die Theorie der Ich-Zustände beziehen oder sie unmittelbar beeinflusst haben.

Was meinen wir mit dem Wort *Theorie*, wenn wir von der Theorie der Ich-Zustände sprechen? Eine Theorie ist zunächst einmal eine bestimmte Art, eine Reihe von Daten zu betrachten. Hall und Lindzey (1985) haben auf die Tatsache aufmerksam gemacht, dass eine Theorie nicht unbedingt richtig oder falsch sein muss. Vielmehr sollte gefragt werden, ob sie brauchbar ist oder nicht, was davon abhängt, ob ihre Voraussagen sich bestätigen und ob es möglich ist, Ergebnisse zu kontrollieren, wenn man die Theorie auf bestimmte Beobachtungen anwendet. Eine Theorie sollte auch zur Erstellung von Forschungshypothesen dienen, indem sie neue, bisher noch nicht beobachtete Bezüge herstellt. Es ist ihr Zweck, zuvor angestellte Vermutungen explizit zu machen.

Theorien wurden entwickelt, um dem unaufhörlichen Bemühen des Menschen zu entsprechen, sich selbst und seine Mitmenschen zu verstehen und ein vernünftiges Prinzip für den Umgang der Menschen miteinander bereitzustellen. Einige Theorien wurden aufgrund klinischer Studien menschlichen Verhaltens entwickelt, andere aufgrund von Laboruntersuchungen und wieder andere aufgrund von philosophischen Spekulationen über das Wesen des Menschen. Die unsere basiert auf allen drei Grundlagen.

Aber was muss eine gute Persönlichkeitstheorie leisten? R. Ewen (1980) hat erklärt, eine gute Persönlichkeitstheorie müsse geeignete Beschreibungen des relevanten Verhaltens liefern, einen Rahmen für die Organisation von Daten bieten und die Aufmerksamkeit auf wesentliche Aspekte richten. Er ist auch der Auffassung, sie müsse die untersuchten Phänomene erklären und Antworten auf Fragen nach den individuellen Unterschieden geben sowie sich mit dem Problem auseinander setzen, warum manche Personen beeinflussbarer sind als andere. Außerdem sollte eine gute Theorie Voraussagen ermöglichen, die in der Praxis angewendet werden können und die so die Veränderung und Kontrolle des Umfeldes erleichtern.

Sobald neue Daten über menschliches Verhalten zur Verfügung stehen, sowohl aufgrund experimenteller Forschung wie auch aufgrund klinischer Erfahrung, werden auch neue Theorien entwickelt, welche die beobachteten Phänomene besser erklären und, wie zu hoffen steht, eine präzisere Durchführung der therapeutischen Maßnahmen ermöglichen.

Die Schöpfer von Persönlichkeitstheorien beziehen sich häufig sowohl auf die Konzepte früherer Theoretiker wie auch auf neuere Beobachtungen und Forschungen. Angestrebt werden sowohl eine bedeutungsvollere theoretische Grundlage als auch wirksamere Interventionen. Man sollte keine „neue" Theorie vorbringen, die lediglich bereits publizierte Konzepte wieder aufwärmt, ohne denen, die sie zuerst vertreten haben, Dank und Anerkennung zu zollen. Das kann aber leicht passieren, da niemand in der Lage ist, alles zu lesen, was bisher auf dem Gebiet der Persönlichkeitsforschung publiziert worden ist, und es deshalb leicht passiert, dass in Unkenntnis früherer Konzepte dieselben kognitiven Prozesse noch einmal durchlaufen werden, aufgrund deren die Theorie zuerst erstellt wurde.

Aber alle Theorien sind notwendigerweise unzureichend. Die heutigen Wissenschaftler müssen deshalb von einer bekannten Theorie ausgehen, ihre Definitionen verändern, ihren Anwendungsbereich erweitern und sie auf diese Weise verbessern. Das mindert jedoch nicht ihre Verpflichtung, ihren Vorgängern Tribut zu zollen. Jede Generation macht Fortschritte, was das menschliche Wissen und Verstehen betrifft. Dieses Wissen wird immer komplexer und bedeutungsvoller, es bleibt aber stets der Sprache seiner Zeit verhaftet.

Auch die hier vorgelegte Theorie der Ich-Zustände reiht sich in diese Entwicklung ein. Sie hat ihre Quellen in vielen früheren Theorien, speist sich aber auch aus der Unzufriedenheit mit ebendiesen Konzepten. Die früheren Konzepte waren entweder nicht mächtig genug, oder sie waren unvollständig und nicht in der Lage, die Phänomene, die wir in der klinischen Praxis beobachten, in ausreichendem Maße zu beschreiben und zu erklären. Abgesehen davon gaben viele der früheren Konzepte –

auch wenn es sich um wundervolle Gedankengebäude handelte – keinerlei Anhaltspunkte, wie ihre Schlussfolgerungen in die Praxis umgesetzt werden konnten. Häufig folgt eine Abstraktion aus der anderen, und daraus werden dann weitere Schlussfolgerungen gesponnen. Es gibt nur wenig spezifisches, objektives Fallmaterial, an dem sich eine bestimmte Auffassung illustrieren lässt; der Theoretiker nimmt einfach an, dass der Leser seine Begrifflichkeit versteht. Wir haben festgestellt, dass dies auf sehr viele Persönlichkeitstheorien zutrifft. Sie halfen uns nicht, unsere Patienten besser zu verstehen und zu behandeln. Sie lieferten uns auch kaum Technologien, die uns gezeigt hätten, was wir im Umgang mit körperlich anwesenden, lebendigen Patienten in der Therapie tun, was wir nicht tun und wie wir es tun sollten. Daher entsprachen sie in vielerlei Hinsicht nicht den Kriterien einer „guten" Theorie in dem von Ewen dargelegten Sinn.

Da die Theorie der Ich-Zustände sich aus Konzepten früherer Wissenschaftler entwickelt hat, erscheint es angemessen, einige von denen zu erwähnen, denen wir am meisten verpflichtet sind.

Ellenberger (1996) erwähnt, dass schon Augustinus in seinen *Confessiones* darüber grübelte, ob die Persönlichkeit eine Einheit sei, und dass der Begriff der „gespaltenen Persönlichkeit" bereits Ende des 18. Jahrhunderts bekannt war. Um 1880 wurde er sowohl von den Psychiatern als auch von den Philosophen diskutiert. Das Phänomen der Dissoziation wurde von vielen der Pioniere der Hypnosearbeit beobachtet, und Janet (1907, 1925) beschrieb sowohl dieses Phänomen als auch „unbewusste" Prozesse bei verschiedenen Patienten offenbar schon vor Freud.

Janet stellte fest, dass in der Entwicklung der Sprache eine Handlung sich nach und nach von dem verbalisierten Klang, der die Handlung ursprünglich begleitete, trennte und dass später dieser Klang die Handlung auslöste. Insofern wurde die Sprache selbst von ihrem äußeren Verhalten „dissoziiert" und ermöglichte es einem Individuum, zeitweise in einer inneren Welt zu existieren, abgegrenzt von der „realen", äußeren Existenz. Diese Art der Dissoziation ist ein normaler Vorgang und bei allen Menschen zu beobachten.

Janet beobachtete, dass das für die Kontrollvorgänge, zum Beispiel Denken und Verbalisieren, aufgewendete Quantum an Energie viel geringer ist als dasjenige, das für die kontrollierten Prozesse physischen Verhaltens eingesetzt wird. Vom evolutionären Standpunkt aus gesehen, ist es daher ökonomischer, wenn Verhalten mental ausprobiert werden kann, bevor es tatsächlich ausgeführt wird. Diese Trennung schafft das Potenzial zu einem wesentlich effizienteren Verhalten. Differenzierung ist daher ein wesentlicher Prozess, der für die allmähliche Entwicklung eines sich intelligent verhaltenden Menschen grundlegend ist. Es ist ökonomisch, den hohen Energieaufwand, den Verhalten erfordert, durch das viel kleinere Quantum an Energie zu kontrollieren, das für Kontrollprozesse (Gedanken) auf höherer Ebene erforderlich ist. Dies erhöht auch die Wahrscheinlichkeit, dass, sind Verhaltensprozesse erst einmal in Gang gesetzt, das Risiko unangepasster und unerwünschter Ergebnisse herabgesetzt und die Aussicht, das erwünschte Resultat zu erlangen, gesteigert wird. Organismen (wie der Homo sapiens), die diese Fähigkeit zur Differenzierung entwickelten, trugen im Kampf um Überleben und Macht den Sieg davon.

Janet reduzierte auch psychologische Prozesse auf das Ansteigen und Abebben des Energieniveaus. Und das Konzept der physischen Energie nimmt natürlich auch in den Theorien von Jung (1969) und Freud (1938) eine zentrale Position ein. Energiekonzepte waren ein integraler Bestandteil der Theorien von Paul Federn (1956). Insbesondere seine Auffassungen haben unsere eigenen Theorien von den Ich-Zuständen beeinflusst; sie werden weiter unten detaillierter dargelegt werden.

Janet vertrat die Auffassung, dass ein Gedankensystem vom Kern der Persönlichkeit dissoziiert werden und als Persönlichkeit unterhalb des Bewusstseins existieren könne. Diese Persönlichkeit ist Janets Auffassung zufolge dem Individuum unbewusst, kann jedoch mithilfe der Hypnose bewusst werden. Diese Definition einer Persönlichkeit unterhalb der Bewusstseinsschwelle ist fast identisch mit der Definition eines Ich-Zustandes, wie wir sie weiter unten noch darlegen werden.

Die wissenschaftlichen Pioniere, die sich mit dem Phänomen der Dissoziation beschäftigten, gewannen ihr Material jedoch in erster Linie aus der Untersuchung von hysterischen Patienten oder von Patienten mit einer psychopathologischen Symptomatik. Es verwundert deshalb nicht, dass die Dissoziation als anormaler Zustand betrachtet wurde, der vorwiegend bei Geisteskranken auftrat. Während unsere Untersuchungen der Ich-Zustände diese schweren Formen der Dissoziation, die bei anormalem Verhalten zu beobachten sind, durchaus mit umfassen, gehen viele unserer Erkenntnisse aus der Untersuchung oder Behandlung von Individuen mit normalen Problemen (wie zum Beispiel Übergewicht, Lernproblemen oder Rauchen) wie auch mit neurotischen und psychophysiologischen Beeinträchtigungen hervor.

Ein großer Teil der Kontroverse dreht sich darum, in welchem Ausmaß Persönlichkeiten, die unterhalb der Schwelle des Bewusstseins existieren, das normale Funktionieren der Hauptpersönlichkeit beeinträchtigen. So berichteten Nadon, D'Eon, McKonkey, Laurance und Campbell (1988), dass die Aktivität der sekundären Intelligenz dazu tendiert, den Gedankenfluss der der Hauptpersönlichkeit zugeordneten Intelligenz zu beeinträchtigen.

Andere Forscher versuchten, das Konzept der Dissoziation zu diskreditieren, und zwar anhand von Untersuchungen, die zeigten, dass die Störung entweder die gesamte Persönlichkeit erfassen oder andernfalls das Konzept aufgegeben werden müsse. Hilgard (1986, 1987) hat sich ausführlich mit diesen Untersuchungen auseinander gesetzt und festgestellt (1986, p. 12), dass „die Urheber des Konzepts (Dissoziation)[2] keine so extreme Position einnahmen"; er hielt es für einleuchtend, davon auszugehen, dass die Störung auch nur partiell sein kann. Genau diese Position vertreten wir hier; wir schlagen lediglich vor, den Begriff „Störung" durch „Einfluss" zu ersetzen. Dieser Einfluss von untergeordneten Entitäten kann das Funktionieren der primären Persönlichkeit modifizieren oder sogar fördern, er kann sich aber auch störend auswirken. Die Theorie der Ich-Zustände bietet auch eine Erklärung dafür, dass solche Subpersönlichkeiten die primäre Persönlichkeit in unterschiedlichem Grad beeinträchtigen oder beeinflussen, wie auch für die Frage, warum dieser Prozess mehr oder weniger unbewusst sein kann.

Jungs System der analytischen Psychologie (1969) besteht in einer sehr komplexen Reihe von Beiträgen zum Verständnis des Funktionierens der Persönlichkeit; viele seiner Konzepte sind Vorläufer der von uns entwickelten Theorien (sowie deren von Paul Federn, dessen Psychologie wir in Kapitel 2 beschreiben werden). Obwohl Jungs Theorien hauptsächlich auf der klinischen Praxis beruhen, haftet ihnen ein gewisser Mystizismus an, der es „objektiveren" Wissenschaftlern schwer macht, ihre Bedeutung einzuschätzen. Wir befassen uns hier nur mit denjenigen von Jungs Konzepten, die direkt mit der Entwicklung der Theorie der Ich-Zustände zu tun haben.

Jung hat schon früher auf die beiden wesentlichen Beiträge von Federn, auf die sich die Theorie der Ich-Zustände gründet, hingewiesen: das Konzept der psychischen Energie und die Überzeugung, dass Persönlichkeit durch Multiplizität gekennzeichnet und nicht einfach eine Einheit ist. Jung war der Ansicht, dass die Psyche aus verschiedenen Komponenten bestehe, die in der Lage sind, zwischen dem Bewusstsein und dem Unbewussten zu oszillieren, eine Position, die von Beahrs (1986) weiter ausgeführt wurde. Jung postulierte die Existenz von „Komplexen" innerhalb der Persönlichkeit, eine Gruppe aneinander gelagerter unbewusster Gedankenvorstellungen. Auch war er der Auffassung, eine Person habe nicht etwa einen Komplex, sondern der Komplex habe *sie*, die Person. Dieses Konzept hat viel Ähnlichkeit mit Federns Ich-Zuständen wie auch mit unserer Auffassung vom ausführenden Ich-Zustand, das heißt, dem Selbst im Hier und Jetzt, das sich insbesondere in multiplen Persönlichkeiten manifestiert. Jung hat auch die Archetypen beschrieben, dauerhafte verborgene Strukturen im kollektiven oder ethnischen Unbewussten. Die Ego-State-Therapie geht zwar nicht von derartigen Entitäten aus, aber Jungs Konzept der Multiplizität als etwas, das menschlicher Erfahrung und menschlichem Verhalten inhärent ist, ist grundlegend für unsere Theorie.

Das Konzept der psychischen Energien steht in Einklang mit Freuds Libido-Konzept sowie mit Federns Konzept der Ich- und Objekt-Besetzungen, auch wenn diese anders definiert und ihrer Funktion nach qualitativ verschieden davon sind. Auch Sullivan (1980) betrachtete das menschliche Individuum als energetisches System. Und in ähnlicher Weise ist dieses Konzept von vielen früheren Autoren vertreten worden. Der Ego-State-Theorie dagegen liegt das Bemühen zugrunde, dieses Konzept in spezifischerer Weise anzuwenden, nämlich mit dem Ziel, seelisch-geistige Störungen besser zu verstehen und ihre Therapie zu verbessern.

Unsere Theorie von den Ich-Zuständen ist auch durch neuere Entdeckungen beeinflusst worden, wie zum Beispiel Hilgards Neo-Dissoziations-Theorie der Hypnose und seine Untersuchungen bezüglich des Phänomens des „verborgenen Beobachters" (1977, 1986; siehe auch Nadon et al. 1988). Unsere ersten Konzeptualisierungen der Ego-State-Theorie gehen allerdings auf die frühen 70er-Jahre zurück.

Die Arbeiten von Braun (1986), Coons (1984), Kluft (1987), Kluft und Fine (1993), Putnam (1986), Ross (1989) und anderer neuerer Forscher auf dem Gebiet der Dissoziation haben ihr Teil zu den Modifikationen und Entwicklungen von Theorie und Praxis der Psychologie der Ich-Zustände beigetragen.

Wir haben diese Theorie und die entsprechende Praxis in einer Reihe von Workshops vorgestellt (siehe Steckler 1989) und dabei beachtlichen Zuspruch erfahren; manche klinisch arbeitenden Therapeuten haben uns von ihren Behandlungserfolgen berichtet, nachdem sie Patienten unter dem Gesichtspunkt der Multiplizität der Persönlichkeit behandelt hatten. Wir hoffen, dass die weitere Forschung diese Konzepte, die sich aus der praktischen Arbeit ergaben, bestätigen wird.

Keine Form der „Tiefen"-Psychologie oder der analytischen Behandlung ist denkbar ohne die Anerkennung des gewaltigen Einflusses von Freud und seinen Schülern. Seine Untersuchungen der unbewussten Prozesse und der Abwehrmechanismen, ganz besonders der Verdrängung, sind grundlegend für jede Untersuchung der menschlichen Motivation – sie haben sogar die Hypnose beeinflusst, die er zunächst selbst anwendete und dann verwarf. Wir sind uns bewusst, dass wir den vielen Entdeckungen und Entwicklungen der Psychoanalyse unendlich viel verdanken, und wir wissen, dass das psychoanalytische Denken unsere Theorie und unsere therapeutische Vorgehensweise auf vielfache Weise beeinflusst hat. In der Tat wurde mein (J. G. W.) Interesse an der Erforschung unbewusster Prozesse ursprünglich durch den Prozess meiner persönlichen Analyse und die nachfolgende Ausbildung bei Edoardo Weiss (einem freudianischen Analytiker) sowie durch die hypnotherapeutische Forschung und Praxis geweckt.

Wenn wir im Folgenden unser Konzept der Ego-State-Therapie darlegen, werden wir uns bemühen:

- die Quellen aufzuzeigen, aus denen sie entwickelt wurde,
- den früheren Forschern, von denen die Konzepte, die wir heute verwenden, zum ersten Mal formuliert wurden, die Anerkennung zu zollen, die ihnen gebührt,
- darzulegen, inwiefern wir der Auffassung sind, dass ihr theoretischer Beitrag unvollständig oder unzulänglich ist, wenn es darum geht, Verhaltens- und Erfahrungsphänomene zu erklären,
- anzugeben, wo wir den ursprünglichen Konzeptionen von Federn zustimmen und in welchen Punkten wir anderer Auffassung sind,
- Modifikationen vorzuschlagen, von denen wir glauben, dass durch sie diese Phänomene verständlicher werden und
- auf diesem Verständnis basierende therapeutische Vorgehensweisen zu präsentieren, die wir an unseren Patienten getestet und die sich in der Behandlung als wirksam erwiesen haben.

Die von uns angewendeten Konzepte werden definiert und erklärt, und wir werden Beispiele geben, die sicherstellen sollen, dass der Leser/die Leserin[3] sie mit den gleichen Bedeutungen füllt wie wir. In manchen Fällen werden wir Begriffe in einem anderen Sinn gebrauchen, als es bei anderen Theoretikern und Therapeuten üblich ist. Wir wollen versuchen, die Ego-State-Theorie verständlich zu machen, ob sie sich letztendlich nun als gültig erweisen mag oder nicht.

Zwar handelt es sich bei der Ego-State-Therapie um eine analytische Behandlung, sie unterscheidet sich jedoch (sowohl konzeptionell als auch hinsichtlich des praktischen Vorgehens) in signifikanter Weise von der klassischen Psychoanalyse. Wir halten uns an die Theorien von Paul Federn (1943, 1947a, 1947b, 1956), einem langjährigen und engen Mitarbeiter Freuds, sowie an die ausführlichen Darstellungen dieser Theorien durch Edoardo Weiss, Analysand und Schüler Federns, der auf die Entwicklung von Theorie und Therapie der Ich-Zustände gleichfalls großen Einfluss gehabt hat. Federn schlug eine Zwei-Energien-Theorie vor, mit deren Hilfe viele psychologische Phänomene zu erklären sind, für die Freuds Theorie von der einen Energie (Libido) keine ausreichende Erklärung bieten konnte. Weiss (1960, 1966) arbeitete Federns Theorie auf der Grundlage der Psychoanalyse von klinischen Fällen weiter aus. Wir haben sie unter dem Einfluss sowohl experimenteller als auch klinischer Daten noch weiter modifiziert. Wir sind der Überzeugung, dass Federns Konzepte auf einer wesentlich größeren Basis, nämlich bei der Behandlung von Dissoziationsstörungen sowie einem breiten Spektrum anderer psychogener Störungen, angewendet werden können.

Es handelt sich bei der Ego-State-Therapie also um ein Instrumentarium therapeutischer Vorgehensweisen und Strategien, die auf Modifikationen der Theorien von Federn und Weiss beruhen und auch von den anderen in diesem Kapitel genannten Autoren beeinflusst sind. Unser Konzept führt darüber hinaus auch zu einer etwas anderen Betrachtung der normalen Persönlichkeit und ihrer Entwicklung, ihrer Pathologien und ganz besonders der Auffassung davon, was das „Selbst“ ausmacht.

Anmerkungen

1 Dazu gehören Adler (1974), Allport (1955), Freud (1938), Erich Fromm (1964), Fromm (1977), Horney (2000), Jung (1934, 1969), Maslow (1994), May (1982), Piaget (1963, 1966), Rank (1929), Rogers (1997), Sullivan (1980), um nur einige zu nennen, sowie die Beiträge der Objektbeziehungstheoretiker wie Kernberg (1997), Kohut (1996), Mahler (1998), Winnicott (2002) und vieler anderer.

2 Eine ausführliche Diskussion des Phänomens der Dissoziation von einem historischen Standpunkt aus findet sich bei Ellenberger (1996).

3 Die Autoren sind davon überzeugt, dass die Geschlechter vollkommen gleichberechtigt sind. Gelegentlich werden wir das Personalpronomen „er“ oder „sein“ zur Bezeichnung eines menschlichen Wesens jedoch in generalisierendem Sinne gebrauchen (ohne damit auf die Geschlechtszugehörigkeit zu verweisen); wir möchten damit lediglich die stilistische Schwerfälligkeit vermeiden, die aus der häufigen Wiederholung von Wendungen wie „er/sie“ oder „sein/ihr“, „ihn/sie“ oder „der Leser/die Leserin“ usw. entsteht.

2 Energien und das Funktionieren der Persönlichkeit

Wir erleben unsere Existenz aufgrund von zwei dichotomischen Persönlichkeitsfunktionen: bewusst – unbewusst und Subjekt – Objekt. Zunächst einmal wollen wir definieren, was wir unter jedem dieser Begriffe verstehen, und sie dann auf eine „Energietheorie" anwenden, die möglicherweise eine Erklärung bietet für ihre Manifestationen und Veränderungen.

Bewusst – unbewusst

Was meinen wir eigentlich, wenn wir sagen, wir seien uns einer Sache *bewusst*? *Webster's Dictionary* definiert den Begriff „bewusst" wie folgt: „gewahr sein, etwas mit wissen, seine Empfindungen, Gefühle usw. oder äußere Dinge spüren oder wissen; sich seiner selbst als denkendes Wesen bewusst sein; wissen, was man tut und warum, das Gefühl oder das Wissen um die eigene Schuld."

Aber all diese Definitionen haben als ihren Dreh- und Angelpunkt die Bedeutung des „Selbst". Da wir uns selbst erleben, scheint es ganz klar zu sein, was damit gemeint ist, aber sobald wir anfangen, uns mit Dissoziationen, Ich-Zuständen und multiplen Persönlichkeiten zu befassen, wird die Unterscheidung unklar.

In einer anderen Arbeit (J. Watkins 1978a) haben wir formuliert: „Die menschliche Existenz ist ein Aufeinandereinwirken", eine Wechselwirkung zwischen einer Entität, die mit Ich- oder Selbst-Energie erfüllt ist, und einem Element, das von einem Objekt oder einer Nicht-Selbst-Energie „besetzt" ist. Nach dieser Konzeption wären zwei Parteien involviert, damit so etwas wie Bewusstsein entstehen kann, der Teil, der das „Sich-bewusst-Machen" vollbringt, und der Teil, der „bewusst gemacht wird". Betrachten wir nun die Aufspaltung des Selbst in Ich-Zustände oder multiple Alter-Personen, dann müssen wir zugeben, dass es sich bei der Feststellung, ein Individuum sei sich einer Sache bewusst, ohne genau zu spezifizieren, was innerhalb der Person bewusst geworden ist, um eine unzulängliche Behauptung handelt.

Wenn die Hand eines Subjekts durch Hypnose dazu gebracht wird, sich nach der Hypnose auf und ab zu bewegen, ist das Subjekt sich dessen bewusst? Gewiss beobachtet das betreffende Individuum, wie sich seine Hand auf und nieder bewegt, aber es betrachtet sie zu diesem Zeitpunkt nicht als Teil seiner selbst. Ihm ist nicht bewusst, *warum* die Hand sich auf und ab bewegt. Die betreffende Person ist sich nicht bewusst, dass *sie* das tut. Sie nimmt diese Szene so wahr, als ob sie beobachtete, wie die Hand eines anderen sich auf und ab bewegte. Die Tatsache, dass eine Bewegung, ein Verhalten des eigenen Körpers offen zutage tritt und durch das eigene

Selbst oder andere beobachtet werden kann, bedeutet nicht notwendigerweise, dass sie auch bewusst ist.

Wir würden auch nicht behaupten, dass ein Schlafwandler sich seines Verhaltens bewusst sei, obwohl wir, gesetzt den Fall, wir würden ihn später hypnotisieren und ihn befragen, einen Ich-Zustand aktivieren könnten, einen verborgenen Teil von ihm, der uns möglicherweise sagen könnte: „Ja. Ich bin letzte Nacht schlafgewandelt, aber er oder sie (die Person, die normalerweise nach außen hin in Erscheinung tritt) wusste davon nichts." Würden wir in diesem Fall behaupten, der durch Hypnose aktivierte Zustand sei sich des Verhaltens bewusst gewesen, obwohl dies für die Hauptpersönlichkeit nicht gilt?

Stellen Sie sich einen Dialog zwischen zwei Alter-Personen in einer multiplen Persönlichkeit vor. Wenn die Alter-Person A spricht, ist sie sich bewusst, dass sie es ist, die spricht. Und wenn die Alter-Person B antwortet, nimmt Person A das, was die andere Person sagt, ganz bewusst wahr, aber sie ist sich nicht bewusst, dass sie selbst diejenige ist, die spricht. Würden wir in diesem Fall sagen, die „Person" sei sich dessen bewusst, was geschieht? Es scheint also, eine Handlung oder eine Kommunikation kann offenkundig und für andere beobachtbar sein und doch nur einem Teil der Persönlichkeit bewusst sein.

Auf der anderen Seite können wir uns einer geistigen Aktivität, wie zum Beispiel eines Traumes, voll bewusst sein, obwohl kein entsprechendes Verhalten nach außen sichtbar und für andere beobachtbar wird. Auch „sehen" wir die Traumbilder, und manchmal haben wir selbst teil an bestimmten Aspekten dieser Traumbilder, wobei wir durchaus das Gefühl haben, wir selbst zu sein; wir können uns beim Aufwachen an die Träume erinnern und unser Verhalten im Traum beschreiben, und doch würden wir nicht sagen, dass es sich beim Träumen um ein bewusstes Verhalten handelt.

Die Menschen können sich ihrer Handlungen sehr wohl bewusst sein und doch die *unbewussten* Motivationen, die diese Handlungen in Gang setzen, nicht bewusst wahrnehmen. Offensichtlich müssen wir, wenn wir einen Gedanken oder eine Handlung als bewusst etikettieren, detaillierter angeben, was genau bewusst war und wem es bewusst war. Die Tatsache, dass ein Individuum sich eines geistigen Prozesses bewusst ist, seiner Gedanken oder Wahrnehmungen, die ihren Ursprung in seinem Gehirn haben oder von seinem Körper ausgeführt werden – diese Tatsache allein bedeutet nicht, dass der Vorgang bewusst ist. In den meisten Fällen jedoch werden wir, wenn wir die gesamte Persönlichkeit danach absuchen (vielleicht mithilfe der Hypnose), entdecken, dass der geistige Prozess oder die Handlung einem Teil der Gesamtpersönlichkeit bewusst war, einem Teil, der uns sagen kann: „Ja, ich tat es, und ich hatte die Absicht, es zu tun." Aber auch wenn der Vorgang einem oder mehreren Anteilen innerhalb der Person bewusst war, so war er doch anderen unbewusst. Der Grund dafür ist, dass Personen Multiplizitäten sind, nicht Einheiten.

Auch kann es sein, dass eine Handlung einem Individuum bewusst ist und es dafür zur Rechenschaft gezogen wird, obwohl wir vielleicht sagen: „Er ist sich nicht bewusst, welche Auswirkungen seine Tat auf andere hat." Dies stellt die Gerichte vor gewaltige Probleme. An welchem Punkt ist eine Handlungsweise bewusst, und an welchem Punkt genau sollte man das Individuum dafür zur Rechenschaft ziehen? Dieses rechtliche Dilemma wird an anderer Stelle in Hinblick auf spezielle forensische Fälle erörtert (siehe J. Watkins 1976, 1978b, 1989, 1993a).

Subjekt – Objekt

Außer den Kategorien bewusst oder unbewusst bedürfen wir noch einer anderen Dimension, um die menschliche Existenz zu beschreiben. Ich kann mir einer Halluzination bewusst sein, aber ich bin mir nicht bewusst, dass es sich dabei um „meine" Gedanken handelt. Bewusst erlebe ich die Halluzinationen als eine Wahrnehmung von Reizen, die von einem Objekt in der Außenwelt ausgehen. Meine Erfahrung ist, dass dieses Objekt außerhalb von mir existiert. Ich bin mir nicht bewusst, wo der Ursprung dieser Erfahrung zu lokalisieren ist. Dementsprechend behaupte ich vielleicht, eine neue Idee stamme von mir, während ich damit tatsächlich bloß eine Wahrnehmung wiederhole, die mir durch eine andere Person zuteil wurde. In diesem Fall bin ich mir der Wahrnehmung bewusst, verlege ihren Ursprung aber in einen kreativen Prozess innerhalb meines eigenen Selbst. Die Tatsache allein, dass ich mir einer Sache bewusst bin (einer Wahrnehmung oder eines Gedankens), gibt ganz offensichtlich keine adäquate Beschreibung meiner wirklichen „Existenz". Es ist noch ein anderer Prozess involviert. Dieser Prozess ist mit dem Phänomen *Subjekt – Objekt* zu umschreiben.

Wenn wir von *Subjekt* sprechen, dann sprechen wir nicht nur von etwas, das erfahren wird, sondern wir sprechen zugleich von etwas, das als Reiz erfahren wird, dessen Ursprung in meinem eigenen Selbst liegt, in mir. Wenn ich eine Hand auf und ab bewege, dann bin ich das, es ist mein *Selbst*, das die Hand bewegt. Wenn ich mir eines Gedankens bewusst bin, dann habe ich das Gefühl, er stamme von mir. Es ist mein Gedanke. So gesehen, ist meine Existenz durch die Erfahrung definiert, dass mein Selbst der Ort ist, von dem jene Reize ausgehen, die mein Bewusstsein, mein Gewahrsein wachrufen.

Manchmal beinhaltet meine existenzielle Erfahrung sowohl innere als auch äußere Reize, zum Beispiel dann, wenn ich einen Roman lese. Die kleinen schwarzen Zeichen auf der Seite, die außerhalb von mir existieren (Objekte), setzen in mir Reizmuster in Gang, die ich normalerweise erlebe, wenn ich etwas in der Außenwelt beobachte, ein Spiel oder die Tätigkeiten anderer Menschen. Der genaue Inhalt der Bilder jedoch, in denen ich das Drama der erzählten Geschichte erlebe, wird durch innere Reize näher bestimmt. Meine Existenzerfahrung zu diesem Zeitpunkt ist sowohl subjektiver als auch objektiver Art.

Diese duale Natur des inneren Bildes wird ganz offensichtlich, wenn zum Beispiel jemand den folgenden Satz liest: „Das Mädchen rannte die Straße hinab." Bittet man die Leser oder die Leserinnen, ihre inneren Bilder zu beschreiben, dann wird der eine sagen, das Mädchen sei blond, ein anderer, sie sei brünett. Das Bild eines „Mädchens, das die Straße hinabrennt" wird durch den externen Stimulus des gedruckten Wortes in Gang gesetzt, gehört also zur Objektwelt. Die Ausführung im Detail jedoch, die Vorstellung zum Beispiel, dass das Mädchen blond ist, stammt von einem internen, persönlichen Stimulus und gehört daher zur Welt des Subjekts.

Die Tatsache, dass Zeugenaussagen durch innere Stimuli, die nicht aus der direkten Beobachtung eines äußeren Ereignisses stammen, verfälscht werden, spielt bei der gerichtlichen Beweisführung eine nicht unbeachtliche Rolle. Es ist schon häufig untersucht worden, in welchem Ausmaß Berichte von Augenzeugen – mit und ohne Hypnose – auf diese Weise beeinträchtigt sind (Hilgard a. Loftus 1979; Loftus 1979; J. Watkins 1989, 1993a).

Am besten ist dieser Sachverhalt, dass nämlich jeder psychologische Vorgang entweder Subjekt oder Objekt sein kann, an den Träumen zu beobachten. Stellen Sie sich Folgendes vor:

- „Ich träumte von einem Mann, der einen kleinen Jungen schlug, aber es war mir egal. Ich erkannte keinen von beiden." In diesem Fall werden beide, der Mann und der Junge, als Objekt betrachtet, nicht als Teil des Selbst. Der Träumer ist davon nicht berührt, es ist ihm „egal".
- „Ich träumte von einem Mann, der einen kleinen Jungen schlug, der Junge tat mir Leid. Er hatte das nicht verdient." Auch in diesem Fall behandelt der Träumer beide, den Mann und den Jungen, als Objekte, aber er beginnt in gewisser Weise, sich auf den Jungen „einzustimmen", was wiederum den Eindruck erweckt, dass er auf dem Wege ist, sich mit dem Jungen zu identifizieren. Er „fühlt mit dem Jungen mit", es ergibt sich eine Art von „affektiver Identifikation".
- „Ich träumte von einem Mann, der einen Jungen schlug; der Junge sah aus wie ich." Dem Träumer geht eine affektive Identifikation ab, kognitiv und visuell jedoch bringt er eine gewisse Verwandtschaft zum Ausdruck. Der Junge ist nach wie vor Objekt.
- „Ich träumte, dass mein Vater mich verprügelte, und es tat sehr weh." Die Identifikation mit dem Jungen ist vollständig. Der Junge ist nun Subjekt geworden, ein Teil des Selbst des Träumenden (er sagt „mich"), während der Vater noch immer Objekt ist.
- „Ich träumte, dass ich meinem Sohn den Hintern versohlte, weil er ungezogen gewesen war." In diesem Fall identifiziert sich der Träumer mit dem Mann und betrachtet den Jungen als Objekt. Er hat sich mit seinem Vater identifiziert, der nun als Subjekt erfahren wird, als Teil seines eigenen Selbst.

Es liegt auf der Hand, dass all diese Traumerfahrungen aus derselben psychischen Quelle stammen. Es handelt sich jedes Mal um den gleichen Traum, der jedoch auf unterschiedliche Weisen erlebt wird, je nachdem, welche Elemente vom Träumer zum Subjekt und welche zum Objekt gemacht werden.

Ein innerer Stimulus kann von einem Teil der Persönlichkeit als Subjekt und zugleich von einem andern Persönlichkeitsanteil als Objekt erfahren werden. Eine multiple Persönlichkeit, eine Frau mit dem Namen Jane, beschrieb folgenden Traum: Sie stand neben ihrem Freund in einem Lebensmittelgeschäft, als ein maskierter Mann in den Laden hereinstürzte und schoss. Sie schrie laut und wachte voller Panik auf. Etwas später während der Sitzung tauchte eine Alter-Person auf, die bisher im Hintergrund geblieben war, mit dem Namen Lynne, und beschrieb spontan einen Traum, den sie gehabt hatte. In diesem Traum ging sie in einer Nebenstraße an einem Supermarkt entlang, als eine schwarzer Wagen neben ihr anhielt. Ein maskierter Mann mit einem Gewehr stieg heraus und rannte in den Supermarkt. Dann hörte sie einen Schuss und einen Schrei. Beachten Sie, dass Jane die Traumerfahrung gemacht hatte, dass „Ich schrie"; der Schrei war also eine Subjekterfahrung. Für Lynne, die einen anderen Ich-Zustand im gleichen Körper repräsentierte, war derselbe Stimulus eine Objekterfahrung: „Ich hörte einen Schrei."

Subjektive Erfahrungen sind einer Verifikation nicht direkt zugänglich, wie es bei objektiven Erfahrungen der Fall ist. Das ist der Grund dafür, dass Behavioristen sie als Quellen wissenschaftlicher Datenerhebung auszuschließen versuchten. Nach Auffassung der Behavioristen sollte eine methodisch saubere psychologische Untersuchung nur Beobachtungen zum Gegenstand der Forschung machen, die von äußeren Beobachtern unabhängig wahrgenommen werden können – eine Haltung, die Witze wie diesen hervorgebracht hat: Der Behaviorist betritt eines Morgens das Institut und sagt zu einem Kollegen: „Dir geht's gut. Wie geht's mir?"

Wir räumen selbstverständlich ein, dass Berichte von subjektiven Erfahrungen in stärkerem Maße Gefahr laufen, keine exakten oder verfälschte Wahrnehmungen zu beschreiben, aber wir können solche Daten dennoch nicht ignorieren, ohne einen großen Teil und vielleicht den bedeutsamsten Aspekt der menschlichen Existenz preiszugeben. Wir können subjektive Erfahrungen mithilfe verbaler Berichte (Introspektionen)[1] evaluieren wie auch durch indirekte objektive Beobachtungen von Verhaltensweisen, die normalerweise mit ihnen verknüpft sind – zum Beispiel das spontane „Autsch", das einer Person herausfährt, die einem schmerzhaften Reiz ausgesetzt ist.

Wir müssen unsere Aufmerksamkeit nicht nur auf beide Formen der Erfahrung, auf die Subjekt- wie auf die Objekterfahrungen, lenken, wir müssen auch in der Lage sein, sie zu benennen und festzustellen, wie viel an einer Erfahrung mit dem Subjekt, also mit inneren Reizen, und wie viel mit äußeren Objektreizen zusammenhängt. Das Unvermögen, diese Unterscheidung zu treffen, ist die Ursache dafür, dass häufig falsche Schlüsse aus psychologischen Experimenten gezogen werden. Die Interpretation eines Geschehens oder dessen, was eine Person gerade tut, vom inneren, subjektiven Standpunkt des Betreffenden aus kann manchmal die wirklich signifikante Erkenntnis eines Experiments beinhalten.

Ein älterer Junge, der den anderen beweisen wollte, wie dumm sein kleiner Bruder war, zeigte dem Jüngeren im Beisein seiner Freunde ein Fünf-Cent-Stück und ein

Zehn-Cent-Stück und forderte ihn auf, sich eines von den beiden Geldstücken auszusuchen. Der Kleine nahm jedes Mal das Fünf-Cent-Stück, sehr zum Amüsement der Umstehenden, die glaubten, er habe seine Wahl nach der Größe des Geldstücks getroffen. Als der Jüngere später gefragt wurde, sagte er: „Ich nehme das Fünf-Cent-Stück, denn so bekomme ich am Ende mehr Geld zusammen. Wenn ich nur ein einziges Mal das Zehn-Cent-Stück nehmen würde, würde mein Bruder das nie mehr machen.“ Objektive Beobachtung allein kann häufig irreführend sein.

Dieses Buch macht stets aufs Neue deutlich, dass die Unterscheidung zwischen Subjekt und Objekt in der Hypnose, bei der Behandlung multipler Persönlichkeiten und in der Therapie von Ich-Zuständen von besonderer Bedeutung ist. Unser Verständnis von geistig-seelischen Phänomenen jeder Art wird immer fehlerhaft bleiben, solange wir sie nicht unter beiden Perspektiven betrachten, der Subjekt- wie der Objektperspektive.

Nachdem wir klar gestellt haben, was wir unter den Begriffen *bewusst, unbewusst, Subjekt* und *Objekt* verstehen, können wir uns nun der Energietheorie zuwenden, die Paul Federn (1956) entwickelt hat und die für uns die theoretische Grundlage für diese Begriffe darstellt – obwohl Federn selbst und auch sein Schüler Edoardo Weiss (1960) ihre Konzeptionen eigentlich nie auf die Phänomene, mit denen wir uns hier befassen, nämlich Hypnose und multiple Persönlichkeit, angewandt haben.

Die Ich-Psychologie von Paul Federn

Federn (1928, 1932, 1943, 1947a, 1947b, 1956) war einer der frühesten und treuesten Schüler von Sigmund Freud, der die Beziehung zu ihm stets aufrechterhielt, von 1903 bis zu Freuds Tod im Jahre 1939. Federn wird von seinen Zeitgenossen als ein Mann mit breiten wissenschaftlichen und literarischen Interessen und als einfühlsamer, kreativer Therapeut beschrieben. Auch war er ein überaus produktiver Schriftsteller, dem viele kreative Modifikationen der Psychoanalyse zu verdanken sind, insbesondere auf dem Gebiet der Ich-Psychologie. Leider wurden seine Auffassungen von den meisten anderen Psychoanalytikern nicht verstanden. Federn war ein bescheidener Mensch und neigte dazu, seine eigenen Innovationen denen von Freud unterzuordnen. Während der heftigen theoretischen Auseinandersetzungen in der *Wiener Psychoanalytischen Gesellschaft* war er einer von denen, deren Stimme eher leise und mäßigend zu vernehmen war.

Nach der Besetzung Österreichs durch die Nazis im Jahre 1938 zog Federn nach New York. Er litt an depressiven Verstimmungen, und stets begleitete ihn der Gedanke, dass er seinem Leben eines Tages selbst ein Ende setzen würde – was er, nachdem er unheilbar an Krebs erkrankt war, auch tat. Er überlebte Freud um elf Jahre.

Federns Auffassungen vom Ich unterschieden sich in wesentlichen Aspekten von denen der anderen Ich-Psychologen innerhalb der psychoanalytischen Bewegung, wie Hartmann (1970), Kris (1951), Rappaport (1967), sowie auch von denen der viel späteren Objektbeziehungstheoretiker, zu denen Guntrip (1971), Jacobson (1954), Kernberg (1997), Kohut (1996) und Winnicott (2002) gehörten. Tatsächlich hatte Federn viele von den Beiträgen der späteren Objektbeziehungstheoretiker bereits vorweggenommen, ganz besonders, was die Ich-Zustände betraf; er verwendete allerdings eine etwas andere Terminologie, die von seinen Kollegen nicht richtig verstanden wurde. Das hing zum Teil auch mit dem Stil seiner Publikationen zusammen. Seine theoretischen Konzeptionen sind selbst dann, wenn sie aus dem deutschen Begriffsapparat ins Englische übertragen werden, sehr komplex und schwer zu verstehen. Wir werden versuchen, hier nur jene Teile seines Denkens darzustellen, die für die Theorie und Praxis der Ego-State-Therapie relevant sind. Eine etwas detailliertere Darstellung findet sich in J. Watkins *The therapeutic self* (1978a).

Federns Theorie von den zwei Energien

Freud entwickelte seine *Libidotheorie* (1905, 1922), um die Energieströme zu erklären, die aus seiner Sicht die verschiedenen psychischen Prozesse aktivierten. Die Libidotheorie brachte jedoch viele Schwierigkeiten mit sich, zum Teil deshalb, weil Freud (1923) diese Energie als eine ihrem Wesen nach erotische Energie beschrieb. Andere Autoren (Jung 1969) gebrauchten den Begriff im Sinne einer Art von „psychischer" oder Lebensenergie, und im Laufe der Zeit nahm das Wort eine Vielzahl von Bedeutungen an. Freud gebrauchte das Wort *Besetzung (cathexis)* mit libidinöser Energie, um auf eine Energieladung hinzuweisen, die einen Prozess aktivierte. Wenn also die innere Vorstellung eines anderen Individuums „libidinös besetzt" war, dann bedeutete das, sie war mit erotischer Energie besetzt, wodurch das betreffende Individuum zu einem Liebesobjekt wurde. Man könnte sagen, es ist so, als ob man in einem dunklen Zimmer einen Scheinwerfer auf eine andere Person richtete. Diese Person würde sich nun von anderen Aspekten der Umgebung abheben. Die Libido war also nicht nur eine erotische Energie, sondern auch eine Objektenergie, da Objekte, die in dieser Weise besetzt waren, energiegeladen und bedeutsam wurden, aber sie waren außerhalb des Selbst.

Beim Narzissmus, so stellte Freud (1914) fest, lenkt das Individuum diese libidinöse Energie auf das Ich zurück. Er nannte sie *Ich-Libido.* Es handelte sich jedoch um dieselbe Energie, nur hatte sie die Richtung geändert, sie richtete sich nicht nach außen, sondern nach innen.

Federn war der Auffassung, dass eine einzige Art von Energie, die Libido, nicht all die Verästelungen des Energieflusses erklären konnte, und kam zu dem Schluss, dass es sich bei der Ich-Libido nicht um dieselbe Energie handelte, die ihr Ziel bloß in einer anderen Richtung suchte, sondern qualitativ gesprochen um eine vollkommen *andere* Art von Energie als die gewöhnliche Libido. Er gab den Begriff „Libido" im Laufe der Zeit auf und bezog sich immer häufiger auf zwei verschiedene Arten von Energien: die *Objektbesetzung* und die *Ichbesetzung.*

Aus Federns Sicht war keine dieser Energien sexueller Natur, obgleich das, was er unter Objektbesetzung verstand, Freuds Libidobegriff ähnlich war. Der große Unterschied war dieser: Wenn ein mentaler Prozess eine Objektbesetzung erfuhr, dann machte diese Energie allein dadurch, dass sie sich darauf (den mentalen Prozess) richtete, dieses Element zu einem Objekt. Wenn also die Wahrnehmung (Perzeption) einer anderen Person eine Objektbesetzung erfuhr und in dieser Form erfahren und aufgenommen wurde und wenn diese Objektbesetzung mehr oder weniger dauerhaft war, dann wurde sie zu einem inneren Objekt, einem *Introjekt* oder einer *Objektrepräsentanz*.

Die Quantität der Objektbesetzung, die das Objekt erfährt, bestimmt, wie wichtig es ist. So könnte man die Objektbesetzung mit der Elektrizität vergleichen, die einen Motor antreibt – je größer der Energiebetrag, umso stärker ist der Motor und umso höher die Geschwindigkeit. Die Besetzung, ein Quantum an Energie, stellt wie die Elektrizität, die einen Motor antreibt, die Kraft bereit, die einen psychischen Prozess aktiviert. Wenn sie objektbesetzt ist, dann wird die innere Vorstellung vom Individuum als Objekt wahrgenommen, nicht als ein Teil des Selbst. Eine Objektbesetzung ist eine von außen kommende, auf ein „Es" bezogene Energie, die aufgrund ihrer Besetzung *(investment)* dafür sorgt, dass das so besetzte Element oder jeder auf diese Weise besetzte psychische Vorgang als „Nicht-Ich" erfahren wird. Ist das innere Bild meines Bruders mit einer Ich-Besetzung aufgeladen, dann erfahre ich ihn als Perzeption. Die Frage, ob eine innere Repräsentanz zu einem Objekt oder zu einem Subjekt wird, hängt also von der Art der Energie ab, mit der sie besetzt ist.

Federn konzeptualisierte die Ich-Besetzung als Selbst-Energie *(energy of selfness)*, und alles, was in dieser Weise besetzt war, wurde seiner Auffassung nach erfahren als etwas, das sich innerhalb des eigenen Selbst befand, als ein Teil des „Ich". Dehnt man das Konzept noch weiter aus, dann ist Ich-Besetzung nicht nur die Energie des Selbst, sie *ist* das Selbst. Das Selbst ist eine Energie, nicht ein Inhalt, eine Energie, die nur ein Merkmal hat, *das Gefühl des Selbst*. Federn (1956, S. 60) charakterisierte dieses „Ichgefühl" als „das Gesamtgefühl der eigenen lebendigen Person; es bleibt übrig, wenn alle gedanklichen Inhalte fehlen …"

Diese Energie ist, wenn sie als Besetzungsenergie auftritt oder auf irgendein psychisches oder physisches Element der Person ausgedehnt wird, die Grundlage für das Gefühl einer „zusammenhängenden Einheit" (ebd., p. 182) mit Blick auf Kontinuität, Kontiguität und Kausalität in der Erfahrung des Individuums. Ja, Federn (ebd., p. 172) stellte darüber hinaus fest: „Weil dem Ich bestimmte Funktionen vorbehalten sind, ist die gewohnte Verwendung des Wortes ‚Ich' als einer Bezeichnung für ein Aggregat wohl bekannter und wichtiger Funktionen gerechtfertigt. Doch ist dieses Aggregat nicht einfach die *Summe* der Funktionen, sondern ist die einigende Besetzung, die aus dem Aggregat ein eigenes seelisches Gebilde macht."

Wenn ein Teil meines Körpers, zum Beispiel mein Arm, eine Ich-Besetzung erfahren hat, dann erlebe ich ihn als „meinen Arm". Wenn ein Gedanke mit dieser Art von Energie aufgeladen ist, dann erfahre ich ihn als „meinen Gedanken". Jedes körperliche oder mentale Element wird zu einem Teil des „Ich", wenn und sobald es eine Ich-Besetzung erfährt.

Die Frage, ob irgendein Teil des Körpers oder des Geistes als „Ich" oder „Nicht-Ich" erfahren wird, hängt einzig und allein vom Wesen oder der Art der Energie ab, mit der er besetzt ist. Handelt es sich bei der aktivierenden Energie um eine Objektbesetzung, dann wird das so besetzte Element als Objekt, als Nicht-Ich erfahren. Handelt es sich um eine Ich-Besetzung, dann wird es als Subjekt, als Ich, als „mein Selbst" erfahren. Dies hat zunächst nichts mit „bewusst" oder „unbewusst" zu tun, da Prozesse innerhalb des Ich (zum Beispiel Abwehrmechanismen) unbewusst sein können, und auch innere Objekte (Introjekte) können unbewusst sein. Federn selbst (1956, S. 200) hat festgestellt: „Es wäre einfach, zu sagen, das Ichgefühl sei mit dem Bewusstsein identisch; doch gibt es Ich-Zustände, die nicht bewusst, weil verdrängt sind, und es gibt bewusste Objektrepräsentanzen, die nicht dem Ich angehören."

Federns Theorie von den zwei Energien bietet eine theoretische Grundlage, von der aus sich viele psychische Prozesse erklären lassen, für die es im Rahmen eines Systems mit nur einer Energie (Libido) keine Erklärung gibt. Wenn zum Beispiel ein Gedanke an meine tote Mutter mein Bewusstsein erreicht, diese Vorstellung aber mithilfe einer Objektbesetzung aktiviert wurde, dann werde ich diese Vorstellung als eine Wahrnehmung meiner toten Mutter erfahren. Ich werde sie „sehen". Und wenn ich zu den anderen sage, diese Wahrnehmung sei Realität, dann werden sie sagen, ich sei psychotisch und hätte eine Halluzination.

Vor einigen Jahren versuchte ich (J. G. W.), einem paranoiden Patienten den Mechanismus der Projektion zu erklären (was, wie die meisten Kliniker wissen, für gewöhnlich ein vergebliches Unternehmen ist). Zu meiner großen Überraschung sagte er lächelnd: „Nun, Herr Doktor, wenn Sie mir zu sagen versuchen, dass diese Männer, die mich verfolgt haben, ein Produkt meiner eigenen Fantasie gewesen sind – das ist überflüssig. Zu diesem Schluss bin ich übers Wochenende selbst gekommen." Höchst verblüfft, verbrachte ich einige Zeit damit, ihn zu beobachten und das, was er gesagt hatte, zu überprüfen, bis ich schließlich akzeptierte, dass seine Sinnestäuschungen und Halluzinationen einfach irgendwie, aus Gründen, die ich nicht kannte, verschwunden waren. Seine eigenen unbewussten Hassgefühle, die sich in der Wahrnehmung von „Männern dort draußen", die ihn verfolgten, externalisiert hatten, waren nun nicht mehr mit Objektenergie, sondern mit Ich-Energie besetzt. Er erfuhr seinen Hass nun als Teil seiner Gedanken und nicht mehr als äußere Wahrnehmung. Gehen wir von nur einer Art von Energie aus, dann haben wir dafür keine adäquate Erklärungsgrundlage, auch wenn wir, psychodynamisch gesehen, nach wie vor im Unklaren darüber sind, wodurch dieser Wechsel in der Energiebesetzung ausgelöst wurde.

Psychologen und Psychoanalytiker bringen Subjekt und Objekt häufig durcheinander. Ein Introjekt zum Beispiel wird als ein inneres Objekt betrachtet. Doch psychoanalytische Autoren schreiben, ein Patient „introjiziere" eine andere Person, und berichten dann, dass dieses Individuum wie diese andere Person spreche und sich verhalte. Das Bild der anderen Person erfährt, sobald es internalisiert wird, zuerst eine Objektbesetzung. Deshalb ist es ein inneres Objekt. Ein Introjekt liegt dem Patienten „wie ein Stein im Magen", es befindet sich innerhalb des Selbst, ist aber nicht Teil von ihm, es ist „geschluckt", aber nicht „verdaut". Voraussetzung dafür, dass das Individuum sich spontan wie die andere Person verhält oder spricht wie sie, ist dies: Die Objektbesetzung muss zurückgezogen werden, und das innere Bild muss eine Ich-Besetzung erfahren haben. Im Rahmen der Objektbeziehungstheorie würde man sagen, eine *Objektrepräsentanz* habe sich in eine *Selbstrepräsentanz* verwandelt. In diesem Fall haben wir es nicht mehr mit einem Introjekt zu tun, sondern mit einer Identifikation. Das internalisierte Bild ist ein Teil des „Ich" geworden.

Ein kleiner Junge zum Beispiel imitiert vielleicht das Verhalten seines Vaters und schlenkert beim Gehen mit den Armen. Dieses Verhalten ist zuerst ein Introjekt, eine Bewegung, die einfach eine innere Repräsentanz seines Vaters darstellt, der kopiert wird, aber nicht Teil seines eigenen Selbst ist. Im Lauf der Zeit jedoch kann diese Bewegung zu einem Automatismus werden. Die Bewegung ist dann zu einem Teil des Ich geworden, das heißt, sie hat eine Ich-Besetzung erfahren. Sie ist nun Teil seines eigenen Selbst. Die Nachbarn, die sehen, wie die beiden nebeneinander hergehen und dabei mit den Armen schlenkern, sagen: „Ja, ja, der Apfel fällt nicht weit vom Baum." Psychologisch ausgedrückt, sagen wir in diesem Fall: „Er hat sich mit seinem Vater identifiziert" (zumindest in dieser Hinsicht). Die Identifikation mit einer anderen Person, die zuvor introjiziert wurde, kann minimal oder signifikant sein, je nachdem, wie vieles von den körperlichen Eigenheiten des anderen und/oder seinem psychischen Verhalten übernommen wird.

In einer anderen Arbeit hat J. Watkins (1978a) darauf hingewiesen, dass eigentlich ein neuer Begriff gefunden werden müsste, damit zwischen dem Prozess der Identifikation und dem Resultat dieses Prozesses eine Unterscheidung getroffen werden könne – genauso wie wir das Resultat des Prozesses der Introjektion als Introjekt bezeichnen. Wir haben überlegt, ob wir nicht das Wort „Identifikation" gebrauchen sollten, um den Prozess zu bezeichnen, und den Begriff „Identofakt" zur Bezeichnung des inneren Bildes, das eine Ich-Besetzung erfahren hat und durch Identifikation zustande gekommen ist. Der Junge, von dem oben die Rede war, hat das Introjekt (eine Objektrepräsentanz) seines Vaters in ein Identofakt (eine Selbstrepräsentanz) umgewandelt. Diese Unterscheidung zwischen dem, was in körperlichen und psychischen Prozessen Subjekt (mit Ich-Energie besetzt), und dem, was Nicht-Selbst (mit Objektenergie besetzt) ist, ist von entscheidender Bedeutung, und der Wechsel vom einen zum andern ist für die Praxis der Ego-State-Therapie wie auch vieler anderer Behandlungsansätze grundlegend.[2]

Das Selbst

Philosophen, Psychologen und Vertreter der psychoanalytischen Theorie haben sich mit dem Begriff des Selbst abgemüht. Erik Homburger Erikson, ein Schüler von Paul Federn, suchte seine eigene Identität in einer tief schürfenden, klassischen Untersuchung (1968), die offensichtlich von Federns Konzepten beeinflusst war, wandte sich dann jedoch erneut einer Überprüfung der freudschen Ideen zu. Und H. Hartmann (1964) war der Analytiker, der die Begriffe „Ich- oder Selbst-Repräsentanz" und „Objektrepräsentanz" im Sinne von seelischen Strukturen prägte, die aktiviert werden, sobald sie mit „Libido" besetzt werden – Begriffe, die heute bei den Objektbeziehungstheoretikern (Buckley 1986) und den Selbst-Psychologen (Goldberg 1991) äußerst gängig sind. Nach diesen Theorien, die von nur einer Energie ausgehen, ist das Gefühl des „Selbst" *(selfness)* den etablierten mentalen Strukturen inhärent, nicht der Art oder „Qualität" der aktivierenden Energie – wie bei Federn.

Die Ich-Grenze

Die Grenzen zwischen dem Kern-Ich, den verschiedenen Ich-Zuständen und der äußeren Welt konstituieren die Sinnesorgane des Selbst, sie ermöglichen es dem Individuum, zwischen äußerer und innerer Realität zu unterscheiden. Diese Grenzen sind flexibel, sie erweitern sich und ziehen sich wieder zusammen. Wenn etwas mit der Außenseite einer Grenze (mit der der äußeren Welt zugewandten Seite) in Berührung kommt, kann das Individuum dieses Element als real identifizieren. Wenn etwas mit der inneren Grenze in Berührung kommt, wird es als etwas wahrgenommen, das aus dem eigenen Selbst hervorgeht.

Bewusstsein

Ursprünglich hatte Federn Freuds Dreiteilung der Persönlichkeit in Es, Ich und Über-Ich akzeptiert. Allerdings versuchte er offenbar nicht zu erklären, warum etwas bewusst oder unbewusst sein sollte. Es lohnt sich, seine Theorie von den zwei Energien auf diese Frage anzuwenden, um vielleicht zu einer theoretischen Grundlage für das zu gelangen, was wir Bewusstsein nennen.

Gehen wir einmal davon aus, dass unsere Existenz, soweit es um Erfahrung geht, aus der Einwirkung eines Objekts auf ein Subjekt besteht, eines Nicht-Ich auf das Selbst. Die Einwirkung von Licht, das von einer äußeren Quelle ausgeht, auf die Netzhaut setzt die Erfahrung eines optischen Bildes in Gang. Die Einwirkung muss jedoch einen gewissen Grad an Stärke aufweisen, damit diese Erfahrung in Gang gesetzt wird. Ist entweder das Licht oder die Netzhaut zu schwach, dann wird das Objekt nicht wahrgenommen. Übertragen wir dies auf Federns Zwei-Energien-System, dann muss ein mit Objektenergie besetzter Reiz auf einen mit Energie besetzten Rezeptor innerhalb eines Individuums auftreffen, damit das Individuum den

Reiz wahrnehmen kann; ist die Einwirkung allerdings unterhalb einer bestimmten Wahrnehmungsschwelle, dann wird sie dem Individuum nicht bewusst. Der Reiz und die mit Energie besetzten Ich-Grenzen sind nicht stark genug, als dass sie jene Erfahrung hervorbringen könnten, die wir bewusst nennen. Solche nur durch eine schwache Besetzung charakterisierten Prozesse kommen indessen immer wieder vor, und auch sie können das Verhalten des Individuums beeinflussen; wir nennen sie unbewusst.

Die Menge an Objekt und Energie, mit der eine solche Einwirkung besetzt ist, bestimmt, ob das Ergebnis bewusst wird oder nicht und ob diese bewusste Erfahrung nur ganz schwach oder stark ist; und damit hängt auch die Lebhaftigkeit unserer Aufmerksamkeit zusammen. Wenn wir müde sind und die uns zur Verfügung stehende Energie schwach ist, werden wir vielleicht einen großen Teil einer Unterhaltung nicht richtig mitbekommen, obwohl die Gesprächsteilnehmer sich mit genügender Lautstärke unterhalten. Wir werden sie einfach nicht hören. Eine Person, die sehr tief schläft und die nahezu sämtliche Besetzungsenergien von ihren Ich-Grenzen abgezogen hat, braucht einen Wecker, der lange und laut klingelt, damit sie wieder in einen Zustand der Bewusstheit zurückkehrt. Der Jäger dagegen, dessen Sinne auf höchste Wachsamkeit eingestellt sind (dessen Ich-Grenzen stark besetzt sind), nimmt auch den geringsten Laut wahr, wie das Rascheln eines Zweiges, das durch ein verstecktes Wild verursacht wird. Und das im höchsten Grad besetzte „dritte Ohr" (Reik 1976) des einfühlsamen Analytikers nimmt die subtilen Untertöne der unbewussten Kommunikation wahr, die in den Assoziationen des Patienten vernehmbar werden.

Im Falle einer *Verdrängung* nutzt das Ich bestimmte Energien, um der Sensibilität seiner wahrnehmenden Grenzen mit großer Kraft entgegenzuwirken, sodass es unfähig wird, die auf es einwirkenden kränkenden Objekte, Gedanken, Motivationen, Affekte usw. zu erfahren. Sie werden dann unbewusst.

Vorübergehende versus dauerhafte Introjekte

Man kann die Frage stellen, warum manche Beziehungen zu anderen Individuen sich zu dauerhaften Introjekten (Objektrepräsentanzen) entwickeln, zu festen Entitäten von dauerhaftem Einfluss (wie zum Beispiel nörgelnde Eltern), während andere Beziehungen nur einen flüchtigen, vorübergehenden Einfluss haben und sich nicht zu einer inneren Struktur verfestigen, die dauerhaft auf das Selbst einwirkt und es beeinflusst. Vielleicht kann man dies auf die Stärke der Einwirkung zurückführen. Die Wirkung, die ein für uns sehr bedeutsames Individuum auf uns hat, kann die Struktur des Ich so stark verändern, dass dauerhafte Residuen zurückbleiben, genauso wie die Berührung eines sehr heißen Bügeleisens auf der Haut Verbrennungen und Narbengewebe hinterlässt.

Ist die Einwirkung eines äußeren Objekts auf die Ich-Grenze, die die Wahrnehmungsfunktion steuert, verhältnismäßig oberflächlich (wenn es sich zum Beispiel um den Einfluss einer weniger wichtigen Person handelt oder um jemand, mit dem wir nur eine vorübergehende Beziehung haben), dann wird das daraus folgende Introjekt (sofern überhaupt eines gebildet wird) nur vorübergehend sein, genauso wie die Berührung mit einem lauwarmen Gegenstand zwar spürbar ist, aber keine dauerhafte Wirkung hinterlässt. Es handelt sich hier um eine Frage der Ökonomie, eine Frage, die mit der Größe und Stärke der Einwirkung und dementsprechend mit der Quantität der investierten Besetzungsenergie zu tun hat, sowohl was die Besetzung des Subjekts als auch die Besetzung des Objekts betrifft.

Das Ausgerichtetsein von Energien

Federn bestimmte den Charakter von Besetzungen sowohl aufgrund ihrer Ausrichtung als auch aufgrund der Frage, ob ihnen das Gefühl des Selbst (Ich-Besetzung) innewohnt oder ob ihnen dieses Gefühl abgeht (Objektbesetzung). Er verwendete die Begriffe *Libido* und *Mortido*. Unter Libido verstand Federn eine integrierende, aufbauende (liebende) Kraft, die einzelne Elemente auf einer höheren Ebene organischer Komplexität zusammenbringt. Er gebrauchte den Begriff nicht im gleichen Sinne wie Freud (1923), der damit die sexuelle Energie bezeichnete, auch wenn Sexualität das Zusammenkommen zweier Individuen impliziert.

Mortido war dagegen der Begriff für eine trennende, abstoßende (zerstörende) Kraft mit der Tendenz, Ganzheiten aufzuteilen und Organismen auf ihre einfachen Ursprünge zu reduzieren (Tod). Diese beiden Richtungen der Besetzungsenergien kann man mit den zentripetalen (auf der Anziehungskraft beruhenden) Bewegungen bzw. den zentrifugalen (auseinander strebenden) Bewegungen der Himmelskörper vergleichen oder auch mit der Anziehungskraft zwischen zwei gegensätzlich geladenen Magnetfeldern bzw. der gegenseitigen Abstoßung zweier negativ oder positiv geladener Magnetfelder.

Die Aufladung von Bildern mit mortidinaler Objektbesetzungsenergie auf niedrigem Level ermöglicht dem Individuum eine Differenzierung und kann als konstruktiv bezeichnet werden – sie befähigt, zwischen der Wahrnehmung einer anderen Person und dem Introjekt dieser Person zu unterscheiden.

Die Belebung unterschiedlicher Ideen durch libidinöse Ich-Besetzung ermöglicht ihre kognitive Integration, denn in diesem Fall tendieren sie zu gegenseitiger Anziehung. Die Zusammenballung verschiedener Verhaltens- und Erfahrungselemente innerhalb eines Ich-Zustandes kommt aufgrund ihrer gemeinsamen Ich-Besetzung zustande. Eine vollständige, allgemeine Besetzung solcher Elemente könnte zu einer so gründlichen Integration oder Verschmelzung führen, dass das betreffende Individuum nicht mehr zwischen seiner rechten und seiner linken Hand unterscheiden könnte. Wie bei den meisten anderen psychischen Prozessen auch (wie zum Beispiel der Angst), die, wenn sie auf niedriger Ebene stattfinden, der Anpassung dienen, führt jeder Exzess zu Anpassungsstörungen.

„Selbst"-Energien

Nach Federns Auffassung ist der *Kern des Ich* in erster Linie mit Ich-Besetzungsenergie aufgeladen. Seine Grenzen bestehen aus Objektbesetzungen oder mortidinalen Ich-Besetzungen, die aufgrund ihrer Abstoßungskräfte den Innenraum des Selbst schützen und das Nicht-Selbst nach draußen verweisen. Wäre das nicht so, dann gäbe es keine Grenzen, und die Selbst-Energien würden einfach in das Universum zurück fließen, undifferenziert und ohne Identität. Die individuelle Person als solche würde aufhören zu existieren.[3] J. Watkins hat diese Gedankenlinie an anderer Stelle weiter ausgeführt (1978a); wir wollen sie hier nicht weiterverfolgen, da uns die sich daraus ergebenden Schlussfolgerungen für die Praxis der Ego-State-Therapie, um die es in diesem Buch geht, weniger relevant erscheinen. Es mag genügen, wenn wir zusammenfassend feststellen, dass Federn zwei Arten oder Qualitäten von Besetzungsenergien postulierte: eine Ich- oder Selbst-Energie (organisch) und eine Objekt- bzw. Nicht-Selbst-Energie (anorganisch). Jede dieser Besetzungsenergien kann ihrer Richtung nach libidinös sein (anziehend; Zusammenbringen) oder mortidinal (trennend; Abstoßung).

Federn wies des weiteren darauf hin, dass die Ich-Besetzung *aktiv* sein könne, wie zum Beispiel beim Planen, Denken und Tun, oder *passiv*, wie bei dem Bedürfnis, Reize zu empfangen. Er sprach auch von *reflexiver* Ich-Besetzung mit Blick auf die Selbstliebe (libidinös) oder den Selbsthass (mortidinal) und von *objektloser* oder *medialer* Besetzung, wie sie in Handlungen wie „Ich lebe" oder „Ich entwickle mich" (libidinös) oder „Ich werde alt" und „Ich sterbe" (mortidinal) zum Ausdruck kommt. Er sagte, die mediale Besetzung sei die Manifestation des primären Narzissmus, jenes Narzissmus, mit dem wir geboren werden, und sie stelle jenes „angenehm vertraute" Gefühl her, mit dem wir unsere Existenz spüren und erfahren.

Diesen Verzweigungen, feinen Verästelungen und ausgedehnten Spekulationen, die sich aus seinem grundlegenden Beitrag, dem Konzept von den zwei Energien, ergeben, werden wir in diesem Buch nicht weiter nachgehen, da sie für den gegenwärtigen Stand der Theorie und Therapie der Ich-Zustände nicht relevant erscheinen. Es gilt jedoch zu beachten, dass die Besetzung irgendeines körperlichen oder psychischen Elements ein gewisses Maß an beidem, Ich-Energie und/oder Objektenergie, enthalten kann. Ist ein Teil des Körpers, wie zum Beispiel eines der Glieder, mit mehr Objektenergie als mit Ich-Energie besetzt, dann fühlt es sich fremd an, so als ob es nicht Teil „des Ich" wäre. Wir erfahren dies bei hysterischer Taubheit oder Lähmung. Wenn bewusste psychische Selbst-Elemente keine genügende Ich-Besetzung erfahren, haben wir das Gefühl der Depersonalisation, die in ihren extremen Formen jenes Entsetzen zur Folge hat, das Psychotiker ergreift mit dem Gefühl, ihr „Selbst" zu verlieren.

Hypnose und Energien

Im Rahmen der Zwei-Energien-Theorie ist es für den Therapeuten nützlich, die Hypnose als ein Instrument zu betrachten, mit dessen Hilfe Energien in Bewegung gesetzt und verändert werden können. Wenn man einem Patienten in der Hypnose suggeriert, er sei nun in der Lage, ein hysterisch gelähmtes Bein oder einen hysterisch gelähmten Arm zu bewegen, dann macht er das möglicherweise tatsächlich, weil die betreffenden Gliedmaßen nun mit Ich-Besetzungsenergie aufgeladen sind und so von einem Teil der Objektwelt zu einem Teil der Subjektwelt geworden sind; sie wurden also in das Selbst aufgenommen und unterliegen der willentlichen Kontrolle des Individuums.

Ein ähnlicher Vorgang spielt sich ab, wenn während der Hypnose ein höheres Maß an Objektbesetzung auf eine verdrängte Erinnerung hingelenkt wird; sie wird dann so stark, dass sie mit genügender Kraft auf die Ich-Grenze einzuwirken vermag und auf diese Weise bewusst wird. Besetzungsenergien werden immer dann auf ein Objekt oder einen Prozess gelenkt, wenn wir unsere Aufmerksamkeit darauf richten.

Obgleich Federn selbst in seinen Behandlungen nicht mit Hypnose arbeitete, ließ seine Arbeitsweise ihre Anwendung in der Ego-State-Therapie doch bereits ahnen. Edoardo Weiss schrieb in seiner Einleitung zu Federns Buch (siehe Federn 1956, S. 21): „Die Verdrängung von Ich-Zuständen ist einer der wichtigsten Funde Federns. Es kann experimentell bewiesen werden, dass Ich-Zustände früherer Alterstufen nicht verschwinden, sondern bloß verdrängt werden. In Hypnose kann ein die entsprechenden Affektlagen, Erinnerungen und Triebregungen einschließender früherer Ich-Zustand im Individuum wieder erweckt werden."

Wenn wir ein Subjekt unter Hypnose dazu bringen, ohne bewusste Kontrolle eine Hand auf und ab zu bewegen, dann ist nichts anderes geschehen, als dass wir die Ich-Besetzung von der Hand abgezogen haben. Die Hand ist empfindungslos und steht offensichtlich nicht mehr unter der Kontrolle des Subjekts. Bei der Energie, die diese Bewegung in Gang setzt, handelt es sich um eine Objektbesetzung. Das Auf- und Abbewegen der Hand wird nur dann zu einer willentlichen Bewegung, wenn es eine Ich-Besetzung erfährt. Die Hypnose wird auf diese Weise zu einem machtvollen therapeutischen Instrument, mit dessen Hilfe wir den Energieaustausch zwischen Ich und Objekt beeinflussen können.

Psychose und Ich-Besetzung

Federns bedeutendster Beitrag, der sich aus seiner Zwei-Energien-Theorie ergab, war vermutlich sein Beitrag zum Verständnis psychotischer Symptome und zur psychotherapeutischen Behandlung der Psychosen (siehe Federn 1956, Kapitel 6, 7, 8, 9, 10, 11, 12).

Eine Halluzination ist eine Pseudowahrnehmung. Der Schizophrene sieht, hört oder nimmt auf andere Weise etwas wahr, das in der äußeren Welt nicht wirklich existiert. Dem geistig Kranken erscheinen diese Wahrnehmungen vollkommen real, was jeder Kliniker bestätigen wird, der schon einmal versucht hat, einen Patienten von etwas anderem zu überzeugen. Die Reize, von denen diese Wahrnehmungen ausgelöst werden, kommen aus dem Innern des Patienten, aus seiner eigenen inneren Vorstellungswelt. Sie repräsentieren Gedanken, die normalerweise als zum Subjekt gehörig erfahren werden, das heißt als etwas, das aus dem eigenen Selbst stammt. Der Psychotiker jedoch erfährt sie als Objekt, ähnlich anderen äußeren Objekten, die er sieht, hört oder auf andere Weise wahrnimmt.

Wie werden Gedanken in Wahrnehmungen verwandelt? Federn ging davon aus, dass Psychotiker die Inhalte ihrer Täuschungen und Halluzinationen als real wahrnehmen, weil diese ihren Ursprung in verdrängten mentalen Reizen haben, die das Bewusstsein erreichen, ohne eine Ich-Besetzung zu erfahren – und nicht aufgrund einer fehlerhaften Realitätsprüfung. Er argumentierte, der mentale Inhalt (die Idee) sei stark genug, also in genügendem Maß mit Energie aufgeladen, um bewusst zu werden, aber die Ich-Energie, mit der er ursprünglich besetzt gewesen sei, sei zugunsten einer Objektbesetzung zurückgezogen worden. Als er eine Ich-Grenze berührte (auch wenn es die Innenseite der Ich-Grenze war), wurde er daher als ein fremdes Element, ein Objekt wahrgenommen – wie bei der Wahrnehmung eines äußeren Objekts –, nicht als „mein" Gedanke.

Das Problem war die Schwäche der Ich-Grenze. Es ist wie mit einer geographischen Grenze (zum Beispiel der Grenze zwischen Kanada und den Vereinigten Staaten), die ungenügend mit Grenzposten besetzt ist: Die Bürger des eigenen Landes können leicht für Fremde gehalten werden und umgekehrt. Die Unfähigkeit des Psychotikers, die Realität adäquat zu überprüfen, resultiert aus einer Energieschwäche, einem Mangel an Ich-Besetzung, sodass die Ich-Grenzen, an denen die Unterscheidung gemacht werden muss, nicht genügend abgesichert sind.

Wir müssen dem Patienten helfen, mehr Ich-Energie aufzubauen. Dann wird er fähig sein, diese Schwäche zu überwinden. Genau das machen wir mit der Beziehung, mit der unterstützenden Therapie, dem Üben usw. Zur Durchführung dieses Ansatzes setzte Federn häufig eine Krankenschwester oder eine Pflegerin ein, eine Mutterersatzfigur, die jene nährende Beziehung bieten konnte, die wir normalerweise bei der eigenen Mutter erfahren (Schwing 1954).

Die Bedeutung der Mutterfigur und ihrer nährenden Funktion für die Entwicklung eines Selbst, einer eigenen Identität und stabiler Objektrepräsentanzen, die Federn und Schwing so stark hervorgehoben hatten, erfährt heute zunehmend mehr Beachtung. Aufgrund der Konzepte der Objektbeziehungstheoretiker, wie Kernberg (1997), Mahler (1975) und Winnicott (2002), die Federns frühere Beiträge offensichtlich nicht kannten, wird die Bedeutung der Mütter im Sinne von „Übergangsobjekten" bei der Entwicklung der kleinkindlichen Selbst-Strukturen heute in zunehmendem Maße anerkannt. Baker (1981), Copeland (1986) und Murray-Jobsis (1984) haben genau diese Konzepte bzw. einige davon bei der Behandlung von Psychotikern im Rahmen der Hypnose angewandt.

Federn und besonders sein Schüler Edoardo Weiss (1960) hoben den Unterschied zwischen *Realitätsprüfung* und *Wirklichkeitsgefühl* hervor. Wir „empfinden" die Realität als etwas außerhalb unseres Selbst, sobald ein mit Objektenergie besetztes Element auf eine Ich-Grenze einwirkt. Um die Realität zu „prüfen", müssen wir jedoch unsere Augen und Ohren und unseren Körper bewegen und stellen fest, dass das gefühlte Objekt seine relative Position entsprechend verändert. Der Schizophrene macht das nicht, er verlässt sich stattdessen vollkommen auf seine geschwächten Ich-Grenzen, wenn es darum geht zu entscheiden, ob etwas wirklich oder unwirklich ist, ob es sich um einen Gedanken oder eine äußere Wahrnehmung handelt.

Federn legte dar, dass es einen gefühlten Unterschied gibt, ob das Objekt nun auf die „Innenseite" der Ich-Grenze trifft oder auf ihre „Außenseite", auf die Seite, die der äußeren Welt zugewandt ist. Das gilt auch, wenn es um Unterschiede hinsichtlich der Heftigkeit der Berührung geht. Der Psychotiker ist in der Lage, diese „Realität" der von ihm berichteten Erfahrung zu erfahren, wenn man ihm erklärt, dass es zwei Arten von Realität gibt, „Realität A" und „Realität B". Auf diese Weise sichert man sich seine Kooperation, statt seine Feindseligkeit herauszufordern, indem man ihn der „Lüge" beschuldigt.

Federn pflegte zum Patienten zu sagen: „Wenn Sie mich hier, gegenüber von Ihnen, am Schreibtisch sehen, dann möchte ich, dass Sie das als Realität A bezeichnen. Wenn Sie diese Leute, die Sie verfolgen, sehen oder hören, möchte ich, dass Sie das als Realität B bezeichnen. Realität A ist eine Erfahrung, die Sie mit andern teilen können, weil auch sie Realität A wahrnehmen. Realität B dagegen ist eine private Realität, die sie nicht mit Ihnen teilen können. Wenn Sie mit ihnen über Realität B sprechen, werden sie denken, Sie seien verrückt. Wenn Sie mir also irgendeine Erfahrung beschreiben, sagen Sie mir, ob es sich dabei um Realität A oder Realität B handelt."

Federn stellte die Behauptung auf, dass Psychotiker zwischen Realität A und Realität B unterscheiden könnten, obwohl sie beide als wirklich erlebten. Indem er sie lehrte, diese Unterscheidung zu machen, übte er mit ihnen, ihre Ich-Grenzen zu erkennen, sie zu stärken, sie also wieder mit Energie zu besetzen. Im Laufe der Zeit waren sie nicht nur in der Lage, diese Unterscheidung zu treffen – sie zogen darüber hinaus, indem sie Realität B nicht weiter verstärkten, Besetzungsenergie von ihr ab und nahmen sie in die Welt der nächtlichen Träume zurück, in der die inaktiven „Halluzinationen" normaler Menschen zu Hause sind. Dadurch, dass die Energie, mit der Realität B besetzt war, vermindert wurde, wurde auch der Aufprall, mit dem sie an die Selbst-Grenze stieß, geringer, sodass die Schwelle zum Bewusstsein nicht überschritten wurde.

Für Federn ergaben sich die psychotischen Symptome aus der Notwendigkeit, mit der eigenen Schwäche hinsichtlich der energetischen Besetzung des Ich umzugehen. Die Psychoanalyse als Behandlungsinstrument ist bei Psychotikern, die hinsichtlich der Besetzung des Ich ohnehin „anämisch", also unterversorgt sind, klar kontraindiziert, erfordert es doch zusätzliche Energien, verdrängtes Material aufzudecken und zu integrieren. Bei Borderline-Psychotikern kann eine aufdeckende, analytische Therapie den Ausbruch einer ausgewachsenen Psychose begünstigen – was sich schon oft genug erwiesen hat. Diese Gefahr wird jedoch verringert, wenn der Behandler dem Patienten ein gewisses Maß an Ich-Energie „leiht", und zwar aufgrund einer engen, intensiven Beziehung mit dem „therapeutischen Selbst", was ein wechselseitiges „Mitschwingen" (J. Watkins 1978a) einschließt. Die gesamte dem Patienten so zur Verfügung stehende Energie reicht dann möglicherweise dafür aus, dass er die Konfrontation mit seinem primitiven, nicht in sein Ich integriertes (ent-ichten) Material aushalten und es wieder in seine Selbststruktur integrieren (ver-ichen) kann.

Die Ökonomie des Selbst[4]

Lassen Sie uns, zumindest für den Augenblick, die Vorstellung akzeptieren, dass das Selbst nicht ein Inhalt, sondern einfach eine Energie ist, charakterisiert lediglich durch das Ich-Gefühl. Vielleicht kann uns das, was wir über das Wirken anderer Energien (Elektrizität, Hitze, Licht usw.) wissen, helfen, Selbstprozesse und Interaktionen besser zu verstehen.

Ein Elektroingenieur muss sich nicht nur mit der Richtung befassen, in die der Strom fließt, und mit ihrer Verlagerung (der Elektrizitätsfluss schafft Licht, treibt Motoren an usw.), sondern auch mit der Elektrizitätsmenge, die für ein optimales Funktionieren in den verschiedenen Bereichen erforderlich ist. Wenn ein Motor unzulänglich mit Elektrizität versorgt ist, kann man ihn wahrscheinlich nicht laufen lassen, oder es kann sein, dass er sehr träge arbeitet, mit wenig Schwung. Im Schlaf befindet sich die Besetzung des Ich offensichtlich auf einem sehr niedrigen Niveau. Es gibt daher auch nur eine geringfügige Aktivität oder wenig Erfahrungen, vielleicht gerade genug, damit ein paar innere Bilder im Rahmen der Traumaktivität entstehen können. Wenn diese Schwäche auch nach dem Aufwachen anhält, fühlen wir uns müde, wir sind weniger präsent als sonst, oder unser Verhalten weist leicht schizoide Elemente auf.[5] Man könnte dies mit einem Brown-out vergleichen, ein Phänomen, das dann auftritt, wenn die Elektrizitätserzeugung in einer bestimmten Region nicht mehr ausreicht, um sämtliche Unternehmen und Privathaushalte in der Umgegend zu versorgen. Vielleicht ist dies auch der Grund dafür, dass der Spezialist mit seiner fokussierten Aktivität in einem eng umgrenzten Bereich oft mehr erreicht als der „Hans Dampf in allen Gassen", dessen Selbst-Energien über eine Vielzahl von Interessen und Projekten verteilt sind.

Wir können nicht alles zugleich sein – Experten auf den Gebieten der Malerei, der Musik, des Rechts, der Psychologie, der Geschichte, Politik, Wirtschaft usw., auch wenn ein paar wenige Individuen (wie zum Beispiel ein typischer Mann der Renaissance, Leonardo da Vinci) vergangener Epochen, als das Leben noch weniger komplex war, diesem Ziel ziemlich nahe gekommen sein mögen.

Kreative Menschen, die in der Lage sind, ungewöhnlich hohe Mengen an Ich-Energien für die Aktivierung ihrer Projekte zu mobilisieren, werden meist als Genies betrachtet. Aber auch sie kommen um den Faktor Ökonomie nicht herum. Mit wie viel Energie wir auch gesegnet sein mögen – es gibt eine Grenze, und wenn wir uns in zu vielen Aktivitäten versuchen oder nicht mehr genügend schlafen, dann leidet die Qualität unserer Tätigkeiten.[6]

Es ist wohl möglich, dass die Leere (Cushman 1990), über die so viele Menschen klagen (und die manchmal als „existenzielle Neurose" bezeichnet wird), mit der extremen Komplexität unseres heutigen Lebens zu tun hat. Unsere Aufmerksamkeit wird heute in ungeheurer Weise herausgefordert, durch Karriere, Fernsehen, Lektüre, alle möglichen Organisationen und Institutionen, Sport usw. Diese ständige Überstimulierung führt dazu, dass nicht genug Selbst-Energie zur Verfügung steht, die man bräuchte, um all diese Reize kraftvoll in das „Ich" hereinzunehmen. Der Aufwand an Besetzungsenergie übersteigt die Ressourcen, das Selbst wird „anämisch", und wir stehen da mit einem Gefühl der Leere. Es liegt auf der Hand, dass es für jeden von uns eine Höchstgrenze gibt hinsichtlich der Interessen, denen wir unsere Aufmerksamkeit zuwenden können, sowie ein Höchstmaß an Ich-Energien, die wir zu vergeben haben, jenseits dessen wir nicht mehr optimal funktionieren.

Die Frage, wo Ich-Energien und Objektenergien ihren Ursprung haben, ist schwer zu beantworten. Weiss (1960) glaubte, beide Besetzungen hätten ihren Ursprung in metabolischen Prozessen, und die frei werdende Menge resultiere aus einer Bifurkation im Stoffwechsel, von der die Quantität jeder dieser so entstandenen Besetzungsenergien abhängig sei.

Auf jeden Fall müssen wir bei der Planung therapeutischer Interventionen die zur Verfügung stehenden Besetzungsenergien (die Ökonomie des Selbst) genauso berücksichtigen wie die Psychodynamik der Energieverteilung.[7] Diese Überlegung ist besonders wichtig, wenn wir eine multiple Persönlichkeit oder andere Formen der Dissoziation behandeln.

Abkömmlinge des Selbst

Eine Bemerkung zu Federns Theorie des Selbst sei noch hinzugefügt. Wenn das Selbst einfach eine Energie ist, dann hat es weder einen Inhalt noch eine Grenze. Federn (1956, S. 60) definierte das reine Selbst (Ich-Gefühl) so: „Das *Ichgefühl* ist also das Gesamtgefühl der eigenen lebendigen Person; es bleibt übrig, wenn alle gedanklichen Inhalte fehlen …" Wir fügen jedoch, wenn wir unser „Selbst" beschreiben, im Allgemeinen das Wort „mein" einem spezifischen Inhalt mit Grenzen hinzu, zum Beispiel „meine Hand", „mein Gedanke", „meine Überzeugungen" usw. Wir brauchen deshalb einen Begriff, mit dem wir mentale und physiologische Entitäten bezeichnen, *nachdem* sie mit Selbst-Energie besetzt worden sind. Wir nennen sie „Selbst-Abkömmlinge".

Man könnte die reine Selbst-Energie analog zum Begriff der Substanz betrachten. Reine Substanz ohne Veränderungen hat weder einen Inhalt noch Grenzen. Die

Ich-Besetzungsenergie hat zwei Attribute: Als Energie ist sie in der Lage, einen Prozess zu aktivieren, und als Selbst-Energie hat sie die Eigenschaft, das, was durch sie besetzt ist, mit dem Gefühl des Selbst zu erfüllen (Ich-Gefühl). Um Inhalt und Grenzen zu finden, muss diese „Substanz" in ein mentales oder physiologisches Element hineinverlagert werden (Besetzung). Sie nimmt dann den Inhalt und die Grenzen des so besetzten Elementes an.

Die Verwendung und Wirkung von Malerfarbe bietet dazu eine gute Analogie. Malerfarbe hat die Eigenschaft, dem, was gestrichen wird, ihren Farbton hinzuzufügen – genauso wie eine Ich-Besetzung die Eigenschaft hat, dem, was mit dieser Energie besetzt wird, das „Gefühl des Selbst" aufzudrücken. Einen Stuhl, eine Wand oder ein Haus beschreiben wir, sobald sie mit blauer Farbe gestrichen sind, als einen „blauen Stuhl", eine „blaue Wand" oder ein „blaues Haus". Sobald etwas mit Selbst-Energie besetzt ist, haben wir einen „Selbst-Abkömmling" und können sagen „meine Hand", „mein Gedanke" oder „meine Überzeugung".

Farbe bleibt indessen nur an der äußeren Oberfläche des gestrichenen Objekts haften und verleiht ihr Farbe. Eine Ich-Besetzung durchdringt die gesamte physische oder psychische Entität (vielleicht so, wie ein Material mit einer flüssigen Farbe durchtränkt sein kann), sodass am Ende alle Teile der Entität von diesem Gefühl des Selbst durchdrungen sind. Das Kern-Selbst ist so etwas wie ein Lagerhaus der Selbst-Energie, die dann in Ich-Zustände verlegt oder (wie zum Beispiel im Schlaf) in Reserve gehalten wird.

Anmerkungen

1 Die Behavioristen (Watson 1929) verzichteten auf die Introspektion als legitimes wissenschaftliches Verfahren zur Gewinnung psychischer Daten. Zur Rechtfertigung ihrer ablehnenden Haltung bezogen sie sich auf „Comtes Paradoxon" (siehe Nelson 1996). Comte war der Auffassung, dass eine menschliche Entität nicht gleichzeitig Richter sein könne und derjenige, über den geurteilt wird. Nelson schlug eine Lösung des Problems mithilfe der „Metakognition" vor, das heißt, mithilfe der gleichzeitigen Verarbeitung auf zwei Ebenen der Wahrnehmung, auf der „Objektebene" und auf der „Metaebene". Wir finden jedoch, dass das Paradoxon einfacher gelöst werden kann, wenn wir die Tatsache akzeptieren, dass die Menschen durch Multiplizität gekennzeichnete, in unterschiedlichem Maß dissoziierte bzw. integrierte Wesen sind. Introspektion kann in diesem Fall die „Beobachtung" eines „Teils" des Selbst durch einen andern bedeuten. Sie konstituiert also eine Beobachtungsebene, die wir als „Semi-Objektebene" bezeichnen könnten, das heißt, dass es sich bei demjenigen, der beobachtet, und demjenigen, der beobachtet wird, nicht um dieselbe Entität handelt. So gesehen, ist die Introspektion ein legitimes Verfahren, Daten im Sinne der empirischen Wissenschaft zu sammeln, da wir es mit der Beobachtung einer Entität durch eine andere zu tun haben.

2 Diese Veränderung eines Ich-Zustandes vom Subjekt zum Objekt wird in humoristischer Weise durch eine Geschichte aus dem Bürgerkrieg illustriert (Botkin 1993, p. 543): Am Ende des Krieges verabschiedete der Kongress ein Gesetz, das von den Soldaten der Konföderierten verlangte, dass sie den Treue-Eid auf die Union schworen. Ein General der Union, Benjamin Butler, hatte bei einer solchen Veranstaltung den Vorsitz, als ein junger Südstaatler sich sträubte, den Eid zu leisten, und ihn verhöhnte, indem er sagte: „Wir haben euch am Chickamaugua die Hölle

ganz schön heiß gemacht, nicht wahr, General?" Der General wurde böse und befahl ihm, den Treue-Eid sofort zu leisten, oder er werde erschossen. Der Soldat schwor widerstrebend, schaute dem General dann ruhig ins Gesicht und verkündete mit großer Würde: „General, ich denke, ich bin jetzt ein guter Yankee und Bürger der Vereinigten Staaten?" – „Ich hoffe doch", antwortete der General. Darauf hin erwiderte der junge Mann: „Nun, General, die Rebellen machten uns am Chickamaugua die Hölle ganz schön heiß, nicht wahr?"

3 Vor einigen Jahren kam eine junge Frau in die Therapie, die darüber klagte, dass sie kein „Selbst" habe. Sie war eine ausgezeichnete Studentin. Trotzdem wunderte sie sich jedes Mal, wenn eine Prüfungsarbeit zurückgegeben wurde: „Wer hat das geschrieben?" Sie erinnerte sich nicht daran, dass sie es gewesen war. Sie erlebte alle ihre Handlungen als Objekt (sie „beobachtete, wie ein anderer sie ausführte").

4 In den letzten Jahren hat sich aus dem Flügel der Objektbeziehungstheoretiker, die den Beziehungsaspekt besonders hervorheben (siehe Connors 1994; Goldberg 1991; Sands 1989; Ulman a. Paul 1989), eine Bewegung entwickelt, die man als *Selbstpsychologie* bezeichnet. Aus der Perspektive der Selbstpsychologie, die sich stark auf die Beiträge von Kohut (1979, 1996, 1993) stützt, kommt der Entwicklung einer Selbststruktur, dem Sinn, den das Individuum den Ereignissen zuschreibt, und dem Beziehungsaspekt in den Interaktionen zwischen Therapeut und Patient die größte Bedeutung zu. Auch wenn er sich einer anderen Terminologie bedient, weist dieser Ansatz doch auf die gleichen Faktoren hin, die Federn (1956) und Weiss (1960) für signifikant hielten und die J. Watkins in den in *The therapeutic self* publizierten Untersuchungen (1978a) besonders hervorhob.

5 Manche Menschen, die geistigen Aktivitäten nachgehen, die viel Konzentration erfordern, geben an, sie müssten gelegentlich ein Nickerchen machen, um neue Energien aufzutanken.

6 Während des Zweiten Weltkriegs hat J. Watkins (1941) als Beitrag zur Literatur über psychologische Kriegsführung einen Forschungsbericht über die Auswirkungen von Schlafentzug auf das Verhalten ausgearbeitet. Die Folgen von Schlafentzug umfassten „geistige Müdigkeit, herabgesetzte Sehschärfe, Unfähigkeit, die Aufmerksamkeit längere Zeit auf eine Sache zu richten, Gleichgewichtsprobleme, erhöhte Unruhe, Reizbarkeit und eine Neigung zu Sinnestäuschungen und Halluzinationen".

Der Forschungsbericht wurde an K. M. Dallenbach, Vorsitzender des *Emergency Committee in Psychology*, N. R. C., geschickt und auf Empfehlung des Komitees an das U.S.-Kriegsministerium weitergeleitet. Die Ergebnisse wurden später durch neue Erkenntnisse aus William A. Shirers *Berlin Diary* (1941) hinsichtlich der beobachteten Wirkungen von Massenbombardements auf Stadtbevölkerungen unterstützt. Der Bericht durfte, nachdem er durch das britische Luftfahrtministerium geprüft worden war, auf Verlangen der britischen Botschaft nicht publiziert werden.

7 Wir behaupten nicht, dass Federns Zwei-Energien-Theorie die Erklärung für Subjekt-Objekt-Prozesse und andere psychologische Vorgänge sei, und es ist nicht wichtig, dass man von dieser Theorie überzeugt ist, wenn man die Ego-State-Therapie ausüben will. Es ist vielmehr so, dass gerade das Vorhandensein von Ich- und Objektbesetzungen in Zukunft biophysiologische Forschungen verlangt, die die Realität ihrer Existenz bestätigen können. Aber unter den verschiedenen Persönlichkeitstheorien, die uns bekannt sind, scheint diese Theorie gegenwärtig die beste Erklärungsgrundlage zu bieten für das, was im Verlauf psychodynamischer Umwandlungen vor sich geht.

3 Wesen und Funktionieren der Ich-Zustände

Die Entdeckung der Ich-Zustände

Viele frühere Autoren hatten bereits erkannt, dass die menschliche Persönlichkeit keine Einheit ist (auch wenn sie für gewöhnlich als eine solche erfahren wird), sondern aus verschiedenen Teilen besteht, einzigartigen Entitäten, die unterschiedlichen Zwecken dienen. Janet (1907) gebrauchte den Begriff *Dissoziation*, um Gedankensysteme zu beschreiben, die abgespalten waren, also „nicht in Verbindung standen“ mit anderen Vorstellungen innerhalb der Persönlichkeit.

Janet hatte echte multiple Persönlichkeiten untersucht, aber er ging ganz offenkundig davon aus, dass diese Persönlichkeitsmuster auch im Unbewussten existierten, selbst dann, wenn sie nicht offen zutage träten und der bewussten Beobachtung und Erfahrung nicht zugänglich wären. Janet war daher wohl der Erste, der jene verborgenen Persönlichkeitsanteile beschrieb, mit denen wir uns in der Ego-State-Theorie und -Therapie in erster Linie befassen.

Ein etwas anderer, aber ähnlicher Ansatz wurde von Jung (1969) formuliert. Er beschrieb einen *Komplex* als eine Gruppe aneinander gelagerter unbewusster Gedanken. Er beschrieb auch gewisse dauerhaftere, verborgene Strukturen im „kollektiven“ oder „rassischen Unbewussten“, die er *Archetypen* nannte. Beide Begriffe bezeichneten Persönlichkeitsanteile, die in unbewussten Mustern organisiert waren.

Federn (1956) war offenbar der Erste, der das Konzept der *Ich-Zustände* auf die psychodynamische Untersuchung von Verhalten anwendete. Sein Schüler Edoardo Weiss (1960) übersetzte seine Arbeiten, sorgte für ihre Publikation und arbeitete viele der sich daraus ergebenden Erkenntnisse weiter aus. Weder Federn noch Weiss jedoch waren sich in ihrem therapeutischen Vorgehen in vollem Umfang bewusst, welch große Bedeutung den Ich-Zuständen zukam.

Ein Ich-Zustand kann definiert werden als organisiertes Verhaltens- und Erfahrungssystem, dessen Elemente durch ein gemeinsames Prinzip zusammengehalten werden und das von anderen Ich-Zuständen durch eine mehr oder weniger durchlässige Grenze getrennt ist.

Nach Federns Auffassung enthält ein Ich-Zustand nur Elemente, die eine Ich-Besetzung erfahren haben. Nach unserer Definition jedoch enthält ein Ich-Zustand sowohl Elemente mit einer Ich-Besetzung als auch solche mit einer Objektbesetzung, vorausgesetzt, sie sind in einem zusammenhängenden Muster gemeinsam organisiert. Dieses Muster kann eine bestimmte Altersstufe oder eine Beziehung im Leben des Individuums repräsentieren. Oder das Individuum kann dieses Muster entwickelt haben, um mit einer bestimmten Situation fertig zu werden, und von daher seinen spezifischen Charakter erhalten haben. Der Ich-Zustand besteht auf jeden Fall aus einer Ansammlung von Ich- und Objektelementen, die auf irgendeine Weise zusammengehören und eine mehr oder weniger durchlässige gemeinsame Grenze haben.

Ich-Zustände können in unterschiedlichen Dimensionen organisiert sein. Sie können eine große Reichweite haben und all die verschiedenen Verhaltensweisen und Erfahrungen einschließen, die zum Beispiel durch den Beruf aktiviert werden. Sie können eng umgrenzt sein und nur die Verhaltensweisen und Gefühle umfassen, die hervorgerufen werden, wenn man etwa ein Baseball-Spiel besucht. Sie können die gegenwärtige Art des Verhaltens und der Erfahrung repräsentieren oder, wie es bei einer durch Hypnose hervorgerufenen Regression der Fall ist, viele Erinnerungen, Einstellungen, Gefühle usw. enthalten, die nur in einem früheren Lebensstadium in Erscheinung getreten sind.Ist einer dieser Zustände mit einer größeren Menge an Ich-Energie besetzt, dann wird er zu dem, was wir das „Selbst im Hier und Jetzt" nennen. Wir sagen dann, er sei der *ausführende* Ich-Zustand, und er erfährt die anderen Ich-Zustände (sofern er ihrer überhaupt gewahr ist) als „er", „sie" oder „es", weil sie dann in erster Linie mit Objektenergie besetzt sind. Da die Ich- und die Objektenergien zwischen einem Zustand und dem andern hin und her fließen, sind Verhalten und Erfahrungen des Individuums Veränderungen unterworfen, und wir stellen die Diagnose „multiple Persönlichkeit". So definiert, subsumieren wir, was wir als „multiple Persönlichkeit" bezeichnen, dem Konzept der Ich-Zustände; es schließt jedoch auch andere, vergleichbare Muster des mentalen Funktionierens ein, die bewusst sein können oder nicht und das Verhalten unmittelbar verändern.

Abbildung 1 stellt nur eine Art der Konzeptualisierung von Ich-Zuständen dar. Das Zentrum (mit der Ziffer 1 versehen) ist ein ziemlich amorphes Gebilde. Man könnte es als das *Kern-Ich* bezeichnen, das eine Reihe von Verhaltens- und Erfahrungselementen enthält, die bei einem normalen Individuum mehr oder weniger konstant sind und die – sowohl in den Augen des Individuums selbst wie auch der Welt gegenüber – das einigermaßen konsistente Bild bestimmen, wie jemand selbst und andere sein „Selbst" wahrnehmen.

Die Grenzen dieses Kern-Ich sind jedoch nicht rigide festgelegt, sondern können erweitert oder zusammengezogen werden und enthalten dann, je nachdem, mehr oder weniger psychisches Material. Während der aktiven Perioden ist das Kern-Ich erweitert, und die Ich-Besetzung umfasst eine größere Zahl mentaler Strukturen und Prozesse. Das Individuum fühlt sich dann stark und lebendig, und es wirkt auch auf andere so. In den Ruhephasen, im Schlaf oder während einer Depression zieht sich das Kern-Ich zusammen, und seine Grenzen sind enger gezogen, es zieht die Ich-Energien zurück, und kleinere oder größere Mengen an Verhaltens- oder Erfahrungsmaterial bleiben außerhalb dieser Grenzen, sie sind nicht mit Energie aufgeladen, sondern ruhen. Wird ein Teil dieses Materials in einem solchen Zustand mit Objektenergie besetzt, dann ist es für das Individuum zwar erfahrbar, aber als etwas, das zum Nicht-Ich gehört, wie in Träumen.

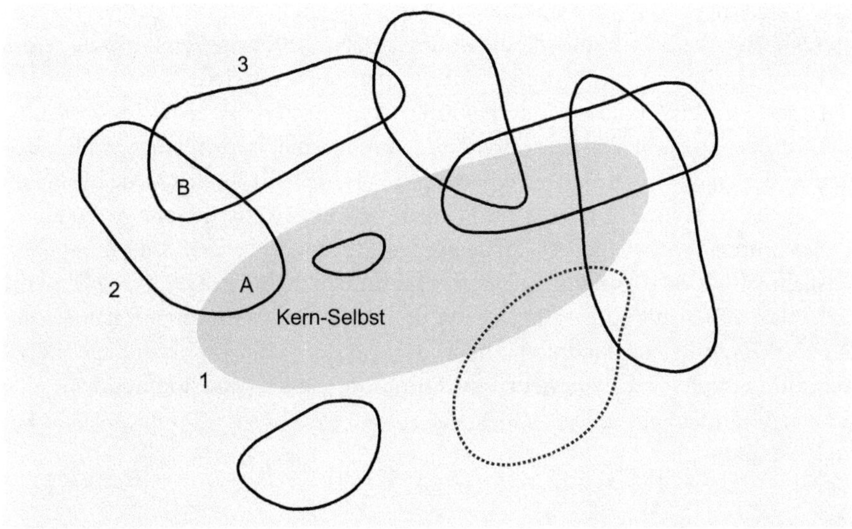

Abb. 1: Ich-Zustände

Die anderen Ich-Zustände, die in Abbildung 1 dargestellt sind und die klarer definierte Grenzen haben, können als Teile des Selbst betrachtet werden, die sich im Lauf der normalen Entwicklung aus Gründen der Anpassung herausgebildet haben. Einige davon repräsentieren vielleicht auch Introjekte von anderen Personen, die für das Individuum bedeutsam sind oder waren, oder es handelt sich um Ich-Zustände, die aufgrund eines Traumas vom Kern-Ich abgespalten wurden. Wenn die Grenzen eines solchen Ich-Zustandes relativ durchlässig und nicht allzu starr sind, dann sehen wir darin eine Entität im Dienste des normalen Anpassungsprozesses. Sind die Grenzen starr festgelegt und undurchlässig, dann bezeichnen wir einen solchen Ich-Zustand als *dissoziiert,* was in extremer Form dazu führen kann, dass er zu einer Alter-Person einer multiplen Persönlichkeit werden kann.

Einige Ich-Zustände können relativ isoliert sein, während es bei anderen, was ihren Inhalt betrifft, Überschneidungen geben kann. Beachten Sie die Ich-Zustände 2 und 3 in Abbildung 1; sie überschneiden sich in einem bestimmten Bereich, dem Bereich B. Vielleicht ist der Ich-Zustand 2 aus den Verhaltensweisen und Erfahrungen zusammengesetzt, die aktiv gewesen sind, als das Individuum sechs Jahre alt war, und der Ich-Zustand 3 repräsentiert Verhaltensweisen und Erfahrungen im Umgang mit Autoritätsfiguren, den Vater eingeschlossen. Der Bereich B enthält dann jene psychischen Strukturen und Prozesse, die aktiv waren, als das betreffende Individuum im Alter von sechs Jahren mit seinem Vater interagierte.

Im Verlauf der Therapie können wir (mithilfe von Techniken, die wir weiter unten beschreiben werden) den Ich-Zustand 3 aktivieren und in diesen Zustand hineingehen, wenn wir den Patienten zuerst auf das Alter von sechs Jahren regredieren lassen (Ich-Zustand 2) und auf die Erfahrungen mit dem Vater in diesem Alter fokussieren (Bereich B). Aus therapeutischen Gründen können wir dann sämtliche Interaktionen des betreffenden Individuums mit Autoritätsfiguren im Laufe seines Lebens wachrufen und die signifikanten Assoziationen aktivieren.

Einige Elemente können innerhalb der Grenzen verschiedener Ich-Zustände vorkommen. So kann sich das Individuum zum Beispiel in verschiedenen Ich-Zuständen der englischen Sprache bedienen, wobei es jedoch Unterschiede bezüglich des Gebrauchs besonderer Wörter und einer bestimmten Aussprache geben kann.

Bestimmte Wörter, die von Erwachsenen gebraucht werden, sind möglicherweise im Wortschatz von kindlichen Ich-Zuständen nicht enthalten usw. Und die Verhaltensweisen, die eingesetzt werden, um ein ähnliches Ziel zu erreichen, können von einem Ich-Zustand zum andern total andere sein. Zweisprachige Individuen zum Beispiel sprechen, wenn ein bestimmter Ich-Zustand dominiert, die eine Sprache, dominiert ein anderer Ich-Zustand, dann sprechen sie die andere (siehe Kapitel 7).

Integration und Differenzierung

Die menschliche Persönlichkeit entwickelt sich aufgrund zweier grundlegender Prozesse: Integration und Differenzierung. Dank seiner Fähigkeit zur *Integration* lernt ein Kind, Vorstellungen zuzuordnen, zum Beispiel Kuh und Pferd, und auf diese Weise komplexere Einheiten zu bilden, in diesem Fall „Tiere“. Dank seiner Fähigkeit zur *Differenzierung* teilt es allgemeine Kategorien in spezifischere Untergruppen, es unterscheidet also zwischen einer Katze und einem Kaninchen. Beide Prozesse sind normal und dienen der Anpassung.

Die normale Differenzierungsfähigkeit ermöglicht es uns, auf einer Samstagabend-Party eine ganz bestimmte Reihe von Verhaltensweisen an den Tag zu legen, wochentags im Büro eine andere. Wenn der Prozess des Trennens und Differenzierens exzessiv wird und nicht mehr der Anpassung dient, dann sprechen wir von Dissoziation.

Differenzieren wir zwei Elemente, deren wir uns klar bewusst sind, voneinander, dann vergleichen wir sie und stellen die Unterschiede zwischen ihnen fest. Bei der Dissoziation dagegen sind die beiden Elemente so stark voneinander getrennt, dass ein Vergleich nicht möglich ist, da jeweils nur eines dem Bewusstsein zugänglich ist. Beide, Differenzierung und Dissoziation, implizieren die psychische Trennung zweier Entitäten, aber bei der Differenzierung ist der Grad der Trennung geringer, sie dient der Anpassung und wird von uns als normal empfunden. Dissoziation dagegen betrachten wir als etwas Pathologisches. Es kann sein, dass sie im ersten Moment in stärkerem Maße angepasst erscheint, dies jedoch um den Preis, dass sie zu einem späteren Zeitpunkt die Anpassungsfunktion viel weniger zu erfüllen imstande ist. Man könnte sagen, dass beide, Differenzierung und Dissoziation, einfach einen verschiedenen Grad des „Trennungs- und Unterscheidungsprozesses“ darstellen.

Merkmale von Ich-Zuständen

Wenn man Ich-Zustände verstehen und mit ihnen adäquat umgehen will, muss man sich klar machen, welchen Ursprung sie haben. Häufig bildeten sie sich heraus, als das Individuum noch sehr klein war. Das Denken dieser Ich-Zustände ist daher konkret wie bei einem Kind. Mit der Logik der Erwachsenen können sie nichts anfangen, auch wenn sie häufig mit der Stimme von Erwachsenen sprechen. Es ist so, als ob sie in einer bestimmten Zeit festgefroren wären. Verborgene Ich-Zustände kann man, im Unterschied zu den Alter-Personen bei echten multiplen Persönlichkeiten, nur durch Hypnose aktivieren. Wenn sie ihren Ursprung jedoch in der Kindheit der Patienten haben, dann sollten wir sie uns auch wie Kinder vorstellen, etwa wie ein kleines Mädchen (oder einen kleinen Jungen), das sich die Kleider seiner Mutter angezogen hat und so tut, als ob es erwachsen wäre.

Die meisten Erwachsenen haben die Fähigkeit verloren, konkret zu denken, wie Kinder das tun, und deshalb fällt es uns so schwer, mit kindlichen Ich-Zuständen umzugehen, besonders da sie nicht so klar voneinander differenziert sind wie echte Alter-Personen bei den multiplen Persönlichkeiten. Ich-Zustände, die sich während der Adoleszenz herausgebildet haben, denken wie ein Teenager, sie stehen den Erwachsenen mit Misstrauen gegenüber und weisen sie zurück, weil sie ständig ihre eigene Unabhängigkeit verteidigen müssen; sie wollen nicht, dass man ihnen sagt, was richtig ist und was falsch und was sie machen sollen. Diese Eigenschaften werden an den Fallbeispielen, von denen wir weiter unten berichten, noch deutlicher illustriert werden. Beim Umgang mit kindlichen Ich-Zuständen oder solchen, die vielleicht das Alter von Heranwachsenden erreicht haben, sollte man stets eine klare Vorstellung davon haben, mit wem man gerade spricht, und das Gespräch auch dementsprechend führen. Den größeren Erfolg wird in jedem Fall derjenige Therapeut haben, der (oder die) sich gut auf die Patienten einstimmen kann (J. Watkins 1978a).

Man sollte nicht vergessen, dass ein kindlicher Ich-Zustand eine Anpassungsreaktion auf frühere Bedingungen ist, nicht auf die Bedingungen von heute, und dass die Versuche des Individuums, in der Gegenwart mithilfe dieses Ich-Zustandes zu funktionieren, in der Regel zu einem unangepassten Verhalten führt. Indem der Therapeut nachfragt und einige Informationen sammelt über die Zeit und die näheren Umstände, in denen dieser Ich-Zustand zum ersten Mal in Erscheinung trat, kann er sein Vorgehen entsprechend modifizieren – auch wenn er es scheinbar mit einer ausgewachsenen Person zu tun hat. Dieses modifizierte Vorgehen ist in der Hypnose ohne Peinlichkeiten möglich.

Ein weiteres Charakteristikum von Ich-Zuständen ist, dass ihr Entstehen in der Regel die Anpassungsfähigkeit des Individuums erhöht und es ihm ermöglicht, mit einem spezifischen Problem oder einer spezifischen Situation besser fertig zu werden. So kann es sein, dass im Umgang mit den Eltern ein bestimmter Ich-Zustand, auf dem Spielplatz ein anderer und beim Sportwettbewerb vielleicht wieder ein anderer nach außen tritt und die ausführende Position übernimmt.

Die spezifische Situation bei einer echten multiplen Persönlichkeit ist für gewöhnlich ein schweres Trauma, wie etwa Kindesmissbrauch. Es entwickelt sich ein bestimmter Ich-Zustand, der er es den Betroffenen ermöglicht, den Schmerz von der primären Alter-Person abzuspalten, oder es der Hauptpersönlichkeit leichter macht, mit einem Missbraucher umzugehen, ohne seine Rache herauszufordern. Es ist zu erwarten, dass solche spezifischen Ich-Zustände in den aktuellen Übertragungen reaktiviert werden, zum Beispiel in der Beziehung zu Lehrern, Arbeitgebern, Supervisoren, Kollegen – und Therapeuten (Watkins a. Watkins 1990a).

Ein weiteres typisches Merkmal von Ich-Zuständen ist, dass sie, einmal etabliert, hoch motiviert sind, ihre Existenz zu bewahren und zu schützen. Jeder Kliniker, der den Versuch macht, einen solchen unangepassten Ich-Zustand zu beseitigen, wird zu seinem Missvergnügen feststellen, dass diese Entität nicht verschwindet – ja, dass seine Intervention vielmehr einen inneren Feind auf den Plan gerufen hat, der jeder therapeutischen Strategie Widerstand leistet. Teilpersönlichkeiten versuchen, ihre Existenz genauso zu schützen wie ganze Persönlichkeiten. Diese Eigenschaft hat wichtige Folgen für die Behandlung von multiplen Persönlichkeiten, die später noch untersucht werden. Es ist wesentlich leichter, die Motivationen eines Ich-Zustandes zu modifizieren und sein Verhalten ins Konstruktive zu verändern, als seine völlige Eliminierung anzustreben.

Als logische Folge dieser Eigenschaft – dass nämlich Ich-Zustände stets darauf bedacht sind, ihre Existenz zu schützen und zu bewahren – müssen wir uns immer wieder vor Augen halten, dass sie ursprünglich entwickelt worden sind, um die Anpassungsfähigkeit der primären Person zu erhöhen und zu bewahren. Der Ich-Zustand hatte Bestand, weil er bis zu einem gewissen Grad erfolgreich war. Und nach allem, was wir über Verhaltensmodifikation wissen, müssen wir uns klar machen, dass er in doppelter Hinsicht eine positive Verstärkung erfahren hat – zum einen, weil es ihm gelungen ist, sich überhaupt herauszubilden, zum andern, weil er in der Lage war fortzubestehen. Es spielt keine Rolle, dass seine Bestrebungen heute vielleicht kontraproduktiv sind. Die früheren Konditionierungen behalten die Oberhand.

Wir müssen erkennen, inwiefern sich die frühere Umgebung von der heutigen unterscheidet, denn wir können einen Ich-Zustand nicht einfach so dazu veranlassen, dass er sich verwandelt und eine angepasste Haltung gegenüber den Problemen des Erwachsenen von heute einnimmt, solange wir als behandelnde Ärzte seine früheren Probleme nicht verstehen. Die Kenntnis dieser Faktoren ist ganz wesentlich für die Planung und Durchführung effizienter therapeutischer Maßnahmen (wie zum Beispiel Abreaktion).

Bei der Arbeit mit Ich-Zuständen ändert sich das innere Gleichgewicht häufig in einem solchen Maße, dass ein neuer Ich-Zustand (oder einer, der lange Zeit inaktiv gewesen ist) aktiviert wird und sich offen bemerkbar macht. Dieser Zustand manifestiert sich zunächst meist in geringfügigen Änderungen der Körperhaltung, in gewissen Manieriertheiten oder einer bestimmten stimmlichen Tonlage.

Kehren wir zurück zu Federns Zwei-Energien-Theorie: Das Wesen der früheren Probleme bestimmte die Entstehung und die Besetzung der verschiedenen Ich-Zustände. Das Individuum muss der Notwendigkeit zur Anpassung in der Gegenwart mit einer angemessenen Verteilung von Objektenergien und Ich-Energien begegnen; es bedarf dazu eines verständnisvollen Therapeuten. Die Hypnose ist ein Verfahren, das die Verteilung von Subjekt- und Objektenergien erleichtert. Der Ansatz, den wir Ego-State-Therapie genannt haben, hat das effiziente Erreichen dieses Behandlungsziels vor Augen, und er nutzt dafür die vielen verschiedenen Strategien der unterstützenden Therapien, der Verhaltenstherapie und der Psychoanalyse sowie der kognitiven und der existenziellen Therapien.

Ich-Zustände, zwischen denen eine kognitive Dissonanz besteht oder die widersprüchliche Ziele verfolgen, geraten häufig miteinander in Konflikt. Wenn sie stark mit Energien besetzt sind und starre, undurchdringliche Grenzen haben, kann das zur Herausbildung einer multiplen Persönlichkeit führen. Viele solcher Konflikte zwischen Ich-Zuständen spielen sich jedoch im Verborgenen ab, sie manifestieren sich häufig in Angst, Depression oder einer Vielzahl von neurotischen Symptomen und unangepassten Verhaltensweisen.

Die Entwicklung von Ich-Zuständen

Ich-Zustände entwickeln sich offensichtlich aufgrund eines oder mehrerer der drei folgenden Prozesse: normale Differenzierung, Introjektion bedeutsamer anderer und Reaktionen auf ein Trauma.

Erstens: Durch *normale Differenzierung* lernt das Kind zu unterscheiden zwischen Speisen, die gut schmecken, und Speisen, die nicht gut schmecken. Es trifft nicht nur diese einfachen Unterscheidungen, sondern noch viele andere, und es entwickelt ganze Muster von Verhaltensweisen für den Umgang mit den Eltern, den Lehrern und den Spielkameraden, die ihm helfen, sich in der Schule und auf dem Spielplatz usw. anzupassen.

Diese Unterschiede betrachten wir als ganz normal, aber es handelt sich dabei tatsächlich um Verhaltens- und Erfahrungssyndrome, die sich um ein zentrales Motiv herum ausgeformt haben. Als solche können wir sie als Ich-Zustände betrachten. Die Grenzen zwischen diesen Entitäten und anderen Persönlichkeitsmustern sind sehr flexibel und durchlässig. Das Kind in der Schule hat durchaus ein Bewusstsein davon, wie es sich auf dem Spielplatz verhält und darstellt (oder es ist ihm leicht möglich, sich das bewusst zu machen). Das Spielplatzverhalten lässt sich jedoch auf der Schulbank (in Anwesenheit des Lehrers) nicht so leicht aktivieren. Es gibt einen Widerstand an den Grenzen. Bei diesen nicht so stark differenzierten Ich-Zuständen handelt es sich im Allgemeinen um Anpassungsvorgänge; sie sind ökonomisch, insofern sie, sobald es nötig ist, angemessene Verhaltensweisen bereitstellen.

Zweitens: Aufgrund der *Introjektion bedeutsamer anderer* errichtet das Kind Verhaltensmuster, die, sobald sie eine Ich-Besetzung erfahren, zu Rollen werden, die es selbst erfährt, und sobald sie eine Objektbesetzung erfahren, innere Objekte repräsentieren, mit denen es in Beziehung treten und interagieren muss. Wenn das Kind zum Beispiel einen strafenden Elternteil introjiziert und dann um seine Wahrnehmung dieses Elternteils herum das Muster eines bestimmten Ich-Zustandes organisiert, dann ist es vielleicht ständig deprimiert, weil die Anschuldigungen und die schlechte Behandlung, die es vonseiten des realen Elternteils erfahren hat, innerlich bei ihm fortbestehen und es insgeheim ständig dagegen ankämpfen muss. Erfährt dieser Ich-Zustand später jedoch eine Ich-Besetzung (besetzt die betreffende Person ihn also mit Selbst-Energie), dann wird diese Person nicht leiden, sondern nun ihrerseits ihre Kinder schlecht behandeln. In diesem Fall würden wir sagen, die betreffende Person habe sich mit dem schlechten Elternteil „identifiziert".

Das Individuum introjiziert nicht nur den schlechten Elternteil, es introjiziert zugleich das Drama des ursprünglichen Eltern-Kind-Konflikts. Die Frage, ob es an dieser Internalisierung leidet oder sich mit ihr identifiziert und seinerseits andere leiden macht, hängt davon ab, ob dieses Drama in erster Linie eine Objektbesetzung oder eine Ich-Besetzung erfahren hat. Ein Individuum mit einer multiplen Persönlichkeit schwankt unter Umständen zwischen diesen zwei Reaktionsmustern. Introjiziert es schließlich beide Elternteile, seine Mutter und seinen Vater, und liegen diese ständig miteinander im Streit, dann kann es sein, dass es ihren *Konflikt* internalisiert. Die beiden elterlichen Ich-Zustände bekämpfen einander, was sich unter Umständen in ständigem Kopfweh manifestieren kann, dessen Ursprung dem Betroffenen nicht bewusst ist.

Drittens: Wenn ein Kind einem schweren *Trauma* ausgesetzt ist, ob es sich nun um Ablehnung oder Missbrauch handelt, kann es zu einer Dissoziation kommen. Ein einsames Kind zieht häufig die Ich-Besetzung von einem Teil seiner selbst ab, besetzt diesen Teil mit einer Objektbesetzung und schafft sich so einen imaginären Spielgefährten, mit dem es in Interaktion treten kann. Die meisten Kinder mit imaginären Spielgefährten geben diese Entitäten zum Zeitpunkt der Einschulung auf oder verdrängen sie. Ist ein solcher Ich-Zustand nur verdrängt, dann kann es sein, dass er später, aufgrund eines Konflikts oder wenn die betreffenden Person unter großen Druck vonseiten der Umgebung gerät, wieder mit Energie aufgeladen wird und erneut an die Oberfläche tritt, manchmal in bösartiger, sich selbst bestrafender Form, wie im Fall von Rhonda Johnson, die gemeinsam mit mir ihre Lebensgeschichte und ihre Therapie aufgeschrieben hat in *We, the divided self* (Watkins a. Johnson 1982).

Das Differenzierungs-Dissoziations-Kontinuum

Es gibt nur wenige psychische Prozesse, die auf der Basis eines Entweder-oder ablaufen. Angst, Depression, Unreife usw. – sie alle liegen auf einem Kontinuum mit höheren oder niedrigeren Intensitätsgraden. Genauso ist es auch bei Differenzierung und Dissoziation. Das Krankheitsbild der multiplen Persönlichkeit repräsentiert nichts anderes als das eine Ende des Kontinuums, an dem ein extremes, unangepasstes Verhalten steht, während wir am anderen Ende die normale Differenzierung finden.

Abbildung 2 illustriert dieses Kontinuum. Die drei Ich-Zustände am linken Rand (A, B, C) sind durch sehr durchlässige Grenzen voneinander getrennt. Dies ist die Situation, die wir bei den meisten normalen Leuten finden. Die verschiedenen Ich-Zustände haben vieles gemeinsam und nehmen einander gegenseitig wahr. Sie werden als ganz normale Stimmungsschwankungen empfunden. Je weiter wir uns auf diesem Kontinuum nach rechts bewegen, umso undurchlässiger werden die Grenzen, die die einzelnen Zustände voneinander trennen. Vermutlich finden wir die bestangepasste Persönlichkeit ein klein wenig rechts vom äußersten linken Ende des Kontinuums (wo es gar keine Grenzen und also auch keine getrennten Ich-Zustände mehr geben würde). Eine gewisse Differenzierung dient der Anpassung, und eine gewisse Trennung zwischen den einzelnen Persönlichkeitsanteilen dient vermutlich dem Funktionieren der Persönlichkeit. Gäbe es keinerlei Trennung, dann hätten wir eine Situation wie in einem Büro, in dem sämtliche Papiere ungeordnet durcheinander liegen, statt in getrennten, klar gekennzeichneten Ordnern aufbewahrt zu werden.

Am extremen rechten Ende sind die Grenzen so undurchlässig geworden, dass zwischen den einzelnen Teilen, den Ich-Zuständen, keinerlei oder nur eine geringe Interaktion oder Kommunikation stattfindet und sie auch sonst nichts Gemeinsames haben. Ist der eine Ich-Zustand gerade aktiv, dann tritt die Existenz der anderen vollkommen in den Hintergrund, sie ist gar nicht bewusst. Jeder der Ich-Zu-

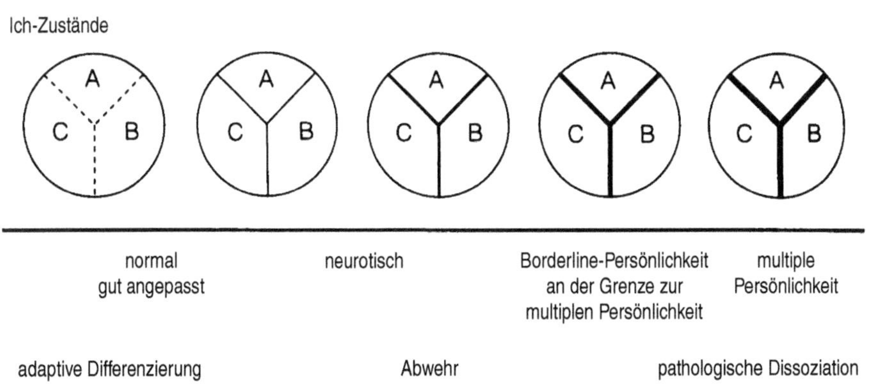

Abb. 2: Das Differenzierungs-Dissoziations-Kontinuum

stände wird, sobald er aktiv ist, zu einer echten Alter-Person einer multiplen Persönlichkeit.

Gleich links von der echten Multiplen Persönlichkeitsstörung (MPS) (dissoziative Identitätsstörung; DIS) finden wir die multiple Persönlichkeit, die als Borderline-Störung in Erscheinung tritt. Jeder der verschiedenen Ich-Zustände ist sich der Existenz der anderen bewusst, aber sie sprechen voneinander als „er", „sie" oder „es", nicht als von einem Teil des „Ich". Diese Position auf dem Differenzierungs-Dissoziations-Kontinuum repräsentiert eine Persönlichkeit auf der Grenze zur multiplen Persönlichkeit (eine „fast" multiple Persönlichkeit); man sollte sie nicht mit der Diagnose Borderline-Persönlichkeit verwechseln.

Links davon finden wir Ich-Zustände, die, weil ihre halb durchlässigen Grenzen weniger starr sind, eine partielle Kommunikation und Interaktion untereinander aufrechterhalten und noch gewisse Gemeinsamkeiten aufweisen. Im Allgemeinen bleiben sie im Verborgenen und treten nicht spontan zutage, sie können jedoch mithilfe der Hypnose so weit aktiviert werden, dass sie die ausführende Rolle übernehmen.

In diesem Bereich manifestieren Konflikte zwischen einzelnen Ich-Zuständen sich in Kopfwehattacken, Ängsten und unangepassten Verhaltensweisen, wie wir sie bei den Neurosen und den psychophysiologischen Störungen feststellen. Insbesondere auf diesem Gebiet haben die Ego-State-Therapie und die dazugehörenden Konzepte die produktivsten Beiträge zur Psychotherapie geleistet. Wir beschäftigen uns also mit einem allgemeinen Prinzip der Persönlichkeitsentwicklung, das – eine entsprechende Verteilung der aktivierenden Energien und eine starre Undurchlässigkeit der Grenzen, welche die organisierten Muster der Ich-Zustände voneinander trennen, vorausgesetzt – zu einer relativ scharfen Trennung der einzelnen Persönlichkeitsteile führen kann, die abwechselnd die ausführende Rolle übernehmen und dann jeweils als „das Selbst" im „Hier und Jetzt" erfahren werden. Die extreme Form dieses Trennungsprozesses führt zur im DSM-IV (American Psychiatric Association 1994) so bezeichneten echten multiplen Persönlichkeit (heute auch dissoziative Identitätsstörung genannt).

Traditionellerweise geht man davon aus, dass das Krankheitsbild der multiplen Persönlichkeit nur äußerst selten auftritt. Mittlerweile werden jedoch so viele Fallberichte vorgestellt, dass diese Auffassung, auch wenn es sich bei MPS um eine ungewöhnliche Störung handeln mag, nicht mehr zu halten ist (ebd.).

Ich-Zustände und multiple Persönlichkeiten

Es ist sehr wichtig, dass Therapeuten, die mit multiplen Persönlichkeiten oder mit verborgenen Konflikten zwischen einzelnen Ich-Zuständen arbeiten, nicht aufgrund von Suggestion ein Kunstprodukt erschaffen. Ich-Zustände geben sich, genauso wie multiple Persönlichkeiten, häufig selbst einen bestimmten Namen; wir achten jedoch sorgfältig darauf, dass nicht wir einen Namen vorschlagen, sondern warten, bis diese Namen von selbst kommen; wir verhalten uns also so wenig direktiv wie nur möglich.

Es gibt heute allzu viele Therapeuten, die mithilfe der Hypnose verborgene Ich-Zustände aktivieren und dann verkünden, sie hätten wieder eine multiple Persönlichkeit entdeckt. Häufig haben wir verborgene Ich-Zustände bei normalen Studenten entdeckt, die sich freiwillig zu Experimenten im Rahmen der Hypnoseforschung gemeldet hatten. Obwohl multiple Persönlichkeiten für gewöhnlich mithilfe der Hypnose untersucht werden, sollten sie diagnostisch nur dann als solche klassifiziert werden, wenn die Ich-Zustände spontan, ohne Anwendung von Hypnose, zutage treten. Wir halten es auch für ein wesentliches Kennzeichen der MPS, dass sie nachgewiesenermaßen mit einer Amnesie einhergeht. So kommt es vor, dass ein Patient mit MPS berichtet, andere hätten ihm gesagt, er sei am vorhergehenden Tag bei einem Fußball- oder Handballspiel gewesen, er könne sich daran aber nicht erinnern. Unter Umständen schwört er Stein und Bein, dass alle andern sich täuschen müssen, kann aber selbst nicht verifizieren, wo er an diesem Nachmittag gewesen ist. Solche verloren gegangenen Zeiten lassen sich bei allen Patienten mit einer echten MPS nachweisen.

Diese Verhaltenseigentümlichkeiten bei einem einzigen Ich-Zustand und die unterschiedlichen Verhaltensweisen verschiedener Ich-Zustände lassen sich bei echten multiplen Persönlichkeiten am besten beobachten. Die Persönlichkeit „Ken" in *The Bianchi („Hillside Strangler") case* (J. Watkins 1984) rauchte stets Filterzigaretten, die sie, die Handfläche gegen das Gesicht gerichtet, zwischen Zeigefinger und Mittelfinger hielt. Die Persönlichkeit „Steve" riss dagegen jedes Mal das Filterpapier ab und hielt die Zigarette zwischen Daumen und Zeigefinger, wobei sie die Handfläche vom Gesicht weg hielt. Bianchi zeigte dieses wechselnde Verhalten auch während der ersten Jahre seiner Inhaftierung im Gefängnis, als er von der Geltendmachung einer psychiatrischen Erkrankung eigentlich nichts zu erwarten hatte.

Das Verhältnis zwischen einer multiplen Persönlichkeit und Ich-Zuständen, wie sie auch bei normalen Individuen zu finden sind, wurde uns ganz deutlich in den Reaktionen, die erfolgreich behandelte multiple Persönlichkeiten nach Beendigung der Therapie zeigten. In diesen Fällen traten die bis dahin getrennten, dissoziierten und nun vermutlich integrierten Entitäten nicht mehr spontan auf. Eine frühere Patientin sagte, als wir sie nach einer ihrer anderen Persönlichkeiten fragten, ganz einfach: „Sie war ich." Sie reagierte so, wie jemand reagieren würde, den man fragt, wie er sich bei der Party in der vergangenen Woche benommen habe. Die früheren Grenzen, die zu der Dissoziation geführt hatten, waren nun durchlässig genug, sodass die Patientin ihr früheres Verhalten als Teil ihres Selbst erfahren konnte. Die Ich-Energien konnten nun leicht von einem Ich-Zustand in den anderen hinüberfließen.

Dies bedeutete jedoch nicht, dass es zu einer „Verschmelzung" gekommen wäre, bei der es überhaupt keine Grenzen mehr gegeben hätte. Dieser Aspekt wurde von einer andern Patientin mit MPS am Ende der Behandlung gut auf den Punkt gebracht. Als sie noch einmal hypnotisiert wurde, tauchten die früheren Entitäten wieder auf, stellten jedoch fest: „Wir sind jetzt keine getrennten Personen mehr. Wir sind einfach Teile von ihr." Anders ausgedrückt, die frühere multiple Persönlichkeit setzte sich weiterhin aus denselben Teilen zusammen, diese waren aber jetzt durch sehr durchlässige Grenzen voneinander getrennt, genauso wie bei den freiwilligen Probanden. Aus den Persönlichkeitsteilen waren normale Ich-Zustände geworden, die nur unter Hypnose zugänglich waren, das Individuum hatte sich auf dem Differenzierungs-Dissoziations-Kontinuum von der Dissoziation (schlecht angepasstes Verhalten) hin zur Differenzierung (gute Anpassung) bewegt.

Die effizienteste Form der Behandlung multipler Persönlichkeiten beruht daher nicht auf dem Streben nach vollkommener Verschmelzung der verschiedenen Persönlichkeitsteile, denn normale Menschen zeigen Ich-Zustände, die differenziert sind, nicht verschmolzen. Wollte man in der Behandlung lediglich nach Verschmelzung streben, dann wäre das etwa so, als würde man versuchen, die Araber und die Israelis dazu zu bringen, dass sie sich in einer einzigen großen Nation miteinander vereinigen, und nicht, dass sie miteinander kommunizieren, kooperieren und friedlich zusammenleben. Es überrascht nicht, dass der Versuch (der in der Vergangenheit immer wieder gemacht wurde), bei der Behandlung multipler Persönlichkeiten diese Taktik anzuwenden, zum Scheitern verurteilt war: Die erzwungene Integration war nicht stabil, und die Patienten dissoziierten schon bald aufs Neue. Auch wir haben früher diese Erfahrung gemacht.

Viel ökonomischer ist es, mit dem Patienten auf dem Differenzierungs-Dissoziations-Kontinuum (siehe Abb. 2) zurückzugehen, indem wir die Starrheit der Grenzen zwischen den einzelnen Ich-Zuständen lockern, die Konflikte zwischen ihnen vermindern und das gegenseitige Verständnis aufgrund einer Kommunikation zwischen den einzelnen Zuständen fördern und verbessern – etwa so, wie wir es auch in der Familientherapie machen. Wir müssen dann nicht gegen den Widerstand der einzelnen Ich-Zustände ankämpfen, die danach streben, ihre individuelle Identität und Existenz zu schützen und voneinander getrennt zu bleiben – eine Trennung, die ursprünglich auf die Differenzierungsbestrebungen des Individuums im Dienste der Anpassung zurückgeht. Wir anerkennen die ursprünglichen Bedürfnisse, geben ihnen aber eine konstruktive Richtung. Unsere therapeutische Aufgabe wird wesentlich leichter, da Ich-Zustände, wie ganze Personen auch, hart darum ringen, ihre Identität aufrechtzuerhalten. So sagte „Steve" im Fall Bianchi zu mir (J. G. W.): „Ich mag dich nicht. Du versuchst, mich loszuwerden." Erst nachdem ich ihn vom Gegenteil überzeugt hatte, erlangte ich sein Vertrauen und seine Bereitschaft zur Zusammenarbeit, was schließlich dazu führte, dass er (Steve) die vielen Morde in Los Angeles gestand (J. Watkins 1984).

Indem wir die jeweils einzigartige Identität der Ich-Zustände nicht infrage stellen, sondern ihre Kommunikation untereinander verstärken, fördern wir ein Zusammenspiel und Zusammensein, das der Anpassung dient. Die zuvor dissoziierte multiple Persönlichkeit wird zu einem normalen Individuum, das sich in kognitiv zusammenklingende Ich-Zustände differenziert, die in dem Bestreben, den inneren und äußeren Welten des Individuums gerecht zu werden, kooperieren. Häufig verschwinden die ursprünglichen Alter-Personen auch spontan, sobald die Notwendigkeit, getrennt voneinander zu existieren, nicht mehr besteht, und ihre Inhalte verschmelzen mit anderen, weiter bestehenden Persönlichkeitsteilen. Bei den weiter bestehenden, voneinander differenzierten Entitäten handelt es sich nun einfach um verborgene Ich-Zustände, und das Individuum manifestiert dementsprechend nach außen hin nur mehr eine „Persönlichkeit".

Ich-Zustände, zwischen denen eine kognitive Dissonanz besteht oder die widersprüchliche Ziele verfolgen, entwickeln oft Konflikte untereinander. Sind sie stark mit Energie aufgeladen, und haben sie starre, undurchlässige Grenzen, dann entwickelt sich unter Umständen eine multiple Persönlichkeit. Viele solcher Konflikte entstehen auch zwischen verborgenen Ich-Zuständen. Sie manifestieren sich in Form von Ängsten, Depression oder allen möglichen anderen Symptomen und unangepassten Verhaltensweisen. Fresssucht und Fettleibigkeit resultieren oft daraus, dass die Hauptpersönlichkeit (die die exekutive Funktion innehat) von einem verärgerten oder verstimmten verborgenen Ich-Zustand unter Druck gesetzt wird. Diese Konflikte erfordern eine Art innerer Diplomatie, ähnlich unserem Vorgehen bei der Therapie echter multipler Persönlichkeiten. Da die miteinander im Widerstreit liegenden Ich-Zustände jedoch nicht spontan zutage treten, müssen sie für gewöhnlich durch Hypnose aktiviert werden. Wir nennen dieses Vorgehen Ego-State-Therapie.

Die Ego-State-Therapie besteht in der Nutzung von Techniken aus der Einzeltherapie sowie der Familien- und Gruppentherapie, um Konflikte zwischen den verschiedenen Ich-Zuständen, die eine „Selbst-Familie" innerhalb eines einzigen Individuums darstellen, zu lösen. Es handelt sich dabei um eine Art innerer Diplomatie, die, meist unter Hypnose, mit den verschiedensten Behandlungstechniken arbeitet – den Techniken der direktiven Therapie, der Verhaltenstherapie sowie der kognitiven, analytischen oder humanistischen Therapien.

Hypnose und Ich-Zustände

Hypnose ist sowohl ein fokussierender als auch ein dissoziativer Prozess (Hilgard 1986). Mithilfe der Hypnose können wir auf einen Teil der Persönlichkeit fokussieren und andere Teile vorübergehend ausblenden oder dissoziieren. Da die Hypnose selbst eine Form der Dissoziation ist, überrascht die Feststellung nicht, dass sich in der Persönlichkeit von Menschen, die einer Hypnose gut zugänglich sind, oft Segmente verborgener Ich-Zustände manifestieren, obwohl sie nicht geistig krank sind. Die Hypnose bietet einen Zugang zu Ebenen der Persönlichkeit, die mithilfe der klassischen Psychoanalyse erst nach wesentlich längerer Zeit erreicht werden.

Da die Kommunikation zwischen verschiedenen Parteien und ein gewisses Maß an Diplomatie ein ganz wesentlicher Bestandteil der Ego-State-Therapie ist, ist bei verborgenen Ich-Zuständen die Hypnose fast unabdingbar, wenn man diesen Ansatz wirklich praktizieren will.

Ich-Zustände und der versteckte Beobachter

Hilgard (1977) entdeckte, dass ein Subjekt, dem mithilfe der Hypnose suggeriert worden war, es sei taub, und das aufgefordert wurde, den Finger zu heben, falls es auf einer bestimmten Ebene doch noch etwas hören könne, tatsächlich den Finger hob. Er stellte auch fest, dass ein Subjekt, dessen Schmerzempfindung aufgrund hypnotischer Beeinflussung angeblich ausgeschaltet war, mithilfe von Fingersignalen zu verstehen gab, dass es den Schmerz (unbewusst) immer noch wahrnehmen konnte.

Hilgard war der Auffassung, dass dies auf ein verborgenes kognitives Struktursystem hinweise, das er den *versteckten Beobachter* nannte. Wir haben festgestellt, dass, wenn Hilgards versteckte Beobachter bei normalen College-Studenten (freiwilligen Hypnose-Testpersonen) aktiviert wurden, die weitere Untersuchung hinsichtlich des Charakters und des Inhalts dieser „Beobachter" für gewöhnlich organisierte Ich-Zustände ans Tageslicht brachte. Während einer Untersuchungsreihe aktivierten wir solche versteckten Beobachter bei früheren Patienten (bei denen wir eine Ego-State-Therapie durchgeführt hatten); wir wendeten dabei dieselben Vorgehensweisen und Verbalisierungen an, die auch Hilgard bei seinen Forschungen angewandt hatte, wobei wir beide Experimente, das mit hypnotisch verursachter Taubheit sowie das mit hypnotischer Analgesie, wiederholten. Es tauchten verschiedene Ich-Zustände auf, mit denen wir uns in der Behandlung mehr als ein Jahr zuvor auseinander gesetzt hatten (Watkins a. Watkins 1979/1980, 1980). Wir vermuten deshalb, dass es sich bei den versteckten Beobachtern und den Ich-Zuständen um Phänomene derselben Kategorie handelt. In Kapitel 7 schildern wir einen aktuellen Fall aus dieser Studie anhand von wörtlichen Auszügen (siehe auch Watkins a. Watkins 1979/1980, 1980). Auch haben wir in einer anderen Publikation einen Vergleich zwischen versteckten Beobachtern, Ich-Zuständen und multiplen Persönlichkeiten angestellt (Watkins a. Watkins 1992).

Am Ende dieser Darstellung der Ego-State-Theorie möchten wir die Unterschiede zwischen Federns ursprünglicher Konzeption der Ich-Zustände und unserer Auffassung davon, wie sie in der Therapie funktionieren, deutlich machen. Für Federn war das Ich eine Konstante, die jedoch mit unterschiedlichen Inhalten gefüllt sein konnte – Inhalten, die, indem sie eine Ich-Besetzung erfuhren, frei durch das Ich hindurchfließen konnten. Die Bewegung kam durch diese Inhalte zustande, die dann vom Ich als Ich-Zustände organisiert wurden. Wenn die Selbst-Besetzung von einem Ich-Zustand abgezogen wurde, behielt er seine Organisation und existierte fortan als Objektrepräsentanz weiter; als eine solche wurde er dann auch erfahren. Ein Ich-Zustand bestand nur aus Elementen, die eine Selbst-Besetzung erfahren hatten.

Nach unserer Konzeption besteht das Selbst aus reiner Ich-Energie (Ich-Besetzung), nicht aus Inhalten, wie zum Beispiel Motivationen, Affekten, Gedanken usw. Diese Energie/Besetzung ist nicht die Energie des Selbst, sie *ist* das Selbst. Wenn diese Ich-Energie in Inhalte fließt, dann werden diese Inhalte als Teile des Selbst, als „Ich" erfahren. Die Bewegung geht von der Selbst-Energie aus, die durch verschiedene organisierte Verhaltens- und Erfahrungsmuster hindurchfließt, die wir Ich-Zustände nennen. Ein solcher Zustand kann sowohl Objekt- als auch Selbstrepräsentanzen enthalten, die auch dann, wenn sie verdrängt (aus dem Bewusstsein gedrängt) werden, ihre jeweiligen und relativen Strukturen behalten. Dieser Ich-Zustand ist, ob er nun eine Selbst-Besetzung oder eine Objektbesetzung erfahren hat, die Einheit, mit der wir uns in der Therapie auseinander setzen müssen. Er nimmt den Charakter der größeren Besetzungsmenge an, mit der er aufgeladen ist, sei es nun eine Ich- oder eine Objektbesetzung, und er wird vom Individuum dementsprechend erfahren, als „Ich" oder als ein „Es".

4 Dissoziation

„Als ich zum Tor hinausging, hatte ich dieselbe seltsame Empfindung, die ich schon den ganzen Nachmittag gehabt hatte: das Gefühl einer Dissoziation von meinen Handlungen. Es war eine Art außersinnlicher Erfahrung, als ob ich das Ganze aus sicherer Entfernung beobachtete, während Schwarzkopf aus meinem Gesichtsfeld verschwand und Gefahr lief, weggeblasen zu werden. Aber es war nichts Unheimliches oder Geheimnisvoll-Mystisches dabei. Ich war so etwas wie ein automatischer Pilot."

Norman H. Schwarzkopf (1992)

Beim Spiel um den Superbowl 1994 ließ Thurman Thomas, während die Buffalo Bills zurückrannten, den Ball fallen, den daraufhin einer der Spieler der Dallas Cowboys eroberte und einen Touchdown erzielte.

Nachrichtenmeldung, *Associated Press*, 3. Februar 1994: „Thomas sagte: ‚Der Patzer drehte das Spiel um.' Als er die Selbstbeschuldigung vorbrachte, tat er das mit einer so merkwürdigen Distanziertheit, dass einer der Reporter seinem Freund zuflüsterte: ‚Er spricht, als ob es jemand anderem passiert wäre.' Vielleicht versuchen Thomas und die Bills, mit dem Schmerz fertig zu werden, indem sie sich davon distanzieren."

Dissoziation kann eine sehr normale Reaktion sein, die uns vor Angst machenden Situationen schützt und unsere Furcht verringert. Auch wenn sie häufig mit einem Kindheitstrauma in Zusammenhang gebracht wird, kann sie doch gleichermaßen bei Erwachsenen auftreten (Cardena a. Spiegel 1993). Eine Dissoziation verlegt ein Konfliktfeld in unserem Inneren nach außen. So fühlen wir uns zum Beispiel bei der Erfahrung, uns außerhalb unseres Körpers zu befinden, einer nicht seltenen Form der Dissoziation, als Beobachter, nicht als Teilnehmer einer gefährlichen Situation. Das Selbst wird für einen Augenblick lediglich zu einem Objekt. So erleiden wir weder einen uns von außen zugefügten Schmerz noch einen von innen kommenden Schrecken.

Die Dissoziation als solche ist schon häufig untersucht worden, sowohl klinisch als auch im wissenschaftlichen Experiment. Hilgard (1986, 1992), Wolman und Ullman (1986) und Michelson und Ray (1996) haben jeweils einen umfassenden Überblick über dieses Forschungsgebiet gegeben. Goettman, Greaves und Coons (1994) haben eine vollständige Bibliografie der einschlägigen Forschungsarbeiten für den Zeitraum von 1791 bis 1994 zusammengestellt. Diese Untersuchungen gehen in die hunderte; wir werden deshalb nur die Beiträge berücksichtigen, die in einem ganz direkten Zusammenhang mit dem Thema und der These dieses Buches stehen.

Die Hypnose ist häufig als eine Form der Dissoziation betrachtet worden (Hilgard 1986) und hat bei der Behandlung vieler Störungen, einschließlich der multiplen Persönlichkeitsstörung (MPS), Anwendung gefunden (Brown a. Fromm 1986;

Fromm 1984; Fromm a. Nash 1997; Fromm a. Shor 1979; J. Watkins 1987, 1992b). Sie wird auch in der Ego-State-Therapie häufig angewendet – die ihrerseits eine Erweiterung der Hypnoanalyse ist.

Dissoziation ist ein Prozess des Trennens und Differenzierens, der sich über ein Kontinuum erstreckt, von der normalen, adaptiven Differenzierung bis hin zum anderen Extrem, der pathologischen Dissoziation, wie sie bei der multiplen Persönlichkeitsstörung in Erscheinung tritt (Braun 1988a, 1988b). Braun hat auch darauf hingewiesen, dass Dissoziation in einem oder in mehreren spezifischen Bereichen auftreten kann, wie „Verhalten, Affekt, Empfindung und Wissen" („behavior, affect, sensation and knowledge"). Er nannte dies die BASK-Theorie der Dissoziation.

Auch die Theorie der Ich-Zustände geht von dem Konzept eines Kontinuums der Differenzierung und Trennung aus, bezeichnet die verschiedenen Intensitätsstufen jedoch etwas anders (J. Watkins 1992a, 1992b); wir werden darauf später zurückkommen. In der Ego-State-Therapie befassen wir uns eher mit den Zwischenstufen auf diesem Kontinuum. Allerdings ist es häufig so, dass man einen psychischen Prozess am besten untersuchen kann, wenn man sich zuerst mit seinen extremen Formen beschäftigt. Wenden wir uns also der Diagnose einer „dissoziativen Störung" zunächst bei der Amnesie und der multiplen Persönlichkeitsstörung zu, die diagnostisch beide als Dissoziationsstörungen aufgefasst werden.

Amnesie

Amnesien[1] treten häufig bei multiplen Persönlichkeiten auf. Fälle, bei denen es sich nicht um eine multiple Persönlichkeitsstörung (MPS) handelt und bei denen Amnesie das einzige oder wichtigste Symptom ist, verlaufen oft sehr dramatisch; aber sie sind eher selten. Immerhin gibt es in der Literatur eine Reihe von Berichten über „reine" Amnesien.[2]

Anders als die multiple Persönlichkeitsstörung scheint die Amnesie eher mit unmittelbaren Anpassungsproblemen bei Erwachsenen zu tun zu haben als mit den Folgen von Missbrauch im frühen Kindesalter. Der Patient sieht sich einer Situation gegenüber, mit der er nicht fertig wird. Und er löst das Dilemma, indem er die gesamte Gegenwart und Vergangenheit ausblendet, wobei er häufig seine Identität verliert.

Über die Nachrichten wurde der Fall eines Mannes aus der Region von Tacoma, Washington, verbreitet, der in einer anderen Stadt aufgegriffen worden war, wo er unter einem anderen Namen lebte. Es wurde berichtet, der Mann habe, nachdem er zu seiner Familie zurückgebracht worden sei, seine Frau und seine Kinder nicht wiedererkannt. Dieses Nichtwiedererkennen ist der Schlüssel zu seiner Amnesie. Offensichtlich hatte er versucht, seine Familie aus seinem Leben zu streichen, vielleicht weil er sich mit seinem Leben als verheirateter Mann nicht zurechtfinden konnte.

Ein Fall, den ich (J. G. W.) besser kannte, war der eines Soldaten, der im Kampf das Bewusstsein verlor. Als er „wieder zu sich kam", hatte er seine Identität verloren und wurde hospitalisiert. Nach vielen vergeblichen Versuchen, ihm mit Medikamenten und Hypnose zu helfen, sein Gedächtnis wiederzuerlangen, wurde er nach Hause geschickt. Er erkannte seine Familie und seine Freunde nicht wieder und kehrte ins Krankenhaus zurück. Aufgrund der angedeuteten Drohung, wenn er sein Gedächtnis nicht wiedererlange, werde man ihn unter Umständen wieder auf den Kriegsschauplatz zurückschicken (in der Hoffnung, dass seine Erinnerung vielleicht an der Stelle wieder zurückkommen würde, wo er sie verloren hatte), gab er die Amnesie auf, und seine Erinnerung kehrte zurück. (Der Fall ist ausführlich beschrieben in J. Watkins 1949, 1992b.)

Eine Nachfolgeuntersuchung, bei der auch seine Frau befragt wurde, ergab, dass er sich seiner Familie gegenüber feindselig und wenig kooperativ verhalten hatte. Er war offensichtlich gegen seinen Willen in eine Familiensituation zurückgezwungen worden, der er mithilfe der Amnesie zu entfliehen versucht hatte. Der Fall macht deutlich, dass es nicht genügt, das Gedächtnis eines Menschen wiederherzustellen, vielleicht mithilfe hypnotischer Suggestion, sofern nicht im Anschluss daran (oder bereits während der Behandlung) eine Überprüfung der für den Patienten offenbar unerträglichen Situation erfolgt, der er dank der Amnesie entkommen war. Das Symptom ist beseitigt, nicht jedoch seine Ursache, eine Situation, die nach wie vor besteht und auch in Zukunft wieder zu mehr oder weniger schweren Anpassungsstörungen führen kann.

Manchmal leben Patienten in einer Situation, mit der sie nur schwer zurechtkommen, aber die Amnesie tritt erst auf, nachdem sich die Situation aufgrund eines Unfalls und physischer Verletzung zugespitzt hat. Ein junger Mann, der in eine Gruppe Homosexueller geraten war, erlitt auf dem Weg nach Hause einen Motorradunfall; er kam gerade von der Beerdigung eines seiner Kumpel, der bei einem Motorradunfall ums Leben gekommen war. Als der Patient, der eine schwere Hirnverletzung erlitten hatte, im Krankenhaus erwachte, erinnerte er sich an nichts mehr aus seinem früheren Leben. Auch litt er an einer schweren Aphasie.

Aufgrund einer tiefen Regression, die mithilfe hypnotischer Suggestion herbeigeführt wurde, gelang es ihm, sich nicht nur an die unmittelbarere Vergangenheit zu erinnern, sondern auch an seine Kindheit und Jugend. Anders als im ersten Fall, gelang es ihm jedoch, nachdem er das Hauptsymptom überwunden hatte, den Unfall durch Abreaktion noch einmal zu durchleben und den homosexuellen Konflikt, der offensichtlich vorhanden war, hypnoanalytisch durchzuarbeiten. Es gelang ihm, diesen Konflikt aufgrund von Einsicht zu lösen, und er schloss Frieden mit sich selbst. Danach fand er sich aus eigenen Kräften in seinem Leben wieder zurecht.

Dieser Fall zeigte dem Therapeuten, dass dem hauptsächlichen Symptom, der Amnesie, obwohl sie nachgewiesenermaßen in der Folge eines Hirntraumas (der Patient hatte eine Metallplatte im Kopf) aufgetreten und von einer klar diagnostizierbaren Hirnschädigung, einer Aphasie, begleitet war, eine psychische Ursache zugrunde lag. Die Amnesie entwickelte sich unter dem Deckmantel einer nachgewiesenen organischen Schädigung, die dazu diente, ihre wahre Ursache zu verbergen, was leicht hätte dazu führen können, dass Psychotherapie erst überhaupt nicht ausprobiert worden wäre.

Grundsätze für die Behandlung von Amnesie

Nach einer hypnotischen Induktion und einer gründlichen Vertiefung sollte man den Patienten in eine Regression führen, auf eine frühe Stufe seiner Entwicklung, lange vor dem Ausbruch der Amnesie. Arbeiten Sie sich langsam durch die verschiedenen Altersstufen hindurch, wobei Erinnerungen an eine Reihe von Vorfällen in unterschiedlichen Altersstufen auftreten. Gebrauchen Sie das Präsens, um den Patienten in jede dieser Szenen hineinzuführen („Was sagt er zu dir?"). Sprechen Sie mit dem Patienten auf der Ebene und benutzen Sie das Vokabular, das er in dem Alter, auf das er regrediert ist, vermutlich gesprochen hat. Reißen Sie die Barrieren, die die Amnesie aufgerichtet hat, ein, indem Sie versuchen, auf verschiedenen Altersstufen Breschen in seine Abwehr zu schlagen („Du bist in der dritten Klasse. Du siehst die Lehrerin, die vor dir steht. Wie heißt sie?").

Versuchen Sie es zuerst mit Erinnern: „Was geschieht?" Wenn der Patient/die Patientin nicht antwortet oder einfach sagt „Ich weiß nicht", arbeiten Sie auf ein Erkennen hin: „Wie sieht die Person aus?" Versuchen Sie es mit einer projektiven Technik: „Etwas passiert. Was kommt dir in den Sinn?" Oder: „Wen magst du am liebsten?" Wenn das auslösende Ereignis ein Unfall war, arbeiten Sie darauf hin, dass der Patient sich erinnert und das, was sich unmittelbar zuvor ereignet hat, noch einmal erlebt. Sobald Sie sich einem traumatischen Ereignis annähern, gehen Sie langsam in alle Einzelheiten, sodass der Patient vollständig in die Situation hineingezogen wird. Lenken Sie den Patienten auf die Affekte oder Gefühle zum Zeitpunkt des Traumas hin: „Du bist jetzt wirklich dort, und es passiert jetzt." Versuchen Sie es so: „Du denkst jetzt laut." Wenn Sie aufgrund nonverbaler Signale merken, dass der Patient Angst bekommt, nehmen Sie seine Gefühle vorweg, und fassen Sie seinen seelischen Zustand in Worte: „Du hast Angst." Gehen Sie selbst in die Angst machende Situation mit hinein: „Was sollen wir jetzt machen?" Lassen Sie, je nachdem, wie es die Situation erfordert, die Spannung in ihrer eigenen Stimme spürbar werden: „Pass auf! Pass auf!" Wiederholen sie wichtige Sätze: „Er schlägt mich!" Durch derartige Wiederholungen hört der Patient, was er (oder sie) soeben gesagt hat, und Sie bringen Bewegung in die Szene, ohne dass eine Suggestion vonseiten des Therapeuten notwendig wäre.

Geben Sie bei der Abreaktion traumatischer Ereignisse der Erfahrung und den sie begleitenden Gefühlen so lange Raum, bis sie sich erschöpft haben. Fragen Sie den Patienten/die Patientin, ob er/sie bereit ist, sich nach der Hypnose an das Ereignis zu erinnern; stimmt die Patientin zu, führen Sie sie mit der Suggestion, sich zu erinnern, aus der Hypnose heraus. Lassen Sie die Patientin sich nach dem Aufwachen bewusst und in allen Einzelheiten an das Ereignis erinnern. Wenn sie nicht dazu bereit ist, sagen Sie ihr, die Erinnerung werde zurückkommen, wenn sie bereit dazu sei.

Lassen Sie die Situation in der Hypnose noch einmal Revue passieren, wenn möglich in der gleichen Sitzung. Wiederholen Sie das noch einmal 24 Stunden später. Gehen Sie sie, wenn nötig, auch nach einer Woche noch einmal durch. Achten Sie auf die Details, um festzustellen, ob die Patientin sich auch dieses Mal auf die gleiche Weise an die Situation erinnert. Sie erinnert sich zu einem späteren Zeitpunkt möglicherweise an mehr oder an weniger Details. Da es bei Erinnerungen, die auf hypnotischem Wege wiederhergestellt werden, zum Phänomen der Konfabulation kommen kann (Loftus 1993; J. Watkins 1989, 1993a), achten Sie darauf, dass das Erzählte einer logischen Prüfung standhält, insbesondere dann, wenn die Aufhebung der Amnesie für einen Gerichtsprozess von Bedeutung ist. Gerichtsfälle, in denen es um Erinnerungen geht, die mithilfe von Hypnose wieder belebt wurden, sind in letzter Zeit recht kontrovers diskutiert worden (Mutter 1990; Orne 1984; Pettinati 1988; J. Watkins 1993a).[3]

Bei solchen gerichtlichen Fällen sollten Sie alles, was während der Sitzungen geschieht, aufzeichnen, am besten mit Video. Die Amnesie sollte als Symptom für ein zugrunde liegendes ungelöstes Lebensproblem betrachtet werden. Handelt es sich um einen Therapiefall, untersuchen Sie, nachdem die Amnesie aufgehoben ist, die zugrunde liegenden Lebensprobleme und Konflikte mithilfe traditioneller Psychotherapiemethoden, und arbeiten Sie sie mit dem Patienten durch, sodass er (oder sie) in die Lage versetzt wird, mit den Situationen, die er (sie) zuvor nicht bewältigt hat, zurechtzukommen. Andernfalls besteht die Möglichkeit, dass die Amnesie oder andere vergleichbare Symptome zurückkehren.

Amnesien kommen bei multiplen Persönlichkeiten häufig vor, denn die Hauptpersönlichkeit ist ja nicht anwesend, solange eine tiefer liegende Alter-Person nach „außen" tritt, und hat daher keine Erinnerung an das, was sich während dieses Zeitraums ereignet. Wir werden diese Form der Amnesie jedoch als Teil des durch Dissoziation gekennzeichneten Krankheitsbildes der MPS betrachten und nicht als gesondertes Phänomen.

Multiple Persönlichkeitsstörung (dissoziative Identitätsstörung)

Früher ging man davon aus, MPS sei eine sehr seltene Störung. Bis in die 70er-Jahre wurden nur sehr wenige Fälle berichtet. In den letzten 20 Jahren jedoch ist das Interesse an diesem Krankheitsbild wieder erwacht. Die Internationale Gesellschaft zur Erforschung der Dissoziation (*International Society for the Study of Dissociation*; ISSD) wurde gegründet und hat mittlerweile mehr als 3000 Mitglieder. In anderen Ländern ist das Interesse an MPS nach wie vor eher mäßig.[4] Es gibt mittlerweile umfangreiche Forschungsberichte und klinische Untersuchungen über MPS,[5] und es gibt auch eine Reihe ausgezeichneter Lehrbücher.[6] Eine „vollständige" Bibliographie der Literatur zu diesem Thema von 1791 bis 1992 findet sich bei Goettman, Greaves und

Coons (1994). Wir werden daher nicht versuchen, einen kompletten Überblick über dieses Gebiet zu geben; unser Ziel sowohl in diesem als auch im folgenden Kapitel ist, darzulegen, was wir aus den Untersuchungen von Patienten mit multipler Persönlichkeitsstörung (MPS, auch dissoziative Identitätsstörung, DIS, genannt)[7] und dem Verhalten ihrer Alter-Personen gelernt haben – Erkenntnisse, die auch für die Ego-State-Therapie bei weniger schweren pathologischen Fällen von Bedeutung sind, bei Patienten also, die sich auf dem Differenzierungs-Dissoziations-Kontinuum im intermediären Feld befinden.

Die Ursprünge der multiplen Persönlichkeitsstörung

Kindesmissbrauch, sei er körperlicher, sexueller und/oder psychischer Art, scheint die wichtigste Ursache für die Entwicklung einer multiplen Persönlichkeit zu sein (Sands 1994). Ja, die Dissoziation als solche, ob sie nun so schwer ist, dass sie zur Entwicklung einer echten multiplen Persönlichkeit führt oder nicht, scheint in einem Zusammenhang mit traumatischen Erfahrungen und Stress zu stehen (Anderson 1992; Coons, Bowman a. Milstein 1988; Frischholz 1985; Gross a. Ratner 1989; Sanders, McRoberts a. Tollefson 1989; D. Spiegel 1993).

Fast in jedem Fall hört der Therapeut eines Patienten/einer Patientin mit einer multiplen Persönlichkeit Geschichten von entsetzlichen Kindheitserlebnissen (Wilbur 1984), und die meisten Autoritäten auf diesem Gebiet, von wenigen Ausnahmen abgesehen (siehe Ganaway 1995), gehen davon aus, dass die dissoziative Identitätsstörung ihre Ursache in schwerem Missbrauch während der frühen Kindheit hat (Kluft 1984; Ross et al. 1991). Häufig besteht in den frühen Stadien der Behandlung eine Amnesie für solche Erinnerungen.

Mit dem Fortschreiten der Behandlung machen sich meist weitere Alter-Personen bemerkbar. In der Regel entdeckt der Therapeut zwischen fünf und 15 solcher Teilpersönlichkeiten. Es gibt jedoch Kliniker, die von 50 oder mehr solcher Teilpersönlichkeiten berichtet haben. Da es sehr wahrscheinlich ist, dass ein Patient mit einer Dissoziationsstörung viele kleine Persönlichkeitsfragmente anbieten wird, sobald er spürt, dass die Entdeckung eines jeden neuen Fragments dem Therapeuten Genugtuung zu bereiten scheint, sollte man solchen Fällen gegenüber misstrauisch sein (Kluft 1988; Putnam 1992). In der Regel manifestiert sich die Abweichung hauptsächlich in einer eher kleinen Gruppe von Teilpersönlichkeiten, auf die sich die Aufmerksamkeit des Therapeuten in erster Linie richten sollte.

Die Diagnose einer dissoziativen Identitätsstörung (DIS) wird zu einem besonders schwierigen und umstrittenen Problem, wenn wir es mit einem Angeklagten zu tun haben, der wegen eines Verbrechens vor Gericht steht – eines Verbrechens, das er offenbar in einem Zustand der Dissoziation begangen hat (Orne 1984; Savitz 1990). Die Richter stehen der Realität einer dissoziativen Identitätsstörung eher misstrauisch gegenüber, sie fürchten, die Diagnose könnte vom Angeklagten dazu missbraucht werden, wegen einer psychischen Krankheit auf Schuldlosigkeit zu plädieren und so die Verantwortung für sein Vergehen nicht übernehmen zu müssen. Die Gerichte neigen dazu, dieses Krankheitsbild mit bewusster Simulation gleichzusetzen.

Natürlich ist jeder Fall mit Blick auf die Erfahrungen, die der Betroffene zu ertragen hatte, einmalig. Es gibt jedoch einige Merkmale, die typisch sind für Patienten mit DIS: Sie wurden in früher Kindheit, für gewöhnlich schon vor dem Schuleintritt, von einem meist männlichen Erwachsenen belästigt oder gequält, der das Kind sexuell missbrauchte, vielleicht sogar vergewaltigte. Dazu kommen häufig Gewalterfahrungen anderer Art wie schwere Schläge und in manchen Fällen ausgesprochene Folterungen. Oft bedroht der Missbraucher das Kind mit noch schrecklicheren Konsequenzen, falls es (es handelt sich in den meisten Fällen um Mädchen) der Mutter oder irgendjemand sonst etwas von dem Missbrauch erzählt.

Das zutiefst verängstigte Kind hat nur drei Optionen: Es kann sterben, und manche Kinder sterben wirklich; es kann den Weg der Desintegration gehen und eine volle Psychose entwickeln, und manche Kinder gehen diesen Weg; oder es kann dissoziieren, die intelligenteste und dem Anpassungsprozess am besten dienende Reaktion.

Dissoziation bedeutet, dass ein Teil des „Selbst“ abgespalten wird und nun nicht mehr ein Teil des Selbst oder Subjekts, sondern ein Teil des Nicht-Selbst oder der Objektwelt ist. Mit Blick auf Federns Zwei-Energien-Theorie heißt das: Die Ich-Energien werden von den Erfahrungen des Missbrauchs abgezogen, sie werden stattdessen mit Objekt-Energie besetzt und dann verdrängt.

Das kleine Kind kann jetzt relativ normal weiterleben, wobei der übrig gebliebene Teil der Persönlichkeit die ausführende Funktion übernimmt. Das kleine Mädchen vergisst und verdrängt die schmerzvollen Erfahrungen und kann daher die Rolle des braven Kindes spielen. Diese Rolle bedroht den Aggressor nicht – ja, sie besänftigt ihn und bringt ihn vielleicht sogar dazu, dass er es in Zukunft besser behandelt.

Das Kind hat jetzt gelernt, wie es überleben und mit zukünftigen Problemen umgehen kann. Die Technik der Dissoziation hat eine positive Verstärkung erfahren und wird mit großer Wahrscheinlichkeit auch in der Zukunft angewandt, vielleicht auch, um mit Problemen fertig zu werden, die zwar schwierig, aber doch nicht ganz so lebensbedrohlich sind. Eine Form des Lebens, in der Erfahrungen ständig dissoziiert werden, hat sich herausgebildet. Nach und nach tauchen, als Reaktion auf neue unangenehme Situationen, mit denen das Kind fertig werden muss, vielleicht immer mehr Alter-Personen auf. Bis zur Adoleszenz haben sich eine Reihe klar umrissener Alter-Personen oder Teilpersönlichkeiten etabliert. Diese Alter-Personen betrachten einander wie auch die Hauptpersönlichkeit als Objekte. Sie bekommen häufig eigene Namen und konkurrieren darum, die ausführende Funktion zu übernehmen, das heißt, nach „außen“ zu treten und als die im Augenblick agierende Persönlichkeit zu erscheinen.

Die Diagnose „multiple Persönlichkeitsstörung"

Für einige Kliniker gehört die multiple Persönlichkeitsstörung nicht in den Klassifikationskatalog der psychiatrischen Krankheitsbilder; diese Frage ist in der Literatur äußerst kontrovers behandelt worden (American Psychiatric Association 1988; Bliss 1984; Coons 1986; Dawson 1990; Dell 1988; Fahy 1988; Hilgard 1988; Kluft 1992).

Es gibt viele psychophysiologische Untersuchungen, in denen nach Unterschieden zwischen einzelnen Alter-Personen bei Patienten mit MPS geforscht worden ist: Unterschiede hinsichtlich des zerebralen Blutkreislaufs, der galvanischen Hautreaktionen, der Reaktion auf verschiedene Medikamente sowie hinsichtlich der Wahrnehmung, der visuellen Funktionen, visuell hervorgerufener Aktivitäten, Haltung, Stimme und Bewegungsverhalten (Braun 1983; Miller a. Triggiano 1992; Putnam 1984). Einige der Untersuchungen stellten keine Unterschiede fest. Andere jedoch berichteten von eindeutigen Unterschieden in den Reaktionen verschiedener Alter-Personen innerhalb eines Individuums. Viele der Untersuchungen berichten von Einzelfällen, andere gehen statistisch vor. Es gibt eine Reihe von experimentellen Untersuchungen, viele davon leiden jedoch an methodischen Mängeln, und die Existenz verlässlicher und verifizierbarer, stichhaltiger physiologischer Indikatoren muss erst noch bewiesen werden. Da indessen immer mehr Ärzte und Therapeuten von solchen Fällen berichten, wird die Realität eines als multiple Persönlichkeitsstörung diagnostizierten Krankheitsbildes von den Psychiatern und Psychologen in zunehmendem Maße anerkannt. Die Diagnose im DSM-IV (American Psychiatric Association 1994) lautet nun dissoziative Identitätsstörung; sie bringt zum Ausdruck, dass die Alter-Zustände heute eher als *Fragmente* einer einzigen Persönlichkeit betrachtet werden und nicht so sehr als *getrennte Persönlichkeiten*, die im selben Körper wohnen (Putnam 1992). Die Gedankenprozesse, Gefühle und Verhaltensweisen der jeweiligen Alter-Personen scheinen sich so sehr voneinander zu unterscheiden, dass man sich nur schwer vorstellen kann, dass sie bloß simuliert oder vorgetäuscht sein könnten.

Die erste Reaktion eines Klinikers, der sich einem Patienten mit MPS gegenübersieht, ist höchstes Erstaunen. Es kann durchaus sein, dass der Patient/die Patientin schon lange bei ihm in Behandlung ist, vielleicht einige Monate oder noch länger, bevor die verborgenen Alter-Personen zum Vorschein kommen. Die Verzögerung hat ihren Grund vielleicht darin, dass diese Entitäten, die im Zusammenhang mit frühen qualvollen Erfahrungen von Misshandlung bzw. Missbrauch abgespalten worden sind, ein großes Maß an Vertrauen in den Therapeuten aufbauen müssen, bevor sie sich zeigen können. Das ist auch der Grund, weshalb skeptische Kliniker selten von Patienten mit MPS berichten (Koch 1985; Sarbin 1995). Der Patient überprüft die Aufrichtigkeit des Therapeuten ständig, und zwar nicht nur zu Beginn, sondern während des gesamten Verlaufs der Behandlung, immer wieder aufs Neue (Finch 1990; LaCalle 1991). Abgesehen davon, bringen manche Alter-Personen dem Therapeuten viel mehr Vertrauen entgegen als andere, wobei diejenigen, die in der

Zeit des schlimmsten Missbrauchs entstanden sind, dazu am wenigsten in der Lage sind. Manche Alter-Personen vertrauen nur einer Therapeutin, sie vertrauen keinem Mann, bei anderen ist es umgekehrt.

Die erste (und auch die beständige) Aufgabe des Therapeuten/der Therapeutin ist es, eine möglichst vertrauensvolle Beziehung zum Patienten aufzubauen. Das kann unter Umständen auch bedeuten, dass er (oder sie) eine gewisse Distanz zwischen sich und den Patienten legen muss, so lange, bis dieser in der Lage ist, mehr Nähe zu ertragen.

Bevor die Diagnose gestellt werden kann, müssen eine Reihe von Kriterien Berücksichtigung finden. Das vielleicht wichtigste Kriterium ist das Auftreten einer Amnesie, die in den allermeisten Fällen beobachtet wird. Wenn die Patienten genügend Vertrauen in den untersuchenden Arzt oder Therapeuten haben, berichten sie häufig, dass sie früheren Behandlern oder auch anderen Menschen nie etwas von diesen episodisch auftretenden Amnesien gesagt hätten, denn „sonst hätten sie gedacht, ich sei verrückt“. Dieses Schweigen ist auch der Grund dafür, dass bei vielen Fällen, die vor Gericht verhandelt werden (J. Watkins 1976, 1978a, 1984), niemals offiziell in den Unterlagen vermerkt ist, dass der Betroffene schon früher, bevor er das Verbrechen beging, an einer Dissoziationsstörung litt – ein Umstand, der von der Anklage und den von ihnen bestellten Experten benutzt wird, um geltend zu machen, dass der Betroffene lüge oder MPS simuliere, um auf diese Weise einer Strafe zu entgehen (Orne, Dinges a. Orne 1984).

In Kapitel 3 haben wir darauf hingewiesen, dass das spontane Auftauchen einer Alter-Person (ohne Anwendung der Hypnose) die Voraussetzung für die Diagnose einer echten multiplen Persönlichkeitsstörung ist. Andernfalls gehen wir davon aus, dass es sich um ein Problem im Zusammenhang mit Ich-Zuständen handelt, ein Problem, für das die im DSM-IV gegebene Umschreibung „nicht weiter spezifizierte dissoziative Störung“ angemessen wäre.

Individuen, die an MPS leiden, berichten häufig, dass sie Kopfschmerzen haben. Diese Kopfschmerzen treten oft auf, bevor ein innerer „Personen“-Wechsel stattfindet, also unmittelbar bevor der Patient vom „Gastgeber“ auf eine Alter-Person oder von einer Alter-Person auf eine andere umschaltet. In manchen Fällen beschreibt die nun auftauchende Alter-Person dies als einen Kampf zwischen zwei Entitäten, von denen die eine darum ringt, die Position der offen zutage tretenden, ausführenden Person zu übernehmen, während die andere, die diese Position noch innehat, daran festzuhalten versucht.

Diese Situation war sehr klar zu beobachten, als ich zum ersten Mal die Bekanntschaft mit der Multiplizität von Kenneth Bianchi, dem „Hillside Strangler“, machte (J. Watkins 1984)[8].

Im Verlauf der zweiten Sitzung mit Kenneth Bianchi, die der diagnostischen Beurteilung diente, berichtete der primäre Ich-Zustand, er habe Kopfweh und fühle sich schlecht. Er hatte das Bedürfnis, zur Toilette zu gehen, und fuhr dann wie folgt fort:

B: Ich hatte Ihnen gesagt, Dr. Watkins, der Grund, warum ich hinausging, war, dass ich mich – ich weiß nicht warum, ich fühlte mich auf einmal unwohl und nervös und, ja, sogar ein wenig ... nicht ärgerlich oder wütend, sagen wir mal „erregt“, aber irgendetwas in mir war am Brodeln. Es tut mir Leid, dass ich einfach so hinausgerannt bin.
W: Das ist okay, ich verstehe das; fühlen Sie sich jetzt okay?
B: Ja.

Einige Kollegen, die meinen Bericht gelesen haben, hatten nach der ersten Sitzung mit Bianchi das Gefühl, ich hätte ihm durch Hypnose eine Alter-Person suggeriert (Steve) und daher ein Kunstprodukt geschaffen. Ich hatte mich daher dieses Mal entschlossen abzuwarten, ob die Alter-Person Steve spontan auftauchen würde, ohne Benennung oder direkte Suggestion von meiner Seite und ohne Hypnose. Seine eigenartige Reaktion ließ auf einen neuerlichen inneren Konflikt schließen, den er unter Kontrolle halten musste wie seine wiederholten Kopfschmerzen. Ich forderte ihn also ganz einfach auf, die Augen zu schließen und sich „wohl zu fühlen“.

W: Ich habe mich irgendwie gefragt, woher kommt dieses Gefühl des Unwohlseins, und vielleicht, hmm, hmm, dürfte ich mehr darüber erfahren, warum dieses Unwohlsein da ist?

Bianchi schwieg eine Weile und senkte dann langsam den Kopf. Nach einer weiteren Weile hob er den Kopf plötzlich ruckartig an, er hatte einen erschrockenen Gesichtsausdruck.

W: Ja?
B: Ja, was? Hi.
W: Hi. Bist du Ken?
B (mit einem wütenden, feindseligen Blick): Sehe ich aus wie Ken?
W: Nein, nicht wirklich. Weißt du, wer ich bin?
B: Klar. Ich weiß, wer du bist.
W: Okay. Du kommst mir ein bisschen durcheinander vor.
B: Also, was ist los?
W: Wir versuchen bloß, einander zu verstehen.
B: Ich mag dich nicht. Ich mag dich überhaupt nicht.
W: Warum magst du mich nicht, Ken? Du bist nicht Ken, oder?
B: Nein! Ich bin Steve.

Ich setzte das Interview mit einem Individuum fort, das in Benehmen, Haltung, Sprache, Ausdrucksweise, Tonfall usw. vollkommen anders war als der Ken Bianchi, mit dem ich zuvor gesprochen hatte. Mir gegenüber saß nun eine feindselige, bissig knurrende, angeberische, fluchende „Person“, ein Mensch, der seine Kommentare mit unflätigen Wörtern spickte und sich damit brüstete, dass er „diese Weiber“ in Bellingham und Los Angeles „fertig gemacht“ hatte. Beachten Sie, dass die

Alter-Person Steve spontan auftauchte, als der Untersucher seine Aufmerksamkeit auf die Kopfschmerzen und den inneren Aufruhr fokussierte. Später beklagte Steve sich darüber, wie schwer es gewesen sei „herauszukommen".

Andere Anzeichen einer Dissoziation können Somatisierungen in verschiedenen Körpersystemen sein, und echte MPS-Patienten berichten häufig, sie hörten „Stimmen im Kopf". Diese Stimmen unterscheiden sich für gewöhnlich von psychotischen akustischen Halluzinationen, die als von außen kommend erfahren werden (Bliss, Larson a. Nakashima 1983) und die sich im Allgemeinen nicht mithilfe von Medikamenten mindern oder beseitigen lassen.

MPS-Patienten haben für gewöhnlich bereits eine ganze Reihe anderer Diagnosen erhalten, wie zum Beispiel Persönlichkeitsstörung, manisch-depressive Psychose, Schizophrenie, Anpassungsstörung, Borderline-Persönlichkeit, antisoziale Persönlichkeit oder irgendeine Art organischer Störung. Sie sind häufig bereits hospitalisiert gewesen und wurden schon in vielen Kliniken und von zahlreichen Ärzten und Therapeuten untersucht, die zu keiner einheitlichen Diagnose kommen konnten. Diese Unfähigkeit, eine genaue Diagnose zu stellen, ist besonders auffällig, wenn Menschen mit einer Dissoziationsstörung in den Sprechstunden von Psychologen oder Psychiatern auftauchen, die nicht an die Realität von MPS glauben (Koch 1985). All das verstärkt und kompliziert die Probleme und das Misstrauen des Patienten noch. Er (oder sie) hat bestimmte Erfahrungen in erster Linie deshalb dissoziiert, um sich auf diese Weise gegen Misshandlung und Missbrauch zu schützen. Familie und Freunde haben sie (oder ihn) nicht verstanden, häufig haben sie ihr bizarres Verhalten angeprangert oder sie der Lüge bezichtigt, obwohl die Patienten vollkommen ehrlich sind, wenn sie Handlungen oder Worte vehement leugnen, die andere eindeutig gesehen oder gehört haben. Dieses Misstrauen begegnet ihnen nun in der Praxis des skeptischen Psychiaters aufs Neue, und sie interpretieren es als eine weitere Form der Misshandlung, nur ist dieses Mal der Arzt der Misshandler. Kein Wunder, dass der Therapeut einer MPS-Patientin sich einem verschlossenen, misstrauischen und feindseligen Individuum gegenübersieht, dessen Behandlung langwierig und nervenaufreibend sein wird.

MPS-Patienten berichten häufig, sie hätten bestimmte Gegenstände auf unerklärliche Weise verloren oder wären auf ebenso unerklärliche Weise in den Besitz bestimmter Dinge gelangt, oder sie hätten irgendeinen Notizzettel gefunden, den sie offenbar selbst geschrieben hatten, an den sie sich aber überhaupt nicht erinnern können. Die Handschrift ist vollkommen anders als ihre eigene.

Manchmal sind bei MPS-Patienten folgende Phänomene zu beobachten: Depersonalisation, das heißt die Unfähigkeit, ihr eigenes Selbst zu erfahren; Derealisation, das bedeutet, dass die äußere Welt den Patienten nicht real erscheint; tranceähnliche Empfindungen; das Gefühl, außerhalb des eigenen Körpers zu sein, das heißt, die Patienten nehmen ihren eigenen Körper als etwas wahr, das sich außerhalb von ihnen befindet. Früher oder später berichten die Patienten, dass sie als Kind häufig körperlich, sexuell oder seelisch missbraucht worden sind.

Andere Indikatoren, dass möglicherweise MPS vorliegen könnte, sind plötzliche Stimmungswechsel oder Stimmveränderungen sowie ungleiche Leistungen in der Schule trotz hoher Intelligenz (und MPS-Patienten verfügen in der Regel über eine hohe Intelligenz).

Während des Umschaltens von der Gastgeber-Person zu einer anderen Alter-Person bzw. während des Wechsels zwischen zwei Alter-Personen sind häufig Signale in Haltung und Gestik zu beobachten, zum Beispiel Augenrollen, Schulterzucken, Kopfdrehungen, Veränderungen in der Sitzposition – und manchmal sogar leichte anfallsartige Erscheinungen. Der Patient/Die Patientin benimmt sich übertrieben unterwürfig und hat ein extremes Bedürfnis zu gefallen, sein/ihr ganzes Benehmen erinnert an ein Kind, das einen misshandelnden Erwachsenen zu beschwichtigen versucht.

Es sind eine Reihe objektiver Tests entwickelt worden, die das diagnostische Instrumentarium ergänzen können, insofern sie ein genaues Bild von Patienten mit dieser Symptomatik zeichnen. Der Befragungsbogen für Patienten mit einer dissoziativen Störung (*Dissociative Disorders Interview Schedule*, DDIS, Ross et al. 1989) ist ein strukturiertes Interview, mit dem eine Differentialdiagnose erstellt werden kann, die klar zwischen MPS und einer Reihe verwandter Störungen, wie Borderline-Persönlichkeit, Depression und Somatisierungen, unterscheidet, und findet breite Verwendung.

Ein weiterer wichtiger Test ist die von Bernstein und Putnam (1986) entwickelte Skala der dissoziativen Erfahrungen (*Dissociative Experience Scale*, DES). Es handelt sich dabei um eine Zusammenstellung normaler und anormaler Erfahrungen in Form eines kurzen Patientenberichts, mit dem der Grad der dissoziativen Psychopathologie gemessen werden kann. Es gibt eine beachtliche Anzahl von Untersuchungen zur Validierung, von denen die meisten positiv verlaufen sind; DES findet breite Verwendung als ein erster Screening-Test in Hinblick auf eine potenzielle Dissoziationsstörung.[9]

Sanders (1986) hat eine *Skala der Abweichungen in der Wahrnehmung (Perceptual Alteration Scale)* veröffentlicht, die mit Hilgards (1986) Beschreibung der Dissoziation übereinstimmt. Diese Skala besteht aus etwa 60 Punkten, in denen sich „Normale" von Bulimikern und MPS-Patienten unterscheiden.

Eine erst kürzlich erstellte Skala, die breite Aufmerksamkeit gefunden hat, ist das *Strukturierte klinische Interview für Patienten mit dissoziativen Störungen nach dem* DSM-IV *(Structured Clinical Interview for* DSM-IV *Dissociative Disorders)*. In seiner neuesten Form (Steinberg 1994) trägt es die Bezeichnung SCID-D. Diese Skala besteht aus 258 Punkten, nach denen die Prozesse der Amnesie, der Derealisation, Depersonalisation, Identitätsverwirrung und der Identitätsveränderung gemessen werden. Diese wiederum stehen in einem Zusammenhang mit den DSM-IV-Diagnosen dissoziative Amnesie, dissoziative Fugue, dissoziative Identitätsstörung, Depersonalisationsstörung und nicht weiter spezifizierte dissoziative Störung. Die Nützlichkeit dieser Skala liegt in der größeren Genauigkeit, mit der sie die individuellen Aspekte der Dissoziation bewertet und mit spezifischen Diagnosen in Zusammenhang bringt (Steinberg 1995). Es gibt eine Reihe neuerer Untersuchungen, in denen sie auf ihre wissenschaftliche Gültigkeit hin überprüft worden ist (Draijer a. Boon 1993; Frischholz et al. 1991, 1992; Hall a. Steinberg 1994). Die Skala verspricht in Zukunft einen besonderen Platz als detaillierteres Diagnoseinstrument im Anschluss an den DES-Test einzunehmen.

Andere viel versprechende Tests sind die Phillips-Dissoziationsskala (*Phillips Dissociation Scale*, PDS, D. Phillips 1994) und die *Child/Adolescent Dissociative Checklist*, CADC, Reagor, Kasten a. Morelli 1992). Vanderlinden, van Dyck, Vandereycken und Vertommen (1991) haben eine auf breiter Basis durchgeführte Evaluationsuntersuchung dissoziativer Störungen in den Niederlanden vorgelegt, wobei sie einen speziellen Fragebogen zur Dissoziation (*Dissociation Questionnaire*, Dis-Q) zugrunde gelegt haben.

Eine akkurate Diagnose der multiplen Persönlichkeitsstörung ist besonders im forensischen Bereich wichtig.[10] Ja, die Diagnose einer dissoziativen Störung wird von skeptischen Richtern und Geschworenen häufig gar nicht akzeptiert werden. Multiplizität ist eine Ohrfeige für den gesunden Menschenverstand und läuft einer wesentlichen Grundannahme der Rechtsprechung zuwider, der Annahme nämlich, dass eine „Person" aus einem Körper und einem „Geist" besteht und für ihr Verhalten zur Verantwortung gezogen werden kann.

Merkmale von Alter-Personen bei multiplen Persönlichkeiten

Alter-Personen denken, reagieren und verhalten sich ähnlich wie verborgene Ich-Zustände, die unter Hypnose aktiviert worden sind. Alle Merkmale treten jedoch in stärkerem, ja vielleicht in extremem Maße auf.

Da es sich um Teilpersönlichkeiten handelt, zeigen sie ein viel begrenzteres Wissen und eine eingeengtere Perspektive als eine ganze Person. Ihr Denken ist oft kindlich und konkret. Die kognitiven Prozesse sind eher starr und durch eine ihnen völlig entgegengesetzte Logik nicht leicht zu verändern. In diesem Sinne sind sie nicht nur von der primären Persönlichkeit dissoziiert, sondern oft auch von den intellektuellen Prozessen, zum Beispiel vom Wirklichkeitssinn und dem gesunden Menschenverstand.

Die Frage erhebt sich: „Wann schaltet der Patient von einem Ich-Zustand auf einen anderen um?" Die einfachste Antwort darauf ist: „Sobald es ihm gelegen kommt." Der Wechsel der Ich-Zustände ist eine Frage der Energieverschiebung. Man könnte den Eindruck haben, es sei wie bei einem elektrischen Schaltbrett, mit dem die Energie von einem Antriebselement zu einem anderen gelenkt wird. Aber warum? Gerade noch spricht man mit der primären oder Gastgeber-Persönlichkeit, und ganz plötzlich taucht eine neue Entität auf, mit einem anderen Benehmen und anderer Stimme, die sich wohl auch mit einem anderen Namen einführt. Irgendwie ist im Lauf unseres Gesprächs mit der ursprünglichen Persönlichkeit etwas gesagt worden, das es dem Patienten tunlich erscheinen ließ, den Ich-Zustand zu wechseln.

Vielleicht haben wir eine Frage gestellt, die der Gastgeber nicht beantworten wollte oder konnte. Die Gastgeber-Persönlichkeit hat ihren Posten deshalb verlassen. Vielleicht war der Energievorrat, der ihr zu diesem Zeitpunkt zur Verfügung stand, erschöpft, und ein stärkerer und mit mehr Energie besetzter Ich-Zustand konnte auf diese Weise hervortreten und die Exekutive übernehmen. Oder vielleicht verlief das Gespräch so, dass die tiefer liegende, verborgene Alter-Person nun eine höhere Motivation hatte, hervorzutreten und die Kommunikation aufzunehmen – höher jedenfalls als die Fähigkeit der Gastgeber-Persönlichkeit, die ausführende Position beizubehalten. Häufig sehen sich Therapeuten dann einem Wechsel zu einer anderen Alter-Person gegenüber, wenn die therapeutische Kommunikation zu „heiß" oder für den Patienten zu bedrohlich wird.

Der Einfluss einer tiefer liegenden Alter-Person, die hervortreten möchte, ist unter Umständen daran zu merken, dass an der Gastgeber-Persönlichkeit „gezogen" wird. Konzentrieren wir uns darauf, dann lässt sich dieses „Ziehen" im Sinne einer Aktivierung der dafür verantwortlichen Alter-Person verstehen.

Eine Patientin mit einer tiefer liegenden Alter-Person, die als „Hideaway" („diejenige, die sich versteckt") bezeichnet wurde, beschrieb einmal das Verhalten der Gastgeber-Persönlichkeit, während sie abends vor einer Kneipe stand.

Patientin: Sie sagte zu mir, sie wolle nicht in die Kneipe gehen, aber sie ging trotzdem. Irgendetwas brachte sie dazu hineinzugehen.

Therapeut: Ach?

P: Etwas zog sie hinein. Ich war es nicht. Ich sagte zu ihr, sie solle draußen bleiben. Sie ging trotzdem hinein.

T: Gibt es noch jemand anders, der an ihr ziehen könnte?

P: Vielleicht ist Medusa wieder da [eine früher aufgetauchte Alter-Person, die seit einiger Zeit nicht mehr in Erscheinung getreten war].

T: Hast du Medusa in letzter Zeit einmal gesehen?

P: Marilyn [die primäre Persönlichkeit] war heute sehr wütend auf ihren Mann, aber Medusa war nicht da.

T: Gehen wir noch einmal zurück zu dem Zeitpunkt, da sie vor der Kneipe steht und darüber debattiert, ob sie hineingehen soll oder nicht. Kannst du noch einmal zu diesem Zeitpunkt zurückgehen?

P: Jaah. Jetzt sagt jemand zu ihr, sie solle hineingehen, und wir werden von diesem Jemand gleich mehr hören – jetzt.

[Eine neue Identität taucht auf.] Ah, geh doch rein. Nimm's leicht. Los, geh rein.

T: Wer bist du?

P: Ich? Warum möchtest du meinen Namen wissen?

T: Hast du mir deinen Namen noch nie gesagt?

P: Mmmh. Ich sag dir meinen Namen nicht.

T: Warum nicht?

P: Weil ich nicht will [Widerstand oder Angst].

T: Wäre ich überrascht, oder könnte ich dir wehtun, wenn du mir deinen Namen sagen würdest?

P: Du wärst ein kleines bisschen überrascht.

T: Du hast zu ihr gesagt, sie solle hineingehen?
P: Hideaway soll zur Hölle gehen. Ich war es, die zu ihr gesagt hat, sie solle hineingehen.
T: Okay, wo bist du die ganze Zeit über gewesen?
P: Du hast mich einfach nie gerufen.
T: Okay – hm –, bist du Medusa?
P: Mhm, mhm. Medusa ist nicht da. Ich bin seit dem 18. Juli da [seit zwei Monaten].
T: Was ist am 18. Juli geschehen?
P: Weißt du das nicht? Marilyn kam zurück [sie kehrte von einem Besuch bei Verwandten in eine unglückliche Ehe zurück].
T: Und dann bist du gekommen?
P: Hm, hm.
T: Was unterscheidet dich von Marilyn?
P: Ich fordere sie auf, Dinge zu tun, die sie nicht besonders gerne macht, wie zum Beispiel in Kneipen gehen.
T: Du hast vor dem 18. Juli nicht existiert?
P: Nee.
T: Warum hast du noch nie mit mir gesprochen?
P: Bis heute hatte ich keine Lust hervorzukommen.
T: Wie gefällt es dir, draußen zu sein?
P: Es macht Spaß. Ich bin froh, dass du mich herausgeholt hast, weil ich mit dir sprechen wollte.
T: Machen wir uns also miteinander bekannt. Ich bin Dr. Watkins.
P: O, ich bin Marge.

An diesem kurzen Gesprächsauszug sehen wir, wie eine neue Alter-Person aktiviert wurde, als der Therapeut, der spürte, wie an Marilyn „gezogen“ wurde, nach der Quelle dieses „Ziehens“ fragte. Marge wurde offensichtlich am 18. Juli abgespalten (dissoziiert), als Marilyn wieder nach Hause kam und vor der Aufgabe stand, mit einem feindseligen Ehemann zurechtzukommen. Die anschließende Diskussion mit Marge zeigte ihren Groll gegen den Ehemann und ihre heftige Entschlossenheit, sich mit ihm auseinander zu setzen – etwas, das Marilyn nicht leisten konnte. Marge wurde geschaffen, um eine Situation zu bewältigen, mit der Marilyn nicht umgehen konnte. Auch Marges Zögern, sich vorzustellen, ist ganz offensichtlich; darin zeigt sich der Widerstand, dem Ärzte und Therapeuten häufig begegnen. Zu beachten ist, dass Marge, obwohl sie in dieser Sitzung erstmals aufzutauchen schien, schon früher, unter Hypnose, hervorgetreten war und seither auch ohne Hypnose immer wieder einmal nach außen getreten war – was unseren Kriterien für eine echte multiple Persönlichkeit durchaus entspricht.

Der größte Schmerz wird dann empfunden, wenn alle Komponenten einer traumatischen Erfahrung – perzeptuelle, kognitive, affektive und Verhaltenselemente – zur gleichen Zeit vorhanden sind, wenn es sich also um eine „vollständige“ Erfahrung handelt. In diesem Fall wendet das Individuum den Mechanismus der Dissoziation an, um sich zu schützen, indem es eines oder auch mehrere der oben genannten Elemente einfach ausstreicht. So kann es sein, dass eine Alter-Person sich vollständig an ein frühes Trauma erinnert und alles noch ganz genau weiß, aber sie enthüllt es ohne jede Emotion. Das Trauma wird nicht vollständig im Hier und Jetzt wiedererlebt. In der Psychoanalyse sprechen wir in diesem Fall von *intellektueller Einsicht*. Allzu oft gelangt eine Therapie oder eine Analyse zu intellektuellen Einsichten, nicht aber zu jenen vollständigen Erfahrungen, die eine Neuorganisation ermöglichen und zum dauerhaften Verschwinden der Symptome führen. In einer solchen Situation kann eine emotionale Abreaktion, die das gesamte Erleben umfasst, von großem Nutzen sein (Comstock 1986; Steele 1989; J. Watkins 1992b, Kap. 4, 1995). Weil es in der Psychoanalyse so oft lediglich zu intellektuellen Einsichten kommt, kursieren Witze wie dieser: „Nach fünf Jahren Analyse schlägt er immer noch mit dem Kopf gegen den Boden, aber er weiß jetzt, warum."

Häufig kommt es vor, dass eine Alter-Person große Angst zeigt, aber nicht in der Lage ist, sich an die ursprüngliche Erfahrung, die die Angst ausgelöst hat, zu erinnern. Die perzeptuellen und kognitiven Aspekte sind aufgrund einer Dissoziation eliminiert worden. Der Therapeut ist bestrebt, die Dissoziation aufzuheben, sodass eine Integration in allen Bereichen ermöglicht wird, wobei er sich durchaus im Klaren darüber ist, dass der Patient Widerstand leisten wird. Er wird großen Schmerz und heftige Angst empfinden – ist der Grund für die Dissoziation doch in erster Linie darin zu sehen, dass der Patient gerade diese „Vollständigkeit des Wiedererlebens" verhindern will. Der Schlüssel zur Überwindung dieses Widerstands liegt vor allem in der engen Beziehung, die der Therapeut/die Therapeutin zu diesem Zeitpunkt zu dem Patienten aufgebaut haben sollte.

Auch wenn es mit Blick auf das Therapieziel – nämlich die Integration der verschiedenen Persönlichkeitsteile – für gewöhnlich sehr erstrebenswert ist, dem Patienten eine möglichst vollständige Erfahrung unter Einbeziehung aller perzeptuellen, kognitiven und affektiven Komponenten zu ermöglichen, macht die notwendige Begrenztheit der Therapie es manchmal erforderlich, dass wir auf einen dieser Aspekte fokussieren, nämlich denjenigen, der am stärksten mit Konflikten beladen ist (Watkins a. Watkins 1993b).

Alter-Personen können einen sehr breiten Raum einnehmen und über vielfältige kognitive Fähigkeiten und entsprechende Verhaltensweisen verfügen, es kann sich also bei ihnen um fast vollständige Personen handeln; es kann aber auch sein, dass sie nur wenig Raum einnehmen und ihr Erfahrungsrepertoire auf eine ganz spezifische Situation begrenzt ist. In diesen Fällen können wir sie lediglich als Persönlichkeitsfragmente betrachten, wir behandeln sie dann nicht als getrennte Persönlichkeiten. Was die Therapie betrifft, so müssen wir ihnen keineswegs auf Kosten bedeutsamerer Ich-Zustände besonders große Aufmerksamkeit schenken. In dem Maße, in dem das gesamte Individuum eine stärkere Integration erfährt, verschwinden diese Fragmente oder verbinden sich mit größeren Entitäten.

Alter-Personen übernehmen in der Regel jeweils eine sehr spezialisierte Funktion. So übernimmt die eine Alter-Person vielleicht die Rolle des Musikers, der in der Lage ist, ein Konzert von Bach zu spielen, während andere Alter-Personen unfähig sind, auch nur „Alle meine Entchen" zu spielen. Die eine Alter-Person ist der Athlet im System, die andere ist eher ein Künstler. Außen stehenden Beobachtern erscheint das Individuum als sehr begabt, es scheint bei vielen Aktivitäten auf einem hohen Niveau zu funktionieren. Sie realisieren jedoch nicht, dass nur die Alter-Person, die gerade die ausführende Position innehat, in einem bestimmten Bereich auf diesem hohen Niveau funktioniert. Nicht selten werden bestimmte Alter-Personen eifersüchtig auf die Fähigkeiten einer anderen (oder auf die Aufmerksamkeit, die sie bekommt) und versuchen, sie zu sabotieren, manchmal durchaus mit Erfolg.

Da Alter-Personen konkret denken, sind sie sich der Konsequenzen ihres Verhaltens oft nicht bewusst. Eine Alter-Person versuchte eine bestimmte Patientin dazu zu bringen, Gift zu trinken, mit dem Hintergedanken: „Wenn sie tot ist, dann werde ich diejenige sein, die nach außen tritt und die Führung übernimmt." Sobald wir uns klar machen, dass Alter-Personen für gewöhnlich Kinder sind, deren Denken in der Phase, in der sie entstanden sind, eingefroren ist, verstehen wir ihre rätselhaften Aktionen besser. Es ist schwierig, einem vierjährigen Kind mit Argumenten zu kommen. Ärzte und Therapeuten machen sich das oft nicht klar, wenn sie sich dem Körper eines Erwachsenen gegenübersehen. Meistens haben wir vergessen, wie wir dachten, als wir noch Kinder waren (nämlich konkret).

Alter-Personen, die entstanden sind, weil die Patientin als Kind missbraucht wurde, sind typischerweise voller Schuldgefühle. Sie argumentieren, sie seien missbraucht worden, weil sie selbst „schlecht" oder „böse" gewesen seien, ein Standpunkt, der dem Kind vermutlich vom Missbraucher unter Drohungen aufgezwungen wurde. In der Behandlung müssen wir uns mit dieser Ebene der Schuldgefühle auseinander setzen, und sie verschwinden nicht einfach so, nur weil wir der Patientin versichern, sie treffe keine Schuld. Meistens ist es notwendig, dass ein Therapeut, zu dem die Patientin Vertrauen gefasst hat, ihr dies über einen langen Zeitraum wieder und wieder versichert, bis die Überzeugung, selbst Schuld zu tragen, allmählich ein wenig ins Wanken kommt. Der Therapeut muss sich klar machen, dass dieses Bedürfnis nach einer festen, starren Überzeugung von der Art „Ich bin schlecht, und ich trage die Schuld an dem, was passierte, als Papi in mein Zimmer kam" eine Art psychisches Bindemittel ist, das die gesamte dissoziative Struktur (die ja das Ziel hatte, die Patientin zu schützen) zusammenhält.

Dissoziation ist ein faszinierendes Phänomen, das viel häufiger vorkommt, als im Allgemeinen angenommen wird. Sie kann Kindern (und Erwachsenen) helfen, mit Angst einflößenden Situationen fertig zu werden, den Frieden zwischen einander bekämpfenden Ich-Zuständen zu bewahren und das Selbst darin unterstützen, sein Leben mit größerem Gleichmut fortzusetzen. Sie tritt auf in der Erfahrung, außerhalb des eigenen Körpers zu sein, sie ist in Träumen zu beobachten und manifestiert sich auf zahllose andere Arten bei „normalen" Leuten. Nur in ihren schweren Ausprägungen, wie wir sie am äußersten Ende des Differenzierungs-Dissoziations-Kontinuums finden, betrachten wir sie als pathologisch. Wenn sich stark voneinander abgetrennte Ich-Zustände entwickeln, dann sind auch Wahrnehmung und Verhalten in einzelne Segmente aufgeteilt; der Preis für die zeitweilige Entlastung von einem inneren Konflikt und geistig-seelischer Qual ist dann unter Umständen eine schwere geistige Krankheit wie eben die multiple Persönlichkeitsstörung.

Alter-Personen, wie wir sie bei der Multiplen Persönlichkeitsstörung finden, interagieren miteinander und mit der Gesamtpersönlichkeit auf Wegen, die nicht nur schwierig, sondern auch faszinierend zu verfolgen sind. Sie zeigen häufig Interaktionen, die auch bei verborgenen Ich-Zuständen zu beobachten sind, bei diesen allerdings nur dann, wenn sie durch Hypnose aktiviert worden sind.

Der erfahrene und einfühlsame Therapeut kann einem MPS-Patienten mit viel größerem Verständnis begegnen, wenn er sich auf dem Gebiet der Psychodynamik gut auskennt, einer Wissenschaft, deren Ziel die Erforschung der innerseelischen Prozesse ist und der wir im nächsten Kapitel unsere Aufmerksamkeit zuwenden.

Anmerkungen

1 Zur weiteren Diskussion des Phänomens der Amnesie siehe Hilgard (1977, 1986), Kihlstrom a. Evans (1979), Kirschner (1973), Loewenstein (1991), Schneck (1948).

2 Siehe Akhtar, Lindsey und Kahn (1991), Brna und Wilson (1990), Coons und Milstein (1992), Christianson und Nilsson (1984), Eisen (1989), Gill und Rapaport (1942) und Knowles (1964).

3 Eine neuere umfassende Übersicht über das gesamte Problem findet sich bei Hammond et al. (1995).

4 Vgl. Frischholz, Braun, Martinez-Taboos, Ross und van der Hart (1990), Takahashi (1990), van der Hart (1990, 1993), van der Hart und Boon (1990).

5 Siehe Boor und Coons (1983), Kluft (1994), Loewenstein (1989), Prince (1905/1929), Putnam, Guroff, Silberman, Barban und Post (1986), Ross und Loewenstein (1992), Schreiber (1974)

6 Zum Beispiel Bliss (1986), Braun (1984, 1986), Kluft und Fine (1993), Putnam (1989), Ross (1989) – dies ist allerdings keine vollständige Liste.

7 MPS (im Amerikanischen MPD) ist die traditionelle Abkürzung für die multiple Persönlichkeitsstörung, sie ist weithin bekannt und akzeptiert. Die Psychiater und die Psychologen sind in der letzten Zeit auf den Begriff „dissoziative Identitätsstörung" (DIS; im Amerikanischen DID) übergegangen, die neuere Bezeichnung für dieses Krankheitsbild nach der Klassifizierung der American Psychiatric Association, *DSM-IV* (1994). MPS und DIS beziehen sich im Wesentlichen auf dieselbe Störung.

8 Bianchi war des Mordes an zwei Mädchen in Bellingham angeklagt. In der Hypnose tauchte eine Alter-Person auf, die sich „Steve" nannte, und machte geltend (brüstete sich damit), dass er diese Morde und zusätzlich noch andere in Los Angeles begangen habe. Bei der Gerichtsverhandlung in Bellingham stellten ich (J. G. W.) und vier andere Experten, die als Zeugen geladen waren, die Diagnose „geisteskrank", während vier andere ihn als Persönlichkeit mit MPS oder einer „dissoziativen Reaktion" bezeichneten. Zwei stellten die Diagnose, er sei ein Schwindler und ein „Soziopath" oder leide an einer „antisozialen Störung". Bianchi selbst beharrte: „Ich bin kein Multipler, ich bin nicht verrückt, und ich habe kein Mädchen ermordet." Er bekannte sich schuldig an zwei Tötungsdelikten in Bellingham und fünf in Los Angeles, und als Teil eines Angebots vonseiten seiner Verteidigung erklärte er sich bereit, gegen seinen Cousin, Angelo Buono, auszusagen.

In dem darauf folgenden Prozess in Los Angeles wurde der Fall in hohem Maße politisiert. Einer der Fachgutachter, die als Zeugen aussagten, veränderte seine Diagnose in „atypische dissoziative Störung", die nach seiner Auffassung auf „die Auswirkungen der Verhörmethoden selbst" zurückzuführen war. Ein anderer Zeuge (siehe Orne, Dinges a. Orne 1984) zog den

Circle-Touch-Test heran, um die Behauptung zu untermauern, dass Bianchi nur geheuchelt habe, unter Hypnose zu stehen. Spätere Untersuchungen (Eiblmayr 1987; McConkey, Bryant, Bibb, Kihlstrom a. Tataryn 1990) kamen jedoch zu Resultaten, die die Kriterien des Tests für ungültig erklärten, auf den Orne sich bei der Diagnose, dass Bianchi nur „geheuchelt" habe, bezogen hatte. Der kalifornische Richter stellte sich auf die Seite der Minderheit und erklärte die Diagnose „multiple Persönlichkeitsstörung" für nichtig.

Ich habe Bianchi mittlerweile etwa zehn Jahre lang im Gefängnis begleitet, ich habe mit seinen Bewachern und anderen Gefängnisangestellten gesprochen. Er erinnert sich nicht an die Morde und glaubt, sie hätten die falsche Person verurteilt.

Sein Fall wurde bei der 11. *Internationalen Konferenz über dissoziative Störungen* in Chicago am 4. November 1994 vorgestellt, zusammen mit Videoaufzeichnungen von Situationen, in denen ein Wechsel der Alter-Personen zu beobachten war, von Ausschnitten aus psychologischen Tests, von Handschriftenproben, kreativen Darstellungen und Auszügen aus Tagebüchern. Am Ende der Präsentation wurden die Fachleute (allesamt Spezialisten auf dem Gebiet der MPS und der Dissoziation) gebeten, die Diagnose aufzuschreiben, die sie vor Gericht gegeben hätten. Dies sind die Ergebnisse:

Soziopath oder antisoziale Persönlichkeitsstörung	3
MPS oder DIS	85
unfähig, eine Diagnose zu stellen	2

Bei einer früheren Konferenz von Fachleuten aus dem Bereich der Psychiatrie und Psychologie (*American Society of Clinical Hypnosis*, Workshop in Austin, Texas, 24. Oktober 1994) wurde der Fall auf die gleiche Weise vorgestellt und führte dort zu den folgenden Resultaten:

Soziopath oder antisoziale Persönlichkeitsstörung	3
MPS oder DIS	33

Die überwiegende Mehrheit der Fachleute auf dem Gebiet der Psychiatrie und Psychologie hätten bei Bianchi ganz offenbar die Diagnose einer echten multiplen Persönlichkeit gestellt, aber die Medien stellten ihn der Öffentlichkeit als Simulanten dar.

9 Vgl. Anderson (1992), Carlson und Putnam (1993), Draijer und Boon (1993), Ellason, Ross, Mayran und Sainton (1994), Ensink und van Otterloss (1989), Frischholz et al. (1991, 1992), Ross, Norton und Anderson (1988).

10 Siehe Allison (1982, 1984), Allison und Schwarz (1980), Coons (1991), French und Schechmeister (1983), Lasky (1982), Lewis und Bard (1991), Ondrovik und Hamilton (1990), Orne (1984), Savitz (1990), J. Watkins 1984 – um nur einige wenige der Untersuchungen zum Thema „MPS und das Gesetz" zu erwähnen.

5 Unbewusste Prozesse und psychodynamisches Verständnis

In den 30er-Jahren des letzten Jahrhunderts, auf dem Höhepunkt des Behaviorismus Watson'scher Prägung, schien eine „wissenschaftliche" Psychologie in greifbarer Nähe. Es ging lediglich darum, den geeigneten Reiz zu finden, um eine gewünschte Reaktion hervorzurufen. Der Professor, der einen Einführungskurs in Psychologie hielt, bat einen der Studenten, sich vorne auf sein Pult zu setzen. Dann klopfte er mit einem Holzhämmerchen auf eine Stelle direkt unterhalb der Kniescheibe, und prompt schlug das Bein aus. Ein Reiz ruft eine Reaktion hervor. Er erklärte, Verhalten funktioniere auf dieselbe Weise, und verbreitete sich dann noch ein wenig über diesen Punkt, bis er zu der Schlussfolgerung gelangte, dass jedes Verhalten durch die geeignete „Situation" verursacht werde (ein Begriff, der *alle* einwirkenden Reize umfasste).

Diesen Gedanken fand ein junger Psychologe sehr aufregend, der nach einem Verfahren suchte, mit dessen Hilfe man Menschen verstehen und kontrollieren könnte. Leider stellte sich heraus, dass das nicht ganz so einfach war. Offenbar muss der Reiz einige innere, nicht beobachtbare Prozesse durchlaufen, bevor er als Verhalten sichtbar wird. Man fühlt sich an die Aufnahme eines alten Liedes erinnert, auf dessen Cover das Bild eines Tubaspielers zu sehen ist. Das Lied ging so: „Du drückst die erste Klappe runter. Die Musik geht im Kreis herum, um und um, und sie kommt hier heraus" – mit einem eindeutigen Hinweis auf den Schalltrichter. Irgendwo zwischen dem Luftstoß am Mundstück und den Tönen, die aus dem Schalltrichter herauskommen, hat sich eine Menge ereignet – Prozesse sind abgelaufen und Veränderungen haben stattgefunden. Natürlich kann man die Töne, die entstehen, akkurat vorhersagen, wenn man weiß, welche Klappen heruntergedrückt werden.

Menschliche Wesen scheinen ähnlich zu funktionieren. Man kann sie Reizen aussetzen, aber bevor das Verhalten sichtbar wird, ist es durch das „im Kreis herum" modifiziert worden, sodass man nicht ganz genau voraussagen kann, was dabei herauskommen wird. Und die Prozesse, die dazwischen ablaufen, genauso wie der Umstand, welche Klappen heruntergedrückt werden („intervenierende Variablen" genannt), scheinen der Beobachtung oft nicht zugänglich zu sein, weder durch einen äußeren Beobachter noch durch das Subjekt selbst. Sie sind „unbewusst", für die Verhaltenswissenschaft ein Unwort. Wie soll man Phänomene messen und verstehen, wenn sie unsichtbar sind? Es blieb Freud und seinen Schülern vorbehalten, Wege zu finden, auf denen man sich diesen intervenierenden Prozessen annähern konnte, sodass sie zu kontrollieren waren. So nahm die Psychodynamik ihren Anfang, die Untersuchung des unbewussten „im Kreis herum" (Watkins a. Watkins 1996b).

Die Psychoanalyse hat tatsächlich Methoden entwickelt, die einen Zugang zu diesen Prozessen bieten, aber sie sind sehr langwierig. Die Hypnose versprach einen schnelleren Weg zum Verstehen dieses „im Kreis herum", und sie stellte Techniken bereit, wie die intervenierenden Variablen modifiziert werden konnten, sodass die Menschen sich ihrer inneren Prozesse bewusst werden und lernen konnten, sich konstruktiver zu verhalten. So entstand aus der Verbindung der psychoanalytischen Konzepte und der Methoden der Hypnose der Behandlungsansatz der *Hypnoanalyse.*

Die *Psychologie* im ursprünglichen Wortsinne befasst sich mit der „Erforschung der Seele bzw. des Geistes". Während des 18. und 19. Jahrhunderts jedoch machten die Naturwissenschaften solche Fortschritte und erlangten ein so hohes Ansehen, dass die Psychologen ihr Forschungsgebiet neu definieren wollten.

Die moderne Wissenschaft gelangt zu ihren Ergebnissen aufgrund objektiver Messung greifbarer Elemente, und die Begriffe, mit denen sie es zu tun hat (Pfund, Meter, Zentimeter usw.), können von einer Generation von Wissenschaftlern zur andern weitergegeben werden. „Geist" oder „Seele" *(mind)* sind etwas Unstoffliches, etwas, das man nicht greifen kann, und nur indirekt, durch die Sprache, kann eine Person verstehen, was im Kopf oder in der Seele einer anderen vorgeht. Insofern verwundert es nicht, dass die Psychologen in ihrem Eifer, als respektable Wissenschaftler Anerkennung zu finden, anfingen, von ihrem Gebiet als von der Erforschung des „Verhaltens" zu sprechen und es als eine „Verhaltenswissenschaft" zu klassifizieren.

Leider schloss diese Perspektive die riesige Menge innerer Erfahrungen, die die Menschen machen und die sich nicht immer nach außen hin, im Verhalten, manifestieren, vollständig von einer Untersuchung aus. Lassen wir das Bedürfnis, unsere wissenschaftliche Respektabilität unter Beweis zu stellen, einmal außer Acht, dann ist die folgende Definition vielleicht angemessener: *Die Psychologie befasst sich mit der Erforschung des Verhaltens und der Erfahrung in einer Weise, die wissenschaftlichen Standards so weit wie nur möglich entspricht.*

Verhalten und Erfahrung

Die Menschen äußern sich auf vielfältige Art, direkt und indirekt. Wir können beobachten, wie sich eine Person im Raum bewegt (Verhalten), und wir können aufgrund dessen, was jemand sagt und wie er (oder sie) es sagt, indirekt erschließen, was in ihm (in ihr) vorgeht. Die Menschen haben Emotionen (Gefühle), und manchmal können wir aus ihrem Verhalten ableiten, was sie fühlen, weil wir ja wissen, wie wir selbst uns verhalten, wenn wir dieselben Gefühle erleben – wir erschließen die Gefühle der anderen also im Nachhinein.

Verstehen, Beurteilungen und Bedeutungen sind noch weniger greifbar und daher der Verhaltensbeobachtung noch weniger zugänglich, und doch konstituieren sie weitgehend den „Inhalt“ einer Person, mit dem wir uns in der Psychotherapie auseinander setzen müssen. Unser Verhalten ist zu einem großen Teil von unseren Gefühlen bestimmt und davon, welches Verständnis wir von der Welt haben und welche Bedeutung wir unseren Erfahrungen zuschreiben; deshalb ist die Psychotherapie äußerst eingeschränkt, wenn wir uns nur mit dem Verhalten beschäftigen.

Kognitives Verhalten und Bedeutungen

Als die Psychologen allmählich begriffen, dass ihr Fachgebiet sich nicht ausschließlich auf das Verhalten beschränken kann, fügten sie ihm den Bereich der intellektuellen oder kognitiven Aktivität des Menschen hinzu. Die Verhaltenstherapeuten wurden zu Vertretern der kognitiven Verhaltenstherapie oder einfach der kognitiven Therapie. Allerdings wurde den emotionalen und perzeptuellen Funktionen menschlicher Wesen immer noch zu wenig Beachtung geschenkt, ganz zu schweigen von denen, die sich unterhalb der Schwelle des Bewusstseins befinden. Die Kognitionspsychologen und -therapeuten untersuchten die Reaktionen der Menschen aufgrund dessen, was sie bewusst durch Verbalisierung zum Ausdruck brachten und das offenkundig gehört und objektiv bewertet werden konnte. Aber es blieb Freud überlassen (1938), jenen Bereich des Verhaltens, der Wahrnehmungen, Motivationen und Emotionen für die Forschung zu erschließen, der sich im Innern eines Individuums befindet, einen Bereich, der von anderen nicht direkt zu beobachten ist und der, weil er „unbewusst“ ist, auch vom Individuum selbst nicht beobachtet und mitgeteilt werden kann. Mit diesem Bereich werden wir uns in diesem Kapitel beschäftigen.

Die Deutung

Fast alle Therapeuten legen ihren Patienten eine bestimmte Deutung vor, wie sie, die Therapeuten, die Patienten verstehen. Gegründet auf ihre Beobachtung und ausgehend von einer bestimmten Theorie, versuchen sie, den Patienten ein bestimmtes Verständnis ihrer Person zu vermitteln. Die Praxis sieht bei den meisten Therapien heute allerdings so aus, dass die Therapeuten selbst dann, wenn sie angeblich von einem psychodynamischen Konzept ausgehen, das *Bewusstsein* der Patienten mit diesem ihrem Verständnis zu erreichen oder sie davon zu überzeugen versuchen. Die Interpretation mag oft durchaus korrekt sein. Richtet sie sich jedoch nur an die äußere, bewusste Fassade der Patienten, dann erreicht sie die tieferen Bereiche des Gefühls und der Bedeutungen, die Veränderungen in Erleben und Verhalten so stark bestimmen, möglicherweise gar nicht. Die Therapie geht endlos weiter, und konstruktive Veränderungen bei den Patienten vollziehen sich, sofern es sie überhaupt gibt, nur sehr langsam. Das Verständnis ist rein intellektueller Art, es führt nicht zur Einsicht.

Einsicht

Erreicht ein Patient oder eine Patientin ein neues Selbstverständnis, dann sprechen wir von *Einsicht*. Freud hatte festgestellt, dass Einsicht zu wirklicher, dauerhafter „Heilung“ führt. Der Begriff Einsicht bezeichnete das kognitive Verständnis zuvor unbewusster Erinnerungen und ihrer Bedeutungen. Wenn das jedoch alles ist, was der Begriff bedeutet, dann sind wir genau so wie unsere verhaltenstherapeutischen Kollegen (Franks 1983) der Auffassung, dass diese Form von Einsicht nicht notwendigerweise zur Heilung führt, ja, dass sie für den therapeutischen Fortschritt vielleicht nicht einmal von Bedeutung ist. Einsicht kann jedoch viel mehr sein als bewusstes Wahrnehmen.

Eine Einsicht, die nur kognitiver oder intellektueller Art ist, ist einem Menschen zu vergleichen, der auf einem Hügel steht und auf seine Heimatstadt unten im Tal hinunterblickt. Er sieht die krummen Straßen, die verwahrlosten Slums, die von Kriminalität gezeichneten Quartiere usw., und er begreift, woran es der Stadt fehlt. Aber solange er nur vom Hügel aus auf die Stadt hinabblickt, solange sie nur ein „Objekt da draußen“ für ihn ist, geschieht keine Veränderung. Aufgrund von Einsicht weiß er, dass er auf sich selber blickt, aber es ist so, als blicke er auf ein Bild von sich. Er sieht ein Objekt vor sich, er macht nicht wirklich die Erfahrung der „Selbstheit“ *(selfdom)*. Er muss in die Stadt hinuntergehen, sie als Bürger dieser Stadt *erleben*, ihre Qual spüren und selbst involviert sein. Die „Selbst-Stadt“ muss zum Subjekt werden, sie darf nicht nur ein Objekt bleiben. Da es „seine Stadt“ ist, muss er sie mit seinem ganzen Dasein *neu erfahren*, so wie er sie ursprünglich, als Kind, „als wirklich“ erfahren hat. Wenn er etwas verändern will, muss er „dort“ sein, wo sie ist. Einsicht muss viel mehr sein als kognitives Verstehen. Sie muss eine Bedeutungsebene erreichen, die erfahrungsbezogene und affektive Elemente genau so umfasst wie perzeptuelle und motorische (sowie kognitive), sodass jede Faser der physischen und mentalen Existenz des Patienten daran beteiligt ist: Es ist ein Verstehen mit dem „Bauch“ genau so wie mit dem Kopf. Eine solche *echte* Einsicht setzt bei der Patientin/dem Patienten neue Kräfte frei, weil die Energie, die zuvor für die Verdrängung oder Dissoziation gebraucht wurde, nun für ein effizienteres Leben verfügbar ist.

Patienten, die neue Einsichten erlangt haben, berichten häufig, dass die Bäume nun so viel grüner und der Himmel so viel blauer sei und dass sie viel mehr Kraft hätten, mit ihrem Leben fertig zu werden. Um *diese Art* von Einsicht geht es, die heilt und die das Ergebnis eines psychodynamischen Verstehens ist. So verstandene Einsicht ist ein sehr mächtiges Agens der therapeutischen Veränderung.[1]

Beispiele psychodynamischer Interaktionen

Man wählt eine Karriere nicht selten aufgrund unbewusster Bedürfnisse. Ein langes Leben im Dienst für andere, in einem Beruf, der ganz in der Fürsorge für andere aufgeht, hat seine Wurzel manchmal in einem tiefen Schuldgefühl, ob es nun berechtigt ist oder nicht.

Ein Arzt, der eine Hypnoanalyse machte, entdeckte, warum er diesen Beruf ergriffen hatte. Im Alter von elf Jahren war er einmal von der Schule nach Hause gekommen, und sein Vater hatte ihn gescholten, weil er das Geschirr nicht abgespült hatte. Er verließ daraufhin das Zimmer und murmelte vor sich hin: „Fall doch einfach tot um." Fünf Minuten später machte sein Vater, der an einer Depression litt, genau das – er ging in den Keller und schoss sich in den Kopf. Verzweifelt versuchte der Junge, das Blut zu stillen, aber es gelang ihm nicht, und er blieb weinend neben seinem sterbenden Vater liegen. Von da an strengte er sich ungeheuer an, um Medizin studieren und seinen Abschluss als Arzt machen zu können; er widmete sein ganzes Leben der Rettung anderer – die (im Unbewussten) seinen Vater repräsentierten. Er verschaffte sich auf diese Weise Erleichterung von seinen Schuldgefühlen, denn insgeheim hatte er immer geglaubt, dass seine zwischen den Zähnen heraus gezischte Bemerkung den Tod seines Vaters verursacht habe. Seine Einsicht in diesen Konflikt, die er im Lauf der Therapie allmählich gewann, befähigte ihn, sich selbst zu vergeben, sich von einer lang andauernden depressiven Verstimmung zu befreien und sein Leben jetzt endlich zu genießen.

Kinder denken im Allgemeinen konkret und verfügen oft über ein sehr feinfühliges psychodynamisches Verständnis, eine Fähigkeit, die oft verloren geht, wenn sie erwachsen werden. Reik (1985) beschreibt folgende Episode: Ein junger Mann beobachtet mit seiner achtjährigen Schwester ein paar Kinder, die auf einem Schulhof ein Spiel machen. Eines der Kinder, Elsie, die von einem Jungen mit dem Namen Lawrence offenbar gewaltig bewundert wird, ist von diesem ausgewählt worden, „Schiedsrichterin" zu sein. Elsie ist Lawrence gegenüber ganz besonders streng und verurteilt ihn dazu, von allen anderen Kindern verprügelt zu werden. Verblüfft wendet sich der junge Mann an seine kleine Schwester, Daisy, und fragt sie, warum Elsie dem armen kleinen Lawrence gegenüber so gemein ist, der doch so nett zu ihr war und sie so sehr bewunderte. Daisy antwortete: „Sie behandelt ihn schrecklich. Sie mag ihn am meisten von allen Jungen in der Stadt." Wie weise wir doch sind, solange wir noch Kinder sind.

Beim Studium der Psychodynamik gewinnen Therapeuten oft das feinere, einfühlsamere Verständnis wieder, das wir mit dem Erwachsensein verlieren. Psychodynamisches Verstehen (konkretes oder unbewusstes Denken) wird in der Ausbildung der Psychologen jedoch sehr stark in den Hintergrund gedrängt. Objektivität und die aristotelische Logik stehen im Vordergrund, damit die Psychologen gute Wissenschaftler und Forscher werden sollen, obwohl bekannt ist, dass die meisten Psychologen nach ihrem Studienabschluss in die klinische Praxis gehen und nur selten wissenschaftliche Forschungsarbeiten publizieren. Ärzte und Therapeuten und sogar manche Psychoanalytiker leiden an dieser Betonung der wissenschaftlichen Objektivität.

Manchmal signalisieren Versprecher oder kleine Veränderungen in Haltung und Benehmen verborgene Motivationen. Sie werden von anderen häufig erkannt und meist humorvoll aufgenommen. Ein junger Mann wurde sich erst dann bewusst, dass er einen verborgenen Groll gegen einen älteren Bruder hegte, als man ihn fragte, warum er sich jedes Mal, wenn im Verlauf der Therapie der Name seines Bruders fiel, den Nacken rieb. Er war hoch erstaunt, als ihm klar wurde, dass eine Redewendung, die sein Vater häufig gebrauchte, um eine ihm unsympathische Person zu charakterisieren, der Grund dafür sein konnte: Sein Unbewusstes übersetzte eine offenbar bedeutungslose Bewegung in eine verborgene Kommunikation. Der psychodynamisch versierte Therapeut weiß, dass solche Phänomene vorkommen, und achtet sehr sorgfältig auf derartige „zufällige" Bewegungen oder Haltungsänderungen.[2]

Ein weit verbreitetes Abwehrmanöver, das die Menschen einsetzen, um die Verantwortung für ihre Aggressionen gegen andere zu leugnen oder ganz von sich abzuschieben, ist der Abzug von Energien von einem Teil des Selbst, der so zu einem Objekt gemacht wird. Wie oft berichten die Zeitungen, der Angeklagte habe vor Gericht „Reue" für seine Vergehen gezeigt („Es tut mir Leid, dass *es passierte*"). Er sagt das, um Sympathien zu gewinnen und vielleicht kein so hartes Urteil zu bekommen. Die wirkliche Bedeutung dieses Satzes ist: „Es tut mir Leid, dass ich dabei erwischt worden bin." Handelte es sich tatsächlich um echte Reue, dann hätte er wahrscheinlich gesagt: „Es tut mir Leid, dass *ich es getan habe.*"

So wichtig es ist, mögliche psychodynamisch motivierte Botschaften durch einfühlsames Zuhören und waches Beobachten zu verstehen – der Therapeut muss auf der Hut sein, dass er nicht einer anderen (nur allzu häufig anzutreffenden) Neigung erliegt – der Neigung, sich undisziplinierten Spekulationen zu überlassen. Die subtilen Hinweise, die man wahrgenommen zu haben glaubt, können zutreffend sein oder auch nicht, und eine theoretisch begründete analytische Spekulation sollte nicht als Validierung einer bloßen Hypothese aufgefasst werden, die noch der Prüfung unterzogen werden muss.

Wenn wir einem Patienten eine Deutung anbieten, kann es sein, dass sie akzeptiert wird, weil sie zutreffend ist, es kann aber auch sein, dass sie zurückgewiesen wird, weil sie, obwohl zutreffend, vom Analytiker nicht zum richtigen Zeitpunkt und mit der entsprechenden Vorbereitung vorgebracht wurde. Und manchmal ist sie vielleicht überhaupt nicht zutreffend. Ärzte und Therapeuten sollten bereit sein, eine Deutung zurückzunehmen, und sich nicht defensiv verhalten, nur um das Vertrauen des Patienten nicht zu verlieren. Keiner von uns ist allwissend. Psychodynamische Interpretationen sollten zunächst einmal behutsam und vorsichtig vorgetragen werden, nicht als Gewissheit, nicht als etwas, das klar bewiesen ist. Wenn wir uns auf die Haltung „Der Arzt hat immer Recht" zurückziehen, und die Tatsachen sprechen später gegen uns, dann besteht erst recht die Chance, dass wir den Patienten verlieren.

Die Psychodynamik verstehen lernen

Die Psychoanalytiker sind die Therapeuten, die die Psychodynamik in ihren Behandlungen am intensivsten studieren und ihr psychodynamisches Verständnis am stärksten einsetzen. Sieht man die psychoanalytische Literatur allerdings in der Hoffnung durch, darin etwas von der Weisheit der Psychoanalyse zu erfahren, wie sie sich über viele Jahre hinweg angesammelt hat, dann fällt einem auf, dass nur sehr wenig Material publiziert worden ist, in dem hervorragend geschulte Kliniker ihre klinischen Einsichten und ihre professionelle Geschicklichkeit so darstellen, dass sie nachvollzogen, erlernt und danach in der eigenen Praxis umgesetzt werden können.

In manchen psychoanalytischen Untersuchungen zum Beispiel erfährt man: „An diesem Punkt deutete ich die negative Übertragung des Patienten." Aber wir begreifen nur selten, wie der Analytiker wusste, dass der Patient in diesem Moment eine negative Übertragung hatte. Warum genau ist die negative Übertragung gerade in diesem Moment zum Ausdruck gekommen? Mit welchen Worten genau brachte der Analytiker seine Interpretation vor? Und wie war die unmittelbare Reaktion des Patienten? Wie beeinflusste diese Interpretation das Verhalten, die Gefühle und die Erfahrung usw. des Patienten? Oft bleiben wir mit tausend unbeantworteten Fragen zurück, da nur sehr wenige Analytiker ihre Sitzungen wörtlich dokumentieren und ihre eigenen Reaktionen sowie die ihrer Patienten dann im Detail untersuchen.

Viel Aufmerksamkeit wird den allgemeinen Konzepten und den philosophischen Grundlagen gewidmet. Auf tausenden von Seiten werden in der psychoanalytischen Literatur komplexe Fragen der psychoanalytischen Theorie erörtert, zum Beispiel: Was genau meinte Freud in dieser besonderen Phase seiner Entwicklung?

Die theoretischen Auseinandersetzungen reichen von den Kontroversen zwischen Freud, Jung und Adler bis hin zu den Beiträgen von Rank (1929) und später zu den Auseinandersetzungen zwischen den klassischen „Triebtheoretikern" und den „Beziehungstheoretikern", wie die Vertreter der Objektbeziehungsschule im Rahmen der Psychoanalyse genannt werden (siehe J. Greenberg 1991; R. Greenberg a. Mitchell 1983). Dazu gehören auch die wesentlichen Beiträge so unterschiedlicher Theoretiker wie Fairbairn (1952), Guntrip (1968), H. Hartmann (1939, 1964), Jacobson (1998), Kernberg (1997), Klein (1987), Kohut (1979), Kris (1979), Mahler (1975) und Winnicott (1997c).

Als „Philosophien", die sich mit der psychischen Struktur menschlicher Wesen befassen, sind all diese Beiträge wertvoll und interessant. Man fragt sich allerdings nach solchen theoretischen Auseinandersetzungen: „Wie genau gelangt ein wirklich geschulter psychoanalytischer Therapeut nun eigentlich zu seinen Ergebnissen? Wie denkt er oder sie, und wie gelangt man wenigstens ansatzweise zu dieser klinischen

Weisheit?" Unter den „großen alten Männern" der Psychoanalyse gibt es tatsächlich einige, die ihr Denken und ihr psychodynamisches Verständnis aus größerer Nähe schildern; die Lektüre ihrer Publikationen hat uns geholfen, unsere eigenen Patienten besser zu verstehen, und wir können das, was sie zu sagen haben, in die von uns in neuerer Zeit entwickelten Konzeptionen von den Ich-Zuständen integrieren.

Freud selbst hat einen sehr luziden Schreibstil, obwohl wir einräumen müssen, dass wir seine ursprünglich auf Deutsch geschriebenen Werke nur in der englischen Übersetzung kennen. Insbesondere auf vier klassische Fallbeispiele, die Freud vorgelegt hat, möchte ich hinweisen: *Bruchstück einer Hysterie-Analyse* (1905), *Analyse der Phobie eines fünfjährigen Knaben* (1909), *Bemerkungen über einen Fall von Zwangsneurose* (1909), *Psychoanalytische Bemerkungen über einen autobiographisch beschriebenen Fall von Paranoia* (1911; der Fall Schreber). Sie alle sind für einen heutigen Therapeuten eine sehr lohnende Lektüre.

Außerhalb psychoanalytischer Kreise werden die originalen Freud-Texte von den heutigen Psychotherapeuten nur selten gelesen. Aber diese klassischen Texte geben einen guten Einblick in Freuds psychodynamisches Denken. Eines der besten Beispiele für Freuds analytische Gedankenprozesse ist *Das Motiv der Kästchenwahl* (1913). Man kann durch das kritische Studium dieser Fallbeispiele sehr viel lernen.

Im Jahre 1938 bezeichnete Freud Theodor Reik als einen der wenigen Meister der angewandten Analyse. In seinem 1948 erschienen Werk *Listening with the third ear* (dt.: *Hören mit dem Dritten Ohr*, 1976) stellt Reik sehr genau dar, welche Assoziationen ihm beim Analysieren eines bestimmten Ereignisses durch den Kopf gehen, und gibt zugleich einen sehr persönlichen Einblick in psychodynamisches Denken. Im acht Jahre zuvor veröffentlichten *The search within: The inner experiences of a psychoanalyst* (dt.: *Dreißig Jahre mit Sigmund Freud*, 1976) vermittelt Reik etwas von dem, „was im Ausbildungsprogramm der Psychoanalyse vernachlässigt wird". Er verglich es mit dem „musikalischen Begriff des Gehörtrainings: der Entwicklung einer höheren Empfänglichkeit für musikalische Phänomene aller Art – zum Beispiel für winzige Tonunterschiede" (S. 393). Und in *Of love and lust* (1957; dt.: *Von Liebe und Lust. Über die Psychoanalyse romantischer und sexueller Emotionen*, 1985) beschreibt Reik anhand von Fallbeispielen seine Beobachtungen hinsichtlich der Unterschiede zwischen Männern und Frauen, was Denken und Verhalten betrifft – Beobachtungen, die für männliche Psychotherapeuten, die weibliche Patienten behandeln, äußerst hilfreich sein können, auch wenn die traditionellen Rollen von Männern und Frauen sich mittlerweile verändert haben. Die Lektüre von Reiks Arbeiten kann für den praktizierenden Therapeuten ein wirklich interessantes Lernerlebnis sein.

Traumanalyse

Ein anderer Weg, auf dem Therapeuten ein Verständnis der inneren Prozesse („im Kreis herum") entwickeln können, ist das Studium der Träume. Freud selbst sagte einmal, der Traum sei „der Königsweg zum Unbewussten".[3]

Träume treten für gewöhnlich in den oberflächlichen Schlafphasen auf, in denen die Wachsamkeit des Ich herabgesetzt ist (weil es weniger stark besetzt ist) und verdrängtes Objektmaterial besser ins Bewusstsein des Träumers vordringen kann.

Nach Freuds Auffassung (1938) repräsentieren die Träume fantasierte Wunscherfüllungen, sie sind Ausdruck unseres ungelösten Strebens nach Lust. Wir neigen dazu, sie als den Höhepunkt (in Form mentaler Bilder) all unserer Versuche zur Problemlösung zu betrachten. Aber sie zeichnen, wie andere Verhaltensweisen auch, in verschleierter Form das „im Kreis herum", den Kreislauf der psychodynamischen Interaktionen zwischen dem Ursprungsreiz, der das Verhalten ausgelöst hat, und deren offenem Zu-Tage-Treten nach.

Freud stellte vier verschiedene intervenierende Traummechanismen fest: symbolische Repräsentanz, Verschiebung, Verdichtung und sekundäre Bearbeitung. Wir könnten noch all die anderen bekannten Abwehrprozesse hinzufügen (wie Reaktionsbildung, Verleugnung, Projektion, Rationalisierung), mit deren Hilfe die Menschen den mentalen Schmerz zu vermeiden suchen, den sie empfinden, wenn sie sich ihren eigenen nicht akzeptablen Impulsen bewusst und im vollen Umfang stellen. Die „Traumarbeit" übersetzt die ursprünglichen Motivationen in Bilder, die auf annehmbare Weise wahrgenommen werden können – zumindest in einem leichten Schlafzustand. Indem wir den Prozess der Traumarbeit nachzeichnen, verstehen wir besser, auf welche Weise diese psychodynamischen Transaktionen dazu dienen, das Individuum vor inneren wie vor äußeren Bedrohungen zu schützen.

Aus dem Studium der Techniken von Wilhelm Stekel (1922, 1924, o. J.) kann man viel über die Traumdeutung lernen. Obwohl Stekel sich schließlich von Freud trennte, wurde seine hervorragende Bedeutung auf dem Gebiet der Traumdeutung von den Psychoanalytikern stets anerkannt. Er entwickelte eine hohe psychologische Intuition, die er, mehr noch als die von Freud angewandte Methode der freien Assoziation, bei der Analyse von Träumen einsetzte.

Bei der Präsentation seiner vielen Fallbeispiele folgte er einem bestimmten Muster: Zuerst beschrieb er das Problem, das den Patienten in die Behandlung geführt hatte, und schilderte dann den Hintergrund des Falls. Danach stellte er jeden einzelnen Traum zusammen mit seiner (intuitiven) Interpretation des jeweiligen Bedeutungsgehalts vor. Stekel glaubte, dass der erste Traum eines Patienten in der Analyse in der Regel die gesamte Struktur seiner Neurose abbildete, die sich im Verlauf der folgenden analytischen Sitzungen enthüllen würde. Er brauchte für seine Analysen wesentlich weniger Zeit als Freud und andere Kollegen.

Der folgende Traum ist ein Beispiel aus der Analyse eines Arztes, der vor einigen Jahren bei mir in Behandlung war. Die abschließende Interpretation des Traumes (die durch die Assoziationen des Patienten verifiziert wurde) macht deutlich, in welcher Weise die Ego-State-Theorie für die Formulierung des Bedeutungsgehalts von Träumen nützlich sein kann.

Der Arzt, der gerne auf die Jagd geht, bringt den folgenden Traum: „Ich nahm meine beiden kleinen Söhne mit auf die Jagd. Wir fuhren mit dem Familienauto, einem Campingwagen. Es war gegen Abend, und es kam Nebel auf. Wir befanden uns auf einer engen Waldstraße an einem Berghang, der auf der einen Seite steil anstieg und auf der anderen steil abfiel. Ich spürte, dass es gefährlich war, auf dieser Straße weiterzufahren, und so fuhr ich den Wagen an die Seite und schob Holzklötze unter die Räder, sodass er nicht in den Abgrund stürzen konnte. Dann legten wir uns schlafen. Mitten in der Nacht wachte ich auf (im Traum) und merkte, dass der kleinste meiner Jungen aus dem Wagen gestiegen war und die Holzklötze, die ich unter die Räder geschoben hatte, wegzog. In großer Aufregung schrie ich: ‚Pass doch auf, du verdammter Idiot! Du bringst uns noch alle um.' Dann wachte ich auf und war sehr erleichtert, als ich feststellte, dass ich sicher in meinem Bett lag."

Im Zustand einer leichten Hypnose hat der Patient die folgenden Assoziationen zu den verschiedenen Traumelementen: „Der bemerkenswerteste Aspekt ist meine große Angst. Es bestand eine reale Gefahr, dass ich und meine Söhne zugrunde gehen würden. Ich sehe in dem Campingwagen immer den ‚Familienwagen'." Der Patient hatte bereits früher Autos als Traumsymbole für Frauen benutzt. Dementsprechend besteht in diesem Traum eine Gefahr für ihn, seine Frau und seine Familie. Die Bedrohung wird durch seinen „kleinsten Jungen" aktiviert, den am wenigsten reifen Kind-Zustand.

Ich frage, ob es in seinem gegenwärtigen Leben eine Situation gibt, vielleicht in seiner Arztpraxis, die für ihn und seine Familie eine „Gefahr" darstellen könnte. Er antwortet in ängstlichem und verzagtem Ton: „Nun ja, ich habe eine neue Patientin, eine sehr attraktive junge Frau, die sich mir gegenüber recht verführerisch benommen hat. Sie törnt mich wirklich an, und ich habe mit dem Gedanken gespielt, mit ihr ins Bett zu gehen. Natürlich ist das ziemlich unreif von mir, denn wenn es bekannt werden würde, würde ich mein Ansehen verlieren, meine Praxis und wahrscheinlich auch meine Frau und meine Kinder. Ich habe mir schon mehrmals gesagt: ‚Komm zu dir, Mann! Schlag sie dir aus dem Kopf.'"

Der Traum scheint eine Warnung zu sein. Er geht auf die Jagd nach Wild,[4] nimmt aber seine Kinder mit (seine kindlichen, unreifen Ich-Zustände); um sich und seinen (Familien-)Campingwagen zu schützen, schiebt er eine „Blockierung" ein, damit er nicht „in den Abgrund fällt" (im Original „falling for her") (indem er sich Hals über Kopf verliebt und seine Familie zerstört). Sein frühester (unreifster) Ich-Zustand droht die Blockierung zu lösen. Er könnte „fallen" (sie verführen bzw. sich verführen lassen). Die Angst, die er nun bekommt, ist stärker als der Traum. Er „wacht auf" (im Traum), schreit den kindlichen Ich-Zustand an und wacht dann in der Realität auf, er liegt sicher in seinem Bett.

In diesem Traum können wir das Wechselspiel der psychodynamischen Prozesse zwischen den tiefer liegenden Motivationen gut beobachten – die Anziehung, die seine Patientin auf ihn ausübt, und seinen Wunsch, sein Ansehen, seine Karriere und seine Familie nicht zu gefährden. In diesem Fall hat sein bewusstes Selbst die Unreife seiner sexuellen Wünsche erkannt, und diese sind in einen Kind-Zustand verbannt worden. Dieser Zustand droht nun die Oberhand zu gewinnen (die ausführende

Rolle zu übernehmen) und ihn zum „Ausleben" seiner triebhaften Wünsche in Bezug auf die Frau zu verführen. Indem er aufwacht, zuerst im Traum und dann in der Realität, zieht er die Besetzung von dem Kind-Zustand ab und kehrt wieder in seinen normalen, realistischen Ich-Zustand zurück, der nun wieder die ausführende Rolle übernimmt und den gesunden Menschenverstand walten lässt. Die Interpretation zeigt: Der Traum warnt ihn vor der Gefahr, die ihm und seiner Familie droht.

Hypnose bei der Untersuchung psychodynamischer Prozesse

Sämtliche Techniken, die gewöhnlich für die Traumdeutung[5] genutzt werden, können auch angewandt werden, wenn der Patient sich in einem Zustand der Hypnose befindet. Die Hypnose macht es häufig viel leichter, unbewusste Bedeutungen zu entdecken. Sie hat, was die Herabsetzung der Zensur und die Enthüllung vorbewussten Materials betrifft, gewisse Ähnlichkeit mit einem leichten Schlafzustand. Sie lässt sich mit dem Zustand der Entspannung auf der Couch des Analytikers vergleichen, versetzt den Patienten jedoch in eine tiefere Trance.

Im Zustand der Hypnose ist das Ich nicht ausgeschaltet, wie man es den Psychoanalytikern bisher stets beigebracht hat, es ist lediglich weniger wachsam in seiner Abwehrhaltung, und unbewusstes Material ist der bewussten Wahrnehmung leichter zugänglich. Das ist der Hebel, an dem der Hypnoanalytiker ansetzen kann, wenn er eine psychoanalytische Therapie durchführt.

Psychodynamische Überlegungen bei der Behandlung der multiplen Persönlichkeitsstörung

Eine weitere Lernerfahrung in Hinblick auf psychodynamische Prozesse machen Analytiker oder Therapeuten, wenn sie zum ersten Mal einen Patienten mit einer multiplen Persönlichkeitsstörung behandeln (heute dissoziative Identitätsstörung genannt). Erfahrene MPS-Therapeuten können nach einer Periode des Kennenlernens oft schon vorhersagen, welche Alter-Personen wann und warum auftauchen werden, da sie gelernt haben, die besonderen psychodynamischen Interaktionsmuster, die im Innern des Patienten zwischen ebendiesen Alter-Personen ablaufen, zu verstehen. Sie wissen häufig auch, welche Alter-Person für ein bestimmtes Verhalten oder eine Periode der Amnesie verantwortlich war. Da die Ich-Zustände (Alter-Personen) auch aufgrund der inneren Motivationssysteme des Patienten hervortreten können, also nicht durch Hypnose aktiviert werden müssen, bekommt der Therapeut wesentlich mehr direkte Einsicht in die inneren (kreisförmigen) Prozesse des Patienten. Während eine Alter-Person abtritt und eine andere auftaucht, ist es leichter zu ergründen, was vorgeht und warum gerade dieser besondere Wechsel stattgefunden hat. Das Funktionieren der Ich-Zustände wird verständlicher. Bei MPS-

Patienten brauchen wir unter Umständen weder Hypnose noch die klassischen psychoanalytischen Techniken anzuwenden (wir müssen zum Beispiel, um an unbewusste Prozesse heranzukommen, nicht darauf warten, dass der Patient eine Übertragung auf den Therapeuten aufbaut), wenn wir sie verstehen und ihnen helfen wollen, „die richtigen Klappen" zu drücken und eine Entwicklung einzuschlagen, die zu größerer Reife führt.

Psychodynamische Interaktionen in der Psychose

So wie die Alter-Personen von MPS-Patienten psychodynamische Interaktionen offen zur Schau stellen, enthüllen psychotische Patienten ihre unbewusste Geistestätigkeit oft in Form von Sinnestäuschungen, Halluzinationen und psychotischen Aussagen.

Ein paranoider, schizophrener Patient sagte einmal zu mir (J. G. W.): „Wir versuchen, ein Gesetz im Kongress durchzubringen, das General Marshall zum General der Streitkräfte macht." Es dauerte einige Zeit, und ich musste genau auf ihre symbolischen Äquivalente hören, bis mir die Bedeutung dieser Aussage klar wurde. Der Kongress, die beratende Körperschaft der Nation, repräsentierte seinen eigenen Geist. General Marshall (der Therapeut), der die Nazis, also das Böse, besiegt hatte (Gleichsetzung mit seiner Geisteskrankheit), brachte Europa durch den Wiederaufbau mithilfe des Marshall-Plans (der Therapie) den Frieden. Abgesehen davon, war der erste „General der Streitkräfte", George Washington, zugleich „der Vater" unseres Landes. Der Patient rang darum, mir Anerkennung zu zollen, in Form seiner Bereitschaft, mich als seinen „Vater" zu akzeptieren – ein neues Zeichen seines Vertrauens. Ich antwortete: „General Marshall nimmt diese Ehre hocherfreut an." Wir haben symbolisch miteinander kommuniziert. Ich weiß, dass diese „Auszeichnung" eine Übertragung bedeutet, die später vielleicht wieder aufgelöst werden muss – allerdings erst dann, wenn seine Psychose zurückgegangen ist und er die Fähigkeit besitzt, eine solche Interpretation zu akzeptieren und zu integrieren.[6]

Solcherart ist das Wesen psychodynamischer Prozesse und ihrer Interpretation im Rahmen einer analytischen Psychotherapie.

Es ist jetzt an der Zeit, einen schweren Fall von Dissoziation zu untersuchen und zu demonstrieren, wie die verschiedenen Alter-Personen in einer echten multiplen Persönlichkeit psychodynamisch miteinander und mit der Primärpersönlichkeit in Interaktion treten können.

Anmerkungen

1 Nash (1994) hat festgestellt, dass wahrheitsgemäße Einsicht nicht das Agens der Heilung ist, dass dieses vielmehr in der „Konstruktion eines ‚überzeugenden Selbst-Narrativs', das Symptomerleichterung bringt", zu sehen ist. Von diesem Standpunkt aus betrachtet, muss Einsicht nicht notwendig das aufdeckende, erfahrungsbezogene Erinnern und Wiedererleben einer tat-

sächlichen traumatischen Situation sein. Ein Selbst-Narrativ, das genügend Überzeugungskraft (Bedeutung) besitzt, die Symptome zum Verschwinden zu bringen, ergibt sich viel eher aus der abreaktiven Freisetzung gebundener Affekte, gefolgt von einem kognitiven Narrativ, das „Sinn ergibt", ob es nun der Wahrheit entspricht oder nicht. Diese Behauptung müsste noch bewiesen werden. Viele Psychoanalytiker würden diese Formulierung nicht als stichhaltig akzeptieren; sie würden darauf bestehen, dass der Patient „echte", also der Wahrheit entsprechende Einsicht gewinnen muss, wenn er „geheilt" werden will.

Während des Zweiten Weltkriegs „veränderte" ich (J. G. W.) die Erinnerung eines Soldaten, der depressiv und voller Schuldgefühle war, weil er seine Stellung im Schützengraben, die unter feindlichem Feuer stand, nicht verlassen hatte, um einen verwundeten Kameraden im „Niemandsland" zu retten. Als später Hilfe kam, war der Kamerad tot. Unter Hypnose durchlebten wir den Vorfall noch einmal, aber an dem Punkt, an dem er „gerade drauf und dran war, meinem Kameraden zu Hilfe zu kommen, ohne Rücksicht auf die Gefahr", visualisierten wir, wie sein befehlshabender Offizier dazukam und ihm befahl, „in Deckung zu bleiben", denn: „Ich kann es mir nicht leisten, auch nur einen einzigen weiteren Mann zu verlieren." Sein Schuldgefühl verschwand und die Depression hellte sich auf, nicht auf der Basis einer der Wahrheit entsprechenden Einsicht, sondern aufgrund einer veränderten (falschen) Erinnerung, die ihm mithilfe von Suggestion eingegeben worden war.

Mein Supervisor, ein Psychoanalytiker, bemerkte trocken: „Wenn ihr Hypnotiseure die Erinnerungen der Patienten erst einmal manipuliert habt, wird es uns Psychoanalytikern nie mehr gelingen, sie wieder zurechtzubiegen." Ich habe keine Follow-up-Daten zu diesem Fall, aber offensichtlich halten die Menschen über Jahre hinweg an falschen Erinnerungen fest (Loftus 1993), möglicherweise aufgrund positiver Verstärkung – in diesem Fall der Befreiung von Schuld.

2 „He's a pain in the neck", wörtlich: „Er sitzt mir wie ein Schmerz im Nacken", meist als „Er geht mir auf die Nerven" übersetzt; Anm. d. Ü.

3 Es sollte in den Kreisen der Psychoanalytiker in stärkerem Maße zur Kenntnis genommen werden, dass die Hypnose von den Hypnoanalytikern heutzutage oft in derselben Weise eingesetzt wird, wie Freud die Träume benutzt hat – als ein weiterer „Königsweg zum Unbewussten"; dies muss nicht notwendigerweise „Suggestion" einschließen, die Freud dazu veranlasste, die Hypnose insgesamt abzulehnen.

4 im Original *deer*, das einen Gleichklang mit *dear* im Sinne von „lieb" aufweist; im Text wird auf diese klangliche Überlagerung hingewiesen; Anm. d. Ü.

5 In einem anderen Buch (J. Watkins 1992b, Kap. 6) haben wir viele Techniken der Trauminterpretation, die wir häufig anwenden, mit und ohne Hypnose, detailliert beschrieben, und wir zeigen, wie wir den professionellen Umgang mit ihnen geübt haben.

6 Federn (1943) rät dringend davon ab, die positive Übertragung schizophrener Patienten zu deuten. Dies beschleunigt häufig den psychotischen Prozess nur noch mehr. Die positive Übertragung sollte vielmehr erhalten bleiben, um die Beziehung zum Analytiker möglichst stabil zu halten. Nur die negativen Übertragungen sollten interpretiert werden.

6 Psychodynamische Bewegungen bei den Alter-Personen multipler Persönlichkeiten

Spezialisierung der Funktionen durch klare Aufteilung nach einem bestimmten Muster, die Aufspaltung eines Ganzen in Teile scheint bei Individuen wie bei Gruppen aus den gleichen Gründen zu erfolgen. Eine Spezialisierung erfolgt anfänglich immer aus Gründen der Anpassung und dient dem Überleben der organisierenden Einheit. Erfüllt der Teil seine Funktion, die dem Schutz des Ganzen dient, mit Erfolg, dann gliedert sich das Ganze weiter auf in noch mehr Einzelteile, die darauf spezialisiert sind, weiteren Bedürfnissen und Problemen zu begegnen. Eine Taktik, die Gewinn bringt und Schmerzen mildert, wird in der Regel wiederholt.

Völker und Staaten entwickeln Verteidigungsministerien, um sich gegen äußere Feinde zu schützen und ihr Überleben zu sichern. Ein schwer missbrauchtes Kind entwickelt MPS und Alter-Personen, um mit den Angriffen der Missbraucher fertig zu werden. Es handelt sich dabei um spezialisierte Teile der Persönlichkeit, die ursprünglich etabliert wurden, damit sie das Überleben sichern, und wenn die Strategie der Trennung (Spaltung) positiv verstärkt wird, wird sie wiederholt, damit andere, weniger elementare Bedürfnisse befriedigt werden können, wie das Streben nach Lust und die Verteidigung der eigenen Interessen. Immer mehr Ich-Zustände, verborgene wie offen zutage tretende (Alter-Personen), entwickeln sich, und es kann sein, dass allmählich eine multiple Persönlichkeit entsteht.

In einer normalen, gut funktionierenden Gesellschaft kooperieren und kommunizieren Institutionen und Ämter, Staaten, Länder und Städte und andere Verwaltungseinheiten miteinander, zunächst einmal zum Zweck des Überlebens und dann auch zur Verbesserung der Lebensqualität. Im Idealfall sind ihre Aktivitäten aufeinander abgestimmt, zum Besten der gesamten Nation bzw. Bevölkerung, die sowohl das Überleben sichert als auch andere Bedürfnisse befriedigt.

In einem normalen, gut funktionierenden Individuum gibt es differenzierte Ich-Zustände im Dienst einer effizienteren Anpassung an das Leben; werden diese Ich-Zustände jedoch mit einer extremen Bedrohung konfrontiert, wie beim Kindesmissbrauch, dann können daraus offen hervortretende Alter-Personen entstehen mit undurchlässigeren Grenzen, wie zum Beispiel bei der multiplen Persönlichkeitsstörung.

Unglücklicherweise hören die einzelnen Teile auf, miteinander zu kommunizieren oder zu kooperieren, sobald die Angst ums Überleben im Vordergrund steht, in diesem Fall ist Dissoziation angesagt. Kampf und Wettstreit entwickeln sich. Wie in einem Staat ringen Parteien um die Macht. Die Staaten erklären einander den Krieg. Einzelne Interessengruppen führen den Kampf um die wirtschaftliche Macht. Die einzelnen „Teile" errichten trennende „Mauern" zwischen sich, und die Kommunikation innerhalb der Gemeinschaft kommt zum Erliegen oder ist stark eingeschränkt.

Ein ähnliches Muster findet sich manchmal auch innerhalb eines Individuums. Multiple Alter-Personen, die durch Amnesie voneinander getrennt sind, wetteifern um die Führungsposition (exekutive Rolle) in der Gesamtpersönlichkeit. Wie in einem Staat auch, sind Kontrolle und territoriale Besitzansprüche eine machtvolle Motivation. Die Effizienz der Gesamtpersönlichkeit, ihre Fähigkeit, mit den alltäglichen Aufgaben fertig zu werden, ist schwer beeinträchtigt.

Multiple Persönlichkeit

Eine multiple Persönlichkeit ist ein um Gleichgewicht bemühtes System, das verzweifelt danach strebt, den vielen Facetten eines komplexen und brutalen Umfelds gerecht zu werden und darin zu überleben. Eine multiple Persönlichkeit versucht, in erster Linie zu überleben und in zweiter Linie einigermaßen erfolgreich mit dem Leben zurechtzukommen; manchmal gelingt es ihr bis zu einem gewissen Grad, aber sehr oft gelingt es ihr nicht. Diese Bestrebungen sind nichts anderes als eine extremere Form dessen, was auch das „normale“ Individuum ständig versucht – es entwickelt durch Differenzierung Teile im Sinne von Ich-Zuständen, die dazu bestimmt sind, eine bessere Anpassung im Rahmen eines weniger rauen sozialen Umfelds zu gewährleisten.

Eine der schwierigsten Aufgaben für einen MPS-Therapeuten ist der Umgang mit bösartigen Alter-Personen. Er hat dabei mehrere Optionen. So kann er (oder sie) versuchen, den störenden Ich-Zustand zu *eliminieren* oder seinen Einfluss zu reduzieren oder aber die Ziele, die dieser Ich-Zustand verfolgt, so zu modifizieren, dass seine Bestrebungen konstruktiver in das Ganze, die Gesamtpersönlichkeit, *integriert* werden. Dieser Prozess führt manchmal dazu, dass der betreffende Ich-Zustand seine einzigartige Identität in der Verschmelzung mit der Gastgeber-Persönlichkeit oder mit anderen Alter-Personen verliert. Zu einer solchen Verschmelzung kann es spontan kommen, wenn das spezifische Bedürfnis oder der spezifische Zweck dieses Ich-Zustands nicht mehr besteht. Die einzelnen Teile leisten jedoch oft heftigen Widerstand gegen eine solche Verschmelzung (H. Watkins 1989). Dieser Widerstand innerhalb eines Individuums ist einem äußeren Konflikt zwischen Individuen und Gruppen oder Institutionen zu vergleichen. Das Militär kämpft um seine finanziellen Zuschüsse auf Kosten anderer Ministerien, selbst dann, wenn der Staat in diesem Augenblick ganz andere Probleme und Aufgaben hat. In diesem Fall stehen die Bestrebungen der einzelnen Teile nicht mehr in erster Linie im Dienst des Überlebens des Ganzen, der Aufgabe, für die sie ursprünglich geschaffen wurden.

Teile der Persönlichkeit können überleben, wenn sie sich verändern und sich an neue Bedingungen anpassen. Die Hersteller von leichten zwei- oder vierrädrigen Wagen überlebten, als sie anfingen, Automobile zu bauen. Hörten die Organisationen und Spendenaufrufaktionen auf zu existieren, als durch die Entwicklung geeigneter Impfstoffe die Kinderlähmung ausgerottet war? Nein, sie setzten ihr Personal für andere Zwecke ein, sie sammelten jetzt Spenden für die Behandlung von Kindern, die an einer Geburtsschädigung litten. Die Existenz einer organisierten Einheit setzt sich fort, auch wenn die ursprüngliche Mission, für die sie einst geschaffen wurde, erfüllt ist, sofern sie sich verändert und an die neuen Gegebenheiten anpasst. Genauso können die verschiedenen Alter-Personen in einer multiplen Persönlichkeit wie auch die Ich-Zustände bei den leichteren Störungen der Vernichtung entgehen – ein Umstand, der therapeutisch genutzt werden kann, den intrapsychischen Widerstand herabzusetzen und therapeutische Ziele zu unterstützen.

Der Therapeut fördert diesen Prozess, indem er den Alter-Personen von MPS-Patienten sozusagen einen weiteren Horizont anbietet und ihr Denken über ihre ursprünglichen, starren und konkreten Grenzen hinausführt. Und vom Studium normaler Ich-Zustände unter Hypnose können wir viel über Strategien lernen, die auch bei echten multiplen Persönlichkeiten anwendbar sind. Schauen wir uns einige dieser Möglichkeiten an.

Beseitigung von nicht angepassten, bösartigen oder anachronistischen Ich-Zuständen

H. Watkins (siehe 1978) entdeckte bei einer nicht multiplen College-Studentin, die wegen Fettleibigkeit in die Behandlung gekommen war, einen Ich-Zustand, der sich selbst als „the young minds" („die kleinen Geister") bezeichnete. Diese Entität (oder Gruppe) sagte: „Wir sitzen im Kopf wie Fliegen". Sie behaupteten, sie seien die „Angstpartikel", die Teile des Gehirns, die Angst hätten, und erzählten, sie seien „im Krankenhaus geboren worden", als die Patientin noch sehr klein war.

> Therapeutin: Warum wurdet ihr geboren?
> Patientin: Weil da Angst war.
> T: Okay, was ist der Zweck eurer Existenz, weshalb seid ihr da wie Fliegen im Kopf?
> P: Wir haben keinen Zweck; wir sind nur da.
> T: Ihr wisst also nicht, welche Funktion ihr habt?
> P: Nein.

Helen bat darum, sich mit „the dark one" („dem Dunklen") besprechen zu dürfen, einem zu einem früheren Zeitpunkt bösartigen Ich-Zustand, den sie sich zum Freund gemacht hatte und der ihr nun als innerer Hilfstherapeut assistierte.

> T: Hallo, Dunkler. Du hast sicher gehört, was die Fliegen sagten, diese Angstpartikelchen in ihrem Kopf, wie sie [die Patientin] sie beschrieben hat. Hm, wir müssen etwas mit ihnen tun. Was meinst du?

Sie fragte ihn dann, ob er ihre Aktivität stoppen könne, und er antwortete, er sei bereit, es zu versuchen, fügte aber hinzu, es werde „nicht leicht" sein. Er versprach, die Sache in drei Tagen zu erledigen, indem er „ihren Einfluss verringern und ihnen die Energie abschneiden" werde, wies aber darauf hin, dass „sie", die Patientin, sich in dieser Zeit ganz anders benehmen werde: „Es kann sein, dass sie kalt und distanziert wirkt – andere Leute sind ihr lästig."

Er erfüllte sein Versprechen innerhalb von drei Tagen, und die Patientin fühlte sich zu einem guten Teil von ihren inneren Ängsten befreit. Die Entscheidung, die „Fliegen" zu beseitigen, gründete sich auf die Information, dass sie keine Funktion mehr hatten. Sie waren einfach da, als schlechte Verhaltensgewohnheiten.

In einem andern Fall, bei dem es sich gleichfalls nicht um eine multiple Persönlichkeit handelte, kommunizierten wir (J. G. W. und H. H. W.) mit „Toby", einem kindlichen Ich-Zustand eines Studenten, der sich herausgebildet hatte in einer Zeit, als der Patient von einer grausamen Mutter brutal geschlagen worden war. Toby war dissoziiert und der Verdrängung anheim gefallen, und er hatte die ganze Spontaneität und Lebhaftigkeit des Vierjährigen in einen unbewussten, verborgenen Ich-Zustand hereingezogen. Zurück blieb nichts als eine kalte, schizoide Schale, das Schneckenhaus einer Person, die deprimiert und voll destruktiver Wut war. Auf diese Weise hatte der Patient den kreativsten und „lebendigsten" Teil seiner selbst „gerettet". Bei diesem Patienten handelte es sich nicht um einen Multiplen, aber das psychodynamische Manöver, einen Teil des eigenen Selbst abzuspalten und zu verdrängen, wird von multiplen Persönlichkeiten häufig eingesetzt.

Es war offenkundig, dass die Kernpersönlichkeit des Patienten die lebendigen, kreativen, spontanen Teile seiner selbst wieder zurückbekommen musste, wenn er sein Leben nicht als eine graue, langweilige, depressive Person voller Wut verbringen wollte. Ziel der therapeutischen Strategie war es zunächst einmal, dass der Patient die Angst und die Wut der Mutter gegenüber in mehreren heftigen Abreaktionen herauslassen und sich dadurch von ihnen befreien konnte. Danach konnten wir, nachdem es im Hier und Jetzt keinen Grund für die Abspaltung und Verdrängung des Toby-Zustandes mehr gab, diesen Zustand eliminieren und seine Inhalte wieder in die Primärpersönlichkeit integrieren.

Wir diskutierten die Sache mit Toby, der sich freiwillig anbot, auf seine Existenz zu verzichten und diese Inhalte der Kernpersönlichkeit „zurückzugeben". Er sagte zu uns: „Weil ich euch liebe, bin ich bereit, für euch zu sterben." In einer sehr emotionalen Abschiedssitzung, in die wir alle drei einbezogen waren, wurde der kleine Toby unter Hypnose in die Kernpersönlichkeit zurückgeführt und hörte auf zu existieren.

Der Student gewann sein kreatives, spontanes Selbst zurück. Danach bereitete er sich auf seine Graduierung vor, machte seinen Doktortitel und wurde ein ausgezeichneter Arzt, dessen hervorstechende Eigenschaften seine Spontaneität und Lebendigkeit waren sowie die Fähigkeit, Liebe zu geben und zu empfangen.

In den beiden oben geschilderten Fällen wurde die Eliminierung nicht angepasster oder anachronistischer Ich-Zustände dadurch ermöglicht, dass sie nicht mehr dem Überlebenszweck dienten und die Integration aufgrund der Zustimmung aller beteiligten Parteien erfolgte. Für gewöhnlich muss jedoch mit starkem Widerstand gerechnet werden. Die meisten Ich-Zustände oder Alter-Personen sind nicht bereit, die „Sydney-Carter-Rolle" zu übernehmen und für das Wohl der ganzen Person zu sterben, auch wenn das „viel, viel besser" für sie wäre (Dickens 1993).

Die Psychodynamik in einem komplexen Fall einer echten multiplen Persönlichkeit

Gelegentlich haben wir Patienten behandelt, die uns für die Forschung von besonderem Interesse zu sein schienen; in diesen Fällen verlangten wir kein Honorar. Diese Behandlungen zogen sich über lange Zeit, manchmal über mehrere Jahre hin. Unser Ziel war es, das Funktionieren sowohl von verborgenen als auch von offen in Erscheinung tretenden Ich-Zuständen – wie sie uns bei echten multiplen Persönlichkeiten begegnen – intensiv zu erforschen.

Dies ist nicht erster Linie ein Buch über offen zutage tretende Ich-Zustände (Alter-Personen), wie wir sie bei der multiplen Persönlichkeitsstörung beobachten können. Wie bereits erwähnt, gibt es zur Zeit eine Reihe ausgezeichneter Texte zur Pathologie und Behandlung von MPS. Einer der besten Wege, einen Prozess zu untersuchen (wie zum Beispiel die Aufspaltung einer Persönlichkeit in mehrere Teile), ist es, ihn in seinen extremsten Manifestationen zu beobachten. Die Persönlichkeitsteile, die wir in solchen extremen Fällen beobachten, können dann mit denen verglichen werden, die durch die eher verborgenen Zustände, wie wir sie bei normalen und neurotischen Individuen finden, repräsentiert sind – also mit jenen Phänomenen, die auf dem Mittelfeld des Differenzierungs-Dissoziations-Kontinuums zu beobachten sind.

In diesem Kapitel berichten wir von einem solchen Fall. Es ist allerdings nicht möglich, den Verlauf der Behandlung vollständig wiederzugeben: Sie erstreckte sich über mehrere Jahre, oft mit zwei oder mehr Sitzungen pro Woche. Zwar wurden nicht alle therapeutischen Ziele erreicht (die Patientin zog weg), aber es gab doch große Fortschritte, und die Patientin funktioniert heute recht erfolgreich und ist recht gut integriert, die Neigung zur Dissoziation ist gering.

Unser Ziel ist es, eine Vorstellung davon zu geben, welcher Art von Problemen ein Therapeut sich bei der Behandlung von MPS-Patienten gegenüber sieht, in welch vielfältigen Formen Dissoziation als Abwehrmechanismus in Erscheinung tritt und wie die interpersonalen Beziehungen zwischen der Gastgeber-Persönlichkeit, den Alter-Personen und der äußeren Welt beschaffen sind – kurz, ihr „im Kreis herum", der Kreislauf der psychodynamischen Interaktionen.

Zum Schutz der Patientin und ihrer Familie haben wir sämtliche Namen und andere Faktoren, die auf ihre Identität hinweisen könnten, verändert, einschließlich der Namen der Alter-Personen. Alles Wesentliche in Bezug auf ihr Verhalten, ihre Gefühle, Konflikte, Beziehungen und therapeutischen Interaktionen jedoch haben wir beibehalten. Diese kurze Darstellung eines langen und komplizierten Falles muss sich zwangsläufig auf die Wiedergabe der wichtigsten Ereignisse in der Entwicklung der Patientin und ihrer Behandlung beschränken. Der erste Therapeut war J. G. W., H. H. W. assistierte ihm von Zeit zu Zeit. In einem bestimmten Stadium der Behandlung assistierten einige bereits graduierte Ausbildungskandidaten (die auf diese Weise in die Forschungsarbeit eingeführt wurden und die wir deshalb gelegentlich an den Sitzungen teilnehmen ließen).

Der Fall Susan

Eine 30-jährige Lehrerin, die mehrere Graduiertenkurse besuchte, wurde H. H. W. zur Beratung überwiesen. Während des Beratungsgesprächs wurde deutlich, dass sie eine multiple Persönlichkeit war und schwere Probleme hatte, die eine lange und intensive Behandlung erforderten. Helen schickte sie zu J. G. W. als einen Fall, der für die Forschung von besonderem Interesse war. Im Lauf von einigen Jahren tauchten ungefähr 25 verschiedene Alter-Personen auf, von denen einige ständig an ihrem inneren Konflikt beteiligt waren, während andere nur sehr selten auftauchten. Die wichtigsten Persönlichkeiten waren diese:

Susan: die ursprüngliche Persönlichkeit, die Gastgeberin. Hausfrau, Mutter und Lehrerin. Schwach und ängstlich.

Marla: Macht die Arbeit für die Lehrerin. Stark, kompetent, freundlich und gutmütig.

Serene: die Lehrerin im Klassenzimmer. Ein bisschen aggressiver als Marla.

Marianne: sechsjähriges Kind. Wütend, feindselig und voller Angst.

Alan: Heranwachsender. Sportler und Konzertpianist. Nur Alan konnte Klavier spielen. War er nicht da, dann fiel das Klavierspiel auf klägliche Fingerübungen zurück.

Denny: zorniger elfjähriger Junge.

Elka: zwölfjähriges Mädchen. Kunstsinnig. Richtet das Haus hübsch ein.

Alena: Macht die Hausarbeit. Gute Köchin.

Roselle: spät Pubertierende. Flirtet gern, promiskuös.

Lion-Mom: Besitz ergreifende und überbehütende Mutter von Susans drei realen Kindern, Hilda (12 Jahre), Audry (9 Jahre) und Paul (5 Jahre).

Chan: kleines Kind (5 bis 8 Jahre alt). Wütend, Verhaltensprobleme. Fragen der Gerechtigkeit sind ihm sehr wichtig. Versteckt sich unter dem Bett (sofern es in Erscheinung tritt).

Christa: Zwilling von Chan. Schüchtern, zurückhaltend, depressiv und ängstlich.

Richard: unbekannter „Kellerbewohner". Grobian. Stark. Macht Pläne.

Marlene: wütend, impulsiv, aggressiv. Lebt (psychologisch gesprochen) „im Keller".

Muriel: eine Dreizehnjährige, die versucht, wie eine überbehütende Mutter zu agieren.
Die andere: dunkel, finster, schweigsam und bedrohlich.

Andere Alter-Personen, die sich nur selten zeigten: Alessandra (zart und empfindsam), Moya, „Kleines Mädchen im Brunnen" (tauchte einmal auf), „Ohne Namen" oder Melanie (zwingt Regeln auf), Tara (Türwächterin), Millicent, Sonnie, Constance, Theda und Johnnie.

Nach vielen Sitzungen enthüllten verschiedene Alter-Personen, dass Susan schwerem sexuellem Missbrauch und anderen körperlichen Misshandlungen ausgesetzt gewesen war. Ihre Mutter war ständig „krank", sie war passiv und unterwürfig gegenüber dem Vater und vermied es, hinzuschauen und wahrzunehmen, was in der Familie vorging. Beide Eltern hatten angesehene Berufe.

Die ersten Monate der Therapie wurden darauf verwendet, die Persönlichkeitsstruktur der Patientin aufzuzeichnen und die verschiedenen Alter-Personen zu identifizieren, ihre Ziele und Haltungen, die Wahrnehmung, die sie voneinander hatten, und ihre Interaktionen mit Susan. Besonders schwierig waren Marianne und Marlene, die oft, gleich nachdem sie aufgetaucht waren, aus der Sitzung wegzulaufen versuchten und den Therapeuten sogar bedrohten. Manchmal stand der Therapeut an der Tür, vor sich eine wütende Alter-Person, der er den Weg versperrte, damit sie den Raum nicht verließ, und die er, wenn sie ihn zu schlagen versuchte, auch körperlich in Schach halten musste.

Einmal warf Marianne einen Stuhl nach dem Therapeuten, beschimpfte ihn wüst, kreischte und schrie und versuchte, aus dem Zimmer zu rennen, während der Therapeut ihr die Tür versperrte. Nach einiger Zeit verließ sie, noch während sie vom Therapeuten in Schach gehalten wurde, die Szene, und eine gutartigere Alter-Person trat an ihre Stelle. Zu keinem Zeitpunkt schlug der Therapeut zurück, er hielt die Patientin lediglich manchmal an den Handgelenken fest, um zu verhindern, dass sie sich selbst oder ihn verletzte. In jeder Situation brachte er Sorge und Mitgefühl zum Ausdruck, selbst für den gewalttätigen, wütenden Ich-Zustand. Wichtig war auch, dass die Patientin die Sitzung nicht verließ, solange eine zornige Alter-Person die Führung innehatte. Einmal gelang dies nicht, und die Alter-Person versuchte, Susan dazu zu bringen, dass sie auf dem Nachhauseweg ihren Wagen zu Schrott fuhr.

Zweimal drohte Marianne damit, sich das Leben zu nehmen oder nach Hause zu gehen und die Kinder zu töten. Der Therapeut, der in größter Sorge war, fuhr der Patientin nach Hause hinterher, wo ihm eine lächelnde Marla gegenübertrat, die keinerlei Erinnerung an die von Marianne geäußerten Drohungen hatte.

In dieser Zeit stand der Therapeut vor einem schweren Dilemma: Das Gesetz verlangte von ihm, dass er die Behörden benachrichtigte, sobald er den Verdacht hatte, dass die Patientin ihre Kinder töten (oder misshandeln) könnte, was allerdings bedeutet hätte, dass ihr die Kinder wahrscheinlich weggenommen worden wären.

Es war offenkundig, dass die Patientin sich in diesem Fall das Leben genommen hätte; die Familientragödie hätte also auch dann ihren Lauf genommen. Wir hätten auch ein Arrangement mit einem ortsansässigen Psychiater treffen und die Patientin in stationäre Behandlung schicken können; aber solche Maßnahmen führen für gewöhnlich zu einem Vertrauensverlust und einem Rückschlag für die Therapie. Wir griffen deshalb zu psychologischen Kontrollmethoden, das heißt, wir versetzten die Patientin rasch in einen hypnotischen Zustand und riefen nach einer konstruktiveren Alter-Person (oder einer Gruppe von Alter-Personen), die wir aufforderten, die wütende Alter-Person zu bezähmen und zu versprechen, dass sie den Selbstmord oder Mord verhindern würde. Diese Strategie war normalerweise erfolgreich; allerdings kam es gelegentlich vor, dass eine der Alter-Personen erzählte, sie habe ein Messer oder ein Gewehr versteckt – eine Situation, die dann durch die konstruktiveren Alter-Personen aufgefangen werden musste.

Einmal legten wir der Patientin den folgenden „Vertrag" zur Unterschrift vor:

> Ich werde nicht die Kontrolle über unseren Körper übernehmen, um ihn dann dazu zu benutzen, die Kinder oder Susans Eltern, Henry (Susans Ehemann) oder irgendjemand anders anzugreifen oder ihnen Schaden zuzufügen. Ich habe ein Recht, wütend zu sein, wenn ich wütend bin, aber ich werde nicht damit drohen, irgendeine andere Person zu töten oder zu verletzen.
>
> Wenn jemand anders aus unserer inneren Familie die Kontrolle übernimmt und versucht, jemandem Schaden zuzufügen oder andere zu bedrohen, werde ich meine ganze Energie zusammennehmen und darauf hinarbeiten, dass alle anderen gemeinsam die Kontrolle zurückgewinnen, und dafür sorgen, dass wieder ein verantwortungsbewusstes Verhalten die Oberhand gewinnt.
>
> Ich erwarte dafür von Dr. Watkins und den anderen, dass sie mir Respekt entgegenbringen und Rücksicht auf meine Bedürfnisse nehmen.

Der Vertrag wurde von Marlene, Lion-Mom, Alan, Denny, Samantha, Serene, Susan und sogar von Marianne unterschrieben. Einige der wütenderen und bösartigeren Alter-Personen waren allerdings nicht dabei. Da der Vertrag jedoch die Ressourcen und die Kräfte der meisten wichtigen Alter-Personen dem einen Ziel unterordnete, blieb die Frage, wie die bösartigeren Zustände sich in Zukunft verhalten würden, einstweilen offen. Sie waren nach wie vor wütend, und die Möglichkeit, dass sie sich gewalttätig verhalten würden, bestand gleichfalls nach wie vor, aber sie wurden jetzt stärker zurückgehalten, und wir hörten seltener, dass die Patientin ihre Kinder geschlagen hatte oder mit Selbstmord drohte. Manchmal muss der Therapeut ein zeitweiliges Abkommen treffen oder ein bestimmtes Arrangement akzeptieren, bis die innere Wut der gewalttätigeren Alter-Personen abreagiert und überwunden werden kann.

Im zweiten Jahr der Therapie ereignete sich ein Vorfall, der demonstriert, auf welch merkwürdige Weise Dissoziation funktioniert. Er illustriert auch, wie die besten Pläne des Therapeuten beim Umgang mit einer multiplen Persönlichkeit fehlschlagen können. Die Patientin hatte einige Fehlgeburten gehabt. Alan erzählte uns, er sei während einiger dieser Schwangerschaften auf den Plan getreten und hätte die Fehlgeburten „verursacht“, weil „Männer ja eigentlich keine Babys bekommen sollten“ und er es widerlich fände, wenn *er* schwanger sei. Er sagte auch, dass er es ekelhaft finde, wenn *er seine* Periode habe. Eine Zeit lang hatte die Patientin keine Menstruation mehr gehabt, und Alan behauptete, er sei derjenige, der dafür verantwortlich sei. Später, nachdem Alan sehr viel Beachtung erfahren hatte und seine Männlichkeit voll akzeptiert worden war, stellte sich Susans Menstruation wieder ein.

Lion-Mom war dabei gewesen, als Hilda geboren wurde, und sie betrachtete Hilda dementsprechend als „ihr“ Kind. Als Audrey geboren wurde, der mit einem Kaiserschnitt auf die Welt kam, war dagegen psychologisch gesehen allem Anschein nach niemand anwesend, weder Susan noch irgendeine der Alter-Personen. Der Arzt hatte berichtet, während der Entbindung habe es keinerlei Bewegung in Susans Körper gegeben, und weder Susan noch irgendeine der Alter-Personen erinnerte sich an die Geburt. Es überrascht daher nicht, dass Audrey keine durch das Geburtserlebnis ausgelöste Mutterbindung erfahren hatte. Ihre Mutter war fern, schizoid und gab sich häufig ihren inneren Fantasien hin. Konnte dieses Beziehungsproblem repariert oder verbessert werden?

Eine Gelegenheit dazu ergab sich, als Susan erzählte, sie müsse sich wahrscheinlich die Gebärmutter entfernen lassen. Marianne fiel in Panik und wurde sehr wütend. Sie, Marianne, wollte ein eigenes Baby, und nun sollte es diese Chance nie mehr geben. Wir argumentierten folgendermaßen: Vielleicht konnten wir Susan mittels Hypnose dazu bringen, zum Zeitpunkt von Audrys Geburt zurückzugehen, Marianne aktivieren und es ihr ermöglichen, die Geburt mitzuerleben und ihr so ein Baby und Audrey eine „Mutter“ geben.

Susan bekam eine Hypnose, sie ging in die Zeit unmittelbar vor der Geburt zurück, und Marianne wurde aktiviert. H. H. W. und der damalige Therapeut waren anwesend, und Helen war aktiv daran beteiligt, Susan die Induktion zu geben, die sie die Geburtserfahrung noch einmal erleben lassen sollte (siehe H. Watkins 1986a, 1986b). Die Erfahrung glückte. Marianne erlebte die Wehen und den Kaiserschnitt und hielt „ihr“ Baby, Audrey, in den Armen. Sie war sehr glücklich, und wir gratulierten uns zu diesem therapeutischen Coup. Marianne hatte „ihr Baby“, und Audrey hatte nun eine „Mutter“.

In der nächsten Sitzung stürmte Marianne wütend ins Zimmer und schrie uns an, wir hätten sie betrogen. Sie war nach Hause gegangen, und dort war kein Baby mit dem Namen Audrey. Stattdessen fand sie ein neunjähriges Mädchen vor, das überhaupt nicht das Baby war, dessen Geburt sie miterlebt hatte. Sie war furchtbar wütend und sagte, sie würde uns „nie mehr vertrauen“. Wir hatten diesen Unsicherheitsfaktor nicht bedacht und Marianne die Erfahrung machen lassen, dass „ihr Baby“ neun Jahre alt war. Die Patientin machte eine Periode äußerst destruktiven Verhaltens durch, und es dauerte viele Wochen, bis Marianne uns wieder traute. Dieser Vorfall zeigt, wie leicht es passiert, dass ein Therapeut es versäumt, konkret zu denken, wie ein Ich-Zustand es nun einmal tut, besonders ein kindlicher Ich-Zustand wie Marianne. Manipulationen von Ich-Zuständen können manchmal nützlich sein, der Therapeut muss jedoch äußerste Sorgfalt walten lassen und genau überlegen, welche Konsequenzen sein Vorgehen haben könnte; bei multiplen Persönlichkeiten können sie katastrophal sein.

Multiple scheinen die Fähigkeit zu besitzen, sich jahrelang zu verstecken und nicht als solche erkannt zu werden; der Grund liegt zum Teil darin, dass die anderen dem Auftreten von Alter-Personen skeptisch (oder schockiert) gegenüberstehen, zum Teil darin, dass viele Ärzte und Therapeuten nicht begreifen, was Multiplizität ist. Multiple Persönlichkeiten lernen, ihre Dissoziationen zu verstecken, um Zensur und Ablehnung zu entgehen, sie wollen anderen auf eine Art begegnen, von der sie glauben, sie entspreche der Auffassung des Arztes oder irgendeiner Person, mit der sie gerade interagieren.

Im Zustand einer tiefen Regression unter Hypnose erinnerte Marla sich an folgenden Vorfall:

> Es ist komisch, ich habe gerade das Gefühl, als ob ich mich nicht an meinen eigenen Namen erinnern könnte. Ich erinnere mich, wie der Rektor der Schule auf mich herabschaute und immer aufs Neue wiederholte: „Das ist eine Lüge. Dein Name ist nicht Marla. Dein Name ist Susan." Auf diese Weise lernte ich, auf einen Namen zu hören, der nicht mein eigener Name war. Ich kann mich nicht daran erinnern, dass ich den Namen Susan gehasst hätte. Aber sie war einfach nicht ich, und ich war nicht Susan. Ich verstand einfach nicht, warum die Leute uns verwechselten, da wir doch so verschieden voneinander waren. Ich dachte, die anderen seien doch ziemlich dumm. Der Unterschied war so offenkundig. Aber sie waren ganz empört, wenn ich „log" und „so tat", als ob ich jemand anders wäre als Susan. So lernte ich die Spielregeln schon damals.[1]

Einige Jahre, bevor Susan in die Therapie kam, hatte man in der Kirche, der sie angehörte, geglaubt, sie sei vom Teufel besessen, und fromme Leute, die es gut mit ihr meinten, nahmen sie mit zu einem exorzistischen Ritual. Nach mehreren Tagen des gemeinsamen Betens und der Konfrontation mit den „Dämonen" schien sie sich besser zu fühlen. Die anderen erklärten sie für „geheilt" und „gerettet". Innerhalb weniger Wochen kehrten ihre wütenden Alter-Personen, die lediglich verdrängt worden waren, zurück und machten ihr das Leben zur Hölle, was schließlich dazu führte, dass sie das Vertrauen in ihre Kirche verlor. Denny, Chan und Richard waren über den Versuch, sie wie Dämonen auszutreiben, ungeheuer wütend. Anderthalb Jahre nach diesem Exorzismusversuch beschrieb sie ihre Situation in einem Brief an eine Freundin folgendermaßen: „Ich bin die Frau, die angeblich von dämonischen Einflüssen ‚befreit' wurde. Seither ist mein Leben die reine Hölle. Ich kann nachts nicht schlafen. Albträume, Stimmen, die laut schreien – ich wäre lieber tot, als so weiterzuleben." Danach beschrieb sie in allen Einzelheiten, wie schrecklich sie von ihrem Vater geschlagen worden war und wie er sie sexuell missbraucht hatte.

Man sollte sehr vorsichtig damit sein, irgendeinen Ich-Zustand beseitigen zu wollen, auch wenn es sich um einen äußerst bösartigen und destruktiven Zustand handelt, denn jeder dieser Ich-Zustände hat sich ja zu dem Zweck entwickelt, das missbrauchte Kind zu „beschützen", und stellt seither ein wesentliches Element in der Abwehrstruktur der Persönlichkeit dar. Wir selbst haben diesen Fehler auch schon gemacht (J. Watkins a. Johnson 1982; Watkins a. Watkins 1988).

Ein besserer Ansatz ist es, wenn wir uns mit der zornigen Alter-Person anfreunden und anerkennen, dass sie ursprünglich dazu da gewesen ist, die Patientin zu beschützen; wir sollten davon ausgehen, dass sie im Grunde immer noch die gleiche Motivation hat (die nur leider inzwischen fehlgelenkt ist und sich gegen Bedrohungen wendet, die es gar nicht mehr gibt), und ihr zeigen, wie sie ihre „Schutzfunktion" in Zukunft in konstruktiverer Weise wahrnehmen kann. Wenn wir Alter-Personen voreilig und naiv als „Dämonen" verdammen, verschlechtern wir die Situation des Patienten nur.

Wir sollten anerkennen, dass eine Aufteilung der Persönlichkeit, auch in den schwersten Fällen wie bei den multiplen Persönlichkeiten, nicht ausschließlich ineffizient oder Ausdruck einer schlechten Anpassung sein muss. Jede von Susans Alter-Personen hatte eine spezifische Funktion und führte ihren Auftrag im Laufe ihres Lebens effizient aus. Lion-Mom sorgte für ihre Kinder. Marianne diente als Auffangbecken für ihre unterdrückte Wut. Alan spielte wunderschön Klavier und war ein hervorragender Sportler. Muriel war diejenige, die es ihr ermöglichte, als Kind in die Schule und als Erwachsene auf die Universität zu gehen. Roselle half ihr, mit den sexuellen Ansprüchen umzugehen, die ein grober, wenig liebevoller Ehemann an sie stellte. Roselle genoss diese Funktion, und als sie verschwand, blieb für Susan, Marla und die anderen nur eine widerliche und schmerzvolle Erinnerung zurück.

Ungeachtet gelegentlicher Anpassungsschwierigkeiten, die bis zu einem Zusammenbruch der Anpassungsfunktionen gehen konnte, war die „ganze" Person doch in der Lage, mit ihrer Welt relativ gut zurechtzukommen. Natürlich gab es immer wieder „Grenzkriege". Manchmal tauchte der wütende kleine Denny auf, wenn Marla allzu frustriert war, und schlug Susans Kinder zusammen, was Susan überhaupt nicht wahrnahm und woran sie sich nicht erinnerte, wenn sie später wieder die Szene betrat. Und manchmal, wenn Susan in einem Universitätsseminar keine Lust mehr hatte und einfach „einschlief", übernahm die 13-jährige Muriel zeitweilig die Führung und versuchte verzweifelt mitzuschreiben, was ein Dozent, dessen Vokabular ihren Horizont weit überstieg, da vorne lehrte. Resultat: Susan fiel unter Umständen durch die nächste Prüfung, weil sie die notwendigen Informationen nicht in „sich" hatte.

Psychodynamische Schmerzverschiebung

Eine außerordentlich interessante intrapsychische Strategie, die wir sowohl bei echten Multiplen als auch bei Problemen mit den eher normalen Ich-Zuständen beobachtet haben, ist eine besondere Art, mit Schmerzen umzugehen. Die Gastgeber-Persönlichkeit bzw. der Ich-Zustand, der normalerweise die exekutive Funktion ausübt, verschiebt den Schmerz häufig von sich auf eine tiefer liegende Alter-Person oder einen verborgenen Ich-Zustand. Das Individuum scheint in einem solchen Fall den Schmerz einfach „abgeschaltet" zu haben, aber wir haben immer wieder festgestellt, dass unter Umständen ein verborgener Ich-Zustand den Schmerz in sich „aufgenommen" hat und dagegen protestiert, sobald er aktiviert wird. In einem Fall wurde der Schmerz, der durch eine schwere Verbrennung verursacht worden war, auf einen kindlichen Ich-Zustand verschoben, der (unbewusst) so laut schrie, dass ein anderer Ich-Zustand, der der Adoleszenz zugeordnet werden musste, den Schmerz auf sich nahm, um „das Kind" ruhig zu stellen – womit er die Tapferkeit des Teenagers demonstrierte. (Wir haben diesen Fall in einer anderen Arbeit detaillierter dargelegt, siehe Watkins a. Watkins 1990b.)

Es gab Zeiten, in denen ein kindlicher Ich-Zustand eifersüchtig wurde, wenn Susan einem ihrer eigenen Kinder Aufmerksamkeit schenkte, was so weit gehen konnte, dass er das reale Kind schlug. Im Lauf der Therapie lernte Susan, dass sie sich selbst und ihre eigenen kindlichen Ich-Zustände lieben und manchmal auch halten und nähren musste. Als sie dazu fähig war, wurde sie zärtlicher auch gegenüber ihren eigenen, realen Kindern. Das hatte zur Folge, dass ihr Sohn, der in den ersten Schuljahren ziemlich streitlustig geworden war, eine deutliche Veränderung zeigte, seine Schulnoten drastisch verbesserte und im Sport sehr erfolgreich wurde.

Dies ist ein sehr wichtiges therapeutisches Ziel: dass der Patient/die Patientin lernt, sich selbst zu lieben und ganz besonders auch die Ich-Zustände, die am wenigsten liebenswert oder sogar bösartig sind. Wir versuchen oft, eine Alter-Person zu finden, die die Verantwortung für einen der am stärksten verwundeten oder verlorenen Ich-Zustände übernimmt bzw. für ihn sorgt. Die Pflege und Förderung einer solchen *sich selbst nährenden* Haltung ist eine Technik, die sich bei allen Formen der Ego-State-Therapie als nützlich erwiesen hat, ganz besonders aber in der Therapie multipler Persönlichkeiten, die für gewöhnlich wütende, missbrauchte und ängstliche Alter-Personen haben. Wie diese Technik im Einzelnen eingesetzt werden kann, beschreiben wir weiter unten.

Schon früh in der Therapie enthüllte Susan, dass viele der wütenden „Kinder" im „Keller" eingeschlossen gewesen waren. Später, als sie sich stärker fühlte, rannten einige dieser Alter-Personen aus dem Keller heraus in den ersten Stock ihres „Selbst-Hauses". Diese Erfahrung war sehr schwierig für sie und brachte es mit sich, dass Susan sich mit der ganzen verdrängten Wut überschwemmte. Die dissoziativen Symptome kehrten zurück – Schlaflosigkeit, Depression und Schmerz und zusätzlich noch die Wut auf ihre eigenen Kinder (was bedeutete, dass sie sie manchmal schlug). Das sind die Zeiten, in denen die Beziehung zwischen dem MPS-Therapeuten und dem Patienten am härtesten auf die Probe gestellt wird – und in denen sie am lebendigsten ist. Wenn die Beziehung stark genug ist, wird die Ich-Stärke des Therapeuten derjenigen des Patienten hinzugefügt, und das pathologische Material kann durchgearbeitet, kontrolliert und integriert werden. Ist die Beziehung nicht stark genug, dann ist der Zeitpunkt verfrüht, und das Auftauchen dieses Materials wird wie ein neues Trauma empfunden; in diesem Fall wird die Therapie zurückgeworfen. Man muss dann viel Zeit darauf verwenden, die Patientin zu stützen, während sie das Material, mit dem sie zu diesem Zeitpunkt noch nicht umgehen kann, erneut dissoziiert und verdrängt – bis zu dem Augenblick, in dem das Ich stark genug ist, um damit fertig zu werden.

In solchen Situationen muss der Therapeut aufhören, mit Fragen in die Patientin einzudringen, er muss den Druck verringern und sie darin unterstützen, das Material erneut zu verdrängen, und daran arbeiten, die therapeutische Beziehung zu festigen. Die Therapie besteht aus einem Wechsel zwischen der Aufhebung von Verdrängungen bzw. dem Rückgängigmachen von Dissoziationen und der Festigung des Patienten-Ich, mit dem Ziel, dass der Patient/die Patientin mit den neu gewonnenen Einsichten auch wirklich umgehen und sie integrieren kann. Die Fähigkeit, hier die notwendige Balance herzustellen, zeichnet den geschickten und einfühlsamen Therapeuten aus. Es ist ganz wesentlich, besonders in der Therapie von multiplen Persönlichkeiten, dass der Therapeut/die Therapeutin zu jedem Zeitpunkt der Therapie die Ich-Stärke des Patienten und die Qualität der davon abhängigen Interaktion zwischen Therapeut und Patient richtig einschätzen kann.

Therapeuten von MPS-Patienten müssen immer ein Risiko auf sich nehmen. Wer nicht wagt, der nicht gewinnt. Wer jedoch ein zu hohes Risiko auf sich nimmt, wird eine therapeutische Krise heraufbeschwören, und er muss die Folgen, die katastrophal sein können, wieder unter Kontrolle bekommen, bevor er die Behandlung fortsetzen kann. Ein unerfahrener, ängstlicher oder sehr zurückhaltender Therapeut sollte sich nicht an die Behandlung von Multiplen wagen.

Der Fortschritt in einer solchen Therapie kündigt sich oft dadurch an, dass die Situation vor den eigenen Augen geradezu „explodiert“. Reagiert der Therapeut dann nicht in der richtigen Weise, kann es zu Selbstmord, Mord, einem psychotischen Zusammenbruch oder zu allen möglichen anderen Gewalttaten gegenüber Familienmitgliedern kommen – ganz zu schweigen davon, dass der Therapeut selbst wegen Behandlungsfehlern gerichtlich zur Verantwortung gezogen werden kann. So sehr MPS-Therapeuten gebraucht werden – es kann nicht oft genug gesagt werden, dass sie einen gefährlichen Beruf haben. Aus diesem Grund ist die Kenntnis und das Verständnis der Psychodynamik ganz allgemein sowie der psychodynamischen Interaktionsmuster, die im Innern des multiplen Patienten ablaufen, im Besonderen so wichtig – auch wenn dieses Verständnis niemals vollkommen sein kann.

Anzeichen für therapeutischen Forschritt

Da wir uns nicht nur mit den negativen Aspekten beschäftigen wollen, weisen wir jetzt auch einmal darauf hin, dass wir bei unseren Patienten viele kleine Zeichen des Fortschritts und des inneren Wachstums erleben; wir müssen nur auf sie achten. Die kleine, missbrauchte, kindliche Alter-Person, die uns bisher stets abgerissen und mit schmutzigem Gesicht entgegengetreten ist, erscheint eines Tages plötzlich mit gewaschenem Gesicht und in einem neuen Kleid. Eine adoleszente Alter-Person übernimmt vielleicht die Verantwortung für ein jüngeres, schwächeres Alter und ist bereit, ihm zu helfen. Zwei Alter-Personen, die einander sehr ähnlich sind, entschließen sich möglicherweise, zu einer Person zu verschmelzen. Albträume werden durch glücklichere, konstruktivere Träume ersetzt. Schmerzliche Symptome lassen nach. Manchmal berichten die Patienten, dass sie in der Schule oder am Arbeitsplatz jetzt besser zurechtkommen. Auch hören wir im Verlauf der Therapie regelmäßig, dass das aggressive Verhalten unserer Patienten gegenüber Familienmitgliedern seltener geworden ist oder ganz aufgehört hat, oder sie berichten, dass sie jetzt in stärkerem Maße fähig sind, Zärtlichkeit zu geben und auch zu empfangen. Der wachsame Therapeut verstärkt dieses positive Verhalten, und wenn das zerstörerische Verhalten wieder die Oberhand gewinnt, versucht er, den Patienten/die Patientin nicht zu verurteilen oder zu verdammen, sondern ihm (oder ihr) einen sicheren Rahmen zu bieten und die Gründe für sein (ihr) Verhalten zu verstehen.

Die Therapie multipler Persönlichkeiten – selbst dann, wenn man nur einen einzigen MPS-Patienten behandelt – bedeutet nicht selten, dass man Gelegenheit zu einem umfassenden Studium der unbewussten Prozesse und der menschlichen Psychopathologie hat. Aber auch der Lohn, der den Therapeuten erwartet, ist manchmal groß – nämlich dann, wenn er Zeuge sein darf, wie eine schmerzgeplagte, unreife, destruktive Person anfängt, sich innerlich zu entwickeln, und nach und nach zu einem glücklichen und erfolgreichen Menschen wird, der sein Leben meistert, zu einem Menschen, der Liebe geben und empfangen kann und seinen Platz als ein guter Bürger in der Gesellschaft einnimmt. Auch wir, die Gefährten unserer dissoziierten Patienten auf ihrer therapeutischen Reise, die wir an der Lösung ihrer Probleme und der Überwindung vieler Hürden und Gefahren Anteil haben, profitieren, wenn wir miterleben, wie sie sich allmählich zu wirklichen Menschen entwickeln.

Anmerkungen

1 Diese Unfähigkeit, deutlich zu machen, dass jemand bereits seit langem an Dissoziation leidet, gewinnt besondere Bedeutung, wenn eine Alter-Person einer multiplen Persönlichkeit ein Verbrechen begeht. Wird Dissoziation als Argument der Verteidigung vorgebracht, dann weist die Anklage darauf hin, dass der Angeklagte in der Vergangenheit nicht als multiple Persönlichkeit in Erscheinung getreten ist. So war es im Fall von Kenneth Bianchi, der als „Hillside Strangler“ berühmt wurde (J. Watkins 1984; vgl. Anm. 8 auf S. 77 hier in diesem Buch).

7 Ich-Zustände beim normalen Individuum

Eine Aufteilung der menschlichen Persönlichkeit kann offenbar an jedem Punkt des Differenzierungs-Dissoziations-Kontinuums stattfinden. Am einen Ende, dort, wo die Dissoziation am weitesten fortgeschritten ist, steht das spontane, unverhüllte Auftreten von Alter-Personen, wie sie für die multiple Persönlichkeitsstörung charakteristisch sind. Die Abspaltungen, die im mittleren Feld stattfinden, treten weniger offensichtlich in Erscheinung. Man kann sie aus dem Einfluss, den sie auf die Primärpersönlichkeit haben, erschließen, genauso wie viele unbewusste Motivationen sich in der Übertragung und in anderen Abwehrmechanismen zeigen (Watkins a. Watkins 1990a).

Die Voraussetzung dafür, dass sie offen gelegt und der bewussten Beobachtung zugänglich gemacht werden können, scheint irgendeine Form von Hypnose zu sein. Die Fokussierung der Aufmerksamkeit aufgrund von Suggestion erfordert es für gewöhnlich, dass der Patient zuerst in eine hypnotische Trance geführt wird. Bei Menschen, die sich leicht in eine therapeutische Hypnose führen lassen, ist meistens keine formale Induktion notwendig. Schon die Anweisung, sich zu entspannen oder sich „in einen Zustand der Hypnose zu versetzen", kann manchmal genügen, abgespaltene Ich-Zustände zu aktivieren.

Das Auftreten abgespaltener Persönlichkeitsanteile kann spontan erfolgen (wie bei MPS-Patienten, die nicht unter Hypnose stehen), oder es bedarf vielleicht einer Suggestion wie der folgenden: „Gibt es irgendeinen Persönlichkeitsanteil in Mary, der weiß, was gestern passiert ist, als sie die Kopfschmerzen hatte?" In diesem Moment meldet sich häufig ein neuer Ich-Zustand zu Wort.

Der Grad und die Tiefe der für die Aktivierung erforderlichen Hypnose ist von einer ganzen Reihe von Faktoren abhängig, wie zum Beispiel vom Grad des Vertrauens zwischen Patient und Therapeut, von dem Grad der Nähe zwischen ihnen, von der Dauer der Therapie, der Stimmung des Augenblicks und der Schwere des Problems, das ursprünglich zur Entstehung des Ich-Zustandes führte, sowie von der Frage, ob der Patient leicht zu hypnotisieren ist oder nicht.

Wenn Ich-Zustände das Resultat einer Aufteilung der Persönlichkeit sind, die zustande kam, weil das ursprüngliche Problem sehr schwer und die Anpassung schwierig war, bedürfen sie einer weniger starken hypnotischen Induktion – oder, anders ausgedrückt, MPS-Patienten befinden sich in einem spontanen hypnotischen Zustand, sobald ihre Alter-Personen auftauchen. In jedem Fall ist die Hypnose das Mittel, das die Fokussierung ermöglicht und zur Entspannung führt, die wiederum dazu beiträgt, die bewussten Abwehrmechanismen zu umgehen.[1]

Je geringer der Grad der Abspaltung ist, je mehr er sich also dem andern Ende des Kontinuums, der normalen Differenzierung, annähert, umso geringer ist die Wahrscheinlichkeit, dass die betreffenden Ich-Zustände die Bewusstseinsschwelle durchbrechen und spontan nach außen treten. Dementsprechend ist eine stärkere oder „tiefere" Hypnose erforderlich, damit sie manifest werden. Dies ist die Grundlage für die oft zu hörende Kritik, Ich-Zustände seien lediglich ein künstliches Konstrukt, das der Therapeut durch hypnotische Suggestion hervorgebracht habe. Dieser Kritik können wir begegnen, indem wir der Versuchung widerstehen, einen Ich-Zustand durch Druckmittel oder eindringliche Aufforderung dazu zu verführen, sich zu manifestieren. Der Therapeut und der Forscher haben ein Interesse daran zu sehen, was da ist, es geht ihnen nicht darum, ein künstliches Konstrukt in die Welt zu setzen.

Wir gehen grundsätzlich davon aus, dass diese normaleren Ich-Zustände entstehen, wenn die Aufteilung der Persönlichkeit zum Zwecke der Lösung von relativ normalen Lebensproblemen notwendig gewesen ist und daher der Anpassung dient – im Unterschied zu dem ausgeprägteren dissoziativen Verhalten, das echte Multiple an den Tag legen; ihr Verhalten wurde durch eine Krise ausgelöst, bei der es oft genug ums schiere Überleben ging und die eine sehr drastische Lösung erforderte. Bei den echten Multiplen entspringt die exzessive Aufspaltung der Persönlichkeit dem Impuls, eine Missbrauchssituation zu überleben, allerdings um den Preis einer schweren Psychopathologie, die ihr gesamtes späteres Leben prägt.

Ein einfaches Beispiel für einen normalen Ich-Zustand ist der Fußballenthusiast, der während des Spiels ausruft: „Mach das Arschloch kalt!", während er doch zu Hause ein schweigsamer, in sich gekehrter Zeitgenosse und überhaupt nicht aggressiv ist. Wir alle befinden uns in ganz unterschiedlichen Gefühlszuständen, je nachdem, ob wir wochentags in unserem Büro sitzen oder uns am Samstagabend bei einer Party amüsieren. Ja, manchmal erinnern wir uns in der darauf folgenden Woche kaum mehr daran, was sich bei der Party ereignet hat. In Übereinstimmung mit verschiedenen Forschungen in Bezug auf die stimmungsmäßige Wiederbelebung von Erinnerungen (Bower 1981; P. Watkins et al. 1982) zeigt die Erfahrung jedoch, dass solche Erinnerungen zurückkehren können, wenn zum Beispiel die Stimmung auf der Party und die entsprechenden Gefühle wieder belebt werden. Vom Standpunkt unserer Theorie von den Ich-Zuständen aus würden wir sagen, der damalige Ich-Zustand sei wiederhergestellt worden. Diese Erfahrung steht auch in Übereinstimmung mit unseren Untersuchungen zur „Affektbrücke" (J. Watkins 1971), die wir weiter unten anhand von Fallbeispielen detaillierter darlegen werden.

Der normale Wechsel der Ich-Zustände lässt sich auch an zweisprachigen Menschen demonstrieren, die die eine Sprache in der Kindheit erlernt haben, als Erwachsene aber in einem anderen Land leben und die Sprache ihres neuen Heimatlandes fließend beherrschen.

H. H. W. hat selbst diese Erfahrung gemacht. Sie ist in Bayern, in Deutschland, geboren und sprach bis zum Alter von zehn Jahren kein Wort Englisch; als sie gerade zehn Jahre alt war, zog sie (nachdem ihr Vater gestorben war) mit ihrer Mutter in die Vereinigten Staaten, wo sie dann bei einem Onkel und einer Tante in Pittsburgh lebten.

In der öffentlichen Schule, die sie besuchte, gab es keinerlei Förderunterricht für fremdsprachige Schüler, sodass ihr nichts anderes übrig blieb, als auf eigene Faust Englisch zu lernen, so wie kleine Kinder das eben machen, indem sie zuerst das Sprechen lernen. Sie lernte Englisch also nicht so, wie man es im Fremdsprachenunterricht lernt, wo jeweils ein deutsches Wort dem entsprechenden englischen Wort gegenübergestellt wird, nach dem Schema: Die englische Entsprechung für „Baum" ist *tree*. Helen entwickelte einfach einen neuen englischsprachigen Ich-Zustand, der die Wörter aufnahm, als ob sie zum ersten Mal sprechen lernen würde; auf diese Weise lernte sie fließend Englisch sprechen ohne die Spur eines Akzents.

Als wir vor einiger Zeit durch Deutschland reisten, sprach sie mit den Verkäufern Deutsch, und zwar so, dass diese sie für eine Deutsche hielten. Das erforderte jedoch einen Wechsel der Ich-Zustände. Als J. G. W. sie fragte, in welchem Monat sie und ihre Mutter mit dem Schiff nach Amerika gekommen waren, antwortete sie „Juli" (sie sagte also nicht *July*, sondern sprach das Wort deutsch aus). Ihr Denken befand sich in diesem Moment in einem deutschsprachigen Ich-Zustand.

Dasselbe passierte bei einem Dinner mit ein paar amerikanischen Freunden in Deutschland. Wir baten sie, die Menükarte für uns zu übersetzen. Sie zögerte ein bisschen und gab uns dann die jeweiligen englischen Entsprechungen der einzelnen Speisen, bis sie zu einem Wort kam, mit dem sie große Schwierigkeiten hatte. In der Verlegenheit sagte sie: „Ich weiß nicht, wie es auf Englisch heißt, aber es ist lang, grün, und man schneidet es in Scheiben." Ihr kindlicher Ich-Zustand wusste (im Verborgenen) das deutsche Wort „Gurke", konnte es aber nicht (manifest) in das englische Wort *cucumber* übersetzen.

Als man sie bei einem wissenschaftlichen Kongress in Konstanz während unseres Workshops fragte, ob sie nicht einen ihrer Vorträge auf Deutsch halten könne, sagte sie ganz einfach: „Ich kann es nicht. Ich habe meine Ausbildung in Englisch gemacht, und mein gesamtes wissenschaftliches Vokabular ist Englisch." Das Deutsch, das sie beherrschte, war die Sprache einer Zehnjährigen. Das ist ein gutes Beispiel, wie Ich-Zustände bei normalen Menschen funktionieren, denn H. H. W. ist keine multiple Persönlichkeit.

Manchmal entwickeln Menschen einen neuen Ich-Zustand und begeben sich dauerhaft in diesen neu geschaffenen Zustand hinein; er wird zu ihrer normalen Persönlichkeit, die nun die Führung übernimmt und den ursprünglichen ausführenden Ich-Zustand vermutlich verdrängt.

Ein amerikanischer Soldat, der mit der Armee weit von zu Hause weg war, stellte fest, dass seine Frau sich immer weniger für ihn und ihre Beziehung zu interessieren schien. Einmal schrieb sie ihm, sie habe sich entschlossen, ihren Namen zu ändern und von nun an nicht mehr Louise, sondern Jenny zu heißen. Als sie sich das nächste Mal begegneten, war Jenny anwesend; sie schien die frühere Liebe, die Louise ihrem

Mann entgegengebracht hatte, vollständig vergessen zu haben. Die beiden ließen sich scheiden, und die Frau war für den Rest ihres Lebens Jenny, sie behauptete sogar, jünger zu sein, als es tatsächlich der Fall war. Auch sie war keine multiple Persönlichkeit, sondern hatte sich aus einem persönlichen Grund dauerhaft von einem normalen Ich-Zustand in einen anderen begeben und ihr Leben entsprechend geändert.

Der ausführende Ich-Zustand, Selbstkonzept und äußere Erscheinung

Wenn andere uns anschauen, dann sehen sie „eine Person", ein Individuum mit bestimmten körperlichen Merkmalen, einer bestimmten Beschaffenheit der Haare und einer bestimmten Frisur, einen Menschen mit Bart oder ohne, so oder so gekleidet usw. Dies ist die Art und Weise, wie unser normaler Ich-Zustand (jener Ich-Zustand, der die ausführende Rolle übernommen hat) anderen Menschen manifest gegenübertritt. Die anderen nehmen darüber hinaus auch bestimmte Verhaltenseigentümlichkeiten wahr, Besonderheiten der Sprache, der Haltung und andere Persönlichkeitsmerkmale, die im Allgemeinen stabil bleiben, sodass der Eindruck einer gewissen Kontinuität entsteht.

Diese äußeren Attribute, die für andere sichtbar sind, werden von inneren Gefühlen, Überzeugungen, Motivationen, Werten und anderen Persönlichkeitszügen begleitet, die zusammen den Menschen ausmachen, von dem ich glaube, dass ich der- oder diejenige bin. Das ist mein *Selbstkonzept*; auch dieses Selbstkonzept ist relativ stabil. Es repräsentiert meine Gefühle in Bezug auf mein Selbst.

Wenn ein anderer Ich-Zustand eine höheres Maß an Besetzung erfährt und die ausführende Rolle übernimmt, kann auch eine neue Konstellation innerer Werte an die Stelle der alten treten. Ich definiere mich nun anders. Manchmal fühle ich mich wie „ein neuer Mensch". Bei einer anderen Gelegenheit sage ich vielleicht: „Heute bin ich einfach nicht ich selbst." Manchmal stellen die anderen vielleicht fest: „Henry verhält sich, als ob er ein anderer Mensch wäre. Er ist nicht mehr so depressiv und zurückgezogen. Er scheint auf einmal aus sich herauszugehen und umgänglich geworden zu sein." Eine solche Veränderung geht manchmal darauf zurück, dass ein anderer Ich-Zustand die ausführende Position übernommen hat.

Während einer Dissoziation kommt es manchmal vor, dass ein Individuum die Erfahrung macht, außerhalb seines Körpers zu sein; es nimmt seinen Körper dann als etwas wahr, das sich außerhalb seines „Selbst" befindet, autonome Verhaltensweisen zeigt und der Selbstkontrolle entzogen ist (wie bei General Schwarzkopf, S. 60 in diesem Buch). Bei extremer Dissoziation kann eine echte multiple Persönlichkeit zum Vorschein kommen, wobei in diesem Fall die eine Alter-Person von der Existenz einer anderen vielleicht nicht einmal etwas weiß.

Menschen, bei denen ein anderer Ich-Zustand die Führung übernommen hat, verändern manchmal auch ihr äußeres Erscheinungsbild, genauso wie ihre Haltung, ihre Motivationen und Werte. Im Allgemeinen bleibt sich das äußere Erscheinungsbild der Menschen gleich, und ihr Aussehen und Auftreten sagt den anderen meist eine ganze Menge darüber, wer sie sind und wofür sie sich halten. Der Geschäftsmann trägt einen Anzug. Der Cowboy zeigt sich in Blue Jeans und nimmt seinen Cowboyhut auch im Haus nicht ab. Hippies, Professoren und Geistliche kleiden sich oft ähnlich wie andere Leute, mit denen sie sich identifizieren. Das Gleiche gilt auch für die Haare, für Haarlänge und Haarschnitt usw. sowie auch bezüglich der Frage, ob wir einen Kinnbart tragen oder einen Oberlippenbart und ob der Bart säuberlich und elegant geschnitten ist oder der Träger ihn mehr oder weniger wild wachsen lässt.

Wenn ein Individuum sein äußeres Erscheinungsbild dramatisch verändert, vermuten wir, dass sich auch innerlich etwas verändert hat. Vielleicht hat ein neuer Ich-Zustand die Führung übernommen.

Vor vielen Jahren durchlief eine meiner (J. G. W.) depressiven Patientinnen, eine Dame mittleren Alters, die stets langweilige, dunkelfarbige Kleider trug, in der Therapie eine für sie sehr wichtige Erfahrung. Ihre Depression verschwand, sie sagte, sie fühle sich „wie ein neuer Mensch“ und kaufte sofort eine Reihe schöner, heller Kleider. Ein anderer Ich-Zustand hatte die Führung übernommen.

Während meiner Zeit als Gefängnispsychologe (J. G. W.) machte ich die Beobachtung, dass viele der Insassen ähnlich gekleidet waren. Sie trugen die Haare lang, ohne richtigen Schnitt, manchmal zu einem Zopf geflochten, der ihnen den Rücken hinunterhing. Sie schienen es darauf abgesehen zu haben, dass sie anders aussahen als das „Establishment“, anders eben als gesetzestreue Bürger. Mit ihrer Haartracht demonstrierten sie, dass sie sich mit den anderen Gefängnisinsassen identifizierten, Menschen, die wie sie selbst im Gefängnis waren, weil sie das Gesetz gebrochen hatten. Wie die Straßengangs in Los Angeles, die unterschiedliche Farben zur Schau stellen, identifizierten sie sich miteinander und ordneten ihr Selbstkonzept und ihre Loyalität diesem Ziel unter.

Oft erschienen Gefangene vor der Kommission für bedingte Haftentlassung und erklärten, sie hätten ihre Lektion gelernt, sie seien zu anderen Menschen geworden, man solle sie aus der Haft entlassen, denn sie wollten von nun an gute, gesetzestreue Bürger werden. Nur selten habe ich einen gesehen, der seine langen Haare geschnitten und sich von seinem Zopf getrennt hätte, kaum jemals hatte sich einer den Bart rasiert oder versuchte, es im Aussehen den Gefängnisangestellten gleichzutun, deren Schuhe glänzten, die das Haar kurz geschnitten trugen und deren Schnurrbärte sorgfältig gestutzt waren. Ich dachte jedes Mal: „Dieser Gefangene hat sich nicht wirklich verändert. Er lügt mich an, wenn er behauptet, er sei ein ‚neuer Mensch‘. Er identifiziert sich nach wie vor mit seinen Kumpeln, den anderen Gefängnisinsassen.“ Hätte er sich tatsächlich die Haare geschnitten und eine andere Frisur getragen als sie, dann hätten auch sie die Veränderung bemerkt, sie hätten sich nicht mehr mit ihm identifiziert und ihn nicht mehr mit ihren falschen Beteuerungen und Prahlereien aufgebaut und getröstet. Wenn er sich wirklich geändert hätte und ihre Werte nicht länger die seinen gewesen wären, dann hätte er sicherlich auch sein Aussehen entsprechend verändert.

Ich habe darüber keine Statistik geführt und verfüge über kein wissenschaftliches Datenmaterial – aber nur allzu oft habe ich die Erfahrung gemacht, dass diejenigen, die sich äußerlich nicht veränderten, auch innerlich unverändert waren. Wurden sie unter bestimmten Bedingungen vorzeitig aus der Haft entlassen, dann meist nur für kurze Zeit. Sie wurden bei einem neuen Vergehen geschnappt und ins Gefängnis zurückgeschickt. Sie waren nicht wirklich rehabilitiert.[2]

Ein prominenter „Freeman"[3] aus dem Westen war für die privaten Milizen, die sich in vielen Bundesstaaten in Opposition zur Bundesregierung organisiert haben, zu einer Art Nationalheld geworden. Er hatte die Hypothekenzinsen auf seine Ranch nicht gezahlt, hatte sich jahrelang geweigert, Einkommenssteuer zu zahlen, und war nicht bereit, einen Führerschein zu machen oder sich eine behördliche Zulassung für sein Auto zu beschaffen. Er hatte gegen die gerichtlichen Anordnungen Widerstand geleistet und die Vollstreckungsbeamten bedroht. Bärtig, bewaffnet und voller Trotz, forderte er die Gesetzeshüter monatelang heraus, sie sollten doch kommen und ihn holen, wenn sie es wagten; als sie ihn genügend in die Enge getrieben hatten, floh er in einen anderen Bundesstaat. Zu diesem Zeitpunkt wurde die Hypothek auf seine Ranch für verfallen erklärt, und die Ranch wurde versteigert.

Er war in seiner Gemeinde sehr beliebt und kehrte nach einigen Monaten freiwillig zurück. Dann stellte er sich dem Gericht, und er und seine Söhne händigten ihre Gewehre den Behörden aus. Als er später vor Gericht erschien, war sein Bart abrasiert, und er trug einen konservativen Anzug, wie ihn die Geschäftsleute tragen. In den Zeitungen hieß es, er sei „in Sprechen und Aussehen vollkommen anders" geworden. Er musste vor dem gleichen Richter erscheinen wie zuvor und akzeptierte sämtliche Auflagen, die das Gericht erließ, einschließlich der Anmeldung von Einkommenssteuerrückzahlungen, und er sprach den Richter respektvoll mit „Sir" an.

Der Mann wurde wegen „kriminellen Syndikalismus" und „Behinderung des Gerichts" verurteilt und für 100 000 Dollar Lösegeld, die seine Eltern aufbrachten, freigelassen. Der Richter stellte fest, dass er zugestimmt hatte, sich von einem Anwalt vertreten zu lassen, und sagte, er und seine Familie zeigten „eine gewisse Einsicht von ihrer Seite". Als der Verurteilte gefragt wurde, warum er nachgegeben habe, antwortete er: „Ich möchte tun, was recht ist, weil ich die Beziehung zu den Menschen, die mich lieben, nicht aufs Spiel setzen will."

Angesichts dieses Falles erheben sich viele Fragen. Geht es hier um eine wirkliche Herzensveränderung, oder handelt der Mann lediglich nach den Anweisungen seines Anwalts, um einen guten Eindruck zu machen? Haben wir es hier mit echter Rehabilitation zu tun? Hat ein neuer Ich-Zustand die Führung übernommen? Wenn ja, wird der Wechsel von Dauer sein, oder wird der Mann zu seinem gewalttätigen Verhalten zurückkehren? Was könnte zu einer so offensichtlichen Veränderung beigetragen haben? Kann Liebe die Persönlichkeitsstruktur so grundlegend verändern? Nur die Zeit kann darauf eine Antwort geben. Die Theorie der Ich-Zustände bietet jedoch tatsächlich eine Erklärungsgrundlage, die uns einen solchen Übergang von einem Verhalten in ein anderes verstehen hilft.

Fälle wie dieser geben Anlass für vielerlei Fragen in Bezug auf Veränderungsprozesse und Rehabilitation bei antisozialen Individuen. Unter den Gefängnisinsassen habe ich (J. G. W.) viele Menschen mit dissoziativen Störungen gesehen, bei denen die Frage, ob ihr kriminelles Potenzial zum Ausbruch kam oder nicht, davon abhängig war, welcher von verschiedenen Ich-Zuständen zu einem bestimmten Zeitpunkt gerade die ausführende Position innehatte. Häufig gab es unmittelbar vor der Tat einen Wechsel, in dessen Verlauf eine kriminelle Handlung von einem feindseligen, bösartigen und wütenden Ich-Zustand begangen wurde. Möglicherweise war die Stelle dieses Ich-Zustands zeitweilig von einem gutartigeren Ich-Zustand eingenommen worden, der ganz gut in der Lage war, im Rahmen der gesellschaftlichen Moralvorstellungen zu funktionieren. Solche Veränderungen können ihre Wurzel in einer echten MPS-Pathologie haben (J. Watkins 1984). In manchen Fällen jedoch haben wütende, aber „normalere" bösartige Ich-Zustände zeitweilig die Exekutive übernommen (Watkins a. Watkins 1988).

Auch im positiven Sinne können neue Ich-Zustände entwickelt und inkorporiert werden, die dann mehr oder weniger dauerhaft die ausführende Rolle übernehmen. Das tritt an manchen historischen und literarischen Beispielen deutlich zutage. Saulus von Tarsos wandelte sich und wurde zu Paulus. Bei Buddha, der bis dahin so etwas wie ein prinzlicher Playboy gewesen war, vollzog sich ein Wechsel der ausführenden Ich-Zustände, und er begründete eine neue Religion, in der die Güte an oberster Stelle stand. Und in dem Roman *Les Miserables* (dt.: *Die Elenden*) von Victor Hugo wurde der Galeerensträfling Jean Valjean davor bewahrt, der elendeste aller Menschen zu werden, und wandelte sich aufgrund des Einwirkens eines menschenfreundlichen Priesters, dem er ein paar Kerzenhalter gestohlen hatte, zum „besten" aller Menschen. Die Psychodynamik dieser Interaktion ist von Alexander und French (1946, p. 68 ff.) außerordentlich eindrucksvoll geschildert worden.

Auch ist bekannt, dass die Inkorporation eines neuen und konstruktiveren Rollenmodells, wie es zum Beispiel ein aufgeschlossener Polizist oder ein Trainer beim Sport für einen Jugendlichen sein kann, schon das Leben vieler Personen verändert hat. Vielleicht spielt die Introjektion eines neuen, stabilen ausführenden Ich-Zustandes, der nach Inhalt und Rollenfunktion konstruktiver ist als die bisherigen, dabei eine wesentliche Rolle. Welchen Beitrag die Ego-State-Theorie und -Therapie zur Lösung solcher sozialen Probleme leisten könnte, ist noch nicht genügend erforscht.

Weit verbreitete Ego-State-Probleme bei normalen Menschen

Verborgene Ich-Zustände können bei normalen Menschen manchmal die Ursache für vorübergehende Störungen, wie Angstanfälle oder psychosomatische Schmerzen, sein oder das Verhalten, wie zum Beispiel die sportlichen Leistungen, beeinträchtigen. Ein früherer Schüler von uns arbeitet als Sportpsychologe mit einem größeren Baseballteam, insbesondere mit den Werfern. Er hat festgestellt, dass häufig, wenn ein Werfer ein Tief hat, dies mit der Einwirkung eines verborgenen Ich-Zustandes zu tun hat, der den Betreffenden aus welchen Gründen auch immer zu „bestrafen" versucht. Sobald der Konflikt im Rahmen einer Therapie der Ich-Zustände durchgearbeitet war, erlangte der Spieler seine normale Funktionsfähigkeit wieder (Ritchi Morris, Ph. D., persönliche Mitteilung 1985).

Lösung eines normalen Ego-State-Problems

Jill, eine Psychologiestudentin im Abschlussjahr, assistierte uns in einem Kurs zur Hypnotherapie. Sie war leicht in eine Hypnose zu führen und konnte hypnotische Phänomene gut demonstrieren; auch war sie selbst eine geschickte Hypnotherapeutin. Während einer Demonstration war sie gerade aus der Trance aufgetaucht, aber noch nicht vollständig wach und sagte, sie fühle sich wie „leicht alkoholisiert", worauf Bert, ein Kursteilnehmer, neckend einwarf: „Na ja, Jill ist immer leicht alkoholisiert." Der Kurs dauerte den ganzen Tag. Im Laufe des Nachmittags kam Jill und sagte, sie sei ziemlich durcheinander und habe Angst. Ich (J. G. W.) bat sie, in mein Büro zu kommen, und wir lösten das Problem mit einer therapeutischen Sitzung. Jill fand, dass ihre Erfahrung für angehende Ego-State-Therapeuten wertvoll sein könnte, und kam deshalb am nächsten Tag noch einmal in mein Büro, um die Sitzung zu wiederholen und aufzuzeichnen:

Interaktion zwischen Therapeut und Patient	*Therapeutische Kommentare*
J: Ich merkte am Ende der Demonstration, dass ich mich irgendwie schwindlig fühlte, wie angetrunken, und ich habe gesagt, ich fühlte mich wie leicht alkoholisiert. Dann sagte Bert, weil wir ja Freunde sind und uns ständig gegenseitig aufziehen, ich sei „immer leicht alkoholisiert".	Gegenseitige Neckereien sind unter graduierten Studenten weit verbreitet.
J. G. W.: Es war eine spaßige Bemerkung.	
J: Es war eine spaßige Bemerkung. Aber trotzdem habe ich gemerkt, dass ich ziemlich wütend auf ihn war. Als ich hinausging, war ich extrem aufgeregt, ich fühlte mich sehr unbehaglich.	W versucht den Eindruck, den die Bemerkung auf J gemacht hat, durch eine beschwichtigende Aussage zu mildern.
J. G. W.: Du hast gesagt, die Reaktion sei etwa eine halbe Stunde später gekommen?	Wird nach außen hin akzeptiert, innerlich jedoch nicht.

J: Ich hatte eigentlich einen Klienten bestellt, und ich war so durcheinander, dass ich die Sitzung absagen musste.	Schwere innere Unruhe.
J. G. W.: Okay, Jill. Wir machen eine hypnotische Induktion. [Jill hebt die Hand, bekommt die für die Induktion notwendigen Suggestionen, entspannt sich bald und fällt in eine recht tiefe Trance. Nach einiger Vertiefung befindet sie sich in einem Zustand der Regression und kehrt zu dem Zeitpunkt unmittelbar nach ihrer Demonstration zurück, als sie so wütend war.] Du sagtest, du fühltest dich „wie leicht alkoholisiert", und Bert machte eine spaßige Bemerkung darüber. Nach der Stunde warst du innerlich ganz aufgewühlt. Ein Teil von dir hat diese Bemerkung als sehr beunruhigend erlebt. Du bist jetzt wieder genau in dieser Situation. [Lange Pause.] Was ist los, Jill?	Regression zu dem Zeitpunkt, als die innere Unruhe ausgelöst wurde.
J: Ich kenne dich nicht. J. G. W.: Du kennst mich nicht? Hast du noch nie mit mir gesprochen?	Überraschend, da J seit einiger Zeit J. G. W. in seinen Kursen assistiert.
J: Ich kenne Helen, aber dich kenne ich nicht. Ich habe keine Angst vor dir, aber ich wollte mit Helen sprechen.	J war Helens Klientin gewesen.
J. G. W.: Okay, du kannst später mit Helen sprechen, aber ich bin Helens Mann, und sie weiß, dass ich mit dir spreche.	J. G. W. versucht, Jills Vertrauen zu gewinnen.
J: Dieser Mann. Dieser Mann. J. G. W.: Welcher Mann? J: Dieser Mann. Er sagte etwas Gemeines. Er sagte, ich sei leicht alkoholisiert oder so was, und ich habe versucht, ein braves Mädchen zu sein. J. G. W.: Das war nicht fair, dass er das gesagt hat. J: Nein! Warum hat er das gesagt? J. G. W.: Hast du dich ein bisschen verletzlich gefühlt, als er das sagte?	Bert ist kein „Freund", der kindliche Ich-Zustand kennt ihn nicht einmal; er spricht von ihm als von „diesem Mann".
J: Ich weiß nicht, was das heißt. J. G. W.: Das heißt, du hast keinen Schutz, so wie wenn dich jemand schlägt, und du hast die Hände nicht vor dem Gesicht, um dich zu schützen.	„Verletzlich" ist für einen kindlichen Ich-Zustand ein großes Wort.

J: Es war, als ob er mich geschlagen hätte, und es hat wehgetan.
J. G. W.: War es etwas sehr Schlimmes, was er gesagt hat?
J: Ja, er war gemein und doof, und ich habe bloß versucht, lieb zu sein, weil ich wusste, dass das Helen gefallen würde.

Der Kind-Zustand zeigte eine heftige Reaktion auf Berts Bemerkung, möchte aber so reagieren, dass Helen zufrieden ist.

J. G. W.: Wie alt bist du?
J: Ich weiß nicht.
J. G. W.: Was würdest du gerne zu diesem Mann sagen?
J: Ich würde ihm sagen, dass er das nicht hätte tun sollen. Es war doof, das zu sagen.

J. G. W. regt eine symbolische Konfrontation mit „diesem Mann“ an, um J zu einem Gefühl der Stärke zu verhelfen.

J. G. W.: Wir tun so, als ob er dort drüben auf der andern Seite des Zimmers wäre. Schau dort hinüber, und sage ihm, was du von ihm hältst.
J: Mach das nicht! Es ist nicht nett. Ich mag dich nicht. Lass mich in Ruhe.
J. G. W.: Du hast versucht, ein braves Mädchen zu sein, und die Leute mochten dich. Darf ich dich Jill nennen? Ist das dein Name?

Nach der Konfrontation wird J bestärkt.

J: Nein, es ist ihr Name.
J. G. W.: Wessen Namen meinst du?

„Ihr Name“, nicht „mein Name“, also „sie“, nicht „ich“.

J: Ihren.
J. G. W.: Du meinst die große? Hast du einen Namen?

Die große Jill.

J: Ich bin die Kleine.

Stellt sich vor.

J. G. W.: Darf ich dich dann „die Kleine“ nennen?
J: Okay.
J. G. W.: Ich wäre gerne dein Freund.
J: Du findest nicht, dass ich doof bin?

J. G. W. versucht, ihr Vertrauen zu bestärken.

J. G. W.: Nein, überhaupt nicht. Ich glaube, du warst ein sehr liebes Mädchen, ein gescheites Mädchen, und alle mochten dich. Möchtest du die Augen öffnen und mich anschauen?
J: Nein. Weil – wenn ich das mache, kommt sie zurück, und ich gehe weg.

„Die Kleine“ ist ein verborgener Ich-Zustand. „Die Kleine“ zeigt sich nur unter Hypnose.

J. G. W.: Du musst mich nicht anschauen. Erzähl mir etwas über dich.
J: Okay, ich mag Spielsachen, und ich mag Farben.

J. G. W.: Was ist deine liebste Farbe?

J. G. W. versucht, sich stärker auf den Kind-Zustand einzuschwingen.

J: Ich mag Rot. Sie mag helle Sachen. Sie hat etwas, was man ans Licht hält und in der Hand dreht, und dann macht es Farben. Hast du Spielsachen?

Ein Kaleidoskop.

J. G. W.: Ich hatte früher einen kleinen Spielzeugzug, der immer im Kreis herumfuhr. Hast du eine Puppe?

J: Ich habe einen Teddybär. Er heißt Teddy.

J. G. W.: Dieser Mann. Sollen wir ihm sagen, dass er so etwas nicht mehr sagen darf?

J. G. W. führt sie zu dem Problem hin.

J: Ja, es ist nicht recht.

J. G. W.: Sie ist mit ihm befreundet. Wir wollen nicht, dass sie Schwierigkeiten bekommt, nicht wahr? Sie sagte, sie sei nach der Hypnose aufgeregt gewesen. Warst du das?

J: Ich zeige mich nicht. Ich bin diejenige, die sich in Hypnose versetzen lässt. Sie weiß nicht, wie.

Interessant.

J. G. W.: Ich verstehe. Sie ist diejenige, die andere Leute in Hypnose versetzen kann, aber sie selbst kann sich nicht in Hypnose versetzen lassen. Stimmt das?

J: Ich glaube, ja. Ich bin nicht dabei, wenn sie andere Leute hypnotisiert.

Klärung.

J. G. W.: Machst du ihr Kopfschmerzen?

J: Manchmal, wenn sie sehr langweilig ist. Sie hat dieses Ding mit den Tasten, ich weiß nicht, wie es heißt. Manchmal, wenn sie das macht, sorge ich dafür, dass sie Kopfschmerzen bekommt.

„Die Kleine" berichtet nun von den Kopfschmerzen, die J hat. Computer. J schreibt eine Dissertation.

J. G. W.: Weiß sie, warum sie die Kopfschmerzen hat? Weiß sie, dass du ihr die Kopfschmerzen machst?

Die Kopfschmerzen treten auf, wenn „die Kleine" sich langweilt. J ist das nicht bewusst.

J: Ich weiß nicht.

J. G. W.: Okay, Kleine, du kannst gehen, wohin du willst, und ich möchte, dass die große Jill jetzt zurückkommt.

Wie man einen Ich-Zustand wieder entlässt.

J: Auf Wiedersehen. [Mit schwacher Stimme. Lange Pause. Jill rührt sich nach und nach und öffnet die Augen.]

J. G. W.: Hallo.

J. Hallo.

J ist jetzt nicht mehr unter Hypnose.

J. G. W.: Na, was ist geschehen?

J: Ich fühle mich besser. Ich nehme an, die Regression hat dazu geführt, dass ich mich besser fühle. J. G. W.: Ich habe mit der Kleinen gesprochen. Du weißt, wer sie ist? J: Ja. J. G. W.: Sie sagte auch, sie würde gerne mit Helen sprechen. Sie kennt Helen besser als mich. Wir lassen sie jetzt mit Helen sprechen. [Ende der Sitzung.]	J fühlt sich besser. Die Sitzung war therapeutisch.

Jill ist sich der Kleinen bewusst. Sie ist sich der Quelle ihrer Kopfschmerzen offensichtlich nicht bewusst, die die Kleine ihr verursacht. Jill kann andere in Hypnose versetzen und eine Hypnotherapie durchführen. Nur die Kleine kann sich in Hypnose versetzen lassen, Jill nicht. Jill ist eine vollkommen normale Person, sie ist zur Zeit Dozentin an einem College und funktioniert auf hohem professionellem Niveau. Sie ist keine multiple Persönlichkeit.

Der versteckte Beobachter

Hilgard hypnotisierte einen Probanden in einem Kurs an der *Stanford University* und suggerierte ihm, dass er taub sei. Ein Student äußerte die Vermutung, der Proband sei unter Umständen vielleicht doch in der Lage, auf einer bestimmten Ebene etwas zu hören. Daraufhin sagte Hilgard zu dem Probanden, obwohl er aufgrund der Hypnose taub sei, könne es sein, dass er auf einer bestimmten Ebene doch etwas höre; wenn das wirklich der Fall sei, solle er dies durch Anheben des Zeigefingers signalisieren. Der Finger hob sich.

Danach wiederholte Hilgard das Experiment, indem er anstelle einer hypnotischen Taubheit die Suggestion gab, der Patient sei unempfindlich gegen Kälteschmerz. Das bedeutete, dass er eine Hand auf hypnotischem Wege anästhesierte und sie dann in laufendes eiskaltes Wasser hielt. Hilgard stellte bei diesen Experimenten häufig fest, dass der Proband, obwohl er keinen bewussten Schmerz empfand, durch ein Fingerzeichen deutlich machte, dass auf irgendeiner Ebene, von irgendeinem Teil des Organismus der Schmerz doch empfunden wurde. Er vermutete, dass dieses Etwas, das den Schmerz empfand, ein tiefer liegendes „kognitives strukturelles System" war. Er nannte es „den versteckten Beobachter" (Hilgard 1977, 1986). Hilgard wiederholte diese Experimente mit Schmerzen, die durch eine örtliche Blutleere verursacht werden, wobei eine Aderpresse angelegt wird, die den Blutkreislauf im Oberarm stark herabsetzt.

Hilgard sah in dem versteckten Beobachter „bloß eine Metapher oder ein bequemes Etikett, das zum Ausdruck brachte, dass die Informationsquelle angezapft worden war", und nicht etwa eine „sekundäre Persönlichkeit, die ein eigenes Leben hat". Wir hatten die Vermutung, dass es sich bei seinen „versteckten Beobachtern" vielleicht um die gleichen Phänomene handelte wie die Ich-Zustände, mit denen wir gearbeitet hatten. Wir wiederholten also Teile seiner Untersuchung mit hypnotisch induzierter Taubheit und hypnotisch induzierter Empfindungslosigkeit gegen Kälteschmerz, wobei wir für unsere Suggestionen seine Verbalisierungen benutzten. Bei den Untersuchungspersonen handelte es sich um frühere Patienten von Helen, die bei ihr eine Ego-State-Therapie gemacht hatten und deren Ich-Zustände uns im Wesentlichen bekannt waren.

Als wir die versteckten Beobachter unter Zuhilfenahme von Hilgards Verbalisierungen aktivierten und dann genauer nachfragten, stießen wir auf verschiedene Ich-Zustände, von denen wir viele in der Therapie beobachtet hatten. Dies lässt sich vermutlich am besten illustrieren, wenn wir einige wörtliche Gesprächsprotokolle eines solchen Falles wiedergeben (Watkins a. Watkins 1980).

Ein Fall von Ego-State-Therapie und die versteckten Beobachter

Ed war wegen einer Reihe von psychosomatischen Beschwerden in Therapie. Auch war er offensichtlich fähig zu dissoziieren; seine Frau berichtete, wenn er am Schreibtisch in seine Arbeit vertieft sei, höre er sie nicht nur nicht, sondern er empfinde nicht einmal einen Schmerz, wenn sie, um ihn auf sich aufmerksam zu machen, mit einer Nadel pikse. Im Verlauf der Therapie stellte sich heraus, dass er über eine Reihe von Ich-Zuständen verfügte, insbesondere über eine „Über-Ich"-Entität, die „der Alte" hieß. Der Alte verlangte, dass er ununterbrochen für sein Studium arbeitete und alles „rational" und ohne Fisimatenten erledigte. Ed war keine multiple Persönlichkeit, da keiner seiner Ich-Zustände spontan in Erscheinung trat. Nur unter Hypnose war es möglich, mit ihnen in Kontakt zu treten. Die folgende Sitzung beginnt damit, dass Helen, nachdem Ed in eine Hypnose geführt worden ist, nach dem „Alten" fragt.

Interaktion zwischen Therapeutin und Patient	*Therapeutische Kommentare*
H. H. W.: Und jetzt würde ich gerne mit dem Alten sprechen. Was ist passiert?	
E: Es war etwas Schlimmes. Es versuchte, mich dazu zu bringen, dass ich böse war. H. H. W.: Was hat versucht, dich dazu zu bringen, dass du böse warst?	„Es" bedeutet etwas aus dem Objektbereich, eine Kraft, die nicht zum Selbst gehört und die weder Ed noch „der Alte" unter Kontrolle haben.

E: Irrational sein.
H. H. W.: Was bedeutet das?
E: Irrational handeln. Schreien und herumbrüllen und auf und ab hopsen.
H. H. W.: Er muss nicht herumbrüllen und schreien, aber er muss mit diesen Gefühlen etwas machen. Er muss mit ihnen fertig werden, und du und ich, wir haben eine Vereinbarung getroffen, erinnerst du dich?

Für den Alten ist alles Irrationale etwas Schlechtes. Für ihn sind kindliche Gefühlsäußerungen etwas Irrationales.

E: Du hast mit dem Alten eine Vereinbarung getroffen. Mit mir hast du keine Vereinbarung getroffen.
H. H. W.: O, ich dachte, ich spräche mit dem Alten. Mit wem spreche ich? Mit Ed?
E: Nein.

O je. Ein neuer Ich-Zustand hat die Führung übernommen, und der Alte ist abgetreten.

H. H. W.: Ist es Omega?
E: Nein.
H. H. W.: Ist es Freak?
E: Nein.
H. H. W.: Wer ist es dann?
E: Das sage ich dir nicht. [Er hat die Stimme eines kleinen Jungen.]

H. H. W. zählt eine Reihe von Ich-Zuständen auf, mit denen sie früher bei Ed Kontakt gehabt hat.

H. H. W.: Ich werde dir nicht wehtun. Wie soll ich dich nennen?

H. H. W. wirkt beruhigend auf den Ich-Zustand ein.

E: Eigentlich habe ich keinen Namen.

Wir geben keine Namen.

H. H. W.: Wie alt fühlst du dich?
E: Ich bin noch nicht sehr alt. Ich bin älter als du. Lass mich überlegen. Ich bin drei.

Will nicht hinabgedrückt werden. Möchte groß erscheinen.

H. H. W.: O, ich mag dreijährige Jungen. Du musst ein lustiger kleiner Kerl sein, mit dem man viel Spaß haben kann. Du möchtest einfach beachtet werden, nicht wahr?
E: Jaah, du sprichst mit allen andern, aber mit mir sprichst du nie.

H. H. W. stimmt sich auf den neuen Ich-Zustand ein.

H. H. W.: Ich hab einfach nicht gewusst, dass du da warst. Aber jetzt, da ich weiß, dass du da bist, werde ich öfter mit dir sprechen.
E: Das ist gut. Ich habe nicht viel Spaß.

Beginnt sein Vertrauen zu gewinnen.

H. H. W.: Wie möchtest du mich gerne nennen? Möchtest du mich Tante Helen nennen? E: Nein. Tanten bringen nichts. Sie tun nichts als stricken und einen mit Essen voll stopfen. H. H. W.: Du kannst mich einfach Helen nennen, okay? Du und ich, wir spielen zusammen. E: [Gedankenverloren.] Willst du mit mir befreundet sein? H. H. W.: Ich will deine Freundin sein. Du hast einen Namen für mich. Wie soll ich dich nennen?	Guter Versuch, aber fehlgeschlagen.
E: Du kannst mich Sandy nennen. H. H. W.: Okay, Sandy. Ich werde später wieder mit dir sprechen. Trittst du jetzt auf die Seite? Ich möchte mit –	Er vertraut ihr nun seinen Namen an.
E: Ich will nicht. H. H. W.: Ich werde später mit dir sprechen. Jetzt möchte ich noch einmal mit dem Alten sprechen. Ich sehe einen kleinen dreijährigen Jungen. Hast du ihn auch gesehen?	Sandy protestiert dagegen, dass H. H. W. ihn schon wieder verlässt. Der Alte kehrt zurück.
E: Nein. H. H. W.: Wir hatten eine Art Vereinbarung getroffen, dass ich ihm beibringen würde, wie er mit seinen Wutausbrüchen konstruktiv umgehen kann. Okay?	Der Alte nimmt Sandy nicht wahr.
E: Konstruktiv und *rational.*	Hier zeigt sich die Rigidität des Alten.
H. H. W.: Du kannst ihn nicht einfach mit Krankheit bestrafen. Lass die Leine ein bisschen locker. Ich zähle jetzt bis fünf. Du kommst aus der Hypnose zurück, wenn ich bis fünf gezählt habe: Eins, zwei, drei, vier, fünf.	Er unterdrückt Sandys Bedürfnis zu spielen, und Ed wird „krank“.

Ed kehrt aus der Hypnose zurück und fühlt sich entspannt. Es haben viele erstaunliche Interaktionen zwischen Eds verschiedenen Ich-Zuständen stattgefunden; eine davon ist besonders auffällig. Ed hatte gesagt, er sei unfähig, sich auf seinen Unterricht in einem Fremdsprachenkurs zu konzentrieren und werde die Prüfung wahrscheinlich nicht bestehen. Der Alte war darüber sehr empört. Sandy trat auf den Plan und sagte, er sei derjenige, der Eds Lerngewohnheiten durcheinander gebracht habe. Wenn man ihm, Sandy, nicht erlaube zu spielen, werde er dafür sorgen, dass Ed sich nicht konzentrieren könne. Helen bat Sandy, Ed während des Tages nicht zu stören, sondern lieber nachts in seinen Träumen zu spielen, und Sandy erklärte sich dazu bereit. In der nächsten Sitzung berichtete Ed, er habe gut arbeiten können, und tatsächlich machte er ein ausgezeichnetes Abschlussexamen. Er wunderte sich jedoch darüber, dass er jede Nacht so überaus lebhafte Träume hatte, und auch noch in „Technicolor". Als daraufhin Sandy aktiviert wurde, sagte er, er habe Ed tagsüber in Ruhe gelassen, er habe aber „statt dessen nachts gespielt".

Versteckte Beobachter: Schmerz und Taubheit

In einer früheren Untersuchung (Watkins a. Watkins 1979/80) konnten wir beobachten, dass die versteckten Beobachter, die bei zehn freiwilligen Probanden (Studenten) mithilfe von Hilgards Verbalisierungen aktiviert worden waren, sich genauso verhielten wie die Ich-Zustände, mit denen wir in der Therapie gearbeitet hatten. In einer anderen Untersuchung aktivierten wir bei fünf unserer früheren Patienten, bei denen wir eine Ego-State-Therapie durchgeführt hatten, die versteckten Beobachter posthypnotisch in ähnlicher Weise – zuerst, indem wir den Probanden unter Hypnose eine Unempfindlichkeit gegen Kälteschmerz suggerierten, und als Nächstes, indem wir ihnen mittels Hypnose Taubheit suggerierten. Im Folgenden geben wir ein wörtliches Protokoll von den Reaktionen eines dieser Probanden im Verlauf einer Follow-up-Studie ein Jahr später auszugsweise wieder. Es handelt sich um den Patienten Ed, dessen Fall wir soeben beschrieben haben. Die Untersuchung wurde von J. G. W. durchgeführt.[4]

Interaktionen zwischen Therapeut und Patient	*Therapeutische Kommentare*
J. G. W.: Tauche deine Hand in das Eiswasser. Halte sie so lange in das Wasser, bis sie zu sehr schmerzt. Dann nimm sie heraus ... Jetzt möchte ich dich in eine Hypnose führen.	Ed hält die Hand 15 Sekunden lang in Eiswasser.
[Ed ist nun in Hypnose, innerhalb von zwei Minuten erreicht er den Zustand einer sehr tiefen Hypnose.] Hör mir genau zu. Ich nehme jetzt deinen rechten Arm und halte ihn, und er wird nun gleich ohne jede Empfindung sein. Er wird sich anfühlen wie ein Stück Holz. Kein Gefühl. Keine wie auch immer geartete Körperempfindung. Du fühlst weder Wärme noch Schmerz, und er fühlt sich so an, *als ob er nicht da wäre*, so lange, bis ich dich an der Schulter berühre. Wenn ich bis fünf gezählt habe, tauchst du aus der Hypnose auf: eins, zwei, drei, vier, fünf. Jetzt möchte ich, dass du dir dieses Bild dort drüben anschaust und es beschreibst.	Während dieser Zeit hält Ed seine rechte Hand in das Eiswasser. Beachten Sie die Worte „als ob er nicht da wäre". Ed wird gebeten, seine Aufmerksamkeit dem Bild zuzuwenden, das soll ihn davon abzulenken, ständig seine Hand zu beobachten.

E: Ja, natürlich. Ich sehe ein paar Leute auf dem Gehsteig. Eine alte Frau mit einem Stock und ein junges Mädchen mit irgendetwas. Und ein Auto, das von einem jungen Burschen gefahren wird.

J. G. W.: Sieh dir die kleinen Dinge genau an, und beschreibe sie.

E: Mir wird ganz schwindlig, ganz übel. [An diesem Punkt hebe ich Eds Hand aus dem Eiswasser heraus. Ed hat seine anästhesierte rechte Hand ganze 65 Sekunden lang in das Eiswasser gehalten, während er die linke Hand vor der hypnotischen Anästhesie nur 15 Sekunden darin gelassen hatte.]

Ed kehrt aus der Hypnose zurück.

J. G. W.: Okay. Es ist alles in Ordnung. Dir geht es gut.

E: O, mein Magen.

Der Schmerz wird auf den Magen verschoben.

J. G. W.: Dein Magen ist in Ordnung. Ich werde den Schmerz jetzt von deinem Magen nehmen. Jetzt ist der Schmerz ganz verschwunden.

E: Das war wirklich seltsam.

J. G. W.: Hast du jetzt ein Gefühl in deiner Hand oder in deinem Arm?

Einfach hypnotische Suggestion zur Schmerzbeseitigung.

E: Nein.

Posthypnotische Anästhesie.

[Ed wird jetzt aufs Neue hypnotisiert, und ich stelle ihm die folgenden Fragen.]

J. G. W.: Vor einigen Minuten spürte Ed keinen Schmerz in der rechten Hand. Gibt es einen Teil, der den Schmerz spürte? Wenn ja, hebe den Finger deiner rechten Hand. Ich möchte mit dir sprechen. Bitte komm hervor, und wenn du so weit bist, sage „Ich bin da".

Ein versteckter Beobachter wird aktiviert. Ist es ein Ich-Zustand, vielleicht einer, den wir bereits kennen?

E: Ich bin da.

J. G. W.: Wer bist du?

E: Ich bin der Alte.

J. G. W.: Was hast du in Bezug auf deine Hand gefühlt?

Es ist ein Ich-Zustand, nämlich „der Alte".

E: *Sie war nicht da.*

J. G. W.: Was meinst du damit: „Sie war nicht da"? Du hast doch gesagt, du hättest den Schmerz gespürt.

Wiederholt die Worte, die J. G. W. für die Suggestion gebraucht hat.

E: In meinem Magen.

J. G. W.: Wie kommt es, dass du den Schmerz nicht in deiner Hand gespürt hast, sondern in deinem Magen?
E: Ich hatte Angst.
J. G. W.: Ed schien keinen Schmerz in der Hand zu spüren. Als ich sagte: „Gibt es einen Teil, der den Schmerz spürte?", bist du hervorgekommen. Ist das richtig?
E: Ja.
J. G. W.: Vielen Dank, Alter. Gibt es irgendeinen anderen Teil von Ed, der den Schmerz in der Hand da spürte, als sie in dem Eiswasser war? Wenn ja, hebe den Finger deiner linken Hand. [Der Finger hebt sich.] Okay, Teil, kommst du bitte hervor und sagst Hallo?
E: Hallo.
J. G. W.: Hallo. Wer bist du?
E: [Murmelt.] Ich bin Sandy.
J. G. W.: Sandy, hast du den Schmerz in Eds Hand gespürt?
E: Und wie es wehgetan hat! Was hast denn du gedacht? Aua.
J. G. W.: Ed schien den Schmerz nicht zu spüren.
E: Nun, ich hab ihn gespürt, und ich fand das gar nicht toll. Wo ist Helen?
J. G. W.: Helen kann im Augenblick nicht kommen. [Ed wird nun aus der Hypnose herausgeführt, und es wird überprüft, ob er wach ist. Dann wird er aufs Neue hypnotisiert.] Hör genau zu. Wenn ich jetzt bis drei zähle, wirst du völlig taub, so lange, bis ich dich an der Schulter berühre. Wenn ich drei sage, kommst du aus der Hypnose zurück: eins, zwei, drei. [Der Untersucher schreit Ed seinen Namen ins Ohr: „Ed!", und klopft hinter seinen Ohren auf ein Regal. Ed gibt kein Zeichen der Reaktion.]
E: Ich bin immer noch nicht wach.
J. G. W.: Hallo. Hallo.
E: Ich kann dich nicht hören.

Der Alte spürte den Schmerz, verschob ihn aber von Eds Hand auf seinen Magen.

Was ist mit Sandy? Hat er den Schmerz auch gespürt?

Er spürte den Schmerz tatsächlich, wie ein Dreijähriger ihn spürt.

J. G. W.: Kannst du sehen, wie ich mit dir spreche? Hallo? [Ed sieht sehr verstört und ratlos aus. Er beugt sich vor und schlägt zweimal auf den Stuhl, um festzustellen, ob er trotz seiner offenkundigen Taubheit hören kann.	Selbstüberprüfung der Taubheit.
Als er gebeten wird, einen Finger zu heben, falls ein Teil von ihm hören kann, hebt sich der Finger.] Teil, du hast mir signalisiert, dass du mich hören kannst. Bist du ein Teil, der hören kann?	Ein versteckter Beobachter wird aktiviert.
E: [Schwach.] Ich kann dich hören. J. G. W.: Ja, wer bist du? E: Der Alte.	Wir erwarten „den Alten“.
J. G. W.: Du bist der Alte. Ed schien nichts zu hören, aber du hörst mich. Ist das richtig? E: Das ist richtig.	„Der Alte“ bestätigt die Aussage.
J. G. W.: Wenn es irgendeinen anderen Teil gibt, der mich gehört hat, würdest du bitte einen Finger heben? [Der Finger hebt sich.] Würdest du bitte hervortreten, und, wenn du da bist, sagen: „Ich bin da.“ E: Okay. J. G. W.: Wer bist du? E: Ich weiß nicht.	Wir erwarten Sandy.
J. G. W.: Habe ich jemals zuvor mit dir gesprochen? E: Nein. J. G. W.: Hast du einen Namen? E: Nein. J. G. W.: Aber du konntest mich hören? E: Ich kann dich hören. J. G. W.: Wie ist dein Name? E: Ich habe keinen Namen. J. G. W.: Woher kommst du? Erzähle mir von dir.	Zu unserer Überraschung ist es nicht Sandy. Ein anderer Ich-Zustand, der als versteckter Beobachter fungiert. Das kommt unerwartet.
E: Ich bin noch nie zuvor an die Oberfläche gekommen („I've never been surfaced“). J. G. W.: Du bist noch niemals zuvor an die Oberfläche gekommen. Hast du jemals mit Helen gesprochen? E: Nein.	Wir haben die Wendung „an die Oberfläche gekommen“ [„surfaced“] nie benutzt.
J. G. W.: Bist du die ganze Zeit in der Lage gewesen zu hören, was Ed sagt und tut?	Inneres Hören.

E: Ja.	
J. G. W.: Spielst du irgendeine Rolle in seinen Gefühlen oder in seinem Verhalten?	Unerwartet.
E: Ich verberge Dinge.	
J. G. W.: Du verbirgst Dinge. Weiß er etwas von dir?	Verborgenes Verhalten [unbewusst].
E: Nein.	
J. G. W.: Bist du jemals zuvor in Erscheinung getreten? E: Nein. J. G. W.: Niemals zuvor?	Tritt zum ersten Mal „an die Oberfläche“, d. h., übernimmt zum ersten Mal die ausführende Rolle.
E: Nein.	
J. G. W.: Vor wem verbirgst du Dinge?	
E: Ed. J. G. W.: Welche Art von Dingen hast du vor ihm verborgen? E: Dinge, die er nicht hören will. Wer bist du?	Eine unbewusste Abwehrmaßnahme von Ed. Überraschende spontane Reaktion.
J. G. W.: Ich bin Dr. Watkins. Kennst du mich?	
E: Nein. J. G. W.: Hast du mich sprechen hören, als Ed taub war?	Bestätigt, dass es sich um die Reaktion eines versteckten Beobachters handelt.
E: Jaah.	
J. G. W.: Kommt es dir merkwürdig vor, mit mir zu sprechen?	Interessant, aber eigentlich selbstverständlich.
E: Ich habe niemals zuvor gesprochen.	
J. G. W.: Du hast niemals zuvor gesprochen. Du kannst jetzt wieder nach unten gehen. Ganz nach unten. Jetzt würde ich gerne einen Augenblick mit Sandy sprechen. Sandy, kannst du hervorkommen?	
E: Ja, natürlich.	
J. G. W.: Sandy, vor einer Weile war Ed taub. Ich rief seinen Namen und klatschte, und er schien es überhaupt nicht zu hören. Hast du es gehört?	Sandy hat nichts gehört.
E: Nein. Habe ich es gehört? Hätte ich es hören sollen? War es ein Spaß, und ich hab's nicht begriffen?	Spontane kindliche Reaktion.
J. G. W.: Okay. Sandy, du musst nicht. Du bist ein sehr netter Junge. Ich mag dich.	
E: Danke. Ich mag dich auch. Du bist nett.	

J. G. W.: Gleich wird Ed auf meinen Wunsch aus der Hypnose zurückkommen, und wenn er zurück ist, wird er sich rundum wohl fühlen. [Ed wird aus der Hypnose zurückgeholt.]
E: Ich bin wirklich neugierig. Einfach weil ich es wissen will – was ist eigentlich geschehen? Normalerweise kann ich mich an alles erinnern.[5]

Ed weiß nichts von dem Taubheitsexperiment oder hat diesbezüglich eine Amnesie.

Offensichtlich gehören Hilgards versteckte Beobachter zur selben Kategorie von Phänomenen wie die Ich-Zustände, mit denen wir in der Therapie arbeiten. Unter den Bedingungen der Hypnose scheinen sie so etwas wie verborgene multiple Persönlichkeiten zu sein, Teil-Persönlichkeiten, von denen jede eine spezifische Funktion und ein begrenztes Verhaltensrepertoire hat. Sie stellen sich als Subjekte dar, also mit individueller Identität, als „Ich" oder „Ich selbst", und sie nehmen einander wie auch die Gesamtpersönlichkeit als Objekte wahr, als „sie", „er" oder „es". Ihre Spontaneität und Unberechenbarkeit scheint darauf hinzuweisen, dass sie mehr sind als Verhaltensweisen, die auf Verlangen hervorgerufen werden können, und sie zeigen oft ganz andere Reaktionen, als vom Therapeuten erwartet oder verlangt. Die Anerkennung der Tatsache, dass solche Entitäten in normalen Individuen existieren, ist nicht ohne bedeutsame Konsequenzen für die Theorie und Therapie der menschlichen Persönlichkeit.

Anmerkungen

1 Anna Freud (1936) gebrauchte die Wendung „das Ich umgehen" (Abwehrmechanismen), um die Hypnose zu kritisieren und ihre Behauptung, die therapeutische Wirkung der Hypnose sei lediglich vorübergehender Art, zu stützen; sie rechtfertigte damit die Tatsache, dass Analytiker die Hypnose nicht anwendeten. In der Psychoanalyse wurde eine Abwehr angegriffen (bewusst) und durchgearbeitet, nicht umgangen, um so die Notwendigkeit der Abwehr dauerhaft zu eliminieren.

In der Hypnoanalyse können wir eine Abwehr umgehen. Auch wir streben danach, die Notwendigkeit der Abwehr dauerhaft zu eliminieren, aber wir machen es auf andere Weise. Es bietet sich an, das Vorgehen analog zu bestimmten militärischen Vorgehensweisen zu betrachten. Nach dem analytischen Ansatz würde der feindliche Schützengraben gestürmt und die Fähigkeit des Feindes zum Widerstand mit großem Energieaufwand ausgeschaltet. Der Schützengraben würde zerstört. Der Patient verlässt daraufhin den Schützengraben aufgrund von „Einsicht" und macht weitere therapeutische Fortschritte.

Das Vorgehen der Hypnoanalyse lässt sich eher mit modernen Militärstrategien vergleichen. Die Abwehr wird von Fallschirmjägern, die hinter der feindlichen Stellung landen, umgangen und aus dem Hinterhalt angegriffen (im Unbewussten), vielleicht durch Abreaktion (aber mithilfe der Interpretation), wobei der verdrängte Affekt entscheidend geschwächt und seine Macht ausgeschaltet wird. Die Abwehr wird daher vom Patienten aufgegeben, weil sie nicht mehr effizient ist. Die „ausgeliehene Ich-Stärke" im Rahmen des „Wir" der intensiven zwischenmenschlichen Beziehung zwischen Therapeut und Patient ermöglicht dies. Der Patient wird nicht vernichtet, sondern er gibt die Abwehr auf, die nicht länger zu halten ist. Es ist nicht so, dass sie weiterhin existieren würde (sozusagen hinter der Frontlinie), verdrängt und dissoziiert, um sich später wieder zu erheben und die therapeutischen Fortschritte zunichte zu machen – auf diese Weise betrachtete Anna Freud die Arbeit mit der Hypnose. Einsichten, die in der Hypnose gewonnen wurden, werden jedes Mal voll bewusst gemacht. Diese Form des Durcharbeitens der Abwehrmechanismen ist genauso von dauerhafter Wirkung wie das Durcharbeiten in der Psychoanalyse.

2 Ich habe meine Beobachtungen oder Vermutungen nie der Kommission für vorzeitige Haftentlassung mitgeteilt. Das wäre unter Umständen nicht fair gewesen. Abgesehen davon – wenn die Kommission meinen Beobachtungen Glauben geschenkt und sie ernsthaft in Erwägung gezogen hätte, dann hätten die Insassen bald Wind davon bekommen und ihr Verhalten entsprechend geändert. In diesem Fall hätten meine Beobachtungen sich selbst außer Kraft gesetzt.

3 Mitglied einer Gruppe von (selbst ernannten) Bürgerrechtlern, die sich weigerten, sich an die Gesetze zu halten, und das Recht von Richtern und Polizei, die richterliche Gewalt über sie auszuüben, nicht anerkannten.

4 H. H. W. war während dieser Experimente mit ihren früheren Patienten nicht anwesend, um die Ergebnisse nicht zu beeinflussen.

5 Vollständige Kopien dieser Aufzeichnungen finden sich in Watkins und Watkins (1980).

8 Prinzipien der Ego-State-Therapie

Die Ego-State-Therapie hat in der letzten Zeit zunehmende Beachtung gefunden, und eine ganze Reihe von Autoren haben Untersuchungen über diesen Ansatz publiziert.[1] *Die Therapie der Ich-Zustände beruht auf der Anwendung von Techniken aus Einzel-, Gruppen- und Familientherapie zur Lösung von Konflikten zwischen den verschiedenen Ich-Zuständen, die eine Selbst-Familie konstituieren.* Der ideale innere Zustand ist gegeben, wenn die unterschiedlichen Persönlichkeitseinheiten harmonieren und zusammenarbeiten. Auch wenn diese unterschiedlichen Einheiten unterschiedliche Haltungen oder Bedürfnisse zum Ausdruck bringen, verursacht eine demokratische Beziehung zwischen ihnen den geringsten Stress. Die Behandlungsziele bei einer Ego-State-Therapie sind ähnlich wie die, die Ärzte und Therapeuten bei der Behandlung von multiplen Persönlichkeiten formulieren (Kluft 1994). Haben wir es jedoch mit verborgenen Ich-Zuständen zu tun, dann ist im Allgemeinen eine Hypnose erforderlich, die uns den Zugang zu ihnen ermöglicht; bei der Behandlung von offen zutage tretenden Alter-Personen bei multiplen Persönlichkeiten ist das nicht immer notwendig.

Menschliche Wesen haben normalerweise vermischte Gefühle und widersprüchliche Bedürfnisse, und sie werden von äußeren Kräften hin und her gerissen. Das ist der Prozess des Lebens. Sind innere Zustände allerdings so weit entwickelt, dass sie nicht nur eine eigene Identität erlangen, sondern sich der Identität des gesamten Individuums bemächtigen, und sind sie darüber hinaus in kindlichem Denken verwurzelt, dann sind Konflikte nicht so leicht zu lösen. Ob und in welchem Maße ein Ich-Zustand seine eigene Identität aufrechterhält, hängt davon ab, wie starr die Grenze ist, die ihn von anderen, ähnlichen Ich-Zuständen oder von der gesamten Persönlichkeit abtrennt. Bei der multiplen Persönlichkeitsstörung sind die Grenzen, die die verschiedenen Alter-Personen voneinander trennen, sehr starr und undurchdringlich; deshalb ist auch der Widerstand gegen eine Veränderung und der Kampf um die Erhaltung seiner eigenen individuellen Identität bei jedem einzelnen Ich-Zustand (Alter-Person) umso größer.

Kindliches Denken ist konkretes Denken. Im kindlichen Denken geht es um buchstäbliche Bedeutungen, und es entspringt einer eingeschränkten Lebenserfahrung. Abgesehen davon, manifestiert sich die Rigidität des Denkens noch stärker und ist daher mithilfe von einfacher Suggestion noch schwerer zu verändern, wenn ein solcher Ich-Zustand sein Entstehen einer traumatischen Erfahrung verdankt.

Konfliktlösung mag das letzte Ziel der Therapie sein, der Weg dahin jedoch ist viel schwieriger und verschlungener, als diese Definition zunächst vermuten lassen mag. Für jeden einzelnen Ich-Zustand steht viel auf dem Spiel, weshalb sie alle ihre

Einstellungen und ihr Verhalten nur schwer verändern. Manchmal geht es vom Standpunkt des Ich-Zustandes um nichts weniger als um Leben oder Tod, auch wenn der Ich-Zustand, der gerade die exekutive Rolle innehat, wie auch der Therapeut mit Blick auf die Realität im Hier und Jetzt diese Haltung für vollkommen inadäquat halten. Wer solche Haltungen und Verhaltensweisen zum Besten der gegenwärtigen Gesamtpersönlichkeit verändern will, braucht nicht nur Professionalität, sondern geradezu künstlerisches Geschick.

Die meisten psychologischen Theorien scheinen in dem Punkt übereinzustimmen, dass der Mensch die Tendenz hat, die Vergangenheit, ob sie nun glücklich oder unglücklich war, zu wiederholen. Was auch immer in der Vergangenheit geschehen sein mag – wir erwarten, dass das Gleiche sich auch in der Gegenwart abspielen werde, auch dann, wenn wir uns dieser Erwartung nicht wirklich bewusst sind. Vielleicht haben wir den Wunsch, in der Gegenwart zu verändern, was sich in der Vergangenheit nicht ändern ließ. Aber natürlich hat ein so anachronistisches Vorhaben keine Aussicht auf Erfolg. Der Zeitpunkt ist falsch gewählt. Aber wir versuchen es trotzdem. Unsere Haltung und unsere Gefühle gegenüber vergangenen Ereignissen können sich verändern, die Ereignisse selber verändern sich nicht. Deshalb ist es nützlich, wenn der Therapeut solche Muster, die zur falschen Zeit am falschen Ort immer aufs Neue erprobt werden, entdeckt und der Betrachtung zugänglich macht.

Die Frau, die einen Alkoholiker nach dem anderen heiratet, hat sehr wahrscheinlich einen Vater gehabt, der gleichfalls Alkoholiker war. Sie versucht vergeblich, jeden einzelnen ihrer Ehemänner zu ändern, um jene schmerzliche Vergangenheit ungeschehen zu machen und den Vater zu bekommen, den sie sich immer gewünscht hat. (Eine unserer Patientinnen war bereits mit dem achten Alkoholiker verheiratet!) Niemand würde sich bewusst so verhalten, weil es so dumm ist. Geht man davon aus, dass ein solches Verhalten überhaupt einen Sinn hat, dann muss es sich um einen unbewussten Prozess handeln.

Weitere Verwirrung von der Art, die wir als „Ironie des Schicksals" bezeichnen, entsteht, wenn es der Frau tatsächlich gelingt, ihren Mann dazu zu bringen, dass er zu trinken aufhört. Zunächst mag sie darüber zufrieden sein, aber am Ende ist der unbewusste Prozess doch stärker, der sie dazu angetrieben hat, „ihn (in der Übertragung den Vater) dazu zu bringen, dass er mit dem Trinken aufhört", und sie verhält sich so, dass sie den Mann erneut in den Alkohol treibt. Solange der Ich-Zustand, der sich aufgrund des Traumas gebildet hat, nicht geheilt ist, setzt sich dieses zirkuläre Syndrom ins Unendliche fort.

Überträgt ein Patient die Vergangenheit auf die Gegenwart, dann wird er (oder sie) diese Übertragung auch in der Therapie zeigen, denn sie ist ein Weg, den Therapeuten dahin gehend zu manipulieren, dass er sich so verhält, wie es ihm aus der Vergangenheit vertraut ist.

Übertragung

Das Phänomen der Übertragung ist vielfach untersucht worden, und die wirksamste psychoanalytische Behandlungstechnik ist die Deutung der Übertragung (Freud 1938). Es handelt sich dabei um einen einfachen, aber grundlegenden Prozess. Die Menschen neigen dazu, Figuren in ihrem gegenwärtigen Leben so wahrzunehmen und auf sie zu reagieren, als ob es sich dabei um bedeutsame Individuen aus ihrem früheren Leben handeln würde, wie Vater, Mutter, Bruder, Schwester, Lehrer usw.

Die gegenwärtige Person wird unrealistischerweise mit Merkmalen der früheren Person ausgestattet. So kann der Patient das Gefühl haben, der Analytiker sei ihm gegenüber gleichgültig oder manipulierend, obwohl dieser nichts anderes macht, als dass er seinen Erzählungen zuhört und seine Erinnerungen passiv aufnimmt. Der Analytiker hält wachsam nach solchen Reaktionen Ausschau und gibt zum geeigneten Zeitpunkt eine „Übertragungsdeutung". Er (oder sie) beweist dem Patienten, dass er (sie) ihn nicht manipuliert hat und dass die Gefühle des Patienten deshalb aus einer anderen Quelle gekommen sein müssen. Der Analytiker ist so (weil das Gefühl ja im Hier und Jetzt existiert) in der Lage, dem Patienten zu demonstrieren, dass er ihm, dem Analytiker, bildlich gesprochen die Kleider seines Vaters angezogen hat. Der Patient hat bisher nicht realisiert, wie er vielleicht sein Leben lang alle „Vaterfiguren" – seinen Chef, seine Lehrer oder den befehlshabenden Offizier beim Militärdienst – mit Eigenschaften und Verhaltensweisen seines Vaters ausgestattet und ihnen unterstellt hat, sich ihm gegenüber ablehnend und manipulativ zu verhalten. Diese Fehlwahrnehmung, die zuvor unbewusst gewesen war, wird dem Patienten nun bewusst. Er kann seine Wahrnehmung und Deutung der Wirklichkeit korrigieren, weil sie ihm nun bewusst ist, und das Leben mit „Vaterfiguren" in Zukunft konstruktiver gestalten. Es ist, als ob er lernen würde, jetzt ein Leben als Erwachsener zu führen, nicht mehr das Leben eines Kindes. Vom Standpunkt der Ego-State-Therapie könnten wir sagen, er habe seine Ich-Energien von einem kindlichen Ich-Zustand abgezogen und sie auf einen erwachseneren, seiner jetzigen Situation angemesseneren Ich-Zustand verlagert.

Die Arbeit mit der Übertragungsreaktion ist eine wirksame psychoanalytische Technik, da ein wesentliches Element dabei das Wiedererleben der Vergangenheit ist, es geht also nicht bloß um die Erinnerung. Das Wiedererleben der Vergangenheit spielt auch in der Ego-State-Therapie eine wichtige Rolle (M. Phillips 1994; Watkins a. Watkins 1990a). Sie wird erleichtert, wenn der Patient sich in Hypnose befindet, und da Hypnose eine Art Regression ist, treten Reaktionen, die mit einer Übertragungsregression zu tun haben, mithilfe der Hypnose häufig zu einem früheren Zeitpunkt in der Behandlung auf als ohne ihre Hilfe (Fromm 1968).

Therapeuten werden vom Patienten in gewisser Weise „verführt", sich zu verhalten, wie sich früher Vater oder Mutter verhalten haben. Auch sie selbst sind nicht frei von Übertragungsreaktionen. Wenn der Therapeut/die Therapeutin in einem Patienten unbewusst seinen (oder ihren) jüngeren Bruder sieht und sich diesem Patienten gegenüber dann so verhält, wie er (sie) sich dem jüngeren Bruder gegenüber verhalten würde, dann erlebt er (oder sie) eine „Gegenübertragung". Der Therapeut macht deshalb eine eigene Psychoanalyse, deren Ziel es ist, seine eigenen Übertragungen zu erkennen und aufzulösen, damit sie die Behandlung seiner Patienten nicht störend beeinflussen.

Resonanz

Das Sich-auf-den-Patienten-Einstimmen ist wie die Übertragung eine emotionale Reaktion zwischen zwei Menschen; während jedoch in der Übertragung die andere Person als Objekt behandelt wird, als „Nicht-Ich", wird bei einem Sich-auf-den-andern-Einstimmen dieser andere als Teil des eigenen Selbst erfahren.[2] Liebevolle Familienmitglieder schwingen sich häufig aufeinander ein. Sie erleben die Erfolge und Niederlagen, die Freude und den Schmerz des anderen jeweils mit. Das optimal funktionierende „therapeutische Selbst" hält die Balance zwischen Objektivität und Einfühlung in den Patienten. Bei zu viel Objektivität fühlt der Patient sich nicht wirklich verstanden. Zu viel Einfühlung dagegen führt dazu, dass Therapeut und Patient gemeinsam in eine *folie à deux* geraten.

Ein neuer Patient brachte zu seiner ersten Therapiesitzung eine Reihe von Kinderbildern mit, die er zeigen wollte, bevor er seinen Fall schilderte. Er hatte einen stark verletzten Daumen. Manche Therapeuten hätten von dem verletzten Daumen, mit dem er die Fotos hielt, vielleicht gar keine Notiz genommen, oder sie hätten ihn mehr oder weniger ungeduldig gedrängt, zur Sache zu kommen und sich nicht mit etwas aufzuhalten, das man auch als ein unbedeutendes Ablenkungsmanöver hätte betrachten können, womit bloß Zeit verschwendet wird und das den Widerstand des Patienten manifestiert.

Wieder andere, eher kognitiv orientierte Therapeuten hätten vielleicht die schlichte, rein intellektuelle Frage gestellt: „Was ist mit Ihrem Finger passiert?"

Helen jedoch fühlte mit dem Patienten mit, sie konnte sich vorstellen, welchen Schmerz er vermutlich erlitten hatte, und sagte mit teilnehmender Stimme: „Es tut mir Leid, dass Sie sich den Finger verletzt haben." Sie reagierte einfühlsam, indem sie sich auf den Patienten einstimmte.

Das Gesicht des Patienten, der aus einer Familie kam, in der er ignoriert und vernachlässigt worden war, hellte sich sofort auf. Er beschrieb eifrig den kleinen Unfall, bei dem er sich den Daumen verletzt hatte. Die Therapeutin stellte fest, dass von diesem Zeitpunkt an ihre Beziehung zu diesem Patienten viel enger und vertrauensvoller war.

Ein allgemeiner Grundsatz, der vielleicht für jede Art von Therapie gilt, ist folgende Maxime: *Machen Sie niemals etwas, was die Eltern oder sonst eine Erziehungsperson in den Augen des Patienten falsch gemacht haben, ob es sich nun darum handelt, dass er ignoriert und links liegen gelassen wurde, oder um Misshandlung oder Missbrauch.* Diese Maxime gilt besonders dann, wenn der Patient den Therapeuten auf die Probe stellt, um herauszubekommen, ob er ihn nicht doch über kurz oder lang misshandeln oder missbrauchen werde. So kann es sein, dass eine Patientin, die als Kind sexuell missbraucht worden ist, sich dem Therapeuten gegenüber verführend verhält. Wenn der Therapeut nicht begreift, dass er damit auf die Probe gestellt werden soll, und sich zu einer sexuellen Handlung verführen lässt, dann wird er nicht nur seine Karriere gefährden, sondern auch der Patientin schweren, in manchen Fällen nicht wieder gutzumachenden Schaden zufügen. Der Therapeut hätte der Patientin ein weiteres Mal bewiesen, dass diejenigen, die ihr nahe zu stehen scheinen, nichts anderes sind als verkappte Missbraucher. Diese Schlussfolgerung ist, bewusst oder unbewusst, schädlich für die Patientin/den Patienten, für den Therapeuten/die Therapeutin und die Beziehung zwischen ihnen.

Die Wahrnehmung, missbraucht worden zu sein, nistet im Kopf des Patienten/der Patientin. Sie kann weder bewiesen noch widerlegt werden, aber man sollte ihre Bedeutung nie unterschätzen. Das Wort „Eltern“ in der oben ausgegebenen Maxime könnte ersetzt werden durch den Hinweis auf jede andere Person, die von der Patientin/dem Patienten als missbrauchend erlebt worden ist. Hat er (oder sie) das Gefühl, missbraucht worden zu sein, dann ist diese Erfahrung für ihn (für sie) eine *erfahrungsbezogene* Wahrheit. Egal, ob diese Wahrnehmung bewusst erinnert oder unter Hypnose zugänglich gemacht wird – wir müssen sie ernst nehmen. Überprüfbare Wahrheiten gehören in den Gerichtssaal, nicht in den Behandlungsraum des Therapeuten (J. Watkins 1993a). Heilen bedeutet, dass wir das erfahren und Zeugen sind für das, was im Kopf des Patienten vor sich geht. Die vergangene Welt des Patienten mag keinen Hinweis auf den körperlichen oder psychischen Missbrauch des Kindes geben, aber das bedeutet nicht, dass das Kind sich nicht missbraucht gefühlt hat; die Meinung der anderen spielt keine Rolle.

Es gibt keine perfekten Eltern. Wir sind unvollkommene Wesen, auch dann, wenn wir uns bemühen, alles recht zu machen; aber was noch wichtiger ist – wir haben nur eine sehr begrenzte Kontrolle über die Wahrnehmungen unserer Kinder. Die Lebenserfahrung des Kindes ist begrenzt, die Schlussfolgerungen, die es zieht, sind daher natürlicherweise narzisstisch, und sein Denken ist konkret und an der buchstäblichen Bedeutung der Wörter orientiert.

Eine Patientin, die ihr Leben lang an einer milden Depression und einem herabgesetzten Selbstwertgefühl gelitten hatte, regredierte mithilfe der Technik der „Affektbrücke“ (J. Watkins 1971) zum Ursprung ihrer negativen Gefühle. Während dieser Regression durchlebte sie wieder, wie sie in ihrem Kinderbettchen stand und hörte, wie ihre Mutter und ihr Vater im Wohnzimmer weinten. Sie hörte ihre Mutter klagen: „Ich will nicht, dass du gehst“, und sie hörte, wie der Vater antwortete: „Ich möchte nicht gehen, aber ich muss ja.“ Das Kind zog daraus den Schluss, der Vater gehe wegen ihm, es dachte, es müsse etwas sehr Schlimmes getan haben, wusste aber nicht was. Tatsächlich musste der Vater in den Korea-Krieg ziehen. Wie sollte irgendein Elternpaar ahnen, dass das Kind diese Schlussfolgerung ziehen würde?

Dieses harmlose Beispiel will freilich die vielen Fälle von echtem Kindesmissbrauch in unserer Kultur keineswegs beschönigen oder in Abrede stellen.

Paradoxerweise wiederholt sich die Vergangenheit nicht nur in der äußeren Welt des Patienten, sondern auch in seiner inneren Welt. Ich-Zustände tendieren dazu, Muster, die sie äußerlich erfahren haben, als der Patient noch ein Kind war, innerlich zu wiederholen (Watkins a. Watkins 1990a). So kann es sein, dass eine erwachsene Frau, die als Kind abgelehnt worden ist, ihren eigenen inneren Kind-Zustand im Erwachsenenleben ablehnt und unter Hypnose einen so erstaunlichen Kommentar von sich gibt wie: „O, ich möchte nichts mit ihr zu tun haben; sie ist eine Heimsuchung." Mit einer solchen Haltung der eigenen inneren Welt gegenüber ist Heilung nicht möglich. Es ist eine wichtige Aufgabe des Therapeuten, wach zu sein gegenüber der Möglichkeit, dass solche Muster existieren, sie sind weit verbreitet.

Die Verbindung zwischen Körper und Geist

Es sind schon viele Bücher über die Beziehung zwischen Körper und Geist geschrieben worden, sowohl für den Fachmann als auch für den Laien. Für das Fachpublikum publizierte Selye (1991) sein bahnbrechendes Werk über Stress. In neuerer Zeit hat eine Dokumentationsreihe im Fernsehen, *Healing and the Mind* (Moyers 1993), breite Aufmerksamkeit auf sich gezogen. Die Frage, in welchem Verhältnis Körper und Geist zueinander stehen, stößt heute offensichtlich bei immer mehr Menschen auf Interesse. Keine Buchhandlung, in der Bücher zum Thema Stress, als Paperback oder Hardcover, nicht die Regale füllen würden. Diese Bücher geben Anweisungen, wie man ihn vermeiden, was man dagegen tun und wie man sich von den Ursachen befreien kann usw., mit dem Ziel, dass wir uns emotional und körperlich besser fühlen.

Die psychosomatische Medizin, ein Begriff, der den Einfluss von Seele und Geist auf den Körper ganz buchstäblich zum Ausdruck bringt, ist an sich kein medizinisches Spezialfach – es handelt sich dabei vielmehr um den Bereich, in dem jeder Arzt sich bewegt. Stress ist vermutlich der weitere Begriff für das, was wir früher die Kampf-/Flucht-Reaktion genannt haben. Diese Reaktion ist Teil des Überlebensmechanismus, den wir als Säugetiere von unseren Vorfahren ererbt haben. Jedes Säugetier, das sich einer Bedrohung gegenübersieht, hat zwei Möglichkeiten: Es kämpft (Wut), oder es flieht (Angst). Manche Tiere erstarren zeitweilig, wie ein Kaninchen auf freiem Feld, aber dann fliehen sie. Der Mensch reagiert ähnlich. Im Unterschied zum Tier jedoch fügt er eine wichtige Dimension hinzu. Unter gewissen Umständen drückt er Wut oder Angst weder durch sein Verhalten aus, noch setzt er sie auf andere Art frei, sondern er drängt diese Regungen in den Körper zurück. Manchmal ist er sich dessen bewusst, was er tut, manchmal nicht. Hier liegt das Problem. Indem der Mensch Angst, Wut und andere negative Emotionen in seinem Körper festhält, setzt er sich unter physiologischen Stress. Eine kleine Menge Stress hilft uns zum Überleben. Zu viel davon führt zum Verschleiß des gesamten Systems.

Das Tier antwortet mit einer Kampf-/Flucht-Reaktion, wenn die Bedrohung körperlicher Art ist. Bei den Menschen ist die Bedrohung sehr häufig psychischer Art, der Körper reagiert jedoch, als ob es sich um eine körperliche Bedrohung handeln würde. Die Erwartung einer schwierigen College-Prüfung kann heftiges Herzklopfen verursachen und zu einer flachen Atmung, angespannten Muskeln, kalten Händen und Füßen führen – allesamt Stresssymptome, obwohl ganz offensichtlich keine äußere Gefahr droht.

Stress verursacht diese und andere körperliche Symptome. Sie sind in der Ego-State-Therapie von Bedeutung, wenn ein Teil der Persönlichkeit (ein Ich-Zustand) aus welchem Grund auch immer in Aufruhr gerät. Dieses Gefühl kann sich in irgendeinem physiologischen Symptom äußern. Manifestiert sich das Symptom in den Muskeln, dann kann die Brust eng werden und Schmerzen verursachen. Äußert es sich im Magen, dann kann es sich um ein Geschwür handeln. Es gibt unzählige Möglichkeiten, Stresssymptome zum Ausdruck zu bringen, und diese Symptome können den Weg zu einem Ich-Zustand zeigen, der diesen Kummer enthält. Wenn wir zum Beispiel eine somatische Brücke nutzen anstelle einer Affektbrücke, mit oder ohne formale Hypnose, dann kann uns das zu einem bedeutsamen Ereignis im Leben des Patienten führen oder zu einem Ich-Zustand, mit dem das körperliche Missbehagen in Zusammenhang steht.[3]

Die Affektbrücke (J. Watkins 1971) ist ein Verfahren, mit dessen Hilfe wir dem Ursprung eines unangemessenen Gefühls in der Gegenwart auf die Spur kommen können. Nutzen wir die somatische Brücke (J. Watkins 1992b, p. 62), dann fordern wir den Patienten auf, sich weniger auf einen bestimmten Affekt zu konzentrieren als auf den Teil des Körpers, in dem dieser Affekt am stärksten zu spüren ist, und wir sagen ihm, dass dieses körperliche Gefühl ihn zu der ursprünglichen Erfahrung zurückführen wird. Häufig hat das die Konsequenz, dass der Patient tatsächlich ein bedeutsames Trauma wieder erlebt, das durchgearbeitet und bewältigt werden muss.

Die somatische Brücke kann helfen, das körperliche Symptom, wie zum Beispiel einen Schmerz oder ein Geschwür, für sich sprechen zu lassen. Diese Technik ruft in manchen Fällen einen Ich-Zustand wach, in anderen vielleicht nicht. Auf jeden Fall schadet sie nicht, und die Möglichkeit, ein bestimmtes Gefühl zum Ausdruck zu bringen, führt fast immer zu einem gewissen Maß an Erleichterung. Auch ohne Hypnose kann es gelegentlich sinnvoll sein zu sagen: „Lass deine Kehle reden! Lass den Schmerz sagen, was er sagen will! Achte darauf, was dein Magen dir sagen will!", oder was der Situation gerade erfordert.

Manchmal meldet sich ein Ich-Zustand mittels psychosomatischer Symptome sehr klar zur Wort. Phillips (1993) widmet der Behandlung (im Rahmen einer Ego-State-Therapie) von somatischen Beschwerden, die Ausdruck eines erlittenen Traumas sind, einen ganzen Artikel. Phillips wendet Hypnosetechniken an und demonstriert die Wirksamkeit der Nutzung von körperlichen Empfindungen im Rahmen der Hypnose, wenn es darum geht, den Patienten aus den Schlingen eines Traumas zu befreien. Liegt ein Kindheitstrauma vor, dann geht der Missbrauch oder die Misshandlung fast immer mit körperlichen Schmerzen einher. Der Missbrauch führt zur Dissoziation und zur Entwicklung von Ich-Zuständen. Die Nutzung der Stresssymptome bei dem Versuch, mit Ich-Zuständen in Kontakt zu treten, ist daher eine subtile, aber sehr produktive Methode, eine Ego-State-Therapie durchzuführen.

Die hier beschriebenen Arten von Information ermöglichen es dem Therapeuten, einen Weg zu finden, wie er das therapeutische Ziel, das Patient und Therapeut gemeinsam anstreben, erreichen kann. Derartige Informationen beschafft man sich allerdings am besten, wenn man sich dabei Zeit lässt – es hat nicht viel Sinn, sich schon für die erste Begegnung mit dem Patienten eine Frageliste anzufertigen, auf der man sämtliche Punkte rasch hintereinander abhakt. Eine Befragung ist etwas Bedrohliches. Manchmal muss man gar nicht viel fragen, wenn die Antworten bereits auf der Hand liegen. Taucht zum Beispiel ein hilfloser und abhängiger Kind-Zustand auf, dann ist es offensichtlich, dass der Patient einen helfenden, unterstützenden Ich-Zustand braucht.

Die Haltung des Therapeuten gegenüber Ich-Zuständen

Die Haltung des Therapeuten bestimmt schon bei der ersten Begegnung mit einem Ich-Zustand, welcher Art die zukünftige Interaktion sein wird. Da die meisten Ich-Zustände entstanden sind, als der Patient noch ein Kind war, besteht die beste Art der Kommunikation darin, wie ein Kind zu denken. Das ist für einen Therapeuten unter Umständen nicht leicht, ist er doch daran gewöhnt (und vielleicht speziell darauf trainiert), logisch zu denken. Achtsam und respektvoll zuzuhören ist das Gütesiegel jeder ordentlichen Therapie.

Fühlt man sich in die Empfindungen eines Ich-Zustandes ein, dann wird man in ihm einen Verbündeten haben. Das Akzeptieren seiner Auffassungen, ohne ihn zu kritisieren, bedeutet nicht Zustimmung; der Therapeut bringt damit lediglich seine Bereitschaft zum Ausdruck, den Standpunkt dieses Ich-Zustandes zu verstehen. Es ist eine taktische Sicherheitsvorkehrung, dass der Therapeut davon ausgehen sollte, dass „alle" zuhören. Die Gefahr, dass er einen Fehler macht, der irgendeinen anderen Ich-Zustand, mit dem er gerade nicht kommuniziert, in Rage bringen könnte, ist dann geringer. Es ist ein grober Schnitzer, einem Ich-Zustand gegenüber zum Ausdruck zu bringen, dass er kooperativer, netter oder auf irgendeine Art besser sei als andere Ich-Zustände. Und es kann für die Therapie katastrophal sein, wenn man zu verstehen gibt, dass ein bestimmter Ich-Zustand vollkommen beseitigt werden sollte. Dies kann den Widerstand stark erhöhen.

Die hier beschriebene Haltung bedeutet keinesfalls einen Mangel an Stärke aufseiten des Therapeuten. Die Überzeugungskraft der Furchtlosigkeit ist ein großes Plus beim Umgang mit bösartigen Ich-Zuständen. Sie haben kaum Respekt, wenn sie Schwäche spüren. Diese Kraft muss jedoch durch ein fürsorgliches Verstehen gebändigt sein, ansonsten kann es zu einem Kampf kommen, den der Therapeut nur verlieren kann. Und wenn der Therapeut verliert, verliert auch der Patient.

Die Ich-Zustände wie auch die gesamte Persönlichkeit müssen begreifen, dass die Lösung emotionaler Konflikte im Innern – nicht außerhalb – des Individuums liegt. Im Großen und Ganzen wird die Welt die eigenen emotionalen Probleme kaum lösen, auch wenn die Menschen eine Neigung haben, andere dafür verantwortlich zu machen, wie sie sich fühlen, und von anderen zu erwarten, dass sie ihnen die Reparaturarbeit abnehmen. Patienten haben in der Regel diese Erwartung an ihre Therapeuten. Leider sind manche Therapeuten narzisstisch genug, sich zu einem derartig gestörten Denken verführen zu lassen. Das Resultat kann nur darin bestehen, dass der Patient in eine noch stärkere Abhängigkeit gerät und am Ende eine Enttäuschung erlebt, weil der Therapeut nicht omnipotent ist. Der Therapeut seinerseits würde den Patienten vermutlich als schwierig und unkooperativ betrachten. Unter solchen Bedingungen ist Heilung nur schwer möglich, wenn überhaupt.

Da Heilung von innen kommen muss, sollte der Therapeut/die Therapeutin sorgfältig zuhören und dem Patienten die Führung überlassen, um zu erfahren, wann der richtige Zeitpunkt für eine Intervention gekommen ist und wann er (oder sie) schweigen und es den inneren Kräften überlassen muss, das Problem zu lösen. Eine nützliche Mahnung ist dies: *Der Therapeut sollte dem Patienten zuerst einmal folgen, bevor er die Führung übernimmt.* Eine einfache Methode, ein Gespräch mit einem Ich-Zustand zu führen, ohne ihn zu beeinflussen oder ihm etwas zu suggerieren, besteht darin, zu wiederholen, was er sagt. Das ist eine feine Methode, dem andern zu verstehen zu geben, dass man hört, was er sagt, und ihm Aufmerksamkeit zuwendet. Zugleich gibt man dem Patienten so ein Echo auf seine Worte.

Einsame und abgelehnte Kind-Zustände

Wenn ein innerer Kind-Zustand sich zum Beispiel einsam und abgelehnt fühlt, weil der Patient in seiner Kindheit die Erfahrung gemacht hat, verlassen worden zu sein, dann liegt die Lösung darin, dass jemand im System die nährende Funktion übernimmt – und nicht ein nährender Erwachsener in der äußeren Welt. Der depressive Patient wird nicht geheilt, indem er einen nichtdepressiven Partner heiratet. Eine von Angst verfolgte Person wird von ihrer Angst nicht befreit, weil andere keine Angst haben. Dieser Gedanke ist für den Arzt oder Therapeuten sonnenklar, aber nicht notwendigerweise für den Patienten. Die Klagen über die eigene Lebenswelt mögen legitim sein, aber sie führen nicht zur Heilung von Schmerzen, deren Ursache in der Vergangenheit liegt, egal, ob sie durch die äußere Situation in der Gegenwart verstärkt werden oder nicht.

Ein Patient, der in der Kindheit missbraucht worden ist, wird die Welt der Erwachsenen als lieblos und rücksichtslos betrachten, ja, vielleicht wird er sich solche Menschen geradezu aussuchen, um immer wieder in dieser Auffassung bestärkt zu werden, denn einmal etablierte Überzeugungen entwickeln ihre eigene Dynamik.

Die Lösung liegt jedoch darin, dass wir den Ich-Zustand des missbrauchten Kindes behandeln, nicht darin, dass wir versuchen, die äußere Welt des Patienten zu verändern – obwohl äußere Veränderungen gelegentlich durchaus notwendig sein können. Allzu viele Patienten beklagen ihre gegenwärtige Lebenssituation, aber sie ändern sich selbst nicht. Manche versuchen auch, den Therapeuten dazu zu bringen, dass er ihr Problem für sie löst. Manche stellen unrealistische emotionale Ansprüche. Manche erwarten, dass er in ihr äußeres Leben eingreift. Wenn der Therapeut keine Grenzen setzt und somit unvernünftigen Forderungen nachgibt (ob diese nun explizit oder nur versteckt gestellt werden), besteht die Gefahr, dass der Patient eine allzu große Abhängigkeit entwickelt. In diesem Fall ist eine effiziente Therapie aufgrund innerer Veränderung nicht mehr möglich, und der Therapeut wird einfach als ein nährender Elternteil betrachtet, dessen Aufgabe es ist, Schmerzen zu lindern.

Je jünger ein Kind ist, umso stärker sieht es sich selbst im Zentrum seines Universums. Dieser normale narzisstische Zustand führt dazu, dass das Kind Schuldgefühle empfindet, wenn es missbraucht wird. Es kennt die Motivationen der anderen nicht. Der dauerhafte Eindruck, den der Missbrauch bei dem Kind hinterlässt, ist sein Gefühl, dass es böse oder schlecht ist; das gilt besonders, wenn es zu wiederholtem Missbrauch kommt. Die Schlussfolgerung auf der biologischen Ebene des Kindes kann nur sein: „Es ist mein Fehler." Es ist deshalb wichtig, dass der Therapeut den kindlichen Ich-Zustand davon überzeugt, dass der Missbrauch nicht seine Schuld war, damit er sich von den darunter liegenden Schuld- und Schamgefühlen befreien kann – oft kein einfacher Prozess.

Das Problem der Abhängigkeit

Ein gewisser Grad an Abhängigkeit ist wünschenswert in einer guten therapeutischen Beziehung. Der Patient, der seinem Therapeuten vertraut und ihn braucht, ist positiv motiviert und schlägt eine konstruktive Richtung ein. Der Therapeut seinerseits muss bereit sein, dem Patienten gegenüber eine Verpflichtung einzugehen und einen gewissen Grad an Abhängigkeit zu akzeptieren und zu tolerieren. Besteht der Therapeut allzu sehr darauf, objektiv zu sein, dann wird das beim Patienten Ressentiments hervorrufen, er wird den Therapeuten ablehnen und die Behandlung beenden, ganz besonders, wenn er an einer dissoziativen Störung leidet und bedürftige Kind-Zustände ausgebildet hat.

Der Therapeut steht hier möglicherweise vor einem Dilemma. Beides, ein Mangel an Abhängigkeit genau so wie eine zu starke Abhängigkeit in der therapeutischen Beziehung, kann den Prozess sabotieren. J. Watkins (1978a) hat diesen Konflikt sehr ausführlich als Problem der Balance zwischen Objektivität und Einfühlung beschrieben. Wenn wir objektiv sind, betrachten wir die Probleme des Patienten wie ein außen Stehender und sind emotional unbeteiligt. Wir vermischen unsere Wahrnehmung und unser Verständnis von dem Patienten nicht mit unseren eigenen Gefühlen, Erfahrungen oder „Übertragungen". Wenn wir uns auf den Patienten einschwingen, setzen wir unser ganzes Selbst ein, indem wir ihn und seine Situation zeitweilig introjizieren und dieses Introjekt aus einem Objekt in ein Subjekt verwandeln (es also zum „Ich" machen), sodass wir das, was er oder sie durchmacht, gemeinsam mit ihm (oder ihr) erfahren können. Das ermöglicht uns ein tieferes Verständnis, bringt jedoch die Gefahr einer Vermischung mit persönlichen Empfindungen und Wahrnehmungen mit sich.

Sind wir vollkommen objektiv, dann lassen wir uns nicht genügend auf das Problem des Patienten und seine Bedürfnisse ein. Ein erlaubter Grad an Abhängigkeit entwickelt sich erst gar nicht. Wenn wir uns zu sehr auf den Patienten einschwingen, ohne angemessene Sicherheitsvorkehrungen zu treffen in dem Sinne, dass wir uns genügend Objektivität bewahren, fördern wir eine zu starke Abhängigkeit. Das Geheimnis liegt in der Balance zwischen beidem.

Vertrauen aufbauen

Die erste und wichtigste Aufgabe des Therapeuten und ein absolutes „Muss", bevor wir eine ernsthafte therapeutische Arbeit überhaupt aufnehmen können, ist es, Vertrauen aufzubauen. Vertrauenswürdigkeit vermitteln wir durch den subtilen Eindruck, den unser ganzes Sein auf andere macht, durch nonverbale Hinweise und Ehrlichkeit des Ausdrucks.

Belastungen in der Kindheit und traumatische Erfahrungen rufen in den Ich-Zuständen, die sich in dieser Zeit herausbilden, Gefühle des Misstrauens hervor. Sie gehen davon aus, dass Elternfiguren (und Therapeuten) lügen.

Ehrlichkeit ist ganz allgemein im Leben eine gute Politik, aber in der Therapie mit dissoziierten Patienten ist sie eine grundlegende Notwendigkeit. Tiefer liegende Ich-Zustände oder Alter-Personen warten nur darauf, dass sie dem Therapeuten eine Lüge nachweisen können. Sagt der Therapeut (die Therapeutin) zu einem Patienten unter Hypnose, er (oder sie) liebe einen Teil seiner Persönlichkeit, auch den Ich-Zustand eines kleinen, hilflosen Kindes, dann hört der betreffende Ich-Zustand aus diesen Worten unter Umständen heraus, dass der Therapeut ihn in alle Ewigkeit stützen und nähren werde. Das ist eine Lüge. Ich-Zustände nehmen solche Aussagen sehr genau auf und ziehen ihre eigenen kindlichen Schlüsse daraus. Der Therapeut kann nicht für alle Zeiten für den Patienten da sein. Und selbst, wenn er es könnte, wäre ein solches Verhalten nicht heilsam. Man hätte für alle Zeiten ein kleines Kind am Hals, das sich im Körper eines Erwachsenen befindet. Das nährende Element muss, wenn es eine dauerhaft heilende Funktion haben soll, aus dem Innern des Patienten kommen.

Ein Ich-Zustand einer Patientin fasste schließlich Vertrauen zu mir, als ich (H. H. W.) zu der Patientin sagte, ich würde sie nicht verlassen, es sei denn, ihre Wachpersönlichkeit schicke mich weg; erst dann sei ich nicht mehr ihre Therapeutin. Diese wahrhaftige Aussage beeindruckte sie, denn der Mensch, der sie missbraucht hatte, hatte sie immer angelogen. Hätte ich einfach gesagt: „Ich werde dich nie verlassen", dann hätte sie das leicht als Lüge interpretieren können.

Jede Form des Verhaltens, verbal oder nonverbal, wird vom Patienten genau überprüft, besonders von Patienten, die in der Kindheit missbraucht worden sind. Die grundlegende Frage, die sie stellen, ist: „Kann ich dir trauen?" Bevor sie nicht wenigstens probehalber eine positive Antwort auf diese Frage gefunden haben, ist die Therapie zum Stillstand verurteilt oder wird nur sehr, sehr langsam vorangehen.

Um zu grobe Fehler zu verhindern, die das Vertrauen zerstören, sollte man immer davon ausgehen, dass alle zuhören. Das mag vielleicht nicht immer der Fall sein, aber diese Haltung bietet die Gewähr, dass ein Ich-Zustand nicht unnötig in eine feindselige Position gedrängt wird. Es ist verständlich, dass Ich-Zustände manchmal auf den Therapeuten wütend sind, allein deshalb, weil er ein System, das viele Jahre lang funktioniert hat, aufbricht. Kaum jemand mag es, wenn er sich von etwas lösen muss, das einmal etabliert und daher berechenbar ist. Dasselbe gilt für Ich-Zustände. Abgesehen davon, steht für die Ich-Zustände viel auf dem Spiel, und sie haben ein großes Interesse daran, den Status quo zu erhalten, auch wenn dieses System Körper und Seele schadet. Sie betrachten das System vom Standpunkt eines Kindes aus, nämlich konkret, oder doch zumindest vom Denken der Altersstufe aus, in der die Patientin (der Patient) sich befand, als sie entstanden. Einige Ich-Zustände entwickeln sich und wachsen mit dem Patienten, wie etwa diejenigen, die sagen: „Ich bin immer bei ihr gewesen." Andere, die aufgrund eines Traumas entstanden sind, bleiben auf immer dem Trauma verhaftet, in dem die Zeit zum Stillstand gekommen ist. Der Körper reift heran, die Jahre vergehen, aber das traumatisierte Kind bleibt in seinem Denken und Verhalten dem Trauma verhaftet.

Hat der Therapeut einen Ich-Zustand aktiviert, muss er ihn höflich und zuvorkommend behandeln, selbst dann, wenn ihm sein Denken naiv oder unsinnig erscheint. Ein Ich-Zustand ist weder ein Ding noch ein Prozess. Ein Ich-Zustand ist eine Teilpersönlichkeit und erwartet als solche, dass man ihr die Ehre erweist und ihr respektvoll zuhört.

Wenn man sich auf einen Ich-Zustand einstimmt und ihn so behandelt, wie man selbst gerne behandelt werden möchte, dann ist das etwa so, als ob man der goldenen Regel folgen würde. Die Zeit der Konfrontation wird kommen, da die Abwehr niedergerissen wird und er zum Nutzen des gesamten Systems sein Denken verändern muss, aber zuerst kommt die Phase des Kennenlernens, des Verstehens und der Entwicklung von Vertrauen. Nur so kann jeder einzelne Ich-Zustand das Gefühl haben, akzeptiert zu werden.

Will der Therapeut zu jedem einzelnen Ich-Zustand eine gute Beziehung herstellen, dann ist es von höchster Wichtigkeit, dass er auch die anscheinend bösartigen Ich-Zustände in seine Bemühungen einschließt (Goodman a. Peters 1995; Watkins a. Watkins 1988). Von ihrem Ursprung her haben bösartige Ich-Zustände oft eine beschützende Funktion. Sie dienten ursprünglich der Anpassung, zumindest vorübergehend, und ihr inneres Verhalten wurde ständig durch Verstärkungen aufrechterhalten und bestätigt. So kann es sein, dass ein bösartiger Ich-Zustand zunehmend von der Bedeutung seiner beschützenden Funktion überzeugt ist, wenn der Kindesmissbrauch sich über einen längeren Zeitraum erstreckt. Bei der Arbeit mit einem solchen Zustand ist es wesentlich, seine beschützende Funktion zu unterstreichen, damit er seine „positive Motivation“ auch wirklich begreift. Erst danach ist vielleicht eine Veränderung zu einem gutartigeren Verhalten möglich. Bei sehr stark fragmentierten Persönlichkeiten kann es unter Umständen nötig sein, einen bestimmten Ich-Zustand zu beseitigen, aber man muss dabei behutsam vorgehen und sich der Unterstützung der anderen Ich-Zustände versichern. Der Therapeut hat keinen Zauberstab, mit dessen Hilfe der ein inneres Energiesystem ausrotten könnte.

Eine Patientin, die in einem psychiatrischen Krankenhaus untergebracht war, wurde aufgefordert, sich von „Wanda“ zu lösen, weil „*sie* das Problem ist“. Die Patientin widersetzte sich mit der Begründung, dass Wanda ja nur ein Kind-Zustand sei, der Hilfe brauche. Und dann fügte sie noch hinzu: „Und überhaupt, was sollte ich Ihrer Meinung nach tun? Einfach sagen: ‚Pah, geh weg da?‘“ Die Patientin war klüger als ihre Betreuer.

Konstruktive Ich-Zustände, die Bestätigung erfahren, werden zu einer Quelle der Kraft für alle, die nicht ganz so stark sind wie sie, genau so wie für die Schwachen und Hilflosen. So kann es zum Beispiel sein, dass der Patient, der sich in Hypnose befindet, ein wohlmeinender, erwachsener Ich-Zustand ist, der viel Verständnis aufbringt. Dieser Ich-Zustand kann eine Quelle der Kraft bedeuten. Ein nährender Teil der Persönlichkeit kann eine Quelle der Unterstützung sein für andere innere Zustände. Bei der Arbeit mit Therapeuten, die als Patienten zu mir kommen, stoße ich (H. H. W.) oft auf einen nährenden Persönlichkeitsteil, der ihre therapeutische Fähigkeit repräsentiert, sich um andere zu kümmern. Trügen sie diese Fähigkeit nicht in sich, dann hätten sie sich wahrscheinlich nicht von diesem Beruf angezogen gefühlt.

Integration versus Verschmelzung

Wie wir wiederholt festgestellt haben, ist das Ziel der Ego-State-Therapie eine größere Integration der Persönlichkeit, ob es sich nun um Patienten mit einer schweren dissoziativen Störung handelt, wie zum Beispiel multiple Persönlichkeiten, oder um leichtere neurotische Krankheitsbilder oder normale Verhaltensprobleme.

Aus unserer Sicht sind Integration und Verschmelzung jedoch keine Synonyme. Verschmelzung bedeutet die Amalgamierung sämtlicher Ich-Zustände zu einer einzigen Einheit. Sie setzt auch ein bestimmtes Zeremoniell voraus, das dieser Einheit dient. Da wir der Überzeugung sind, dass das Wesen des Menschen normalerweise keine „verschmolzene“ Einheit ist, was durch die Untersuchungen über den „versteckten Beobachter“ (Hilgard 1986) nachgewiesen wurde, ist Verschmelzung nicht das Ziel unserer therapeutischen Bemühungen.

Integration bedeutet Kooperation im Rahmen eines Ausgleichs der Unterschiede aufgrund gegenseitiger Bedürfnisbefriedigung. Manchmal stellen zwei oder mehr Ich-Zustände fest, dass ihre Bedürfnisse und der Ausdruck dieser Bedürfnisse einander so ähnlich sind, dass es nicht mehr nötig oder vorteilhaft ist, ihre Energien aufzuspalten und als getrennte Zustände aufzutreten. Sie entschließen sich dann, sich an den Händen zu fassen und zusammenzuhalten. Aber das ist dann ihre Entscheidung, nicht die des Therapeuten.

Paradoxerweise verstärkt die Ego-State-Therapie die Dissoziation nicht – sie verringert sie. Wenn ein Ich-Zustand während einer traumatischen Erfahrung in der Kindheit abgespalten wird, dann bleibt diese Entität den Gefühlen, die mit dieser Erfahrung verbunden waren, sowie dem damaligen Denken verhaftet. Sie wächst nicht heran wie der Rest der Persönlichkeit. Es ist, als ob dieser Ich-Zustand in einem Gefängnis eingeschlossen wäre, in dem die Zeit zum Stillstand gekommen wäre. Und das Resultat dieser traumatischen Erfahrung enthält seine Überzeugung davon, wie die Welt im Hier und Jetzt funktioniert. In dem Maße, in dem die Kommunikation zwischen verschiedenen Ich-Zuständen durch den Therapeuten erleichtert worden ist, werden die Grenzen, die sie voneinander trennen, weniger starr, sie werden durchlässiger. Informationen können ausgetauscht werden, und die Dissoziation wird geringer. Die einzelnen Ich-Zustände fühlen sich weniger voneinander isoliert.

Wir kommen nun zu den spezifischen Strategien und Techniken, mit denen diese Prinzipien der Ego-State-Therapie in die Praxis umgesetzt werden können. Die meisten davon (sofern nicht anders angegeben) sind von H. H. W. entwickelt worden. Aufgrund therapeutischer Intervention mithilfe verschiedener Techniken können Ich-Zustände lernen, die Welt realistischer zu sehen, sie können dann auf konstruktive Weise mit anderen Ich-Zuständen interagieren und so Teil eines kooperierenden Ganzen werden.

Anmerkungen

1 Edelstien (1982), Frederick (1993, 1994), Frederick und Kim (1993), Frederick und McNeal (1993), Frederick und Phillips (1995), Gainer und Torem (1993), Klemperer (1968), Malcolm (1996), Malmo (1991), McNeal und Frederick (1993), M. Phillips (1993, 1994), Torem (1987, 1993).

2 In einer anderen Arbeit (J. Watkins 1976) ist das Verhältnis von Resonanz und Objektivität relativ gründlich untersucht worden.

3 Spezifische Beispiele für die Affektbrücke und die somatische Brücke finden sich in Kapitel 9.

9 Techniken und Strategien der Ego-State-Therapie

Mit Ich-Zuständen Kontakt aufnehmen

Wenn man mit einem Ich-Zustand arbeiten will, muss man zunächst einmal Kontakt mit ihm aufnehmen, und wenn der Patient keine echte multiple Persönlichkeit ist, dann muss man dafür gewöhnlich Hypnose anwenden. Es gibt viele Arten, mit Ich-Zuständen Kontakt aufzunehmen. Der direkteste Weg ist es, den Patienten in eine Hypnose zu führen und ihn dann zu fragen, ob es in ihm einen Teil gibt, der sich anders fühlt als die Hauptpersönlichkeit oder etwas empfindet, das dem, was der Patient im normalen Tagesbewusstsein fühlt, entgegengesetzt ist. Anders ausgedrückt, Ziel ist es herauszufinden, ob ein Teil der Persönlichkeit sich im Konflikt mit anderen Teilen befindet und ob dieser Teil unter Hypnose zugänglich ist. Der Therapeut kann hinzufügen: „Wenn es einen solchen abgetrennten Teil gibt, dann sag einfach: ‚Ich bin da.'" Aber es ist wichtig, dass man diese Frage beim ersten Mal gleich relativiert und folgende Einschränkung hinterherschickt: „Aber es ist ganz okay, wenn es keinen solchen Teil gibt", oder so ähnlich. Wir machen das, weil wir vermeiden wollen, dass der Patient ein künstliches Gebilde hervorbringt. Eine gut hypnotisierbare Person ist allemal in der Lage, Dinge hervorzubringen, von denen sie glaubt, sie entsprächen den Erwartungen des Therapeuten. Solche künstlichen Gebilde sind aber in der Regel nicht von Dauer und haben keine bedeutsamen Auswirkungen, weil sie keinen realen, bereits existierenden Teil der Persönlichkeit repräsentieren. Sie sind energetisch nicht mit elementaren Bedürfnissen im Innern des Individuums besetzt, und sie sind im Allgemeinen nur von flüchtiger Dauer, sofern sie nicht durch den Therapeuten bestätigt und verstärkt werden. Im schlimmsten Fall sind Verwirrung und Zeitverschwendung die Folge.

Eine andere Methode, Kontakt mit einem Ich-Zustand aufzunehmen, besteht darin, dass wir nach der hypnotischen Induktion die Suggestion geben, dass der Patient mit dem Therapeuten eine teppichbelegte Treppe hinuntersteigt. (Wenn man langsam bis 20 zählt, eine nicht allzu hohe Zahl, vertieft sich der Trancezustand.) Die Vorstellung, mit dem Therapeuten die Treppe hinabzusteigen, verstärkt die therapeutische Beziehung und gibt dem Patienten die beruhigende Gewissheit, dass er oder sie nicht alleine ist, ganz egal, was kommen mag. Es ist ganz allgemein eine gute Idee, den Patienten in der Hypnose zu begleiten, es sei denn, er (oder sie) signalisiert etwas anderes. Unter Hypnose ist das Denken in der Regel konkret, und die Dinge werden wörtlich genommen. Viele Patienten haben in der Vergangenheit die Erfahrung gemacht, verlassen zu werden, und sie erwarten auch in der Gegenwart nichts anderes, sei es, dass sie erwarten, von ihrer unmittelbaren Umgebung im Stich gelassen zu werden, sei es, dass sie fürchten, von ihrem Therapeuten verlassen zu werden. Das Angebot des Therapeuten/der Therapeutin, mit der Patientin eine Treppe hinabzusteigen, signalisiert, dass er (sie) um sie besorgt und bereit ist, sie zu unterstützen.

Es ist der Mühe wert, die Suggestion zu geben, dass sich am unteren Ende der Treppe ein Raum mit einer Couch und einem Stuhl und „anderem Mobiliar" befindet. Auf diese Weise ist die Bildvorstellung teilweise strukturiert, zum Teil lässt man sie unstrukturiert, und beide, Therapeutin wie Patientin, können den Raum mit ihren jeweiligen Vorstellungen ausstatten; dadurch wird deutlich signalisiert, dass das Ganze in einem partnerschaftlichen Rahmen stattfindet. Spinnt man die Fantasievorstellung weiter, dann kann man sagen: „Wir betreten den Raum, und du setzt dich auf die Couch, ich setze mich auf den Stuhl." Der Zweck dieser klaren Positionierung im Raum ist es, alle Befürchtungen, was die Therapeutin nun vielleicht machen könnte, von vorneherein zu zerstreuen. Der konkreten Denkweise entsprechend, wie sie für die Hypnose typisch ist, macht die Therapeutin durch eine solche Aussage klar, dass sie nicht die Absicht hat, der Patientin körperlichen Schaden zuzufügen. Für eine Person, die in der Kindheit körperlich missbraucht worden ist, ist dieser Gesichtspunkt ganz besonders wichtig und bedeutet wahrscheinlich eine große Erleichterung. Es ist von größter Bedeutung, dass die Patientin im Zusammensein mit dem Therapeuten/der Therapeutin ein Gefühl der Sicherheit hat.

Weiterhin kann die Suggestion gegeben werden, im Raum befinde sich ein länglicher Tisch mit Stühlen drum herum, sofern der Therapeut erwartet, dass mehrere Ich-Zustände die Bühne betreten könnten. Diese Erwartung wird davon abhängen, welche Art von Wissen der Therapeut in den vorausgegangenen Sitzungen gewonnen hat. Nach der Logik des konkreten Denkens lassen sich längliche Tische bei Bedarf leichter ausziehen. Fraser (1991) hat eine Arbeit über eine Variante dieser Technik mit dem Tisch publiziert.

Es ist nicht notwendig, dass ein Zimmer den äußeren Rahmen bildet. Ein Zimmer hat jedoch ein Element des Gehaltenwerdens und vermittelt deshalb ein Gefühl der Intimität und der Sicherheit. Man kann dasselbe Zimmer viele Male benutzen. Es wird zu einem vertrauten Ort, an dem jedes Mal eine ähnliche Art von Arbeit geleistet wird. Mit einem offenen Bereich könnte der Patient (die Patientin) dagegen die Sorge verbinden, hier könne leicht etwas aus der Außenwelt, aus Vergangenheit oder Gegenwart, eindringen, es handle sich daher um einen ungeschützten und gefährlichen Ort.

Entscheidet sich der Therapeut dafür, mit einem Tisch zu arbeiten, dann genügt die einfache Aufforderung: „Wir setzen uns ans obere (oder untere) Ende des Tisches." An diesem Punkt regredieren manche Patienten ohne weitere Suggestion auf einen Kind-Zustand. Eine unserer Patientinnen sagte einmal voller Überraschung: „O, ich habe Zöpfe! Und ich trage ein blau-gelbes Kleid mit Tupfen. Und rote Sandalen! Ich glaube, ich bin zehn Jahre alt."

Ganz offensichtlich hat eine so unmittelbare Verwandlung einen bestimmten Zweck. Ein solcher Ich-Zustand hat das Bedürfnis, vom Therapeuten wahrgenommen zu werden. Diese Art von Veränderung passiert jedoch aller Wahrscheinlichkeit nach erst, wenn einzelne Ich-Zustände bereits klar identifiziert worden sind, und nicht gleich zu Beginn der Therapie.

Ich-Zustände sind in der Regel vorsichtig und halten sich bedeckt. Sie möchten sichergehen, dass ihnen nichts passieren kann, bevor sie sich exponieren. Je stärker sie in der Vergangenheit missbraucht worden sind, umso mehr trifft diese Feststellung zu. Deshalb kann man sagen, dass echte MPS- (bzw. DIS-)Patienten einem neuen Therapeuten gegenüber besonders vorsichtig und misstrauisch sind. Manchmal dauert es lange, bis bestimmte Alter-Personen auftauchen. Sie stellen die Haltung des Therapeuten aus sicherer Entfernung auf die Probe. Glaubt der Therapeut nicht an die MPS-Diagnose, dann enthüllen sie sich vielleicht nie, aber hinter den Kulissen beeinflussen sie die nach außen sichtbar werdende Gesamtpersönlichkeit dennoch. Aus diesem Grund zeigen sich Ich-Zustände/Alter-Personen skeptischen Ärzten und Therapeuten oder Forschern, die die Realität einer derartigen Dissoziation von vorneherein in Abrede stellen, nicht. Nicht selten hört man solche Skeptiker sagen: „In all den Jahren meiner Praxis habe ich niemals eine multiple Persönlichkeit gesehen." Aller Wahrscheinlichkeit nach werden sie auch nie eine zu Gesicht bekommen.

Nachdem der äußere Rahmen in dem halluzinierten Raum etabliert ist, ist es an der Zeit, einen Ich-Zustand herauszurufen, sofern einer oder mehrere Ich-Zustände an diesem Punkt der Therapie bereits zugänglich sind. Der Therapeut kann sich an den Patienten wenden und sagen: „Bitte, schau auf die Tür, und sage mir, was du siehst", und danach eine der folgenden Fragen stellen: „Ist da jemand, der hereinkommen könnte und der etwas weiß über …?"; „… der wahrgenommen werden möchte?"; „… der bereit ist, zu …?"; „… der sich anders fühlt als (Name des Patienten)?"

Wenn man hinzufügt „Aber wenn es keinen solchen abgetrennten Teil gibt, dann ist es auch okay", kann man der Gefahr, dass der Patient bloß künstlich kooperiert, entgehen. Sagt der Patient, er sehe nichts, dann ist beides möglich: dass kein getrennter Ich-Zustand existiert oder dass einer existiert. Es kann heißen, dass es keinen Ich-Zustand gibt, der so weit ausgebildet ist, dass er eine eigenständige Stimme hätte oder eine sichtbare Identität annehmen würde, weil die einzelnen Persönlichkeitsteile sehr durchlässig sind. Es könnte aber auch heißen, dass keiner zu diesem Zeitpunkt in Erscheinung treten will. Und es wäre auch möglich, dass der Ich-Zustand sich nur körperlich zum Ausdruck bringt, sei es auf kinästhetischem Wege, sei es mittels psychosomatischer Symptome.

Es wäre nicht klug, nach sämtlichen möglichen Ich-Zuständen innerhalb eines bestimmten Individuums zu forschen. Diese Strategie führt leicht dazu, dass die Patienten künstliche Ich-Zustände hervorbringen. Suchen Sie lieber jene Ich-Zustände heraus, die mit einem bestimmten Problem, das der Patient lösen möchte, in Zusammenhang stehen. Es ist sehr wichtig, dass der Arzt oder Therapeut ein Setting herstellt, das es bereits existierenden Ich-Zuständen ermöglicht, spontan hervorzutreten, ohne dass er eine diesbezügliche Suggestion gibt. Eine künstliche Reaktion, die lediglich dem Arzt oder Therapeuten gefallen soll, ist nicht das Ziel der Therapie.

Diagnostische Erkundungen

Nachdem der Patient zu erkennen gegeben hat, dass jemand in dem halluzinierten Raum anwesend ist, ist es an der Zeit, sich gegenseitig bekannt zu machen. Ohne hier für eine strenge Interviewmethode plädieren zu wollen, weisen wir darauf hin, dass sowohl der Therapeut als auch der Patient einiges über den Ich-Zustand in Erfahrung bringen müssen.

1. *Alter und Ursprung:* „Wie alt war (Name des Patienten), als du entstanden bist?" Wird daraufhin ein bestimmtes Alter angegeben, kann der Therapeut fragen: „Was ist damals geschehen?" Das genaue Alter gibt einen Hinweis auf ein mögliches Trauma, das in einer späteren Sitzung abreagiert werden muss. Manchmal reagiert der Ich-Zustand mit der klaren Feststellung: „Ich bin schon immer da gewesen", eine Aussage, die eher nicht auf ein Trauma schließen lässt.

2. *Name:* „Unter welchem Namen soll ich dich ansprechen?" Weigert sich der Ich-Zustand, einen Namen zu nennen: „Ist es okay, wenn ich dich nach der Altersangabe nenne, die du mir gegeben hast (zum Beispiel ‚der Achtjährige')?" Da der Ich-Zustand die Bühne einmal betreten hat, ist auch anzunehmen, dass er gehört werden will. Wenn der Therapeut Interesse an der Meinung des Ich-Zustandes zum Ausdruck bringt, dann ist es sehr wahrscheinlich, dass er einem Namen zustimmt, mit dessen Hilfe man ihn unter Hypnose herbeirufen kann. Personen wollen gehört werden, auch Teilpersonen.

3. *Bedürfnisse:* „Welche Bedürfnisse hast du?" Oder, etwas weniger direkt: „Was soll (Name des Patienten) deiner Meinung nach tun?" Die Befriedigung von Bedürfnissen ist ein ganz wesentlicher Aspekt in der Ego-State-Therapie. Sobald Bedürfnisse befriedigt sind, ist die Kooperation gewährleistet. Es ist normal, dass Personen Bedürfnisse haben; das innere Verhalten, mit dessen Hilfe diese Bedürfnisse befriedigt werden sollen, kann jedoch destruktiv sein. Menschliche Wesen haben das Bedürfnis, etwas zu leisten, sie haben das Bedürfnis, zu spielen, sie haben Abhängigkeitsbedürfnisse, das Bedürfnis nach Schutz und Sicherheit, und sie haben das Bedürfnis, zu zerstören. All diese emotionalen Notwendigkeiten sind Teil der menschlichen Natur, denn der Mensch ist ein soziales Wesen.

4. *Funktion oder inneres Verhalten:* Das Problem entsteht innerlich dann, wenn zum Beispiel ein Ich-Zustand ein starkes Leistungsbedürfnis hat und dann ständig an anderen Ich-Zuständen herumkritisiert und sie antreibt, ein Ziel zu erreichen, das, wenn erreicht, dann doch nie genügt. Das an die Oberfläche tretende Symptom kann Depression sein oder Angst. In diesem Fall kann die Gesamtpersönlichkeit mit ihrer Leistung niemals zufrieden sein. Immer gibt es etwas, das versäumt worden ist oder den Erwartungen nicht entspricht, etwas, das früher hätte erreicht werden kön-

nen, usw. Die Gesamtpersönlichkeit empfindet ein inneres Unbehagen, sie ist unzufrieden, von sich selbst enttäuscht. Ein Ich-Zustand ist für gewöhnlich bereit, sein inneres Verhalten zu verändern, wenn das dem Verhalten zugrunde liegende Bedürfnis befriedigt worden ist. Vielleicht lässt er sich davon überzeugen, dass er sich anders verhalten muss, wenn sein Bedürfnis befriedigt werden soll. Zur Unterstützung dieses Prozesses (der Bedürfnisbefriedigung) muss man jedoch Kontakt mit einem anderen Ich-Zustand aufnehmen, damit es zu einer Konfliktlösung kommt. Dieser Prozess ist nicht immer einfach. Ich-Zustände sind oft zäh und schwer zu überzeugen.

5. *Grad der Durchlässigkeit:* Ist der Ich-Zustand sich bewusst, dass es in der inneren Welt, deren Teil er ist, noch jemand anders gibt? Anders gesagt: Wer weiß von wem, und welche Haltungen nehmen die einzelnen Ich-Zustände zueinander ein? Diese Art von Informationen erweitert unsere Vorstellungen vom Gesamtsystem.

6. *Geschlecht:* Ich-Zustände haben nicht immer dasselbe Geschlecht wie der Patient. Ist eine Patientin als Kind von einem Mann missbraucht worden, dann ist sehr wahrscheinlich mindestens ein Ich-Zustand männlichen Geschlechts. Dabei geht es nicht um die Geschlechtlichkeit als solche, sondern um die Vorstellung der Stärke. Ein Ich-Zustand brachte dies einmal sehr klar zum Ausdruck: „Ich muss männlich sein, nur Männer haben Kraft." Dieser Ich-Zustand repräsentierte die Introjektion eines übermächtigen männlichen Missbrauchers, den die Patientin im Alter von drei Jahren introjiziert hatte. Dies war ihre Art, sich unbewusst zu schützen, auch wenn ihr das in der Realität nicht half. Da sie einen männlichen Missbraucher im Augenblick einer schmerzvollen traumatischen Erfahrung introjiziert hatte, verstand der entsprechende Ich-Zustand nur die Sprache des Schmerzes. Er vertrat die folgende Logik: „Ich muss ihr wehtun, sonst wird ihr die Welt noch mehr weh tun." Deshalb litt diese Patientin jedes Mal, wenn sie in die Nähe von Männern kam, unter einer Vielzahl psychosomatischer Symptome. „Er" tat ihr weh, um die Männer und die Welt ganz allgemein von ihr fern zu halten, und übte so ironischerweise eine beschützende Funktion aus.

Sich einen Überblick über die Interaktionen zwischen den einzelnen Ich-Zuständen verschaffen

Die Erstellung einer Art Landkarte *(Mapping)* ist eine Technik, die man bei MPS- (bzw. DIS-)Patienten anwendet, um sich klar zu machen, welche Alter-Personen es gibt, und wer mit wem in welcher Beziehung steht. Das gleiche Prinzip kann man, vielleicht in etwas weniger komplexer Form, auch auf verborgene Ich-Zustände anwenden. Die faszinierendste Art des Mapping, die uns je begegnet ist, haben wir bei einem kanadischen Therapeuten gesehen, der einen Wandbehang aus ineinander verschlungenen Fäden unterschiedlicher Farbe ersonnen hatte. Jeder Faden repräsentierte eine Alter-Person; und wenn eine Alter-Person mit einer anderen oder mit einer Gruppe von Alter-Personen integriert worden war, verbanden der Therapeut und sein komplexer MPS-Patient die entsprechenden Fäden miteinander. Dieser Wandteppich gab eine klare, konkrete Vorstellung davon, wie weit die Therapie fortgeschritten war. Sogar der Betrachter konnte klar bestimmen, was noch zu tun war, ohne den Fall in allen Einzelheiten zu kennen.

Für die Ego-State-Therapie sind solche ausgetüftelten Darstellungsmittel vermutlich nicht nötig; aber man sollte immerhin wissen, wer alles an dem gegenwärtig präsentierten Problem teilhat und wer wen kennt. Anders ausgedrückt, die Beziehung zwischen einzelnen Ich-Zuständen gehört unabdingbar zur Therapie. Auch hier gilt dasselbe wie für die Technik des Interviewens: Eine strenge Befragung sämtlicher Ich-Zustände nacheinander ist nicht ratsam. Sie könnte eine missbrauchte Patientin an andere Erfahrungen mit Strenge und Härte, die sie in der Vergangenheit gemacht hat, erinnern. Hat der Therapeut nur zu einem einzigen Ich-Zustand einen Kontakt hergestellt, ist es einfach, ihn zu fragen: „Nimmst du irgendjemanden sonst dort drinnen wahr?“, und entsprechend weiterzumachen.

Bei einer meiner (H. H. W.) Patientinnen waren nur einige wenige verborgene Ich-Zustände an der Therapie beteiligt, obwohl sie als Kind einen so heftigen Missbrauch erlitten hatte, dass eigentlich die Entwicklung einer multiplen Persönlichkeit zu erwarten gewesen wäre. Man kann sich fragen, warum manche schwer missbrauchten Kinder nicht zu echten Multiplen heranwachsen. Vermutlich sind hier genetische Einflüsse mit im Spiel. Die drei signifikanten Persönlichkeitsteile waren die hypnotisierte Patientin, die kraftlos und schwach war, der Beobachter, der Informationen gab, und ein bösartiger Ich-Zustand, dessen grundlegendes Bedürfnis es war, die Patientin zu schützen, der jedoch wie ein Missbraucher handelte. Quellen der Kraft schien es nicht zu geben, wie zum Beispiel einen nährenden Persönlichkeitsteil. Und das rigide Denken und böswillige Verhalten des Beschützers waren in der Gegenwart ganz sicher nicht konstruktiv. Dieser Fall war sehr kompliziert und schwierig. Er wird in Kapitel 14 genauer beschrieben.

Manchmal kann oder will ein Ich-Zustand, aus welchem Grund auch immer, nicht direkt mit dem Therapeuten sprechen. Das muss nicht immer ein Problem sein. Die Lösung des Problems liegt innerhalb der Persönlichkeit und muss von den inneren Personen geleistet werden. Abgesehen davon, ist es nicht der Zweck der Ego-State-Therapie, die Dissoziation noch zu verstärken, indem man sich ohne spezifischen therapeutischen Grund mit einem Ich-Zustand unterhält. Das Ziel der Familientherapie besteht darin, dass die Familienmitglieder normal miteinander interagieren. Der Therapeut interveniert bei einem Familienmitglied nur, solange es nötig ist, um eine gewisse Veränderung zu erreichen. Dasselbe gilt auch für den therapeutischen Umgang mit Ich-Zuständen.

Ich-Zustände enthalten, wie die weniger durchlässigen Alter-Personen bei MPS (DIS), häufig Informationen oder Gefühle in Bezug auf vergangene Erfahrungen, für die die Hauptpersönlichkeit (die Person im Wachzustand) eine Amnesie entwickelt hat. Der ursprüngliche Zweck dieses Prozesses war es, die Kernpersönlichkeit vor

Schmerz zu schützen. Es war ein emotionaler Überlebensmechanismus. Zu dem Zeitpunkt, als die Trennung vom Bewusstsein erfolgte, war sie äußerst nützlich und sinnvoll gewesen, aber sie beeinträchtigte und beschädigte nach und nach das Funktionieren der erwachsenen Person. Aus diesem Grund ist der Patient/die Patientin in Therapie. Er (oder sie) möchte verstehen, warum er an Symptomen leidet, die unkontrollierbar erscheinen, oder warum er eine Amnesie für seine gesamte Kindheit hat, er möchte wissen, wie die Depression oder Angst, die mit seinen gegenwärtigen Lebenserfahrungen offenbar in keinem Zusammenhang steht, geheilt werden kann, oder warum seine Reaktionen in gar keinem Verhältnis stehen zu den offenbar ganz harmlosen Auslösern in der Gegenwart.

In der Ego-State-Therapie wie auch in der MPS-Therapie, beschleunigt *Ko-Bewusstsein* (Beahrs 1982) zwischen verschiedenen Ich-Zuständen das Zusammenbrechen der amnestischen Blockaden. Dieses Zusammenbrechen der Amnesie ermöglicht ein gegenseitiges Verständnis der verschiedenen Ich-Zustände. Die Rigidität der Verdrängung wird gelockert, wodurch die Erinnerungen an das alte Trauma und die damit verbundenen Emotionen, die nach wie vor in einem bestimmten Ich-Zustand aufbewahrt werden, gehindert worden sind, sich zu zeigen. Auch sorgt das Ko-Bewusstsein dafür, dass das kindliche Denken der Vergangenheit nicht auch in der Gegenwart, in der es keine traumatischen Erfahrungen mehr gibt, weiterhin die Oberherrschaft behält.

So kann der Therapeut, wenn er die Technik mit dem Tisch anwendet, zum Beispiel sämtliche Ich-Zustände einladen, den halluzinierten Raum zu betreten und am Tisch Platz zu nehmen, alle versammeln sich am gemeinsamen Tisch. Vielleicht kommen nicht alle, die in das Problem involviert sind, aber die Szenerie bietet doch Gelegenheit zu einem inneren Dialog, zur Aufnahme von Beziehungen untereinander und zu gegenseitigem Verständnis. Es stellt sich heraus, wer nicht gekommen ist – auch das ist eine wertvolle Information. Während der Patient in Hypnose jeden der eintretenden Ich-Zustände beschreibt, fragen Sie diesen, wo er gerne sitzen möchte und neben wem. Eine solche höfliche, die Kommunikation fördernde Frage liefert gleichfalls Informationen in Bezug auf die Beziehungen der einzelnen Ich-Zustände untereinander sowie eine mögliche zukünftige Integration oder Lösung.

Phillips und Frederick (1995) haben einen wohl durchdachten, umfassenden Behandlungsplan veröffentlicht. Sie sprechen vom „Sari"-Modell, wobei „Sari" ein Akronym ist für die vier Stufen der Behandlung: Sicherheit und Stabilisierung *(safety and stabilization)*, Zugang zum Trauma *(accessing trauma)*, Lösung der traumatischen Erfahrungen *(resolving traumatic experiences)* und Integration *(integration)*.

Ein objektiver Beobachter

Manchmal finden wir Zugang zu einem nicht emotionalen Teil der Persönlichkeit. Er ist weise; er urteilt nicht; er hat Informationen hinsichtlich der inneren Landschaft; und er kann für den Therapeuten eine große Hilfe sein. Obwohl er nicht emotional ist, ist ihm der Erhalt des gesamten Systems wichtig, er ist daher wohlwollend gesinnt und bewirkt Gutes. Seine innere Funktion ist das Beobachten. Manche Therapeuten bezeichnen diese Entität als den „inneren Geist", das höhere Selbst, das Zentrum, das natürliche Selbst, den Helfer für das innere Selbst („inner self helper", ISH) (Adams 1987; Allison a. Schwarz 1980; Comstock 1991), den Beobachter usw. Ich (H. H. W.) gehe so vor, dass ich die meisten dieser Bezeichnungen gebrauche und, wenn es einen solchen Zustand gibt, den Patienten oder den gerade präsenten Ich-Zustand wählen lasse, welche ihm am liebsten ist.

Man kann diesen Ich-Zustand, sofern er überhaupt zugänglich ist, herausrufen, indem man die Patientin auffordert, die Augen zu schließen, und etwa Folgendes sagt:

> In jedem von uns gibt es eine Seite, die viele Dinge weiß, die uns zugestoßen sind. Sie fungiert als Beobachter, aber unsere Interessen liegen ihr am Herzen. Manche Leute bezeichnen sie als Beobachter oder als natürliches Selbst oder als Zentrum oder als den inneren Geist oder irgendwie sonst. Gelegentlich kann man durch die Finger der rechten oder der linken Hand Kontakt mit dieser Seite herstellen. Stell dir vor, deine Hand wäre am Handgelenk von dir abgetrennt, sodass sie ohne deine bewusste Hilfe funktioniert. Wenn diese beobachtende Seite bereit ist, jetzt, in diesem Augenblick, mit mir zu kommunizieren, dann hebt sich der Zeigefinger. Ist sie jetzt nicht dazu bereit, dann hebt sich der Mittelfinger.

Gibt es überhaupt keine Reaktion, dann ist die Hypnose nicht stark genug, oder ein Beobachter ist nicht zugänglich. Man sollte dem Patienten/der Patientin jedoch nicht das Gefühl geben, es sei etwas nicht in Ordnung mit ihr, etwas fehle ihr oder sei unzulänglich. Egal, ob sich nun der Zeigefinger oder der Mittelfinger hebt – wir haben in jedem Fall eine Reaktion. Ganz offensichtlich haben wir es hier mit einer Double-Bind-Situation zu tun, aber unter der herabgesetzten Zensur, die selbst bei einer leichten Hypnose gegeben ist, nimmt der Patient dieses Double Bind nicht wahr. Bewegt sich der Mittelfinger, bestätigen Sie das folgendermaßen:

> Danke, dass du mich hast wissen lassen, dass du jetzt nicht bereit bist, mit mir zu kommunizieren. Wenn du jedoch irgendwann einmal den Wunsch dazu verspürst, dann gib mir einfach ein Zeichen mit dem Zeigefinger der rechten (oder der linken) Hand. Ich werde versuchen, dein Signal nicht zu übersehen.

Hebt sich der Zeigefinger („ja"), dann fahren Sie folgendermaßen fort:

> Danke dafür, dass du dich gezeigt hast. Wenn es dir möglich ist, durch die Stimme von (Name des Patienten) mit mir zu sprechen, dann sag einfach: „Ich bin da." Wenn das nicht möglich ist, dann teile mir deine Antwort durch den Mittelfinger („nein") mit. Beides ist für mich in Ordnung.

Cheek (1962) schlug als Erster ideomotorische Signale mit den Fingern vor (siehe auch Rossi a. Cheek 1988.) Diese Technik wird in Kapitel 14 genauer beschrieben.

Jetzt kann sich der Therapeut mit einem wertvollen Faktor bekannt machen, einem Faktor, der zu einer Partnerschaft führen kann, wie sie mit einem Kollegen, ja vielleicht sogar einem Ko-Therapeuten möglich ist. Ein solcher Beobachter-Zustand wird dem Therapeuten sehr wahrscheinlich sagen, was er über den inneren Status quo weiß, er wird auf gefährliche Konstellationen hinweisen, Ratschläge geben und zahllose andere kleine Informationen geben, die für die Therapie nützlich sind. Man kann auch einen anderen Finger hinzuziehen, der ein „Ich weiß nicht" oder „Ich habe keine Lust zu antworten" signalisiert.

Man kann den Beobachter bitten, die Patientin eine bestimmte Erfahrung machen zu lassen, vielleicht eine Erfahrung, die er, der Beobachter selbst, ausgewählt hat. Zum Beispiel: „Bist du in der Lage, sie an den Ort mitzunehmen, an den sie gehen muss, wenn sie dieses oder jenes Problem lösen will?" Gibt der Beobachter durch Fingerzeichen oder durch eine verbale Antwort zu verstehen, dass er dazu bereit ist, fragen Sie: „Bist du bereit, das jetzt gleich zu machen?" Beide Fragen sind wichtig. Manchmal bringt der Beobachter zum Ausdruck, dass er fähig ist, die Patientin zu einer wichtigen Szene zurückzuführen, aber nicht gerade jetzt, in diesem Augenblick.

Man kann den Beobachter auch darum bitten, einen Rat zu geben oder eine innere Szene zu beurteilen. Nach einer Abreaktion ist der Beobachter vielleicht in der Lage, dem Therapeuten zu sagen, wie effizient die Abreaktion war und ob sie wiederholt werden muss. Von dieser Entität kann man tatsächlich sehr viele Informationen erhalten. Abgesehen davon, kann ein Beobachter als Vermittler eingesetzt werden, wenn die Patientin starken Widerstand zeigt. So glitt eine Patientin immer wieder aus dem Zustand der Hypnose heraus, weil sie Angst hatte. Ich bat den Beobachter, die Patientin dazu zu veranlassen, auf den Bildschirm eines Fernsehers zu schauen und sich eine frühere Erfahrung anzusehen. War die Patientin dazu bereit, dann führte der Beobachter sie zu der entsprechenden Szene zurück und ermöglichte ihr eine Abreaktion. War sich der Beobachter bei einem bestimmten Ereignis nicht ganz sicher, wer was getan hatte, dann forderte ich die hypnotisierte Patientin auf, sich das Bild auf dem Bildschirm genauer anzusehen, was ihr half, die Dinge tatsächlich klarer zu erkennen. Dieser spezielle Beobachter-Zustand nahm der Patientin gegenüber eine überbeschützende Haltung ein und machte die Erfahrung, dass sie viel besser mit den Dingen fertig wurde, als er zunächst gedacht hatte. Auch wenn ein Beobachter-Zustand den Eindruck der Objektivität erweckt – er ist nichts anderes als ein Teil der Person, und man darf es ihm nicht überlassen, die Therapie durchzuführen; der Therapeut hat den Vorzug, objektiver zu sein.

Innere Konflikte lösen

Will man alte Konflikte lösen, dann ist es manchmal notwendig, auf dem Wege einer hypnotischen Regression zu den ursprünglichen Erfahrungen zurückzukehren, damit eine Abreaktion möglich ist. Günstigenfalls wird die Abreaktion die Gefühle, die in der Vergangenheit sinnvoll waren, für die Gegenwart jedoch keine Bedeutung mehr haben, freisetzen und dem Ich-Zustand helfen, etwas Neues, Konstruktives zu lernen. Lernt ein Ich-Zustand beispielsweise, dass er vor dem früheren Missbraucher keine Angst mehr haben muss und dass er in der Gegenwart kein Opfer mehr ist, dann gibt das der Gesamtpersönlichkeit ein Gefühl der Macht und der Erleichterung.

Wendet man die Technik an, der Patientin zu suggerieren, dass mehrere Ich-Zustände um einen Tisch herumsitzen, dann können diese Ich-Zustände einander auch berühren. Ich-Zustände sind Energiesysteme, und Berührung kann etwas sehr Wichtiges sein. Schließlich ist der ganze Körper ein elektrochemisches System, und die Ich-Zustände repräsentieren einen Teil dieses Gesamtsystems. Berührungen auf dieser Ebene können alle möglichen Reaktionen hervorrufen – Freude, Abneigung, Temperaturveränderung, Erleichterung usw., in ganz ähnlicher Weise wie körperliche Berührungen zwischen zwei Menschen.

An diesem Tisch kann ein Ich-Zustand mit einem andern kommunizieren, mit Worten oder ohne Worte, aufgrund der Suggestion des Therapeuten oder spontan. Ein interner Dialog ist der beste Weg, die Beziehung zwischen Ich-Zuständen zu verstehen oder ganz bewusst eine Beziehung zwischen ihnen in Szene zu setzen. So kann der Therapeut, wenn zwei oder mehr Ich-Zustände in dem halluzinierten Raum vor dem Patienten erscheinen, suggerieren, dass sie miteinander sprechen, mit Worten oder ohne Worte. Wenn man ihnen zwei Optionen einräumt, dann bedeutet das für den Patienten, dass er in stärkerem Maß die Kontrolle hat. Läuft die Kommunikation schweigend ab, dann kann der Therapeut auf jeden Fall nachfragen, was geschehen ist.

Will man einen inneren Dialog in Gang setzen, dann ist folgende Aufforderung nützlich: „Sag zu (dem anderen Ich-Zustand), was du ihm sagen willst." Vorzuschlagen, was ein Ich-Zustand zu einem andern sagen könnte, wäre so, als ob man bei einem Schauspiel selbst Regie führen wollte. Ein solcher Dialog entspränge nicht der inneren Aufrichtigkeit und wäre sehr wahrscheinlich völlig unwirksam. Gibt man dem Ich-Zustand die Freiheit, zu sagen, was er will, dann wird er uns Glauben schenken. Dennoch ist dieses Vorgehen manchmal nicht ganz ungefährlich, nämlich dann, wenn das, was er zum Ausdruck bringt, ganz und gar negativ ist. Der Therapeut sollte zerstörerisches Verhalten eines Ich-Zustandes gegenüber einem andern nicht bestärken. Eine solche Reaktion lässt sich verhindern, wenn man, bevor der innere Dialog zustande kommt, ein gut geplantes Interview mit den betreffenden Ich-Zuständen führt. Mit dem destruktiven Ich-Zustand kann man zunächst auch alleine arbeiten, damit er nicht noch mehr Zerstörung im System anrichtet.

Übergangsobjekte

Der Objektbeziehungstheoretiker Winnicott (2002) war der Auffassung, die Entwicklung des Kindes von einer vollkommen narzisstischen, durch das eigene Selbst determinierten Sicht der Umwelt zur Etablierung von objektiven Perspektiven und Beziehungen zu anderen, wie zum Beispiel zur Mutter, werde durch eine intermediäre Interaktion mit einem *Übergangsobjekt* gefördert und erleichtert. Ein solches Objekt (Kuscheldecke, Puppe u. Ä.) ermöglicht dem kleinen Kind einen Kontakt zur Außenwelt, der real, das heißt nicht halluziniert ist, und zudem einen Kontakt, über den es die Kontrolle hat. Baker (1981) hat auf die Bedeutung dieses intermediären Schrittes hingewiesen, ganz besonders für die Therapie von Psychotikern.

Mit kindlichen Ich-Zuständen kann man häufig Kontakt herstellen und sie aktivieren, wenn man ihnen ein typisches Übergangsobjekt anbietet, ähnlich dem, das sie in der Zeit ihrer Entstehung besessen haben mögen. Solche Objekte können auch dazu beitragen, Angst zu vermindern. Am nächsten liegend ist es, zu diesem Zweck einen Teddybär zu benutzen. Seine Geschlechtsneutralität, das schmiegsame Gewebe, das feste und doch weiche Material, seine Größe – all das vermittelt das Gefühl eines unschuldigen Kindes. Der Teddybär kann ein verletztes inneres Kind repräsentieren, das der Patient/die Patientin in der Praxis des Therapeuten oder zu Hause oder sowohl hier wie dort an sich drückt. Die Patientin kann mit dem Bär sprechen, ihn beruhigen und beschwichtigen oder ihm sonst eine der Situation entsprechende Botschaft geben. Der Bär repräsentiert natürlich einen Teil der inneren Welt – freilich viel weniger direkt, als wenn man den Ich-Zustand persönlich ansprechen würde. Wahrscheinlich ist es weniger bedrohlich, wenn wir mit dem Objekt sprechen, als wenn wir uns direkt an den Ich-Zustand wenden würden. Abgesehen davon, sind nicht alle Ich-Zustände genügend voneinander differenziert, als dass sie eine von außen wahrnehmbare Stimme hätten. Ein Objekt ermöglicht auch eine gewisse Distanz, sobald emotionale Distanz erforderlich ist. Einmal haben wir es erlebt, dass ein kindlicher Ich-Zustand sich weigerte, eine traumatische Erfahrung zu enthüllen, weil er schon früh gelernt hatte, dass dann Repressalien folgen würden. Ich ließ die Patientin mit dem Bär sprechen und ihm versichern, dass es in Ordnung sei, wenn er seinen Schmerz in einem Traum zum Ausdruck brächte; dies ist ein wesentlich besserer Ansatz, als wenn wir versuchen würden, einen Ich-Zustand zur Preisgabe seines Inhalts zu zwingen, solange er dazu noch nicht bereit ist.

Techniken der Abreaktion

Die Darlegung der Techniken der Ego-State-Therapie wäre nicht vollständig, wenn wir der Anwendung abreaktiver Verfahren nicht besondere Aufmerksamkeit schenken würden.[1] Abreaktionen sind ein integraler Bestandteil vieler unterschiedlicher therapeutischer Ansätze, einschließlich der Psychoanalyse (Freud a. Breuer 1893; Reich 2000), der Hypnoanalyse (J. Watkins 1949, 1992b), der Urschreitherapie (Janov 1933/1970) und bestimmter Verhaltenstherapien, wie zum Beispiel Flooding oder Implosionstherapie (Stampfl 1967).

Es gibt viele Varianten der Abreaktion, das wesentliche Element jedoch ist die Freisetzung gebundener Emotionen dadurch, dass sie offen zum Ausdruck gebracht werden, verbal und/oder im Verhalten. Im Rahmen der Ego-State-Therapie sind Abreaktionen eine äußerst wirksame Technik, die wir häufig einsetzen.

Während des Zweiten Weltkriegs stellte ich (J. G. W.) (J. Watkins 1949) fest, dass mithilfe der Abreaktion, das heißt der Freisetzung verdrängter oder dissoziierter Gefühle (für gewöhnlich unter Hypnose) viele Kriegsneurosen (heute für gewöhnlich als posttraumatische Belastungsstörung bezeichnet), wie etwa Konversionsreaktionen, die mit hysterischen Lähmungen der Hände oder der Beine einhergehen, Phobien und Amnesien günstig beeinflusst werden konnten. Grinker und Spiegel (1945) führten damals bei ähnlichen Fällen anstelle der Hypnose Abreaktionen mithilfe von Natriumamytal oder Natriumpentothal durch.

Eine Abreaktion kann man mit der gesamten Persönlichkeit des Patienten durchführen oder auch mit einem einzigen Ich-Zustand, sofern er erst einmal aktiviert ist. So hatte mir (J. G. W.) einmal ein Patient berichtet, er sei acht Jahre alt gewesen, als seine Mutter, die er über die Maßen geliebt hatte, gestorben sei, und man habe zu ihm gesagt, was für ein tapferer kleiner Kerl er doch sei, weil er nicht geweint hatte. Ich vermutete natürlich sofort, dass irgendwo in ihm ein kindlicher Ich-Zustand sein müsse, der Zustand eines Achtjährigen, der voll unterdrückter Trauer war. Der Kind-Zustand wurde mithilfe einer hypnotischen Regression aktiviert und dann dazu veranlasst, der verdrängten oder dissoziierten Qual erstmals freien Lauf zu lassen; auf diese Weise befreite er sich von einer Quelle ständiger Depression und anderer schmerzlicher Symptome.

Unter Umständen genügt es jedoch nicht, die Gefühle nur eines einzigen Ich-Zustandes abzureagieren, besonders wenn wir es mit der eher rigiden Struktur eines MPS- (bzw. DIS-)Patienten zu tun haben. Weil die Hauptpersönlichkeit diese Gefühle zunächst einmal in eine bestimmte Alter-Person bzw. einen bestimmten Ich-Zustand verdrängt hat, muss sie diese Gefühle letztlich auch wieder zurücknehmen und selbst zum Ausdruck bringen. Auf diese Weise ist dann eine Integration möglich.

Dies sind die wesentlichen Elemente einer Abreaktion:

1. Abreaktionen finden am besten durch das Wiedererleben einer traumatischen Erfahrung statt, der sich der Patient/die Patientin ursprünglich nicht in vollem Umfang stellen konnte.
2. Durch die Stärkung des Ich, die der Patient (er ist nun vermutlich viel älter) aufgrund einer starken Beziehung zum Therapeuten erfährt, wird er befähigt, sich der ursprünglichen traumatischen Situation zu stellen, sie noch einmal zu erleben, den gebundenen Affekt freizusetzen und dahin zu gelangen, dass er ihr eine kognitive Bedeutung beilegen kann.
3. In Fällen von Kindesmissbrauch kann dies bedeuten, dass der Patient/die Patientin sich mit der *introjizierten Repräsentanz* des Missbrauchers konfrontiert,

die Kontrolle über sie erlangt und die Kraft des eigenen Selbst, die er/sie zum Zeitpunkt der ursprünglichen Situation verloren hat, wiedererlangt (Watkins a. Watkins 1978). Wenn die Patientin Angst hat, sage ich (H. H. W.) manchmal: „Du bist jetzt nicht allein. Es ist nicht nur der Kind-Zustand gegenwärtig, sondern auch die Erwachsenen-Energie; und wenn du darüber hinaus zusätzlich noch von meiner Energie Gebrauch machen willst, dann werde ich dich an der Schulter berühren, wenn das für dich okay ist." (Ich frage die Patienten immer um Erlaubnis, bevor ich sie berühre.) Diese Form des Sichverbündens gibt den Patienten den Mut, sich den Schrecken der Vergangenheit zu stellen.

Patienten, die sich in der Therapie an Missbrauchserfahrungen in der Kindheit erinnert haben, versuchen manchmal, die Situation zurechtzurücken, indem sie den missbrauchenden Elternteil offen beschuldigen oder einen gerichtlichen Prozess anstrengen. Eine solche äußere Konfrontation verändert das innere System wahrscheinlich nicht; diese Aufgabe bleibt der Therapie vorbehalten. Die therapeutische Lösung muss im Innern stattfinden, da für gewöhnlich die bösartige Objektrepräsentanz des Missbrauchers, die zum damaligen Zeitpunkt internalisiert wurde, und nicht eine Person in der Gegenwart die Quelle der Dissoziation, des neurotischen Konflikts und der gegenwärtigen Qual ist. Berechtigt oder nicht, eine gerichtliche Klage ist immer ein Racheakt.

Patienten, die gegen ihre Eltern auf der Grundlage von Erinnerungen an kindliche Missbrauchserfahrungen, die im Verlauf einer Therapie aufgetaucht sind, Anklage erhoben, sind (genauso wie ihre Therapeuten) in der letzten Zeit häufig selbst gerichtlich belangt und wegen „falscher Erinnerungen" angeklagt worden. Das Problem sollte *im Rahmen der Behandlung* gelöst werden, und Therapeuten sollten sich nicht zu Beratern in gerichtlichen Dingen machen. Das Pro und Kontra bezüglich Rache muss im Wachzustand diskutiert werden.[2]

Da der Affekt verdrängt oder dissoziiert wurde, weil der Patient nicht in der Lage war, sich der traumatischen Situation zu konfrontieren und sie unter seine Kontrolle zu bringen, sollte bei Patienten, deren versuchte Anpassungsprozesse sie nahe an eine Psychose heranführten, eine Abreaktion nur mit äußerster Vorsicht durchgeführt werden. Reicht die Ich-Stärke des Patienten in Verbindung mit der Ich-Stärke, die er sich beim Therapeuten holt, nicht aus, mit der Schwere des Traumas fertig zu werden, dann droht eine erneute Traumatisierung. Die Erfahrung, die Situation bewältigt zu haben, tritt nicht ein. Wenn Sie im Zweifel sind, arbeiten Sie an der Beziehung.[3]

4. Erscheinen die Umstände für eine Abreaktion günstig, dann wird man sich für dieses Verfahren entscheiden. Das bedeutet im Allgemeinen, dass man sehr gründlich vorgeht und das Verfahren nicht eher abschließt, als bis der gebundene Affekt vollständig freigesetzt wurde und der Patient nicht nur ein geistiges Begreifen entwickeln, sondern die Situation auch bewältigen kann.

Anders gesagt: Führen Sie die Abreaktion vollständig durch, oder lassen Sie es ganz bleiben. Das Schlimmste ist eine halbherzige Abreaktion; in diesem Fall hat die Abwehr des Patienten zu bröckeln begonnen, er hat sich geöffnet und wird nun quasi mit offener Flanke zurückgelassen, weil entweder der Patient oder der Therapeut oder beide „es nicht gepackt haben", weil sie zum Beispiel dem heftigen Ausdruck der Gefühle – Angst, Hass, Leid usw. – nicht gewachsen sind. Eine richtig durchgeführte Abreaktion muss zu einem gewissen Abschluss kommen. Es gibt sicher Therapeuten, die persönlich nicht bereit oder in der Lage sind, sich auf diese starken emotionalen Erfahrungen einzulassen. Sie tun gut daran, zweimal darüber nachzudenken, bevor sie eine Abreaktion durchführen.

5. Der Patient wird mittels einer Hypnose zum Zeitpunkt des Traumas zurückgeführt, und die Erfahrung wird wieder belebt.
6. Von der Therapeutin ermutigt und aufgrund der Tatsache, dass sie dieses Mal die traumatische Erfahrung gemeinsam mit ihr erlebt, wird die Patientin dazu gebracht, das traumatische Ereignis mehrfach aufs Neue zu erleben. Sie wird ermutigt, zu schreien, zu kreischen, zu fluchen, zu stampfen und zu schlagen. „Sag, was immer du sagen willst" oder „Sag ihm, dass er dir das nie, nie mehr antun kann" u. Ä., sofern es sich bei dem gebundenen Affekt um Wut handelt. Oder „Du hast Angst. Es ist wirklich Grauen erregend. Du würdest am liebsten davonlaufen" usw., wenn das Gefühl, das frei werden soll, Angst ist. Wenn eine Patientin zu mir (H. H. W.) sagt: „Ich habe Angst, dass er mir später wieder etwas antut", dann sage ich einfach: „Ich werde es nicht zulassen!"
7. Wenn die Emotionen sich erschöpft haben, wenn die Patientin physiologisch und psychisch erschöpft ist (was sich daran zeigt, dass die heftigen Gefühlsausbrüche allmählich nachlassen), *dann und erst dann* ist der Zeitpunkt gekommen, sie zu beruhigen und das Erlebnis neu zu interpretieren. Ein missbrauchtes Mädchen zum Beispiel muss lernen, dass sie nicht selbst die Schuld an dem Missbrauch trägt.
8. Abreaktionen führen zu einer Neukonditionierung oder systematischen Desensibilisierung, das haben die Lernpsychologen in der Laborforschung herausgefunden (Wolpe 1977). Sie müssen unter Umständen wiederholt werden, möglicherweise unmittelbar nach dem ersten Mal und noch während derselben Sitzung, vielleicht auch erst am darauf folgenden Tag, in der folgenden Woche usw., so lange, bis der Patient die aus der Ursprungssituation herrührenden Symptome nicht mehr aufweist. In der Regel wird jede Wiederholung der traumatischen Situation als weniger heftig erlebt, bis sie schließlich wirklich gelöscht ist. Von diesem Zeitpunkt an ist das Ereignis eine Sache der bloßen Erinnerung und nicht mehr Anlass einer stets aufs Neue erlebten Qual.

Ein Bataillonsarzt kam zu mir (J. G. W.) wegen eines hysterisch bedingten Tremors in der rechten Hand. Er klagte über die Demütigungen, die er vonseiten eines befehlshabenden Offiziers hatte erdulden müssen, und malte lebhaft aus, was er tun würde, „wenn dieser Mann auf meinem Operationstisch läge". Unter Hypnose ließ ich ihn den Operationstisch halluzinieren. Schreiend „erstach" der Patient den halluzinierten Misshandler ein ums andere Mal, und der Therapeut feuerte ihn lautstark an („Gib's ihm. Er hat es verdient!" usw.). Nach zwei 15-minütigen Abreaktionen kehrte er aus der Trance zurück und hielt mit einem Gefühl des Triumphs seine rechte Hand empor. Der Tremor war verschwunden. Danach konnte er Übertragungsdeutungen akzeptieren, die aufdeckten, dass der kommandierende Offizier unbewusste Erinnerungen an Misshandlungen vonseiten eines dominierenden Vaters geweckt hatte.[4]

Bei Patienten, die an einer sehr schweren Pathologie leiden, wie zum Beispiel an einer multiplen Persönlichkeitsstörung (dissoziativen Identitätsstörung), kann es notwendig sein, eine abgemilderte Form der Freisetzung von Gefühlen aufgrund einer Abreaktion, quasi eine Abreaktion „auf kleiner Flamme" durchzuführen (Kluft 1988). Man sagt dem Patienten, er solle den Affekt nur bis zu dem Grad an sich heranlassen, der ihm „zu diesem Zeitpunkt" möglich ist; der Rest werde ihm später, wenn er dazu bereit sei, zugänglich sein.

Die Affektbrücke

Bei der Technik der „Affektbrücke" (J. Watkins 1971) kann ein aktuelles Gefühl die Brücke darstellen, auf der man von einer aktuellen Situation zu einer früheren gelangen kann, die mit demselben Gefühl verbunden war.

Ein junger Mann, der in meine Praxis kam, hatte beim Gespräch mit einem Personalchef große Angst. Er wurde zu der Gesprächssituation zurückgeführt; seine Angst wurde wieder lebendig. Er bekam die folgenden Suggestionen:

> Deine Angst ist sehr groß. Alles andere tritt dahinter zurück. Du vergisst alles, was mit dem Büro und dem Personalchef zu tun hat. Alles, was du zu empfinden imstande bist, ist Angst, Angst, Angst. Du reist nun in der Zeit zurück, wie mit einer Eisenbahn, deren Schienen aus nichts anderem bestehen als Angst. Du gehst zu einer Zeit zurück, in der du diese Angst zum ersten Mal verspürt hast. Wo bist du? Was geschieht?

Der Patient beschrieb daraufhin eine Szene, in der er ein zehnjähriger Junge war und vor seinem Vater stand. Er hatte gerade mit einem Baseball das Wohnzimmerfenster zerschlagen, und sein Vater war sehr wütend und drauf und dran, ihm den Hosenboden zu versohlen.

Aufgrund des – weit verbreiteten – Affekts der Angst vor einer Autoritätsfigur wurde er zu einer frühen Erfahrung zurückgeführt, von der diese Angst ihren Ausgang genommen hatte. Indem er zwischen dem gegenwärtigen Einstellungsgespräch und der Konfrontation mit seinem wütenden Vater hin und her pendelte, begriff er, warum er Angst hatte, als er sich um die Stelle bewarb. Er erkannte, dass der

Personalchef ihn an seinen Vater erinnerte. Er verwies die Angst auf ihren eigentlichen Platz in seinem Leben und hat seither aufgehört, vor Personalchefs Angst zu haben.

Bei dieser Erfahrung handelt es sich einfach um eine Übertragungsdeutung von der Art, wie sie in bedeutsamen Augenblicken in der Psychoanalyse häufig vorkommt.

Hier, zusammengefasst, noch einmal die Technik: Lassen Sie den Patienten den zum gegenwärtigen Zeitpunkt als unangemessen empfundenen Affekt erleben. Der Affekt ist entweder bereits in dem Moment evident, in dem der Patient zur Sitzung erscheint, oder er muss vielleicht, wie in dem oben geschilderten Beispiel, wieder belebt werden. Führen Sie den Patienten in jedem Fall in eine Hypnose, und sagen Sie: „Dieses Gefühl wird dich zurückführen zu dem allerersten Mal, als du dieses Gefühl hattest; wenn du dort angekommen bist, lass mich wissen, wo du bist.“ Zweck dieser Aussage ist es, einen Zugang zu der sensibilisierenden Erfahrung zu finden, von der der gesamte Prozess seinen Ausgang nahm. Sicherlich gab es spätere Erfahrungen, die den Affekt verstärkten, aber sie sind nicht so wichtig wie diese erste. Diese erste Erfahrung kann dann abreagiert und der Affekt verändert werden.

Die somatische Brücke

Wie bereits weiter oben erwähnt, ist die somatische Brücke der Affektbrücke vergleichbar, nur dass die Brücke nun ein Körpergefühl ist, das möglicherweise mit Stress zu tun hat. Wenn der Patient zum Beispiel über eine Enge in der Brust klagt (ein sehr verbreitetes Stresssymptom), dann sagen Sie, sobald der Patient in Trance ist, Folgendes: „Konzentriere dich auf diese Enge; richte den Fokus einzig und allein darauf. Jetzt wird dich dieses Gefühl zurückleiten zum ersten Mal, als du dieses Gefühl hattest; wenn du dort angekommen bist, lass mich wissen, wo du bist.“ Gelangt der Patient zu einer bestimmten Erfahrung, dann ist die Gegenwart mit der Vergangenheit verknüpft worden. Es kann sein, dass nun eine Abreaktion das Richtige ist.

Die stille Abreaktion

H. Watkins (1980a) hat eine Technik der Abreaktion entwickelt, bei der die Patienten nicht wild schreien oder brüllen müssen (sodass unter Umständen der Mietvertrag für die Praxisräume gefährdet wäre).

Sie malt dem Patienten unter Hypnose eine stille Szenerie vor Augen, in der sie und er miteinander auf einem Waldpfad entlanggehen, eine Szenerie, die sicher ist vor Eindringlingen von außen. Ein großer Felsbrocken versperrt den Weg, der als Ursache für die Frustration des Patienten etikettiert wird. Ein dicker, schwerer Stock, der ganz sicher nicht in Stücke brechen kann, liegt praktischerweise ganz in der

Nähe, und der Patient wird nachdrücklich aufgefordert, ihn aufzuheben und damit auf den Felsblock einzuschlagen. Die Therapeutin feuert den Patienten mit folgenden Worten an: „Schlag noch einmal drauf. Schlag noch einmal drauf. Dieser Felsbrocken ist dir dein ganzes Leben lang im Weg gewesen. Du kannst ihn wegschieben. Du kannst ihn in Stücke schlagen. Du kannst mit ihm machen, was du willst. Mach einfach so weiter, bis du zu erschöpft bist, um weiterzumachen, dann gib mir wieder ein Zeichen" usw. Die gesamte Erfahrung ist bildlich, und der Patient gibt keinen Laut von sich; allerdings wird festgelegt, dass der Patient mit den Fingern Signale gibt, sodass die Therapeutin weiß, ob er der Visualisierung folgt.

Nachdem diese Phase des „Schlagens" sich erschöpft hat, wird ausgemalt, wie sich der Patient auf einer Wiese aufs Angenehmste erholt, und man suggeriert ihm wohlige Empfindungen. Eine Forderung wird gestellt: „Bevor wir zum nächsten Schritt übergehen können, brauche ich etwas von dir. Ich brauche deine Bereitschaft, etwas Positives über dich selbst zu sagen." Für einen Patienten, der stets daran gehindert war, seine Wut zum Ausdruck zu bringen, ist es unter Umständen nicht leicht, einer solchen Forderung nachzukommen. Weil er aber neugierig darauf ist, ob vielleicht eine weitere angenehme Erfahrung auf ihn wartet, bekommt man für gewöhnlich dennoch eine Reaktion. Danach werden gute Gefühle beschrieben, die sich im Körper des Patienten ausbreiten; sie gehen zunächst von der neu gefundenen Hoffnung des Patienten aus, und daraufhin folgen angenehme Erfahrungen, die aus dem Glauben der Therapeutin an den Patienten und ihrem Vertrauen in ihn herrühren. An dieser Stelle macht man sich die therapeutische Beziehung im höchsten Maße zunutze.

Mit anderen Worten: Der Patient bekommt eine positive Verstärkung dafür, dass er seine Wut gegen ein Objekt zum Ausdruck bringt, das einen Missbraucher oder was immer der Patient darin sehen mag, *symbolisieren* kann. Typischerweise war es dem Patienten in der Vergangenheit nicht erlaubt, seine Wut zum Ausdruck zu bringen, ohne Strafen oder andere schreckliche Konsequenzen befürchten zu müssen. Dass er nun für die Freisetzung heftigster Wutgefühle eine positive Verstärkung erfährt, wirkt dem, was er früher gelernt hat, diametral entgegen.

Wir verfügen über keine objektiven Untersuchungen darüber, ob die stille Abreaktion genau so wirksam ist wie ein vollkommen ungehinderter Ausbruch der Gefühle – sie ist jedoch bequemer anzuwenden und kann Vorläufer für eine heftigere emotionale Entladung sein. Abgesehen davon, kann man es zu einer psychologischen Hausaufgabe machen, lediglich mit einer bildlichen Vorstellung zu arbeiten.

Ego-State-Kurztherapie

Eine Ego-State-Therapie kann viele Sitzungen erfordern, sie kann aber auch extrem kurz sein. Eine Patientin erzählte mir in der zweiten Sitzung, sie sei sich aufgrund einer vorausgegangenen Therapie eines anderen Teils ihrer Persönlichkeit bewusst geworden, den sie „Ramblin' Rose" („die umher streifende Rose") nannte. Sie behauptete, Ramblin' wolle, dass sie die Universität verlasse und nach Hause zurückkehre, weil sie nicht in dieses Mittelklassemilieu passe. Bevor sie zur Universität gegangen war, war die Patientin in einer Motorradfahrerkneipe in einer Kleinstadt als Türsteherin angestellt gewesen; sie hatte ihren Job gut gemacht. Die Patientin berichtete auch, dass Ramblin' erst nach zwei oder drei Gläsern Whisky hervorkam. (Sie war keine Alkoholikerin.) „Dann war ich zu allem fähig – ich konnte sogar auf dem Tisch tanzen." (Bei einer Frau von circa 230 Pfund muss das ein toller Anblick gewesen sein!) Ich versetzte sie in Hypnose und fragte nach Ramblin'. Nach einem schroffen „Was willst du?" begann sie, mir ihre Geschichte mit der Patientin zu erzählen und davon, wie sie diese seit ihrer frühen Kindheit beschützt hatte. Ich entgegnete mit einem einfachen „Dann musst du sie sehr lieben". Diese Aussage stellte eine Bedrohung für ihr Abwehrsystem dar, das nach dem Motto organisiert war „Ich habe ein Herz aus Stein". Sei weigerte sich, weiter mit mir zu sprechen.

Bei unserem nächsten Treffen erklärte die Patientin: „Sie ruinieren mich. Ich ging am letzten Wochenende in eine Bar, trank zwei Gläser Whisky, und Ramblin' kam nicht hervor!" In der Hypnose sagte Ramblin': „O, mach dir nichts draus, ich war da für den Fall, dass du mich brauchen würdest. Aber ich habe nachgedacht über das, was du gesagt hast, und ich dachte, sie muss lernen, selbst die Verantwortung für ihr Verhalten zu übernehmen." Hier hatten wir eine ideale Situation – ein beschützender Ich-Zustand im Hintergrund, während ich dem Wachzustand half, sich an das Universitätsleben anzupassen. Es war nicht nötig, weiterhin mit Ramblin' zu sprechen. (Schließlich besteht der Zweck der Ego-State-Therapie nicht darin, eine Dissoziation zu verstärken oder fortzusetzen. Ihr Zweck ist es, den Patienten zur Heilung zu führen, in Richtung auf eine Konfliktlösung und Integration.) Nach einigen weiteren Sitzungen nahm ich doch wieder Kontakt zu Ramblin' auf, weil ich wissen wollte, wie es ihr ging. Sie sagte, sie ruhe sich aus und beobachte den Fortgang der Dinge, und sie war wie ich der Auffassung, dass die Kernpersönlichkeit allmählich erwachsen wurde, und beglückwünschte mich dazu, dass ich ihr half zurechtzukommen. Offensichtlich wurde ihre starke, furchtlose Energie allmählich in den Wachzustand inkorporiert, und genau dies war notwendig gewesen. Die meisten Ich-Zustände sind jedoch nicht so einfach zu behandeln und sind nicht so kooperativ; häufig sind sehr viel mehr Sitzungen erforderlich.

Zusammenfassung

Unterschiedliche Techniken, deren Zahl nur durch das Maß der Kreativität und Sensibilität des Therapeuten begrenzt ist, können einzeln oder gemeinsam Anwendung finden. Hat der Therapeut hinsichtlich der Einstimmung auf den Patienten eine genügende Balance gefunden, dann wird er wesentlich weniger Fehler machen, als wenn er (oder sie) den Patienten ausschließlich objektiv betrachtet. Der Therapeut muss sich überlegen, wo die Ressourcen des Patienten liegen, welche Ich-Zustände Unterstützung brauchen und was sich ändern muss, wenn ein therapeutischer Abschluss erreicht werden soll. Die Ego-State-Therapie bedeutet in diesem Sinne eine komplexe, aber lohnende Herausforderung.

Die Verhaltenstherapeuten gehen im Allgemeinen davon aus, dass eine wirkliche und dauerhafte Veränderung objektive Veränderungen des beobachtbaren Verhaltens voraussetzt, das durch spezifische erlernte, destruktive Kontingenzen verursacht wurde. Die Vertreter der kognitiven Therapie und manche Psychoanalytiker verlangen, dass diese Veränderung sich auch in einer neuen Verbalisierung äußern müsse, die wiederum auf einer neuen Interpretation realer – vergangener oder gegenwärtiger – Erfahrungen gründe. Diese Kollegen gehen davon aus, dass die Ego-State-Therapie in hohem Maße mit Fantasien, mit Imagination und anderen verborgenen Prozessen arbeitet – und sie haben Recht. Wir sollten uns indessen stets klar machen, dass das, was uns widerfährt – auch wenn es ursprünglich einen Auslöser gehabt haben mag –, längst nicht so wichtig ist wie die Frage, *wie wir diese Erfahrung interpretieren und was sie für uns bedeutet.*

Die inneren, subjektiven Bedeutungen, die wir den Ereignissen beilegen, mögen durch erfahrene Traumata oder andere Ereignisse verursacht sein, die wirklich stattgefunden haben. Es kann jedoch sein, dass das Individuum, das als Kind ein leicht zurückweisendes Verhalten vonseiten eines Elternteils als „Er/Sie hasst mich und behandelt mich schlecht" interpretiert hat, eine bösartige Objektrepräsentanz konstruiert, die ununterbrochen auf ihn (oder sie) „einschlägt", was zu einer lebenslangen Depression führt. In diesem Falle ist die Quelle des Schmerzes und der Leiden subjektiver Art und gründet auf der konkreten Bedeutung, die das Kind dem Geschehen aufgrund seiner Interpretation beigelegt hat – auf Fantasie oder Imagination, wenn man so will. Die Kognitionstherapeuten versuchen, solche Fehlinterpretationen zu erkennen und die Bedeutung, die der Patient dem Ereignis beilegt, zu verändern. Richtet sich ihre Interpretation jedoch nur an das Bewusstsein des Individuums und erreicht sie nicht die eher verborgenen und kindlichen Ich-Zustände (was mithilfe der Hypnose möglich ist), dann verändert sich die unbewusste, bösartige Repräsentanz möglicherweise nicht. Der Patient leidet auch weiterhin.

Wir müssen unter Umständen Verdrängungen aufheben und Ereignisse aufdecken, die tatsächlich stattgefunden haben, und uns ihnen stellen. In der letzten Konsequenz der Analyse jedoch geht es um die *Bedeutung*, die der Patient dem Geschehen beilegt, ob er zu dieser Bedeutung nun aufgrund eines schädlichen Ereignisses gelangt ist, das tatsächlich stattgefunden hat, oder aufgrund einer imaginierten oder fantasierten Interpretation eines Ereignisses, das möglicherweise solche schädlichen Elemente enthielt. Und genau diese Bedeutung muss verändert werden. Aus diesem Grund befassen wir uns in der Ego-State-Therapie (wie an den Fallbeispielen deutlich wird) nicht immer mit der Realität, sondern sehr häufig mit der Fantasie. Fantasievorstellungen können genauso wie Wirklichkeitserfahrungen lebenslange Symptome verursachen. Was wir zu erreichen versuchen, ist das harmonische Funktionieren des inneren Systems, unabhängig von der „Ursache", die der Störung zugrunde liegen mag.

Anmerkungen

1 Eine wesentlich umfassendere Diskussion der Abreaktion, auch im Hinblick auf Geschichte, Literatur, Theorie und Techniken findet sich in Kapitel 4, *Abreactive Techniques*, in J. Watkins (1992b).
2 Eine ausführlichere Diskussion dieser Situation findet sich in J. Watkins (1989, 1993a).
3 Eine Reihe von Autoren haben vor der Gefahr gewarnt, bei Psychotikern oder Patienten an der Grenze zur Psychose Abreaktionen durchzuführen; sie haben nicht genügend Kraft, mit der Überflutung durch gewalttätige Affekte fertig zu werden. Wir räumen ein, dass diese Gefahr besteht, ganz besonders bei Neulingen, die wenig Erfahrung mit Abreaktionen haben. Wir glauben jedoch, dass der Therapeut, wenn er sich genügend auf den Patienten eingestimmt hat (J. Watkins 1978a), diesen nicht dazu verführen wird, ein größeres Maß an Affekten herauszulassen, als er (oder sie) bewältigen kann, denn wenn das Zusammensein der beiden von einem „subjektiven Mitsein" geprägt ist, dann verfügen beide, Therapeut und Patient, über ein größeres Maß an Stärke. Manche Therapeuten vermeiden Abreaktionen, weil *sie* mit solchen schweren Affekten nicht umgehen können; und in diesem Fall tun die Therapeuten gut daran, weniger aggressive Strategien anzuwenden.

In den 40 Jahren, in denen J. G. W. und den 20 Jahren, in denen H. H. W. oder H. H. W. und J. G. W. gemeinsam mit Abreaktionen gearbeitet haben, haben wir keinen einzigen Fall gehabt, in dem eine Abreaktion für das Ich katastrophale Wirkungen gehabt hätte, und wir haben diese Strategie häufig angewendet. Wir stimmen jedoch zu, dass das Risiko besteht, wenn das Verfahren allzu sorglos oder ohne Rücksicht auf die Ich-Stärke des Patienten angewendet wird. Der Schlüssel liegt darin, dass wir den Patienten verstehen und auf ihn eingestimmt sind; wir sollten indessen nicht in erster Linie darauf aus sein, durch das Herbeiführen so heftiger Reaktionen unsere eigene Erfahrung zu erweitern.
4 Beachten Sie den Unterschied zwischen dieser hypnoanalytischen Technik und der psychoanalytischen. In der Psychoanalyse warten wir passiv und geduldig, dass die Wut des Patienten gegen seinen dominierenden Vater auf den Analytiker übertragen wird. Das kann viele Wochen in Anspruch nehmen. Im hypnotischen Zustand haben wir eine bereits bestehende Übertragung auf den befehlshabenden Offizier reaktiviert, sie wieder belebt, den Affekt, der die Abwehr besetzt hielt, entscheidend geschwächt und die Übertragungsdeutung gegeben. Die gesamte Reaktion ist für den Patienten beim Aufwachen aus der Hypnose genau so real und überzeugend, als wenn wir dem psychoanalytischen Ansatz gefolgt wären, da sie im hypnotisch aktivierten Hier und Jetzt erfahren wurde.

10 Spezialisierte Vorgehensweisen

Probleme kindlicher Ich-Zustände

Zustände, die in der Kindheit introjiziert wurden, und solche, die aus einem Kindheitstrauma hervorgegangen sind, sind Kind-Zustände. Wie bereits früher erwähnt, ist es eine wertvolle Eigenschaft eines Therapeuten, wenn er fähig ist, wie ein Kind zu denken. Das gilt, gleich ob man es nun mit destruktiven oder mit ängstlichen Ich-Zuständen zu tun hat. So sagte mir einmal eine Patientin, hinter der Tür des halluzinierten Raumes ständen einige Ich-Zustände, die sich vor mir fürchteten. Ich schlug vor, sie könnten ja von der Türschwelle aus hereinspähen und von dort aus zuhören, was ich zu der in Hypnose befindlichen Patientin sagte, um festzustellen, ob man sich vor mir fürchten musste. Auf diese Weise konnten sie sich allmählich an mich gewöhnen. Machen es kleine Kinder Fremden gegenüber nicht in ganz natürlicher Weise so? In einem anderen Fall fürchtete eine Patientin sich davor, dass Monster in ihr Zimmer kommen könnten (J. Watkins a. Johnson 1982). Ich sagte zu ihr, ich hätte ein Geheimnis, ich wisse, wie man mit Monstern fertig wird, und fügte hinzu: „Möchtest du mein Geheimnis gerne wissen?" Für ein kleines Kind ist das eine unwiderstehliche Frage. Natürlich wollte sie. Ich fuhr fort, indem ich mich dicht neben sie setzte, um ihr Unterstützung geben zu können, und wir beide nahmen eine reale Tür ins Visier: „Jetzt beobachtest du die Tür ganz genau, und sobald du ein Monster hereinkommen siehst, sagst du: ‚Geh weg!', so richtig laut, und das Monster wird gehen" – was sie dann auch tat. Es wird niemanden überraschen, dass sie berichtete, das Monster sei weggegangen. Für ein kleines Kind, auch wenn es sich in einem erwachsenen Körper befindet, ist eine solche Technik ich-stärkend, denn sie gibt dem Kind Macht, und sie ist altersangemessen. Hätte ich mich an ihr erwachsenes Selbst gewandt, wäre nichts passiert, es hätte nicht geholfen, ihre Angst zu lindern.

Mit Angst umgehen

Ängstliche Ich-Zustände brauchen eindeutig Hilfe. Diese Hilfe kann man bereitstellen, indem man nach einem konstruktiven Ich-Zustand sucht, der sich um sie kümmern, mit ihnen spielen oder ihre sich zeigenden Bedürfnisse befriedigen kann. Ein solcher Prozess der Bedürfnisbefriedigung muss, soll er wirksam sein, auf dem Einverständnis beider Seiten beruhen. Sie müssen die Details ihres „Vertrags" mithilfe eines inneren Dialogs miteinander aushandeln.

Die Technik des sicheren Raumes

Eine andere Art, ängstlichen Ich-Zuständen mehr Sicherheit zu geben, ist die Anwendung der Technik des sicheren Raumes (J. Watkins 1992b). Im Folgenden wird das Beispiel einer Patientin in Hypnose gegeben, wobei zur Vertiefung die Vorstellung von Treppen benutzt wurde:

> Jetzt, wo wir am unteren Ende der Treppe angekommen sind, wollen wir den Korridor entlanggehen. Am Ende des Korridors ist eine Tür, die zu einem Raum führt, den du dir selbst aussuchen kannst und in dem du dich sicher und wohl fühlen wirst. Während wir uns der Tür nähern, schau sie dir sorgfältig an und beschreibe mir die Tür genau, auch die Türklinke.

Der Zweck der Beschreibung ist es, zu überprüfen, was der Patient vor sich sieht, sowie den Fokus zu schärfen und dadurch die Trance vielleicht zu vertiefen. Sofern die Tür nicht eindeutig eine Fantasietür ist, fragen Sie, ob sie dem Patienten vertraut ist; auf diese Weise kommen Sie Assoziationen auf die Spur, die möglicherweise bedeutungsvoll sind.

> Jetzt möchte ich dir eine Frage stellen. Ganz egal, wie du antwortest, es ist für mich in Ordnung. Möchtest du, dass ich mit dir in den Raum hineingehe, oder soll ich lieber draußen bleiben?

Die Antwort gibt einen Hinweis darauf, wie groß die Abhängigkeit des Patienten vom Therapeuten ist. Signalisiert die Patientin/der Patient ein „Ja", dann öffnet der Therapeut/die Therapeutin die Tür. Signalisiert er ein „Nein", dann öffnet der Patient/die Patientin die Tür, und der Therapeut wartet draußen. Fahren Sie dann folgendermaßen fort:

> Schau dich in dem Raum, den du selbst ausgesucht hast und in dem du dich sicher und wohl fühlst, genau um. Suche dir einen Ort, an dem du bequem sitzen oder liegen kannst. [Pause.] Jetzt möchte ich, dass du nach etwas suchst. Ich möchte, dass du nach deinem inneren Kern suchst, der voller Kraft ist. Dieser innere Kern der Stärke wird eine symbolische Form annehmen. Es kann sich um einen Teil aus dem Tierreich handeln, einen Teil aus dem Pflanzenreich oder um einen Teil aus dem Reich der anorganischen Natur. Handelt es sich um ein Wesen aus dem Tierreich, dann kann es ein Tier oder ein Mensch sein; nimmt er eine Form aus dem Pflanzenreich an, dann ist es vielleicht eine Blume oder sonst eine Pflanze oder ein Baum; und wenn er eine Form aus dem Reich der anorganischen Natur annimmt, dann kann es sich um irgendeinen Gegenstand oder vielleicht sogar um eine Energie handeln. Ich weiß nicht, welche symbolische Form er annehmen wird. Ich weiß nur, dass es in dir diesen inneren Kern der Stärke gibt. [Warten Sie auf das, was kommt, und fahren Sie dann fort.] Berühre es [das erwähnte Symbol], befühle es, rieche daran, mach dir bewusst, dass es ein Teil von dir ist. Mach dir bewusst, dass es dein Freund ist und dir Kraft geben wird. [Geben Sie dem Patienten Gelegenheit, etwas über das Symbol zu sagen.] An diesen Ort kannst du immer, wenn du willst, zurückkehren; du musst nur die Augen schließen und in diesen Raum eintreten. Niemand sonst darf diesen Raum betreten, es sei denn, du hast ihn oder sie ausdrücklich eingeladen, und nur, wenn die Betreffenden positive Dinge zu dir sagen. [Wecken aus der Hypnose.]

Die Wahrnehmung dieses inneren Kerns der Stärke durch den Patienten ist sehr informativ. Es ist ein gewaltiger Unterschied zwischen einem zierlichen kleinen Kätzchen und einem riesigen Grizzlybär oder einer üppigen Pflanze und einem von Wind und Wetter verkrüppelten Baum. Das Symbol hat für den Patienten seine ganz eigene Bedeutung, die erforscht werden muss, sowohl in der Hypnose als auch nach dem Aufwachen. Im Verlauf der Therapie verändern sich diese Symbole und spiegeln so den therapeutischen Fortschritt oder weisen darauf hin, dass kein Fortschritt stattgefunden hat.

Der sichere Raum kann für einen spezifischen Ich-Zustand genutzt werden oder für die gesamte Persönlichkeit, je nachdem, was angemessen erscheint. Es handelt sich hierbei um eine Technik, die auch zu Hause angewandt werden kann. Auch kann die Therapeutin/der Therapeut entweder die vertraute oder eine allgemein verwendbare Version für den Patienten auf Band aufnehmen, sodass er sie zu Hause abspielen kann (H. Watkins 1990a). Aufgrund der Suggestion „innerer Kern der Stärke" dient der sichere Raum zum einen als sicherer Hafen, der die Angst vermindert, zum andern als eine Instrument zur Ich-Stärkung.

Einmal erlebte ich es, dass eine meiner Patientinnen an der Türe zu dem sicheren Raum Angst bekam, weil „der Böse dort steht". Ich sagte: „Hab keine Angst. Ich halte ihn fest, während du an ihm vorbei in den Sicherheitsraum hineinrennst." Dieses Manöver funktionierte sehr gut. Die Beziehung zwischen uns war zu diesem Zeitpunkt bereits fest genug, sodass sie mir glaubte. Schließlich ist die Kritikfähigkeit in der Hypnose wirklich stark eingeschränkt.

Will man erreichen, dass der Einfluss einer Therapiestunde über einen längeren Zeitraum hin anhält, dann kann es nützlich sein, für den Klienten ein ganz persönliches Tonband zu erstellen oder vielleicht auch ein Band allgemeineren Inhalts, das bei ganz unterschiedlichen Klienten eingesetzt werden kann. H. H. W. hat ein solches Tonband unter dem Titel *Die Selbstschätzung erhöhen* produziert (H. Watkins 1990a). Nebenbei trägt dieses Tonband zur Verbreitung des Ego-State-Konzepts bei, einfach indem es sich im Kontext der Ich-stärkenden Suggestionen auf „Teile in dir" bezieht.

Der Sicherheitskokon

Ein anderer Ansatz, mit Angst umzugehen, ist die Arbeit mit der Vorstellung eines Kokons. Sprechen Sie, während der Patient/die Patientin tief entspannt ist, langsam die folgenden Sätze:

> Ich möchte, dass du die Augen schließt und dir vorstellst, dass aus deinem Schädel ein Brunnen voll weißgoldener Energie entspringt, die an deinem Körper hinabrinnt, um beide Arme und beide Beine, sodass du vollständig umflossen bist von diesem imaginären Energiekokon, der es dir erlaubt, dich frei zu bewegen, der für alle andern unsichtbar ist, aber stark, und der dich beschützt. Er beschützt dich vor Verletzungen, vor negativen Worten, die irgendjemand dir entgegenschleudern könnte. Wenn jemand dir verlet-

zende Worte entgegenschleudert, dann wird es dir so vorkommen, als ob Pfeile auf dich abgeschossen würden, aber diese Pfeile treffen auf den Kokon und fallen zu Boden. Oder vielleicht berühren sie dich ganz leicht, aber sie dringen nicht in dich ein. Du hast die Kontrolle über diesen Kokon. Wenn du ihn bei Nacht oder zu irgendeinem anderen Zeitpunkt, wenn du das Gefühl hast, du brauchst ihn nicht, abnehmen willst, kannst du das machen. Wir wollen es einmal ausprobieren. [Wiederholen Sie dann eine Problemszene.]

Auch hier ist es wichtig, dass die Beziehung stabil genug ist, wenn die Technik wirksam sein soll. Um sicherzugehen, dass die Patientin der vorgestellten Szenerie folgt, ist es sinnvoll, mithilfe von Fingerzeichen, die zwischen ihr und der Therapeutin verabredet werden, oder auch durch Worte zu überprüfen, dass sie das, was die Therapeutin beschreibt, tatsächlich erlebt. Diese Technik ist bei der Interaktion mit der Außenwelt leicht einzusetzen. Das heißt, der Patient kann den „Kokon" mit sich herumtragen und sich emotional schützen, wenn es notwendig ist. Beides, der Sicherheitskokon und die Technik des Sicherheitsraumes, können beim selben Patienten angewendet werden; die eine Technik schließt die andere nicht aus.

Diese Methoden sind Tricks, die wir zeitweilig anwenden. Am Ende jedoch, wenn man eine dauerhafte Lösung der Angst erreichen will, muss die Situation durch das innere System verbessert werden.

Das ideale Selbst

Diese Technik, die in erster Linie ich-stärkend ist, eignet sich dazu, eine zukünftige Entwicklung im Rahmen der gegenwärtigen Hoffnung vorzubereiten. Sie kann sowohl für die Gesamtpersönlichkeit als auch für einen oder mehrere Ich-Zustände angewendet werden. Eine Patientin beschloss, die vorgestellte Szenerie in Anwesenheit ihrer gesamten inneren Familie zu erleben.

Führen Sie den Patienten in einen entspannten Zustand, und beschreiben Sie ihm eine freundliche Landstraße in einer ruhigen, schönen Umgebung, auf der Sie gemeinsam entlanggehen. Handelt es sich um eine Frau, dann fahren Sie zum Beispiel mit den folgenden oder ähnlichen Worten fort:

Während wir da entlanggehen, siehst du, wie da vorne ein anderer Weg in unsere Straße einmündet. Wenn du auf diesen Weg schaust, bemerkst du, dass jemand dort entlanggeht, eine Frau, die ein bisschen aussieht wie du. Merkwürdig, du schaust weiterhin nach dieser Frau, die jetzt, da vorne, auf unsere Straße einbiegt. Du bemerkst, dass sie das Gleiche trägt wie du heute [Beschreibung] und dieselbe Haarfarbe und dieselbe Frisur hat. Du stellst fest, dass diese Frau mit großem Selbstvertrauen voranschreitet, so als ob sie wüsste, wo sie hin will und wie sie dahin kommt. Du bist ganz gefesselt, und du beschließt, mir vorauszulaufen, um sie einzuholen. Du gehst schneller, und bald gehst du mit ihr im gleichen Schritt; wenn sie mit dem rechten Fuß voranschreitet, machst du es genauso, und wenn ihr linker Fuß vorne ist, ist auch dein linker Fuß vorne. Jetzt beschließt du, mit ihr zu verschmelzen, sodass ihr Kopf zu deinem wird, ihr Körper zu deinem und alle diese Gefühle des Selbstvertrauens und der Zuversicht, die sie hat, zu dir gehören.[1] Du schreitest in die Zukunft und fühlst dich dabei stark und voller Vertrauen.

Das, was hier gesagt wird, muss natürlich den Umständen der Patientin angemessen sein und zu ihrer eigenen Charakterisierung des idealen Selbst passen.

Tote als Zielscheibe der Gefühle

Es ist nicht notwendig, dass die Person, die Zielscheibe der Wut oder des Schmerzes eines kindlichen Ich-Zustandes ist, noch am Leben ist; der Kind-Zustand kann seine Wut auch einem toten Elternteil oder Geschwister gegenüber oder jedem, der sonst das Kind einst missbraucht hat, zum Ausdruck bringen. Manchmal sehen Ich-Zustände die Toten in der Regression wie Lebende vor sich. Manchmal sehen sie die Toten als Geister vor sich, denen sie ihre Gefühle mitteilen können. Diese Gefühle können negativ oder positiv oder beides zugleich sein. Eine Patientin erinnerte sich, dass ihre geliebte Großmutter und ständige Gefährtin plötzlich gestorben war, während sie auf das kleine, damals dreijährige Kind aufgepasst hatte. Sie dachte, ihre Großmutter sei eingeschlafen. Als ihre Eltern nach Hause kamen, machten sie ihr Vorwürfe, dass sie die Nachbarn nicht alarmiert und so das Leben der Großmutter möglicherweise gerettet hatte. Sie fühlte sich schrecklich schuldig. Ich erklärte ihr, dass ihre Großmutter, auch wenn sie schon so viele Jahre tot war, immer noch in ihrem Inneren weiterlebe (die Introjektion eines bedeutsamen anderen), dass sie immer noch mit ihr sprechen und sie begleiten könne. In der Hypnose begegnete sie ihrer wundervollen Betreuerin, die versprach, sie würde immer, wenn sie sie brauchte, bei ihr sein.

Ein anderer Patient kam wegen unkontrollierbarer Anfälle zwanghaften Weinens in die Therapie. Er hatte einen furchtbaren emotionalen Schlag erlitten, als seine kleine Enkeltochter an Leukämie gestorben war, zwei Wochen nachdem die Familie die Diagnose erhalten hatte. Er erzählte, wie dieses kleine Kind die Liebe seines Lebens geworden war, wie er täglich mit ihr gespielt und mit ihr gesprochen hatte und wie er dabei das Gefühl gehabt hatte, dass sie ihn auf irgendeine geheimnisvolle Art verstand. Für ihn hatte die Beziehung eine fast spirituelle Qualität. Angesichts seines unglücklichen Lebens stellte ich die Frage, ob dies vielleicht das einzige menschliche Wesen gewesen war, das ihn jemals vorbehaltlos geliebt hatte und das er in der gleichen Weise geliebt hatte. Er brach in tiefes Schluchzen aus. Ich hypnotisierte ihn und führte ihn in den halluzinierten Raum und fragte ihn, ob er „den Geist“ dieses Kindes in unseren Raum bringen könne. Er visualisierte es und sprach mit ihm.[2] Er berichtete, „das kleine Mädchen“ habe ihn angelächelt und zu ihm gesagt, ihre Aufgabe sei es gewesen, ihn zu lehren, was Liebe bedeute, sowohl Liebe empfangen als auch Liebe geben. „Meine Zeit war gekommen, und ich musste gehen, aber ich werde immer bei dir sein.“ Nach einem letzten Ausbruch des Weinens verließ er die Sitzung erschöpft, aber glücklich, und das zwanghafte Weinen hörte auf.

Erwachsene Ich-Zustände als Helfer

Eine andere Methode, einem Kind-Zustand zu helfen, könnte sein, dass der erwachsene Ich-Zustand das Kind dem Missbraucher wegschnappt und in Sicherheit bringt. Stellen Sie sich zum Beispiel vor, dass die Szenerie am Fuße der Treppe, die in der Hypnose evoziert worden ist, sich verändert hat, weil der Therapeut an diesem Punkt der Therapie zu der Entscheidung gelangt ist, dass die hypnotisierte Patientin *sehen, nicht wieder erleben* muss, was ihr als Kind widerfahren ist. Man kann einen Raum mit einem Einwegspiegel beschreiben, in dem man sehen kann, was auf der anderen Seite passiert. Dann kann der Therapeut/die Therapeutin die Suggestion geben, dass die Patientin sich in einem im bewussten Zustand erinnerten Setting aus der Kindheit befindet, zum Beispiel als kleines Mädchen im Badezimmer. „Ich glaube, jemand kommt herein. Sag mir, was geschieht." Sieht die Patientin eine Missbrauchsszene, dann könnte die Therapeutin sagen: „Du weißt, dass du dir das nicht mehr gefallen lassen musst. Du kannst dort hingehen und sie retten." Vielleicht gelingt es ihr, durch den Einwegspiegel durchzustoßen oder eine Seitentür zu finden und so zu dem Opfer zu gelangen. Oder sie findet das missbrauchte Kind überhaupt nicht. Auf jeden Fall ist sie motiviert, dem Kind zu helfen (eine gutes therapeutisches Zeichen), aber es müssen noch andere therapeutische Schritte gemacht werden, bevor sie dazu in der Lage ist.

In einer Szene mit einer andern Patientin standen wir, die erwachsene Patientin in der Hypnose und ich, vor einem Kinderbettchen, in dem ein unglückliches Baby lag. Wir überlegten, ob ich das Baby aus dem Bettchen nehmen sollte oder ob es besser wäre, wenn sie das machte. Wir fanden beide, dass sie das tun müsste. Sie erklärte das sehr logisch: „Wenn *ich* das mache, kann *ich* sie an einen sicheren Ort bringen, und *ich* kann dafür sorgen, dass sie dort bleibt."

Der Einsatz von freiwilligen Ich-Zuständen

Wenn die Existenz von Ich-Zuständen bereits etabliert ist, kann es manchmal hilfreich sein, wenn ein freiwilliger Ich-Zustand einem kindlichen Ich-Zustand aushilft.

> Susie, schau bitte mal zur Tür unseres Zimmers. Ich werde einen Freiwilligen bitten, herein zu kommen und dir zu helfen. Es wird jemand sein, der oder die das machen will. Ich weiß nicht, wer das sein könnte. Sag mir, wer herein kommt.

Ich wende diese Technik nur an, wenn ich ganz sicher bin, dass der Patient/die Patientin über einen nährenden Aspekt verfügt. Sonst würde ich das Negative verstärken, wenn kein Helfer da wäre. (Klienten, die selbst Therapeuten sind, haben mit ganz großer Wahrscheinlichkeit in sich irgendwo einen „helfenden" Ich-Zustand.) Wenn ich weiß, dass der Patient über eine helfende Instanz verfügt, er oder sie aber sagt: „Niemand kommt", dann sage ich: „Du musst *wollen*, dass jemand kommt." Das funktioniert gut. Viele Kind-Zustände, die missbraucht worden sind, glauben wegen der herabsetzenden Botschaften, die sie als Kind erfahren haben, sie hätten es nicht verdient, dass ihnen geholfen wird. Sieht der ängstliche Ich-Zustand jemanden, der ihm zu Hilfe kommt, dann bitte ich ihn um eine Beschreibung. Danach gehen wir zum inneren Dialog und zur Kommunikation mit mir über. Der Sinn des Ganzen ist es, den Bedürfnissen des Kindes mit dem Einverständnis des Freiwilligen entgegenzukommen.

Der Therapeut als vorübergehender Retter

Ich habe es erlebt, dass niemand anders zugegen war als ein angstvoller Kind-Zustand und ich selbst. Unter diesen Umständen bringe ich die Patientin selbst an einen (fantasierten) Ort, an dem sie sicher ist, so lange, bis ich in ihrer Persönlichkeit andere Ressourcen finde. Sie ist nur zeitweilig unter meiner Obhut, etwa so wie ein Kind in einer Pflegestelle, das auf seine endgültige Unterbringung wartet. Die Unterbringung bei der *inneren* Familie ist jedoch, so steht zu hoffen, wesentlich sicherer und vorhersehbarer als die „äußere“ Unterbringung in einer vorübergehenden Pflegestelle.

Der Therapeut als Zuschauer

Das konkrete Denken kindlicher Ich-Zustände macht sich ständig bemerkbar, wenn man versucht, ihnen zu helfen. Das zeigte sich ganz deutlich, als ich einmal eine Art Psychodrama durchführte (Moreno 2001), das mithilfe der Hypnose innerlich erfahrbar gemacht wurde. Der zweijährige Ich-Zustand einer Patientin wollte seine Mutter mit einem Messer, das die Zweijährige in der Hand hielt, töten, fürchtete sich aber davor. Deshalb bat sie mich, das Messer zu halten, was ich tat. Dann wandte sie sich an ihre Mutter und brachte ihr gegenüber ihren Hass und ihre Wut in heftigster Weise zum Ausdruck; danach führten sie ein echtes Gespräch, und dann versöhnten sie sich. In dieser Szene war ich eigentlich nur Zuschauer. Ich wurde wirklich nicht gebraucht, abgesehen davon, dass ich meine schweigende Unterstützung zur Verfügung stellte.

Der Ich-Zustand „Schmerz“

Auch können unter Hypnose körperliche oder emotionale Schmerzen innerhalb eines Ich-Zustandes in einen erwachsenen Zustand abfließen, der bereit ist, sie anzunehmen. Es ist ganz wesentlich, dass *beide* dem Arrangement zustimmen, da es sein kann, dass dieser Schmerz zunächst von dem erwachsenen Zustand in den anderen Ich-Zustand verlagert und dissoziiert wurde (siehe Watkins a. Watkins 1990b). Es mag merkwürdig klingen – aber manche Ich-Zustände sträuben sich, den Schmerz loszulassen, aus Furcht, sie könnten verschwinden, sterben, ihre Macht einbüßen oder einfach den Grund für ihre Existenz verlieren. Ein Ich-Zustand drückte es einmal so aus: „Mein Schmerz, das bin ich!"

Andererseits kann es auch sein, dass der erwachsene Zustand, da er den Schmerz ja so viele Jahre lang verdrängt hat, sich wehrt, ihn zurückzunehmen. Darin kann ein therapeutisches Problem von beachtlicher Bedeutung liegen. Es bleibt der Geschicklichkeit des Therapeuten überlassen, jeden Ich-Zustand behutsam und im Rahmen seiner eigenen Denkweise zu überzeugen, sodass er die Vorteile einer solchen Veränderung wirklich einsieht. Bei einer meiner Patientinnen habe ich es erlebt, dass die beiden einander widerstreitenden Ich-Zustände schließlich einer Lösung zustimmten. Sie blieben beieinander, was schließlich zu ihrer Integration führte.

Ein erwachsener Ich-Zustand kann zu Ich-Zuständen unterschiedlichen Alters Kontakt aufnehmen (ein Vorgehen, das sich gegen Ende der Therapie empfiehlt) und sich die Gefühle eines jeden von ihnen zu Eigen machen. Oder der Erwachsene könnte sich bei einem jungen Ich-Zustand mit der folgenden Erklärung einführen: „Dein Schmerz entstammt der Vergangenheit, aber ich gehöre zu deiner Zukunft, und ich werde mit deinem Schmerz fertig." Bei einer Patientin spielte sich das so ab: Während der kindliche Zustand „auf dem Schoß der Erwachsenen saß", machte die Erwachsene dem Schmerz mit lauter Stimme Luft, das Kind fühlte sich befreit, und die Patientin erlebte erstmals ein Gefühl der Integration.

Kritische und tadelnde Ich-Zustände

Bei dem Versuch, mit kritischen Zuständen fertig zu werden, empfiehlt sich eher ein konfrontatives, logisches oder praktisches Vorgehen. Oftmals kann man einen sehr ansprüchlichen Ich-Zustand zu einer Veränderung motivieren, wenn er wirklich begreift, dass eine Änderung des inneren Verhaltens zu seinem Vorteil ist. So kann es sein, dass ein Ich-Zustand, der stets auf Leistung aus ist, sich bereit erklärt, sein nörgelndes Verhalten aufzugeben, wenn man ihn davon überzeugen kann, dass der Saumselige eine bessere Leistung erbringt, wenn man auf positivere Weise mit ihm spricht und ihn bestärkt und unterstützt. Manchmal ist es hilfreich, wenn man dem betreffenden Ich-Zustand vorschlägt, er oder sie solle die neue Taktik einige Tage lang ausprobieren und dann selbst entscheiden, ob die Veränderung hilfreich ist oder nicht. So hat er die Wahl, das neue Verhalten beizubehalten oder zu den alten vertrauten Mustern zurückzukehren. In diesem Fall ist es klug, wenn auch der Therapeut Kontakt mit dem saumseligen Ich-Zustand aufnimmt, um ihn zur Zusammenarbeit und zur Veränderung seines Verhaltens zu gewinnen. Ein solcher widerstrebender Ich-Zustand braucht vermutlich das Lob und die Ermunterung durch den strengen, tadelnden Zustand. Es ist für einen kritischen Ich-Zustand sehr attraktiv, wenn man ihm die Möglichkeit gibt, etwas Neues auszuprobieren, weil derartige Ich-Zustände häufig das Bedürfnis haben, Macht und Kontrolle auszuüben. Wenn man an strenge, tadelnde Ich-Zustände Forderungen stellt, beschwört man lediglich einen Konflikt mit dem Therapeuten herauf, einen Kampf, den weder der Therapeut noch der Patient gewinnen kann. Hier ein Beispiel für eine solche Interaktion, die in nur einer Sitzung zu einer Lösung führte:

Die Patientin fühlte sich unbehaglich, weil sie bei der Arbeit freigenommen hatte, obwohl sie nicht krank gewesen war. In entspanntem Zustand und mit geschlossenen Augen ließ ich sie den Teil ihrer Persönlichkeit imaginieren, der etwas dagegen haben könnte, dass sie sich den Vormittag freigenommen hatte. Sie sah sich selbst mit zusammengekniffenem Mund und sehr ernster Miene. Ich forderte sie auf zuzuhören, was dieses Selbst sagte: „Du solltest das nicht machen!" Dann gab ich der Patientin die Anweisung, herauszufinden, was der Teil ihrer Persönlichkeit, den sie gerade gehört hatte, brauche. Sie sagte, dieser „Sollte"-Teil wolle, dass sie hart arbeite und nicht herumtändele, um es zu etwas zu bringen. Das innere Verhalten von „Sollte eigentlich" bestand darin, an ihr herumzunörgeln und in ihr Schuldgefühle zu wecken. Das Ergebnis stellte „Sollte eigentlich" nicht zufrieden. Ich sprach mit „Sollte eigentlich" direkt und schlug einen Wechsel der Strategie vor, dass heißt, ich schlug diesem Persönlichkeitsteil vor, die andere zu ermutigen, ihr positive Botschaften zu vermitteln und Vertrauen zu ihr zu haben. Die Stimme sagte: „Ich habe das im letzten Monat versucht, aber sie spielte die ganze Zeit mit ihrem Freund herum." Daraufhin bat ich „Sollte eigentlich", diejenige zu visualisieren, die spielen möchte. Sie sah eine Zehnjährige mit einem Schürzchen. „O, sie sieht lächerlich aus in diesem Kleid!", erklärte „Sollte eigentlich". Ich warnte „Sollte eigentlich" davor, geringschätzig zu sein, wenn sie auf Kooperation hoffe. Ich fragte die Zehnjährige, wie sie sich fühle. „Ich habe gerade beschlossen, mich herauszuputzen und zu spielen. Wenn sie mich öfters fortlassen würde, dann würde ich nicht so ausflippen." Es war Zeit für einen Kompromiss. Die hypnotisierte Patientin betrat die Szene und arbeitete einen Kompromiss aus. Dieser Prozess gab ihr zugleich ein Mittel an die Hand, das sie auch weiterhin in der Selbsthypnose anwenden konnte.

Der Konflikt zwischen dem kritischen, ehrgeizigen und dem saumseligen inneren Ich-Zustand kann einen tatsächlichen Konflikt aus der Kindheit des Patienten repräsentieren. So kann ein Elternteil vor langer Zeit ständig an dem Heranwachsenden herumgenörgelt und ihn (oder sie) zum Lernen angetrieben haben. Sofern das Kind seine Hausaufgaben nicht gerne gemacht hat, entwickelte sich bei ihm ein innerer Widerstand, ganz unabhängig davon, wie es sich zu jenem Zeitpunkt tatsächlich verhalten hat. Bei wiederholtem Herumkritteln introjiziert das Kind dieses Drama und wird später, sobald man eine Leistung von ihm verlangt, stets beides empfinden – die „Sollte-eigentlich-Seite" und die „Ich-will-das-nicht-Facette" seiner Persönlichkeit.

Die Tür der Vergebung

Diese Technik (H. Watkins 1990c) kann, muss aber nicht notwendig mit Ich-Zuständen zu tun haben. Ich-Zustände können im Verlauf der Therapie sichtbar werden, aber die Therapeutin/der Therapeut macht keinen ausgesprochenen Versuch, einen Ich-Zustand auf den Plan zu rufen.

Der Zweck dieser Technik ist es, Schuldgefühle zu vermeiden. Wenn Schuldgefühle die primären Symptome sind und es notwendig ist, dem Patienten Erleichterung von diesen Schuldgefühlen zu verschaffen, dann bietet sich diese Technik an.

Sobald die Patientin/der Patient sich in Hypnose befindet und die hypnotische Trance mithilfe der Treppe vertieft worden ist, können Sie wie folgt vorgehen:

> Wir sind jetzt am unteren Ende der Treppe angelangt. Vor uns ist ein langer Gang, an dessen Ende sich die „Tür der Vergebung" befindet. Aber bevor du durch die „Tür der Vergebung" gehst, musst du vielleicht zuerst durch andere Türen gehen, die sich auf beiden Seiten des Ganges befinden. Schau dir den gesamten Korridor an, ob du irgendwelche Türen findest. [Warten Sie dann, ob eine Reaktion kommt. Wenn die Patientin irgendwelche Türen, die sie gesehen hat, genauer beschreibt, fahren Sie fort.] Durch welche Türe möchtest du zuerst gehen? [Vielleicht deutet die Patientin auf die erste Türe zur rechten Seite.] Schön. Gehen wir also zu dieser Tür. Beschreib mir diese Tür ganz genau, auch den Türknopf. [Das führt zu Fokussierung und Vertrautheit.] Hast du diese Tür schon jemals gesehen? [Untersuchen.] Jetzt, da wir hier gemeinsam stehen, möchte ich, dass du diese Tür öffnest und mir sagst, was du siehst. [Warten Sie, bis eine Reaktion kommt.] Jetzt gehen wir hinein.

Jetzt beginnt die Therapie. Die Patientin ist zu einer Szene zurückgegangen, die eine Lösung finden muss, bevor sie durch die „Tür der Vergebung" gehen kann – welchen Zweck hätte es sonst, überhaupt eine Türe wahrzunehmen? Jetzt sollte der Therapeut nichts anderes tun, als die Patientin zu begleiten, ihre Sätze zu wiederholen, das heißt, er sollte sich ganz und gar nichtdirektiv verhalten. Die Szene wird sich in der Weise entwickeln, wie es die Patientin braucht, damit sie sich ihr konfrontieren kann. Es kann sein, dass die Patientin ihren Erwachsenenstatus beibehält, es kann aber auch sein, dass sie auf ein kindliches Stadium regrediert. Es kann sein, dass die Szene einer Abreaktion bedarf, es kann aber auch sein, dass es einfach darauf ankommt, eine Erfahrung neu wahrzunehmen. Manchmal werden bestimmte Ich-Zustände dominant. Man kann niemals von vorneherein wissen, wie sie beschaffen sind. Es ist jedoch ganz offensichtlich, dass, bevor die Patientin den Raum verlässt und die Türe hinter sich schließt, etwas gelöst werden muss, das mit Schuld verknüpft ist. Das Schließen der Tür ist eine Form, symbolisch etwas hinter sich zu lassen, das dann nur noch als abgeschlossene Erinnerung existiert.

Es ist klar, dass wir es mit einem Widerstand zu tun haben, wenn der Patient lediglich ein leeres Zimmer sieht. Man kann dann ganz einfach sagen: „Komm, wir gehen hinein; vielleicht ist da noch ein Raum." Es ist nicht weiter überraschend, dass der Patient/die Patientin sich nicht mit Schuldgefühlen auseinander setzen will.

Aber allein schon das Wir-Gefühl, das entsteht, wenn der Therapeut die Patientin begleitet, gibt ihr Mut.

Die Struktur dieser Technik bietet sich ohne weiteres auch für eine Sitzung von 50 Minuten an, denn man muss ja nicht alle Türen in einer Sitzung bewältigen. Ist die Patientin erst einmal durch eine Türe gegangen, dann kann man sich mit der nächsten Türe in der darauf folgenden Sitzung beschäftigen.

Ist die Patientin durch alle Türen gegangen, und hat sie alles vollständig hinter sich gebracht, dann ist die Zeit für die „Tür der Vergebung" gekommen:

> Jetzt gehen wir bis zum Ende des Korridors zur „Tür der Vergebung". Jetzt, da wir vor dieser Türe stehen, was siehst du? [Warten Sie die Reaktion ab.] Jetzt öffnen wir die Tür. Ich werde an der Tür stehen bleiben, während du in diesen Raum eintrittst und erlebst, was für dich notwendig ist. Du kannst das leise tun oder laut. Gib mir einfach ein Signal, wenn du fertig bist. [Danach Aufwachen aus der Hypnose.]

Diese Erfahrung kann sehr erschütternd oder schmerzlich sein – religiöser, spiritueller oder mystischer Art. Sie ist immer bedeutungsvoll und deshalb wichtig für den Heilungsprozess.

Aber nicht alle Patienten durchlaufen diesen Prozess nach Plan. Ein Patient, der in den Dreißigern war, litt unter dem Zwang, sein Auto in jeden entgegenkommenden Lastwagen hineinzufahren. Er musste das Steuerrad jedes Mal ganz bewusst und mit Bedacht festhalten, um einen Unfall zu vermeiden. Nachdem der Zwang drei Jahre zuvor zum ersten Mal aufgetreten war, hatte er einen Psychiater konsultiert, bei dem er eine Therapie gemacht und auch Medikamente bekommen hatte. Nichts half. Nichts in seiner Lebensgeschichte gab einen Hinweis darauf, woher diese selbstzerstörerischen Kräfte kommen könnten. Ich kam zu dem Schluss, dass Schuldgefühle dafür verantwortlich sein mussten, und entschied mich für die Technik mit der „Tür der Vergebung". Zuerst gingen wir durch zwei Türen, die uns zu einigen kleineren Vorfällen führten, bei denen er sich gemein und abscheulich verhalten hatte. Bei der dritten Tür fragte ich: „Was siehst du?"

„Jesus Christus!", sagte er in höchstem Erstaunen. „Was macht er hier?"

„Ich weiß es nicht", sagte ich, „frag ihn!" Es folgte eine kurze Zeit des Schweigens.

„Jesus hat gesagt: ‚Du hast mein Haus entheiligt, und du hast nie dafür bezahlt.'"

„Was bedeutet das?"

„O, ich glaube, ich weiß, worum es hier geht."

Ich weckte ihn aus der Hypnose. Er berichtete, er sei vor einigen Jahren aus Vietnam zurückgekehrt und habe, da er eine solche Wut auf Gott gehabt habe, versucht, seine Kirche niederzubrennen. Die Polizei verzichtete darauf, ihn gerichtlich zu belangen, und die Versicherungsgesellschaft seiner Kirchengemeinde bezahlte den Schaden, der sich auf 500 Dollar belief. Es war offensichtlich, dass er nie für seine Tat „bezahlt" hatte. In diesem Fall musste der Preis im buchstäblichen Wortsinne bezahlt werden. Wir erstellten einen Zahlungsplan, der vorsah, dass er monatlich 10 Dollar anonym an die Kirchengemeinde zahlte, so lange, bis die 500 Dollar abbezahlt waren; das Symptom verschwand. Man kann nie wissen, zu welchen überraschenden Ereignissen eine Hypnotherapie führt.

Die nicht-hypnotische Technik mithilfe von Stühlen

Ich (H. H. W.) habe diese Technik aus zwei Gründen entwickelt. Sie ist nützlich, wenn es darum geht, einen Konflikt mit Patienten durchzuarbeiten, die im Hinblick auf einen bestimmten Problembereich sehr gemischte Gefühle haben und bei denen eine Hypnose aus welchen Gründen auch immer nicht angezeigt erscheint. Abgesehen davon, ist diese Technik ein nützliches Instrument, mit dem wir in unseren Workshops die Existenz unterschiedlicher Gefühlszustände klar demonstrieren und zeigen können, welchen Einfluss sie aufeinander haben und wie der Konflikt gelöst werden kann.

In unseren Workshops beginnen wir mit fünf beweglichen Stühlen, die wir der Einfachheit halber in einem Kreis aufstellen. Manchmal braucht man gar nicht so viele Stühle. In den Praxisräumen des Therapeuten können auch andere Gegenstände als Sitzgelegenheiten benutzt werden, sie müssen nur beweglich sein, damit das Verfahren reibungslos funktionieren kann. Nach einer kurzen Erklärung, dass es notwendig sei, die gemischten Gefühle in Hinblick auf ein bestimmtes Thema klar voneinander zu unterscheiden, setzt sich der Klient auf einen der Stühle, der Therapeut/die Therapeutin setzt sich mit einem Notizblock in der Hand neben ihn.

> Larry [zum Beispiel], du hast mir erzählt, dass du gemischte Gefühle hast im Hinblick auf _ _ _ _ _. Ich schreibe nun oben auf diese Seite „Einstellung gegenüber _ _ _ _ _“. Ich möchte nun, dass du, während du auf diesem Stuhl sitzt, sagst, wie du dich im Hinblick auf dieses Thema fühlst; ich selbst werde das wie eine Sekretärin einfach auf meinem Notizblock notieren. Okay? Fang an mit „Ich habe das Gefühl, dass“, und fahre dann fort.

Die Therapeutin/der Therapeut schreibt auf dem Notizblock mit, ohne mit dem Patienten zu kommunizieren, ohne Blickkontakt aufzunehmen und, nach Möglichkeit, ohne ihn zu unterbrechen, auch wenn sie nicht schnell schreiben kann. Nachdem der Patient ein Gefühl in Hinblick auf das Thema zum Ausdruck gebracht hat, setzen sich die beiden auf den nächsten Stuhl.

> Kannst du nun einen Gefühlszustand feststellen, der andere Gefühle hat als Stuhl 1, und kannst du dieses Gefühl nun auf diesem Stuhl zum Ausdruck bringen?

Es ist wichtig, dass der Therapeut sich nie auf einen Stuhl setzt, der bereits von einem Gefühlszustand benutzt worden ist. Das würde die Integrität des therapeutischen Vorgehens zerstören. Das konkrete Denken kommt hier ins Spiel, und der Patient würde einen solchen Mangel an Rücksichtnahme für diesen Gefühlszustand übel nehmen. Der Wechsel der Stühle wird so lange fortgesetzt, bis der Klient keine weiteren Gefühle mehr in sich entdeckt, die sich von denjenigen, die er bereits beschrieben hat, unterscheiden. Bis jetzt haben wir uns mit einem subjektiven Ereignis beschäftigt. Jetzt wenden wir uns der *Objektseite* zu.

> Larry, stellst du dich jetzt bitte neben mich, während ich dir vorlese, was Stuhl 1 sagte. Gib mir dann einfach eine kurze Beschreibung davon, wie Stuhl 1 so ist. [Wenn man das Neutrum „Stuhl" gebraucht, muss man nicht von vorneherein eine geschlechtliche Zuordnung vornehmen.]

Lesen Sie Ihr Transkript mit klingender Stimme vor, so wie es dem Gefühl, das der Klient zum Ausdruck gebracht hat, entspricht.

Lassen Sie keinerlei negative Etikettierungen zu, zum Beispiel: „Er ist ein Idiot." Geben Sie dem Patienten einen kleinen Wink, etwa mit einer Frage wie: „Okay, was fühlt dieser Ich-Zustand?" Der Therapeut notiert die Beschreibung vor den Augen des Patienten direkt unter dem kurz davor niedergeschriebenen Transkript.

> Würdest du mir jetzt bitte einen Namen oder eine Bezeichnung geben, die zu Stuhl 1 passt – es kann sich dabei um ein Wort handeln, das du mir gegenüber bereits einmal gebraucht hast, wie zum Beispiel „der oder die Deprimierte", oder auch um einen echten Namen. [Notieren Sie die Antwort oben auf Ihrem Notizblock.] Erscheint er dir älter, jünger oder gleichaltrig? [Notieren Sie diese Information unter dem Namen.]

Antwortet er „älter" oder „jünger", dann fragen Sie: „Irgendein bestimmtes Alter? Kommt dir im Zusammenhang mit diesem Alter irgendetwas in den Sinn?" Notieren Sie jede auch noch so geringfügige Information, die relevant sein könnte, unter der Altersangabe, auch jetzt wieder vor den Augen des Patienten. Er hat eine Form mit einem Inhalt konstruiert, eine Struktur, die eine Bedeutung für ihn hat und deshalb lebendig wird. Sobald die Beschreibung jedes der Stühle abgeschlossen ist, reißen sie das Blatt von Ihrem Notizblock ab und legen Sie es auf den entsprechenden Stuhl. Ist dieser Vorgang abgeschlossen, lesen Sie eine Zusammenfassung des Transkripts, die Beschreibungen, den Namen oder die Bezeichnung und das Alters eines jeden der Stühle. Zum Beispiel:

> Stuhl 1 sagte: _ _ _ _ _. Du hast ihn folgendermaßen beschrieben: _ _ _ _ _. Du hast ihm diesen Namen gegeben: _ _ _ _ _, und du hattest das Gefühl, er sei _ _ _ _ _ Jahre alt. [Fahren Sie dann mit Stuhl 2 fort usw.]

Was läuft hier ab?

Jetzt beginnt die eigentliche Therapie. Wahrscheinlich kommt dem Patienten die Situation ziemlich verwirrend vor. „Das ist ein ziemliches Durcheinander", ist die übliche Reaktion. „Nun also, gibt es Stühle, die in diesem Konflikt auf einer Seite zu stehen scheinen? Wenn ja, würdest du diese Stühle bitte nebeneinander stellen?" Stellen Sie sicher, dass er (oder sie) die Stühle genau so aufgestellt hat, wie er es will. „Hast du das Gefühl, dass die Stühle genau am richtigen Platz stehen? Wenn nicht, positioniere sie anders, ganz so, wie du willst." Jetzt fokussiert der Klient die Position der einzelnen Stühle, er richtet seine gesamte Aufmerksamkeit auf diese Frage und regrediert auf diese Weise auf ein konkreteres, kindliches Denken. „Was ist mit den anderen Stühlen? Wo gehören sie hin?" Aus dem Chaos bildet sich eine Ordnung heraus. Nachdem diese Prozedur abgeschlossen ist, sollte der Therapeut in der Lage sein, die Probleme zu identifizieren und zu wissen, wo die Ressourcen liegen, die möglicherweise zur Lösung beitragen könnten. Lassen Sie den Klienten auf einem bestimmten Stuhl Platz nehmen, das entsprechende Transkript in der Hand, und lassen Sie ihn mit einem anderen Stuhl sprechen, der sich ganz anders fühlt als der Stuhl, auf dem er gerade sitzt. Stellen Sie sich neben den Stuhl, der gerade spricht, und geben Sie ihm auf diese Weise schweigend Unterstützung. Lassen Sie den Patienten jedes Mal, wenn ein Stuhl mit einem andern spricht, sich auf den Stuhl setzen, der angesprochen ist. Der Prozess, der nun abläuft, ist der gleiche, wie wenn unter Hypnose einzelne Ich-Zustände miteinander sprechen, wovon weiter oben die Rede war. Jeder Stuhl, der von dem Klienten eine Bezeichnung bekommen hat, muss gehört werden, indem er einen andern Stuhl anspricht. Jetzt findet Interaktion statt. Achten Sie darauf, welche Bedürfnisse innerhalb des Systems berücksichtigt werden müssen, und schauen Sie, wer bereit ist, wem zu helfen. Wenn ein kleines Kind weint, dann ist es hilfreich, sich neben dem Stuhl niederzukauern, um nicht so groß zu sein, oder diesen Gefühlszustand an der Schulter zu fassen. Jeder Ich-Zustand muss wissen, dass Sie da sind, nicht um das Problem zu lösen, sondern um Zeuge zu sein. Der Therapeut/die Therapeutin sagt sehr wenig, abgesehen davon, dass er/sie den Patienten auffordert, sich immer wieder auf einen andern Stuhl zu setzen. An einem bestimmten Punkt ist der Prozess abgeschlossen, es kommt zu einer Lösung, die befriedigend erscheint; zu diesem Zeitpunkt bittet die Therapeutin den Klienten aufzustehen und fragt: „Wie fühlst du dich jetzt?"

Es ist wirklich faszinierend zu beobachten, wie die Leute ihre Probleme selbst lösen, mit nur ein klein wenig Hilfe vonseiten des Therapeuten. So oft ich diese Technik auch vorgeführt habe – die Lösung war jedes Mal eine andere, auch dann, wenn das Problem genau dasselbe war. Weil der Prozess eine persönliche Bedeutung hat, ist es faszinierend zu beobachten, was die Klienten mit den Stühlen machen. Einige stapeln die Stühle aufeinander; andere stellen die Stühle exakt aneinander; wieder ein anderer dreht den einen oder anderen Stuhl herum, um deutlich zu machen, dass er mit dem Problem nichts zu tun hat. Und wieder andere reihen einige Stühle hintereinander auf, wobei sie erklären, wie sie diese Beziehung betrachten.

Die emotionalen Reaktionen sind sehr unterschiedlich. Für manche ist der gesamte Prozess eine rein intellektuelle Angelegenheit. Für andere bringt er einen heftigen Gefühlsausbruch mit sich, ähnlich wie eine vulkanartige Abreaktion. Und manchmal ist die Reaktion somatischer Art. Ein Mann, der sich als freiwilliger Versuchsteilnehmer gemeldet hatte, bekam im Moment der Wut heftiges, geradezu eruptives Nasenbluten. er bewegte sich nicht, und ich blieb einfach neben ihm stehen, bis es wieder aufhörte. (Andere holten Tücher herbei.) Es war eine befreiende Erfahrung von großer Bedeutung für ihn.

Es ist immer wieder ein strittiger Punkt, ob es sich hierbei wirklich um Ich-Zustände handelt und ob das, was wir machen, wirklich Hypnose ist. Menschen, die leicht in eine Hypnose zu führen sind, scheinen in einen hypnotischen Zustand hineinzukommen, und bei den beschriebenen Gefühlszuständen scheint es sich um gut ausgebildete Ich-Zustände innerhalb ihres Systems zu handeln. Bei Menschen, die weniger gut hypnotisierbar sind, glaube ich dagegen, dass es sich einfach um Gefühle handelt, die auf diese Weise besser zu verstehen sind und für die der Patient nun eine gewisse Lösung findet.

Im Folgenden fassen wir das Vorgehen noch einmal kurz zusammen.

Teil I: Entdeckung bestimmter Ego-State-Haltungen gegenüber einem spezifischen Problem

1. Klären Sie das Setting; erklären Sie dem Klienten, dass bei uns allen die Emotionen gemischt sind, dass verschiedene Teile in uns unterschiedlich empfinden usw.
2. Entscheiden Sie sich im Hinblick auf jeden Stuhl, der einen bestimmten Ich-Zustand repräsentiert, für ein Thema, mit dem er sich auseinander setzt, und lassen Sie ihn beginnen mit „Ich habe das Gefühl …".
3. Lassen Sie jeden Stuhl *seine* Position zu diesem Thema zum Ausdruck bringen, während der Therapeut so viel wie möglich davon wörtlich niederschreibt. Greifen Sie nicht vor, was das Geschlecht des Ich-Zustandes betrifft; lassen Sie das den Klienten entscheiden.
4. Lassen Sie den Klienten von einem Stuhl zum anderen wechseln, so lange, bis er (oder sie) in seinem Innern keinen weiteren Gefühlszustand mehr findet.
5. Setzen Sie sich, während Sie wie eine Sekretärin alles protokollieren, in einen Stuhl, der vom Patienten noch nicht benutzt worden ist.

Teil II: Beschreibung der charakteristischen Merkmale eines jeden einzelnen Ich-Zustandes

1. Stellen Sie sich neben den Klienten, schauen Sie auf den entsprechenden Stuhl, und lesen Sie das Transkript eines jeden einzelnen Gefühlszustandes in angemessenem Tonfall und angemessener Lautstärke vor, so wie der Patient seine Gefühle zum Ausdruck gebracht hat.
2. Lassen Sie den Patienten eine Beschreibung jedes einzelnen Gefühlszustandes geben. (Lassen Sie keine negativen Etikettierungen zu.)
3. Bitten Sie den Klienten, jedem einzelnen Gefühlszustand eine Bezeichnung oder einen Namen zu geben, der das Wesentliche seines Charakters zum Ausdruck bringt.
4. Fragen Sie: „Wie alt erscheint er (oder sie) dir – älter, jünger oder gleichaltrig?" Wenn der Klient sagt, er (oder sie) sei älter oder jünger als er selbst, fragen Sie: „Was kommt dir in den Sinn, wenn du an das (angegebene) Alter denkst?"

Teil III: Schritt zur Partnerschaft

1. Legen Sie Ihre Notizen auf die entsprechenden Stühle.
2. Stellen Sie sich neben den Klienten, und schauen Sie sich das Transkript, den Namen, das Alter und die kurze Beschreibung eines jeden einzelnen Gefühlszustandes, die der Patient gegeben hat, noch einmal an.
3. Fragen Sie: „Wie erklärst du dir das, was hier abläuft?", oder so ähnlich.

Teil IV: Interventionen des Therapeuten

1. Lassen Sie den Klienten die Führung übernehmen. Folgen Sie ihm zunächst, führen Sie dann in die Richtung, in die er sich selbst zu bewegen scheint, aber bleiben Sie beieinander.
2. Lassen Sie den Klienten die Stühle so aufstellen, dass der Unterschied zwischen Verbündeten und Gegnern deutlich wird.
3. Versuchen Sie, mithilfe eines „inneren" Dialogs zwischen den einzelnen Ich-Zuständen zu einem Abschluss oder zu einer Lösung zu gelangen.

Es ist interessant festzustellen, dass die Beschreibungen und Etikettierungen des Klienten manchmal nicht zu dem Transkript der Äußerungen passt, die er subjektiv zum Ausdruck brachte, während er auf einem Stuhl saß. Das macht nichts. Es ist nicht Aufgabe des Therapeuten, darauf hinzuweisen. Der Klient wird damit auf seine Weise umgehen.

Diese Technik kann sehr nützlich sein, es sei denn, das Problem ist sehr komplex und sitzt (unbewusst) sehr tief. Schließlich muss man nicht jedes Problem mithilfe tief schürfender psychologischer Methoden ans Tageslicht bringen. Diese Technik hat zudem den Vorteil, dass das Wort *Hypnose* dabei nicht vorkommt. Der Patient hat die Augen offen und nimmt seine Umgebung bewusst wahr. Die Prinzipien sind die gleichen wie in der Ego-State-Therapie mit Hypnose: Wir haben die Suche nach konstruktiven Kräften, das Bemühen, Bedürfnissen innerhalb des Systems entgegenzukommen, den inneren Dialog und die Integration. Der Therapeut ist nicht der Spielleiter; er ermöglicht es vielmehr, dass das „Spiel" mit einem Minimum an Interventionen von selbst zu einer Lösung findet.

Theoretische Anmerkungen

Dieses Vorgehen hat viele Aspekte, die den verbreiteteren Formen der Aktivierung von Ich-Zuständen und der Arbeit mit ihnen im Rahmen der Hypnose verwandt sind. Hypnose ist eine Methode des Fokussierens. Auch wenn der Klient von einem Stuhl auf den anderen wechselt, findet eine zunehmende Fokussierung statt.

Wenn der Patient auf dem ersten Stuhl sitzt und die Therapeutin ihn bittet, mit den Worten „Ich habe das Gefühl …" zu beginnen, fordert sie ihn zugleich auf, sich auf seine inneren Zustände zu fokussieren. Man könnte die Dinge, die er zu diesem

Zeitpunkt enthüllt, als „subjektiv" oder als erfahrungsbezogene „Selbst"-Darstellungen betrachten. Wenn er dann auf einen andern Stuhl mit einer anderen Aussage zu den Worten „Ich habe das Gefühl ..." wechselt, dann setzt er sich mit einem anderen Aspekt seines Selbst auseinander.

In der zweiten Runde lässt die Therapeutin den Klienten aufstehen, sodass er sich nun dem Stuhl gegenübersieht, und fordert ihn auf, „ihn" von einem äußeren Standpunkt aus zu beschreiben. Jetzt verlangt sie die Wahrnehmung eines „Objekts" und einen entsprechenden Bericht, kein „Ich habe das Gefühl ..." mehr, sondern ein „*Er* erscheint mir ...".

Ein Ich-Zustand ist definiert durch das, was innerhalb seiner Grenzen liegt, im Unterschied zu dem, was außerhalb ist – wie ein Land, das durch seine Bürger definiert ist (die in seinem Hoheitsgebiet leben), im Unterschied zu den Fremden (die außerhalb dieses Hoheitsgebiets leben). Theoretisch formuliert (siehe Kapitel 2 und 3), sind die Aussagen, die der Klient macht, während er auf einem Stuhl sitzt, „ich-besetzt". Wenn der Klient vor einem Stuhl steht und ihn beschreibt, dann ist seine Aussage „objektbesetzt".

Dank einer geographischen Fokussierung – das Individuum sitzt auf einem Stuhl oder steht auf und geht zum nächsten – werden die signifikanten Ich-Zustände klar umrissen, ganz ähnlich wie im Rahmen einer hypnotischen Fokussierung. Während dieses Prozesses erleben die Patienten manchmal tatsächlich einen leichten Trancezustand (denn es handelt sich um eine Fokussierung), auch wenn das Wort „Hypnose" in diesem Zusammenhang nicht fällt.

Dieses „nichthypnotische" Verfahren ermöglicht es auch Therapeuten, die keine Erfahrung mit Hypnose haben, eine Ego-State-Therapie durchzuführen. Es kann auch in einer ersten Sitzung angewendet werden, die dann später zu einer Ego-State-Therapie mit Hypnose führt.

Anmerkungen

1 J. G. W. hat diese Technik „Subjekt-Objekt" genannt (siehe J. Watkins 1992b, p. 234).

2 Das hat nichts mit einer mystischen Erfahrung zu tun. Es findet eine innere Kommunikation zwischen dem ausführenden Ich-Zustand und der Objektrepräsentanz des Kindes statt – wie sie im Innern des Patienten besteht.

11 Hypnoanalytische Ego-State-Kurztherapie

In der Absicht, zu verstehen, wie die verschiedenen Therapiesysteme funktionieren, haben wir viele Publikationen gelesen, in denen Kliniker Fallbeispiele vorstellen. Bei diesen Arbeiten handelt es sich oft um kurze, zusammenfassende Vignetten, in denen über die Endergebnisse berichtet wird und darüber, wie der jeweilige Therapeut sie einschätzt. Wir waren jedoch häufig enttäuscht darüber, dass sie hinsichtlich der Vorgehensweise und des Denkens der betreffenden Kliniker nicht genügend Details enthielten, die es uns ermöglicht hätten, wirklich zu begreifen, was er (oder sie) tatsächlich machten – das Wie und das Warum. Auch wir haben es früher, wenn wir über Fälle aus der Ego-State-Therapie berichteten, so gemacht (H. Watkins 1978; J. Watkins 1949, 1992b; Watkins a. Watkins 1979, 1981, 1982, 1986, 1991).

Demzufolge haben wir uns entschlossen, in diesem Buch nicht mehrere Fälle vorzustellen, sondern zwei repräsentative Fälle möglichst detailliert zu beschreiben.

Der erste Fall ist typisch für Individuen, die lebenslang an einem „Problem" leiden, das nicht speziell auf ein schweres traumatisches Ereignis zurückgeht, das aber das alltägliche Funktionieren und das Lebensglück der Betroffenen dauerhaft beeinträchtigt. Häufig wurzelt eine solche Verfassung in einer Vernachlässigung durch Mutter oder Vater, in falscher „Disziplin" und oft wiederkehrenden Demütigungen von früher Kindheit an. Viele Klienten dieser Art, die beruflich gut funktionieren, kommen häufig zur Psychoanalyse oder in andere Therapien, weil sie hoffen, sie könnten auf diesem Wege ihrem Dasein mehr Sinn geben und zu einem glücklicheren Leben gelangen. Sie sind nicht ernsthaft krank, aber sie können aus ihrem Leben nicht das machen, was eigentlich möglich gewesen wäre. Wir wollen versuchen, diesen Fall so zu präsentieren, dass der Leser/die Leserin einen wirklichen Eindruck von der speziellen Eigenart der Ego-State-Therapie bekommt, was die Gedanken und Reaktionen des Therapeuten/der Therapeutin mit einschließt. Dieser Fall ist typisch für unsere intensiven Wochenendmarathons, in denen wir eine „effizientere" Form der Therapie sehen im Vergleich mit der üblichen Praxis, einmal in der Woche eine einstündige Sitzung anzubieten.

Der zweite Fall, der in Kapitel 14 vorgestellt wird, ist ein Beispiel für eine schwere, lebenslange Störung, die ihre Wurzeln in schwerem Kindesmissbrauch hatte, wobei es für die Patientin immer wieder um Leben oder Tod ging – eine Störung, die über einen Zeitraum von drei Jahren Dutzende von Ego-State-Therapie-Sitzungen erforderte, bis sie schließlich gelöst werden konnte.

Auf unserer Suche nach erfolgreicheren und effizienteren Formen der Therapie haben diese beiden Fälle unser Wissen hinsichtlich der Struktur und Theorie der Persönlichkeit, der Psychodynamik des unbewussten Funktionierens sowie der

Entwicklung der in der Ego-State-Therapie angewandten Strategien sehr bereichert.

Wenn wir die Psychoanalyse und die psychodynamischen Therapien verbessern wollen, dann sollten wir unseren Blick weniger auf ihre grundlegenden Theorien richten als auf die therapeutischen Vorgehensweisen und das Setting; sie bieten realistische Ansätze der Veränderung.

Die Häufigkeit der therapeutischen Sitzungen

In den Anfangszeiten der Psychoanalyse bestellte Freud seine Patienten an sechs Tagen in der Woche für jeweils eine Stunde – und klagte darüber, dass der „Ruhetag" (der Sabbat) den Fortschritt der Analyse beeinträchtige. Fällt ein Tag für die Behandlung aus, dann können Widerstand und Abwehrmechanismen neue Kräfte sammeln.

Heutzutage findet eine Psychoanalyse in der Regel auf der Basis von drei bis vier Sitzungen pro Woche statt, während Therapeuten anderer Richtungen ihre Patienten im Allgemeinen einmal in der Woche sehen. Wenn jede Unterbrechung dazu führt, dass sich Abwehrmechanismen und unaufgelöste Widerstände zumindest teilweise wieder neu aufbauen, dann muss die Behandlung so etwas wie das gewaltsame „Niederreißen einer Absperrung" gegen neue, noch unerforschte Bereiche der Persönlichkeit sein. Es ist, als ob man zwei Schritte vor- und einen zurückgehen würde. Man nimmt in der nächsten Sitzung die Arbeit niemals an derselben Stelle wieder auf, an der man sie das letzte Mal niedergelegt hat, sondern man muss zuerst ein Stück des in der vorausgegangenen Sitzung bereits eroberten Bodens wieder zurückgewinnen. Das ist nicht gerade sehr effizient. Auf der anderen Seite muss eine Therapie manchmal aus praktischen Gründen mit langsamen Schritten vorangehen. Es ist bislang wissenschaftlich noch nicht erforscht, welches die optimale Anzahl von Sitzungen innerhalb eines gegebenen Zeitraums wäre, und die Normen, die sich im Laufe der Zeit herausgebildet haben – drei- bis fünfmal in der Woche bei der Psychoanalyse und einmal die Woche bei anderen Therapien –, haben in erster Linie etwas mit der Praktikabilität und den Kosten zu tun. Offen gesagt, wir wissen es einfach nicht, wie häufig psychotherapeutische Sitzungen abgehalten werden sollten, ja, wir wissen nicht einmal, ob 50 Minuten die optimale Dauer für eine Sitzung sind.

Der Ansatz, „Marathons" oder Wochenendworkshops anzubieten, den Helen Watkins entwickelt und mehr als 20 Jahre lang praktiziert hat, schien bessere Resultate zu zeitigen als die wöchentlich einmal stattfindenden Sitzungen, mit denen sie viele ihrer Klienten am Beratungszentrum der Universität von Montana behandelte. Dementsprechend führte sie diesen Ansatz weitgehend auch in ihrer privaten Praxis ein. Abgesehen davon, war ein Zeitrahmen von Freitagabend bis Sonntagnachmittag günstig für Klienten, die aus anderen Bundesstaaten anreisten und in der Regel mit dem Flugzeug nach Missoula kamen, um sich einer intensiven Erfahrung mit der Ego-State-Therapie auszusetzen.

Die meisten Therapeuten bestellen ihre Patienten auf der Basis wöchentlicher Sitzungen von ca. einer Stunde Dauer. Dieser zeitliche Rahmen ist für gewöhnlich sowohl für den Therapeuten als auch für den Patienten praktikabel. Und manchmal, wenn es angezeigt erscheint, dass der therapeutische Prozess sich ganz allmählich entwickelt, ist es sogar notwendig, in diesem langsamen Tempo vorzugehen. Es kann auch sein, dass dieses Tempo zu der Art der durchgeführten Therapie passt oder zu der Art von Therapie, mit der die Therapeutin/der Therapeut am vertrautesten ist und die ihr (ihm) am besten liegt. Manchmal ist dieses langsame Tempo wünschenswert mit Blick auf den Patienten, der sich ansonsten von der Therapie vielleicht überrollt fühlen könnte. Kurz gesagt, es gibt eine Menge guter Gründe, warum dieser Zeitrahmen wünschenswert erscheinen mag.

Dieses langsame Vorgehen kann allerdings auch eine negative Seite haben. Fortschritte, die in einer Sitzung gemacht worden sind, werden vielleicht durch die Errichtung eines Widerstands in der zwischen zwei Sitzungen liegenden Zeit beeinträchtigt. Widerstände haben eine Schutzfunktion und spielen in jeder Form von Therapie eine Rolle. Der menschliche Organismus, ob es sich nun um körperliche oder seelische Funktionen handelt, versucht beständig, die Homöostase aufrechtzuerhalten. Vertraute Muster sind weniger bedrohlich als Veränderung, selbst dann, wenn diese Muster für den Körper oder die Seele schädlich sind. Jede Veränderung zeigt das schreckliche Angesicht des Unbekannten, denn was unbekannt ist, ist nicht vorhersehbar und deshalb bedrohlich.

Selbstverständlich kann man bei der Arbeit mit Ich-Zuständen und Hypnose auf der Basis wöchentlicher Sitzungen arbeiten. Ich selbst (H. H. W.) habe meinen Zeitplan allerdings nach und nach umgestellt und arbeite jetzt mit Leuten, die Probleme mit Ich-Zuständen haben, in einem rascheren Tempo. Ich arbeite mit ihnen ein ganzes Wochenende lang, ungefähr 10 bis 15 Stunden. Viele meiner Klienten sind Therapeuten, die bereits früher einmal an Ego-State-Workshops teilgenommen haben, die John und ich überall in den Vereinigten Staaten und auch im Ausland durchgeführt haben. Manche meiner Klienten werden auch von solchen Therapeuten überwiesen, und gelegentlich bringen die Klienten auch eine ihrer wichtigen Bezugspersonen mit oder schicken sie zu mir.

Für gewöhnlich kommen sie mit dem Flugzeug, sie treffen am Freitagnachmittag ein, und ich arbeite dann gleich zwei Stunden lang mit ihnen, wobei ich zunächst ihre Lebensgeschichte aufnehme. Die Samstagssitzung dauert dann vier bis sechs Stunden, die Sonntagssitzung ist im Allgemeinen ein bisschen kürzer. Am Sonntagnachmittag oder am Montagmorgen kehren sie dann wieder nach Hause zurück. Gelegentlich brauchen wir montags noch eine weitere Sitzung, aber das ist selten. Es ist wichtig, dass der Klient/die Klientin das Gefühl hat, zu einem Abschluss gekommen zu sein. Aus diesem Grund halten wir immer die Option einer zusätzlichen Sitzung offen.

Es ist interessant festzustellen, wie die zeitliche Begrenzung die Therapie beeinflusst. Der Patient ist hoch motiviert, ein therapeutisches Ziel zu erreichen. Die Wahrscheinlichkeit, dass er (oder sie) intensiv mitarbeitet, emotionale Risiken eingeht und rascher Vertrauen fasst, ist stark erhöht. Der Therapeut/Die Therapeutin ist konzentrierter, er (sie) ist in höherem Maße auf den Patienten eingestellt, und er ist sich auch bewusst, dass die Zeit, die zur Erreichung des vom Klienten festgelegten therapeutischen Ziels zur Verfügung steht, begrenzt ist. Die Erfahrung, die beide machen, ist die einer engen partnerschaftlichen Zusammenarbeit.

Es hat auch einen Vorteil, mit Menschen zu arbeiten, deren Wohnort relativ weit entfernt ist. Sie können nicht am Freitag- oder Samstagabend nach Hause zurückkehren, wo die unterschiedlichsten Zerstreuungen auf sie warten und sie vielleicht in alte neurotische Interaktionsmuster zurückfallen. Das Wochenende gehört nur ihnen, niemandem sonst. Es ist eine besondere Zeit der Selbsterkundung, der Konfliktlösung, des Sich-selbst-Nährens und der Heilung.

Hin und wieder hat jemand das Bedürfnis, dass die Therapie an seinem/ihrem Heimatort eine Fortsetzung findet. Da eine Wochenendtherapie ein Prozess ist, der etwas Neues in Gang setzt, kann es sinnvoll sein, wenn der Patient das, was sich ereignet und was er an neuen Erfahrungen gemacht hat, mit einem Therapeuten an seinem Heimatort weiterverfolgt. Aber es ist immer der Patient selbst, der diese Entscheidung trifft. Viele, die ihre erste Erfahrung mit der Ego-State-Therapie als wertvoll und wirksam empfunden haben, melden sich einige Monate oder ein Jahr später für ein weiteres Wochenende an, um noch weitere Aspekte ihres Lebens zu erkunden.

Was wir von früheren Patienten am häufigsten hören, oft Monate oder sogar Jahre später, könnte man so zusammenfassen: „Du lieber Himmel, das war eine gewaltige Erfahrung!“ (Siehe Kapitel 13.) Dieser Ausruf macht deutlich, dass ihre Erfahrung mit der Ego-State-Therapie tief und von dauerhafter Wirkung gewesen ist. Wir haben festgestellt, dass sie wirksam und kosteneffizient ist. Aber die Versicherungsgesellschaften haben noch nicht gemerkt, wie viel Geld sie mit dieser Therapie sparen könnten.

Ein repräsentatives Beispiel einer Ego-State-Wochenend-Therapie

Der folgende Fall erforderte zehn Therapiesitzungen während eines Wochenendes: zwei Stunden für die Aufnahme der Lebensgeschichte am Freitag, fünf am Samstag und drei am Sonntag.

Meine erste Frage zu Beginn der Aufnahme der Lebensgeschichte ist immer: „Was möchtest du an diesem Wochenende gerne erreichen?“ Diese Frage macht sofort deutlich, dass die Therapie das Ziel *des Patienten* erreichen will, dass es sich um *seine oder ihre* Leistung handelt, auch wenn ich dabei bin und diesen Prozess unterstütze. Sie gibt den Rahmen für eine partnerschaftliche Zusammenarbeit vor. Sie gibt uns beiden den Fokus vor, das Ziel, das wir erreichen wollen, und einen Weg, zu beurteilen, was wir nach Beendigung des Wochenendes tatsächlich erreicht haben.

Die Patientin (die ich „Carly“ nennen will) war 55 Jahre alt, sie war in der Beratung tätig, geschieden und wog etwa 250 Pfund; sie hatte zwei erwachsene Kinder. Carly hatte im Laufe der Jahre verschiedene Therapien durchgemacht, die sie in unterschiedlicher Weise als durchaus hilfreich betrachtete. Sie war zu mir gekommen, weil sie den Wunsch hatte abzunehmen, ihren Master-Abschluss zu machen, ihren Widerstand gegen jegliche Art von Sport und Bewegung herabzusetzen und weil sie sich wünschte, das Gefühl der Entfremdung anderen Menschen gegenüber ein Stück weit zu überwinden. Sie hatte schon viele Diäten gemacht, um abzunehmen, wobei sie zwar jedes Mal an Gewicht verloren, am Ende dann aber nur noch mehr zugenommen hatte. Je heftiger sie sich bemühte, umso stärker wuchs ihr Widerstand. Sechs Jahre zuvor hatte sie ihren Master-Abschluss fast geschafft, es fehlte ihr nur noch ein Semester. Sowohl finanziell als auch mit Blick auf ihr berufliches Fortkommen wäre es von Vorteil für sie gewesen, wenn sie diesen Abschluss schon vor langer Zeit gemacht hätte.

Ziel der ersten zwei Stunden am Freitag war für mich, ein Gefühl für ihren Hintergrund, ihre Kindheit und ihre Einstellungen zu bekommen, Carlys Ziel war, mich kennen zu lernen, damit sie Vertrauen zu mir entwickeln konnte. Ihre Kindheit war von einer Tante mit einem Wort beschrieben worden: Vernachlässigung. Sie konnte sich nicht erinnern, dass sie jemals umarmt oder zärtlich liebkost worden war. Sie war nicht sexuell missbraucht oder geschlagen oder auf irgendeine andere Art heftig traumatisiert worden, aber beide Eltern waren streng und lieblos gewesen. Es war verboten, zu weinen oder Wut auszudrücken. Sobald sie auf der High School war, musste sie selbst für ihren Unterhalt aufkommen. Sie lernte, unabhängig und erfinderisch zu sein, innerlich aber fühlte sie sich einsam und verlassen und ihrer Umwelt entfremdet. Sie war ganz und gar sich selbst überlassen. Das Essen war karg, besonders sparsam waren ihre Eltern mit Fleisch, und sie hatte immer das Gefühl, sie bekomme nie das zu essen, was sie wollte. Sie erinnerte sich, dass ihre Mutter, als sie noch in den unteren Klassen der High School war, ihr nach der Schule Diätkekse zu essen gegeben hatte, weil sie angeblich zu dick war; nach den alten Fotografien konnte davon allerdings nicht die Rede sein. Auch bekam sie immer wieder Sätze wie diesen zu hören: „Glaub nur nicht, du wärst so hübsch.“ Und sie wurde niemals für ihre Leistungen gelobt. Der einzige Lichtblick an diesem verdüsterten Lebenshorizont waren die Großeltern, sowohl väterlicher- wie mütterlicherseits, die gut zu ihr waren. An ihre Schwestern, die drei und sieben Jahre jünger waren als sie, hatte sie keine nennenswerte Bindung. Nach einigen Ehejahren, als sie es nicht mehr aushielt, mit einem „langweiligen Schweiger“, wie ihr Vater einer gewesen war, zusammenzuleben, ließ sie sich scheiden.

Exzerpte aus den Therapiesitzungen

Samstagssitzung (fünf Stunden)

Ich (H. H. W.) versetzte Carly in Hypnose und führte sie an einen ovalen Tisch in dem halluzinierten Raum (siehe Kapitel 9). Ich sagte, jeder (und jede), der gehört werden wolle, solle hereinkommen, „aber wenn niemand da ist, ist es auch okay". Die Patientin berichtete, sie sehe ein Baby, das sich an sie klammere.

Therapeutin: Es ist wichtig für das kleine Mädchen zu wissen, dass alles an ihr in Ordnung ist und dass sie liebenswert ist. [Die Tränen fließen; sie berichtet, sie halte das Baby in den Armen und besänftige es.] Gibt es noch jemanden, der oder die hereinkommen möchte?

Patientin: Eine Sechsjährige, die uns gegenüber sitzt.

Sechsjährige: [Dieser Ich-Zustand spricht direkt mit mir.] Es ist nicht fair! Mutter ist gemein zu mir; ich darf nicht wütend werden, nicht einmal wütend aussehen, nicht einmal weinen.

T: Aber jetzt darfst du wütend werden! [Die Sechsjährige bringt sofort heftige Wut gegen ihre Mutter zum Ausdruck und schlägt mit Wonne auf sie ein.]

Nach dieser Abreaktion weise ich die Sechsjährige darauf hin, dass Carly das Baby im Arm hält wie eine gute Mutter.

Sechsjährige: O, ich möchte, dass sie mich auch hält. [Carly macht das.] Das ist so schön, so anders.

T: Ich glaube, Carly möchte mit dir sprechen. [So kann die hypnotisierte Patientin zu der Sechsjährigen sagen, was ihr auf dem Herzen liegt.]

[Lange Pause.]

Sechsjährige: Sie sagt, es ist okay, dass ich intelligent bin. Ich muss überhaupt nicht Acht geben auf diese Frau, die meine Mutter war; sie wollte mich nicht haben. Jetzt habe ich eine neue Mutter; Carly liebt mich.

T: Jetzt bist du frei, du selbst zu sein.

Sechsjährige: Ich möchte runter und spielen gehen.

T: Vielleicht möchte jetzt jemand anderes hereinkommen, aber wenn nicht, ist es auch okay.

P: Es ist ein Teenager. Sie ist schüchtern. Sie wollte ein liebes Mädchen sein, aber es nützte nichts. Sie wusste nicht, dass es nicht ihr Fehler war.

T: Sag uns, was du willst, Teenager.

Teen: Sie sind der Boss. Dad wird so fuchsteufeswild, wenn ich weine. Er brüllt mich an in seiner Werkstatt. Er wird mich schlagen, wenn ich sage, was ich will.

T: Ich werde das nicht zulassen! [Ich nehme das Risiko auf mich und gehe einfach davon aus, dass ich mittlerweile so viel therapeutischen Einfluss habe, dass dieses Manöver wirkt.]

Teen: Wirst du ihn an den Armen festhalten?

T: Ja! Sag alles, was du willst.

Teen: [Zu Dad:] Du hörst einfach nicht auf mich. Wenn meine Schwester mir die Kleider wegnimmt, tust du nichts. Du bist nutzlos! Ich hasse dich; du bist so gemein; du bist so hässlich. Du lässt mich nichts ausprobieren. Wenn ich etwas gut mache, sagst du mir das nicht. Du sagst es mir immer nur, wenn ich Fehler mache!

T: Was ist verkehrt daran, wenn man intelligent ist?

Teen: Jaah, ich bin intelligenter als du. Du willst alles kontrollieren, was ich mache. Ich muss meine Lektion selbst lernen. Hast du Angst, ich kriege raus, dass du nicht alles weißt? [Sie berichtet, dass der Vater zunehmend in sich zusammenfällt.] Ich glaube, ich setze mich jetzt zu Carly; sie weiß besser Bescheid.

T: Hören wir, was Carly zu sagen hat.

[Lange Pause, während der ein innerer Dialog stattfindet.]

Teen: Carly weiß Bescheid. Sie lernte auf verschiedene Arten zu wissen, wenn etwas richtig war. Wir beide wissen, was wir wissen. Es ist eine solche Erleichterung, neben ihr zu sitzen.

T: Hast du sie davon abgehalten, ihren Master-Abschluss zu machen?

Teen: Ja, weil dann das Geheimnis herausgekommen wäre, dass wir vielleicht wirklich *nicht* wussten, ob sie sie niedergeschrieben hat [die vollständige Abschlussarbeit]. Aber sie ist deswegen nicht böse mit mir.

T: Ich vermute, sie weiß, dass du einfach Angst hattest. Was Carly von dir braucht, das ist, dass du an sie glaubst.

Teen: Du hast Recht. Ich war auf Vaters Seite, aber jetzt bin ich auf Carlys Seite. Mutter hat mir auch nicht geholfen.

P: Ich habe einen Kloß in der Brust [neues Symptom].

T: Lass den Kloß in deine Kehle wandern.

P: O, es tut so weh. [Weint und stöhnt.] Irgendetwas verhindert, dass er ganz herauskommt; jemand anderes möchte hereinkommen. O, da sind ja ganz viele; sie sprechen alle auf einmal, es ist fast chaotisch, sie sind verschieden groß und von unterschiedlichem Alter. Ich muss den Tisch ausziehen; er ist nicht lang genug, als dass alle daran Platz hätten [konkretes Denken].

T: Frage, wer ihr Sprecher ist [um Ordnung in das Chaos zu bringen].

P: Okay, hier ist eine junge Erwachsene. Die anderen kann ich nicht erkennen. Sie sagt, es geht bei allen um verlorene Hoffnungen. Sie sagt, ich wisse, was das alles bedeutet.

T: Besteht die verlorene Hoffnung darin, dass die Eltern dich niemals lieben werden, ganz egal, was du tust? [Die Patientin nickt.] Aber das ist nicht deine Schuld, denn sie wussten nicht, wie man liebt. Du hast alles versucht, aber du konntest die Liebe nicht bekommen, die sie nicht zu vergeben hatten. [Die Patientin weint heftig und bitterlich.]

P: Mein Gott, wie sehr ich gehofft habe. Das habe ich überhaupt nicht gewusst.

T: Du hast diese Hoffnung mit deinem erwachsenen Selbst aufgegeben, nicht aber mit deinen kindlichen Selbstanteilen.

P: [Wendet sich an die Gruppe:] Vielen Dank dafür, dass ihr es versucht habt. Ihr kanntet die Antwort nicht; ihr habt einfach immer wieder versucht, es herauszubekommen. [Zu mir:] Ich habe ein Gefühl, als ob sie alle zu mir hereinkämen. [Integration?] Dann kann ich also weiterhin versuchen, Dinge zu erreichen, die ich erreichen will, aber nicht das. Deshalb haben sie aufgegeben und hatten dabei das Gefühl, sie hätten versagt; also sind alle, die es immer wieder versucht haben, aber keinen Erfolg haben konnten, jetzt zu mir nach Hause gekommen. Das Baby spürt das. Es fühlt sich nicht mehr so hilflos. Das kleine Mädchen hat eine andere Energie. Es schaut jetzt irgendwie nach vorne; sie weiß, sie kann jetzt ohne Gefahr nach vorne schauen. Schön. Sie ist immer noch in meinen Armen, und sie wird dort immer einen Platz haben, aber wenn sie will, kann sie runter von meinem Arm. Sie erscheint mir jetzt größer. Ich habe das Gefühl, sie ist jetzt nicht mehr so bedürftig wie vorher, und ich fühle mich ruhiger in ihrer Gegenwart.

T: Gibt es jemand Spezielles, der nicht möchte, dass du Gewicht verlierst?

P: Da ist eine Person, die den Kopf zur Türe hereingestreckt hat und wieder zurückging.

T: Vielleicht hat sie Angst und möchte nicht gesehen werden.

P: Ich glaube, es ist ein kleines Kind. Eine andere Person scheint bei ihr zu sein. O, es sind eine ganze Menge Leute. Sie schütteln den Kopf mit zusammengekniffenen Lippen. Viele von ihnen sind hungrig. Das kleine Kind hatte Hunger und wollte essen; andere sind hungrig nach Liebe. Das kleine Mädchen hat vor Hunger geschrieen, dann gab es auf, und am Ende wusste es nicht mehr, wann es hungrig war. Der Teenager kann helfen.

T: Vielleicht kann der Teenager das kleine Mädchen füttern, bis es satt ist.

P: Es gibt noch andere, die die Hilfe des Teenagers brauchen. Es ist wichtig für sie zu wissen, dass immer genug da sein wird. Sie müssen es nicht aufessen oder aufheben für den Fall, dass das nächste Mal nicht genug da ist. Etwas ist merkwürdig; zwischen dem kleinen Mädchen und den anderen ist eine Wand. Sie haben Angst, ich könnte herausbekommen, was sie wollen, und ihnen sagen, sie sollten aufhören. Sie haben Angst, wenn sie nicht genug haben, könnte etwas Schlechtes hereinkommen.

T: Ich werde die Wand mit einer Taschenlampe absuchen. Sag mir, was du siehst. [Ich spiegle ihr konkretes Denken – eine projektive Technik].

P: Kratzer und Wunden; hohe Lavawand. Alle Gründe, warum ich dick und schwer sein muss, sind hinter der Wand. Eine wirklich feste Wand. Ich glaube, wir sollten uns einfach an die Wand lehnen, sie gibt uns Halt. Schauen wir, ob sie begreift, was wir wissen, damit sie sich nicht bedroht fühlen. Ich muss ihnen sagen, dass alles gut wird. Ich werde ihnen nicht sagen, dass sie im Unrecht sind, ich bin ihnen vielmehr dankbar für alles, was sie getan haben, um mir zu helfen. Ich weiß, sie sind in die Isolation geraten, weil ich versucht habe, sie niederzureißen, und dann haben sie die Wand dicker gemacht. Vielleicht gibt es ein bestimmtes Gewicht, das wir beibehalten müssen, aber dieses Gewicht ist gefährlich für unsere Gesundheit. Ich hoffe, sie können mich hören. O, eine winzige Stimme hat gerade gesagt: „Wir hören dich." Wenn ihr mich hört, können wir mehr miteinander sprechen? Ich brauche euch. Ihr alle seid ein Teil von mir.

[Zu mir:] Die Wand löst sich auf. Ich habe ein Gefühl von Schwere in der Brust. Sie kommen um den Tisch herum. Sie sind dunkel und verdreht, aber sie sind stark – eine Menge Energie steckt in ihnen.

[Zu denen, die hinter der Wand hervorgekommen sind:] Ich möchte wissen, wer ihr seid und was ihr vorhabt. Ihr fügt mir mehr Schaden zu, als ihr wissen könnt. Es sind Gefühle, nicht wahr? Ihr sorgt dafür, dass ich mich beim Einkaufen vergesse. Etwas Leckeres zum Essen ist kein Trost, wenn man keine Liebe bekommen hat. Ihr sorgt dafür, dass ich vergesse, welche Folgen es für mich hat, wenn ich etwas Leckeres esse. Ich weiß nicht, ob ihr das wisst. Ich weiß, dass ihr mir keine Probleme machen wollt. Ihr müsst mich nicht mehr in dieser Weise beschützen. Ich bin stark genug, diese Gefühle zu empfinden und trotzdem okay zu sein. Ich vermute, ich möchte meine Gefühle zurückhaben. Ich möchte meinen Körper zurückhaben.

[Zu mir:] Ich glaube, es sind vier. [Ich-Zustände?]

T: Vielleicht wollen sie jetzt mit dir sprechen [Anregung, einen inneren Dialog zu führen].

P: Die erste steht auf. Sie ist zwölf Jahre alt. Sie ist diejenige, die nach der Schule zu Hause Roggenkekse und Buttermilch bekam. Sie weiß nicht, dass sie nicht dick ist.

T: Am besten, du sagst es ihr.

P: Du bist nicht dick. Du hast ein kleines rundes Bäuchlein; das ist einfach deine Körperform. Es liegt in der Familie. Es ist nicht deine Schuld. Du hast nichts falsch gemacht. [Zu mir:] Ich habe das Gefühl, sie ist angespannt. [Weint.]

Zwölfjährige: Carly sagt auch, mit mir sei alles in Ordnung. Ich war wütend auf Vater, aber ich konnte es ihm nicht sagen, und auf Mutter auch. Sie beklagte sich darüber, dass sie für mich große Größen kaufen musste. [Bringt Wut gegen beide Eltern zum Ausdruck und steckt sie in einen Mülleimer.] Ich habe sie mir vom Hals geschafft, damit ich nicht mehr das Gefühl haben muss, mit mir sei etwas nicht in Ordnung, und damit ich nicht mehr essen muss, wenn ich mich besser fühlen will.

T: Du und Carly, ihr könnt euch also zusammentun und unterschiedliche Wege finden, euch besser zu fühlen.

P: Da ist noch jemand, eine Zweijährige. Ich muss ihr nachgehen, sie geht wirklich weit hinab. Sie erinnert sich an eine Zeit, als wir noch sehr klein waren, bei einem Treffen, ich herausgeputzt mit Flügeln wie Amor, ohne Kleider, habe mich sehr schlecht gefühlt. Sie lachten alle. Ging ins Bett und lutschte am Daumen, fühlte mich besser. Sie hörten einfach nicht auf, und ich konnte nichts dagegen tun.

T: Aber jetzt kannst du tun, was du willst.

Zweijährige: Ihr habt euch lustig gemacht über ein kleines Kind! Ihr habt mich alle ausgelacht; das hat es noch schlimmer gemacht. Ich wollte *groß und stark* sein. Wenn ich groß und stark bin, können sie das nicht machen. Carly sagt, sie wird auf mich aufpassen. Sie weiß, wie man es anstellen muss, dass die andern sich nicht über einen lustig machen.

P: Da ist eine etwa 25-Jährige. Es ist ihr peinlich, denn als Erwachsene hätte sie es besser wissen müssen. Nach der Geburt meines jüngsten Kindes schien in meinem Leben alles in Ordnung zu sein. Ich aß mit gesundem Appetit. Dann zerschlug sich alles wieder. Ich ertappte sie unversehens, und sie bekamen es mit der Angst zu tun. Sie merkten, dass sie besser auf mich aufpassen mussten.

T: Was ist mit der vierten? [Bislang hatte sie nur drei der vier, die hinter der Wand hervorgekommen waren, erwähnt.]

P: Es ist ein kleines Kind von vier oder fünf Jahren, das versucht, erwachsen auszusehen, und eine große grimmige Maske trägt. Sie hat offenbar große Angst. Ich werde versuchen, sie zu erreichen und ihre Angst zu verstehen. Sie hat mit einem Cousin Doktorspiele gespielt. Später schämte sie sich dafür, und es wurde zu einem schrecklichen Geheimnis. Sie hat es in der Beichte verschwiegen, und es war wie eine schwere Last, die sie mit sich herumtragen musste – wie das Gewicht. Sie braucht diese Last jetzt nicht mehr.

T: Du musst diese Last jetzt nicht mehr mit dir herumtragen.

Damit endete die Samstagssitzung, und ich weckte sie aus der Hypnose. Carly fühlte sich wohl und gestärkt, als wir die Bedeutung der Sitzung durcharbeiteten.

Samstagssitzung: Zusammenfassung und Analyse (J. G. W.)

Die Therapeutin geht nach einer nichtdirektiven, „projektiven" Methode vor, um Ich-Zustände zu aktivieren; dazu gehört auch, dass sie der Patientin die Freiheit einräumt, keine Ich-Zustände wahrzunehmen, wenn sie das nicht will. Die Patientin (Carly) kommt direkt zu ihrem grundlegenden Problem, dem „lebenslangen" Gefühl, nicht liebenswert zu sein, und bringt es mit ihrer frühen Kindheit in Verbindung.

Danach regrediert sie auf das Alter von sechs Jahren und durchlebt noch einmal ihre Empörung (sie erinnert sich nicht bloß) angesichts der Ablehnung durch die Mutter. Sie konfrontiert sich dem Ich-Zustand, der ihre „Mutterrepräsentanz" darstellt (Abreaktion) und genießt es, auf sie einzuschlagen. Jetzt kann das „Baby" in den Arm genommen werden, und ein sechsjähriger Ich-Zustand möchte an dieser Erfahrung auch teilhaben.

Auf diese Erfahrung folgt ein Dialog zwischen der erwachsenen (in Hypnose befindlichen) Carly und der Sechsjährigen, in dessen Verlauf dieser Kind-Zustand, nachdem er durch die Abreaktion frei geworden ist, positive und ermutigende Botschaften vonseiten der erwachsenen Carly akzeptieren kann.

Jetzt ruft das Geschehen einen Teenager auf den Plan, dessen Unterlegenheitsgefühle mit einem überkritischen, allzu strengen Vater zu tun haben. Der Teenager konfrontiert sich (mit Unterstützung der Therapeutin) mit dem internalisierten Vater-Zustand und schickt ihn weg – auf diese Weise eliminiert das junge Mädchen seinen unbewussten Einfluss und seine Macht über Carly.

Aus dieser abreaktiven Konfrontation geht die Heranwachsende mit erhöhter Selbstachtung hervor. Sie *weiß* jetzt, dass sie ein „kluges Köpfchen" ist und Vater das nicht länger leugnen kann. Der Teenager-Zustand bewegt sich von einer angstbesetzten Allianz mit dem Vater in der Vergangenheit hin zu einer sich aufbauenden Identifikation mit Carly.

Ein schmerzhafter „Kloß" in der Brust taucht auf, der die Unterdrückung des Weinens repräsentiert, etwas, das dem Kind untersagt war. Die Therapeutin lädt den Kloß ein herauszukommen, und im Laufe einer tränenreichen Abreaktion befreit sich Carly von diesem angestauten Gefühl. Jetzt hat sie es nicht mehr nötig, vergeblich um die Liebe ihrer Eltern zu kämpfen. Sie ist jetzt fähig, sich selbst zu lieben. Die Therapeutin gibt eine akzeptable Erklärung für die Haltung der Eltern, die ihre Tochter schwer vernachlässigten: „… weil sie nicht wussten, wie man liebt."

Es kommt zu einer allgemeinen „Integration" der Ich-Zustände in einer positiv unterstützenden Gruppe, und Carly, die nun die Führungsrolle übernimmt und zur Sprecherin für ihr gesamtes „Selbst" wird, wendet sich ihnen zu und demonstriert „Liebe" für diese zuvor abgelehnten (und dissoziierten) Teile ihres Selbst. Das bedeutet auch, das Baby zu halten („Sie ist immer noch in meinen Armen, und sie wird dort immer einen Platz haben").

Mithilfe einer kognitiven Brücke und einer Affektbrücke aktiviert die Therapeutin noch einen anderen Baby-Zustand, vielleicht einen noch früheren, vielleicht einen ganz anderen. Das Problem dieses Baby-Zustandes ist der Hunger. Offensichtlich wurde Carly als kleines Kind nicht zureichend ernährt. Dieses Kleinkind ist sowohl von Carly als auch von den anderen Ich-Zuständen durch eine Wand getrennt (dissoziiert). Die Therapeutin macht sich jetzt das Bedürfnis des Teenager-Zustandes zunutze, als Retterin in Erscheinung zu treten: Vielleicht ist die Heranwachsende bereit, das Baby zu nähren.

Die Therapeutin richtet mithilfe einer projektiven Technik (Taschenlampe) die Aufmerksamkeit auf die „Wand", die den hungrigen Baby-Zustand von Carlys restlichem Selbst dissoziiert. „Die Wand löst sich auf." Das Baby bemüht sich, das Ganze zu verstehen und zu einer Integration mit Carly und den anderen Zuständen zu gelangen, und Carly kann jetzt sagen: „Ich möchte meine Gefühle zurückhaben. Ich möchte meinen Körper zurückhaben."

Das Essproblem wird durch einen zwölfjährigen Ich-Zustand reaktiviert, der in Form einer Abreaktion Wut gegen beide Eltern zum Ausdruck bringt und sie in einen Mülleimer steckt – kindliches, konkretes Denken.

Als Nächstes erinnert sich ein zweijähriger Ich-Zustand an eine demütigende Erfahrung („mit Flügeln wie Amor"), als alle Anwesenden sich über Carly lustig machten. Dann schickt er (gleichfalls in Form einer Abreaktion) seine hänselnden Peiniger weg.

Gegen Ende der fünfstündigen Samstagssitzung beginnt ein 25-jähriger Ich-Zustand die neu gewonnenen Einsichten bezüglich der zuvor dissoziierten Kind-Zustände zu integrieren. Die Wände haben sich aufgelöst.

Die Sitzung endet damit, dass Carly sich an ein schambeladenes Erlebnis im Alter von vier oder fünf Jahren erinnert, das mit ersten sexuellen Erkundungen zu tun hatte.

Sonntagssitzung (drei Stunden)

Carly stellte fest, dass sie an diesem Morgen ihr Frühstück nicht ganz aufgegessen hatte, sie hatte das Gefühl gehabt, es sei genug, und sie sei nun satt. Sie stellte Überlegungen zum Thema Festhalten und Loslassen an, das eine symbolische Bedeutung hatte, nicht nur in Bezug auf ihr Gewicht, sondern auch auf ihre Gefühle.

Ich führte sie in eine Hypnose und fragte, ob es einen „Beobachter" gebe und ob er hervorkommen wolle. Ihre Finger signalisierten „Ja", aber es kam keine Stimme. Ich forderte ihn auf, sie an den Ort zu führen, an den sie gehen musste, um das wieder zu erleben, was für sie wichtig war.

P: Mir ist furchtbar warm, ich atme schnell, meine Stirn ist angespannt, dunkel, mein Herz pocht, Angst, allein. [Tastet um sich herum.] Es ist ein Kinderbettchen! [Weint.]

[Carly muss sie retten … Pause.]

Jetzt, da sie einen Platz bei mir hat, fühlt sie sich sicher. Richard, mein Berater, ist hier. Er kam, als du nach einem Beobachter gefragt hast. Er hilft, wenn es nötig ist, aber meistens hört er zu.

T: Vielleicht kann er dich mitnehmen, an welchen Ort auch immer du gehen oder was auch immer du tun musst.

P: Ich muss meinen Körper bewegen – Sport. Vater sagte immer, Mädchen würden Muskeln entwickeln an Stellen, an denen keine Muskeln sein sollten, und deshalb erlaubte er mir nicht, in den Turnunterricht zu gehen.

T: Aber jetzt kannst du das machen!

P: Ich werde laufen so schnell wie der Wind.

T: Also, los: Mach, was immer du willst. Es wird dir gut tun.
P: O, das fühlt sich gut an. Es ist, als ob man aus dem Gefängnis befreit würde!
T: Die erwachsene Carly weiß, wie viel Sport sie machen kann, ohne ihrem Körper zu schaden.
P: Das Fett half mir, als ich es brauchte, als ich nichts anderes hatte. Es hielt mich sicher und warm. Jetzt brauche ich es nicht mehr. Es macht es schwer, sich zu bewegen.
T: Vielleicht kann Richard dich an irgendeinen anderen Ort bringen, an den du gehen musst [Versuch, andere Probleme, die vielleicht noch da sind, zu klären].
P: Ich gehe mit Richard einen schmalen, schmutzigen Weg hinunter; Blumen wachsen am Wegrand. Der Weg führt in eine Schlucht hinunter, auf beiden Seiten sind Felswände, der Weg führt nicht weiter, und auch am Ende des Weges sind nur Felswände. Ich soll da hinaufklettern; es ist wirklich sehr steil.
T: Richard muss gedacht haben, du könntest es.
P: Jaah. Richard hilft mir; es ist ein weiter Weg. Jetzt bin ich ganz oben. Es sieht aus wie der Grand Canyon! Ich gehe einfach mal ein Stück weit am Rand entlang. Es ist, als ob ich einem Ort, an dem ich lange Zeit gewesen bin, Auf Wiedersehen sagen würde. Ich sehe all die Stellen, an denen ich versucht habe, hinauszusteigen, und es doch nicht geschafft habe. Wenn ich den Blick von dem Canyon abwende, sehe ich alle möglichen Dinge herumliegen – Dinge, die man sich ansehen muss. Ich möchte sehen, was alles dort liegt. Ich habe den Eindruck, man kann damit fertig werden. Ich glaube, ich kann damit fertig werden. Ich habe nicht gewusst, dass ich in einem Canyon war. Es ist schön, hier oben zu sein.
T: Es ist schön, frei zu sein.
P: Es ist, als stünde man auf dem Gipfel der Welt. Auf meiner linken Schulter sitzt ein Adler. Er kann jetzt fliegen. Es war eine schwere Zeit für ihn, als er nur in dem Canyon herumfliegen konnte. Ich sehe niemanden mehr an der Tür [bezieht sich auf das halluzinierte Zimmer]. Wenn es noch jemanden gibt, werden sie den Eingang schon finden. Wir haben immer einen Ort, wo wir uns treffen können. Und du kannst auch mit dabei sein.
T: Danke. Wenn irgendjemand mit dir Kontakt aufnehmen will, habt ihr einen Ort, wo ihr euch treffen könnt?
P: O, der Ort wird sich finden. Das Gefühl in meiner Brust ist ganz anders – kein Engegefühl mehr. Richard lächelt mir zu.
T: Wer gab ihm den Namen „Richard"?
P: Er gab sich selbst diesen Namen. Er ist immer bei mir gewesen, aber ich lernte ihn erst kennen, als ich erwachsen war. Er sorgt dafür, dass ich auf die Dinge Acht gebe, wenn es notwendig ist. O, ich fühle mich als Ganzes in meinem Körper. Ich spüre meinen Körper als Ganzes. Ich spüre alle Teile meines Körpers!

Nach dem Aufwachen fühlte Carly sich ganz und vollkommen. Wir arbeiteten die Therapie durch, ließen alles noch einmal Revue passieren und beendeten die Therapie. Sechs Monate später bestätigte sie in einem Telefonanruf, dass sie weiterhin das Gefühl habe, dass alle Teile beisammen seien, und sie habe 20 Pfund abgenommen. Auch beabsichtigte sie jetzt ernsthaft, ihre Abschlussprüfung nachzuholen, sobald ihre Finanzen es zuließen.

Sonntagssitzung: Zusammenfassung und Analyse (J. G. W.)

Es gibt Zeichen der Veränderung in Carlys Essgewohnheiten. Ein „Beobachter"-Zustand, „Richard", wird aktiviert (siehe Kapitel 9), der nun als ein innerer „Berater" fungiert. Er hilft den Kind-Zuständen und ermutigt Carly dazu, sich und ihre Gefühle frei zum Ausdruck zu bringen (zum Beispiel zu laufen). Carly steigt mit Richard zusammen symbolisch auf „den Gipfel" und blickt auf den „Grand Canyon" hinab, in dem sie (als „Adler") ein Leben lang eingesperrt gewesen war.

Carly fühlt sich frei und versteht ihr Leben jetzt besser, weil die dissoziierten Ich-Zustände mit ihren Befürchtungen, mit ihrer Wut und ihren unterdrückten Bestrebungen jetzt ihrem Bewusstsein zugänglich sind. Sie fühlt sich als integrierte Person: „in meiner Brust", „mein Körper als Ganzes", „Ich spüre alle Teile meines Körpers". Richard bleibt ihr innerer Berater und Freund, der immer da ist, wenn sie Hilfe und Rat braucht.

Die Ego-State-Therapie kann, da sie hypnoanalytische Techniken einsetzt, große Zeiträume häufig rasch überwinden, wie hier in dieser dreistündigen Sitzung. Bei dieser Form der Therapie müssen wir nicht warten, bis Dissoziationen und Verdrängungen sowie viele Schichten des normalen Vergessens aufgehoben oder abgetragen sind.

Und warum sind wir all den Zeit raubenden Widerständen nicht begegnet? Vielleicht hat das damit zu tun, dass das therapeutische Selbst der Behandlerin im Rahmen der hypnotischen Beziehung und Regression so intensiv auf die Patientin eingestimmt ist (J. Watkins 1976). Nur allzu oft wird die passiv zuhörende Haltung des Therapeuten vom Patienten so interpretiert, als ob sie sich nicht von der gleichgültigen Haltung liebloser, ihr Kind vernachlässigender Eltern oder von deren inneren Repräsentanzen unterscheide; dann dauert es viel länger, bis Übertragungen manifest werden und mithilfe der Interpretation durchgearbeitet und aufgelöst werden können. Der Zeitpunkt, zu dem der Patient unbedingtes Vertrauen zum Therapeuten entwickelt hat, wird unnötig hinausgeschoben.

In diesem Fall hier wurde die aufdeckende analytische Arbeit weitgehend in der fünfstündigen Samstagssitzung geleistet. Die dreistündige Sitzung am Sonntag war dem Rückblick, dem Durcharbeiten und der Konsolidierung von Carlys neu gewonnenen Einsichten gewidmet.

Follow-up

An alle Patienten, die in den vergangenen 18 Jahren bei H. H. W. eine Ego-State-Wochenend-Therapie mitgemacht hatten, wurde ein Follow-up-Fragebogen geschickt (siehe Kapitel 13). Auf diesem Fragebogen gab Carly (Fall Nr. 11) sich zu erkennen und berichtete Folgendes:

Das Problem?	Ein lebenslanges Problem, 55 Jahre.
Frühere Therapien?	9 bis 10 Jahre oder mehr.
Dauer – Häufigkeit?	Für gewöhnlich 1 Sitzung wöchentlich.
Art der Therapie?	Psychoanalytisch, 6 Jahre, kognitive und humanistische Therapie eingeschlossen.
Ergebnisse?	Eine Fülle von Einsichten. Veränderungen unterschiedlichen Grades. Unterschiedliches Gewahrsein der tiefsten, unnachgiebigsten Probleme. Vieles davon schon irgendwie hilfreich. Frustration darüber, dass ich zu den Veränderungen, die ich wirklich wollte, nicht fähig war.
Anzahl der Ego-State-Therapie-Sitzungen?	10.
Wie viel Zeit ist seit dem letzten Besuch bei Helen vergangen?	1 Jahr.
Ergebnisse der Ego-State-Therapie?	Viele fortdauernde Veränderungen, die sich mühelos ergaben und im Lauf der Zeit „entdeckt" werden, zum Beispiel Einstellungen, Selbstgefühl, Reaktionen auf Stress, persönliche Angriffe und Familienstreitigkeiten.
Einschätzung der Therapie?	Sehr wirksam.
Veränderungen hinsichtlich Gesundheit, Wohlbefinden und Anpassung?	Verbesserte Fähigkeit, für mich selbst zu sorgen. Wohlbefinden und positive Lebensentscheidungen. Bessere Beziehungen zu anderen.
Vergleich der Ego-State-Therapie mit anderen Ansätzen?	Sie geht direkt zur Quelle/Basis der Probleme. Weckt keine Widerstände. Scheint in Harmonie mit dem ganzen Selbst.
Haben Sie selbst als Angehörige der helfenden Berufe Ego-State-Therapie angewandt?	Ja, mit *ungeheurer* Wirkung und großem Erfolg.

Hinsichtlich der Ergebnisse einer früheren psychoanalytischen Behandlung sowie anderer Therapien erwähnt Carly „eine Fülle von Einsichten" und „Gewahrsein der tiefsten, unnachgiebigsten Probleme". Wir fragen uns jedoch an dieser Stelle, was sie unter „Einsichten" und „Gewahrsein" versteht. Offensichtlich führten sie nicht dazu, dass sie in jener Zeit zu signifikanten Verhaltensänderungen oder zu Veränderungen hinsichtlich des Funktionierens ihrer Persönlichkeit fähig gewesen wäre. Obwohl sie die neun bis zehn Jahre ihrer früheren Therapien als „schon irgendwie hilfreich" bezeichnete, war sie doch frustriert, weil sie „zu den Veränderungen, die ich wirklich wollte, nicht fähig war."

Dieser Fall illustriert noch einen weiteren Unterschied zwischen der Psychoanalyse und der Ego-State-Therapie. Im Laufe der Entwicklung der Persönlichkeit werden, wie wir glauben, neue Erfahrungen so gespeichert, dass sie die früheren Erfahrungen „überlagern". Verhaltensweisen, Erinnerungen und Verstehen eines Achtjährigen kommen später zustande als die eines Zweijährigen, „überlagern" also die früheren; Wachstum und Entwicklung ist also ein kontinuierlicher und eindimensionaler Prozess. Entsprechend wird die Psychoanalyse als ein Verfahren betrachtet, mit dessen Hilfe versucht wird, frühe, destruktive, der Anpassung nicht dienliche Faktoren aufzudecken, wobei „an der Spitze" des Entwicklungsprozesses, das heißt in der Gegenwart, angesetzt wird. Mithilfe der freien Assoziation und der Interpretation des Widerstands arbeiten Analytiker und Patient sich „hinab" oder „zurück" zu frühen, bestimmenden Ereignissen, die auf diese Weise erinnert und bewusst gemacht werden. Das ermöglicht Neuinterpretation, Verstehen und Einsicht. Erinnerungen und Zugang zu den Erfahrungen des Zehnjährigen werden vor den Erfahrungen und Erinnerungen des Achtjährigen bearbeitet usw.

Anna Freud (1936) warf den Verfechtern der Hypnose vor, diese umgehe das Ich, was aus ihrer Sicht bedeutete, dass therapeutische Veränderungen, die auf diese Weise herbeigeführt werden, sehr oberflächlich und vorübergehend sind. Offenbar dachte sie dabei an hypnotische Suggestionen. Die Hypnoanalyse umgeht das Ich nicht. Sie umgeht häufig die *Abwehrmechanismen* des Ich, etwa so wie in der modernen Kriegführung ein Fallschirmjäger, der hinter einer Verteidigungsstellung landet und dafür sorgt, dass diese nicht länger gehalten werden kann; in der Psychoanalyse greifen wir die Verteidigungsstellung für gewöhnlich an und zerstören sie (wir analysieren den Widerstand und arbeiten ihn durch), bevor wir weiter vordringen. Das kann sehr zeitaufwendig sein. Wenn ein Abwehrmechanismus auf hypnoanalytischem Wege aufgegeben wird, dann wird das Ich dabei nicht zerstört; es wird vielmehr erweitert, da es nun größere, „befreite" Regionen der Persönlichkeitsstruktur inkorporieren muss.

Im Sinne der Ego-State-Therapie bedürfen zuvor ent-ichte Regionen, die nun befreit sind (also ver-icht) zusätzlicher Aufladungen mit Ich-Energie. Diese werden durch den Therapeuten/die Therapeutin zur Verfügung gestellt und werden dem Patienten aufgrund der intensiven, interpersonalen Beziehung zwischen Patient und Therapeut, einer Beziehung zu einem empathischen „therapeutischen Selbst", zugänglich gemacht (J. Watkins 1978a). Diese Form der Befreiung mithilfe der Ego-State-Therapie lässt sich an der Behandlung von Carly demonstrieren.

In der Ego-State-Therapie bewegen wir uns zwischen den einzelnen Altersstufen vor und zurück, um diejenigen zu identifizieren, die für das vorgestellte Problem von Bedeutung sind. Es ist nicht wie beim Goldwaschen, bei dem viel Material ausgegraben und dann ausgewaschen werden muss. Es ist eher wie beim Bergbau, wo zunächst ein Schacht gegraben wird. In Carlys Samstagssitzung verlief diese Vor-und-zurück-Bewegung folgendermaßen:

Die analytische Aufmerksamkeit richtete sich (nachdem die Therapeutin, jedoch ohne Druck auszuüben, eine Einladung ausgesprochen hat) auf einen Kleinkind-Zustand. Danach wurde ein sechsjähriger Ich-Zustand aktiviert, danach ein Teenager-Zustand, daraufhin ein fragmentierter Zustand, den die Patientin als einen „Kloß" beschrieb, danach Rückkehr zu der Carly, wie sie sich in der Gegenwart präsentierte.

Die Sonntagssitzung war in erster Linie der Aufgabe gewidmet, Übersicht zu gewinnen und „Informationen zu sammeln". Der Beobachter-Zustand, Richard, konnte bezüglich anderer Bereiche, die noch durchgearbeitet werden mussten, Informationen geben; da er alterslos ist, konnte er anderen Ich-Zuständen auf allen Altersstufen helfen. Er blieb als dauerhaftes inneres Unterstützungssystem erhalten.

In der hypnoanalytischen Ego-State-Therapie bewegen wir uns ständig zwischen verschiedenen Ebenen hin und her: Wir aktivieren regredierte Ich-Zustände, heben verdrängtes Material ans Tageslicht, analysieren Bedeutungen und nehmen dann Kontakt auf mit dem normalen, ver-ichten ausführenden Ich-Zustand des Patienten, den wir bei der Integration unterstützen.

Carlys Fall ist interessant, nicht nur als Beispiel für den Verlauf einer Ego-State-Therapie, sondern auch, weil er manchen Einblick in das Funktionieren der Persönlichkeit, in die Theorie und auch die Praxis der therapeutischen Technik bietet.[1]

Anmerkungen

1 Es ist hier nicht der Ort für die detaillierte Beschreibung von mehreren solcher Fälle, die wir in kurzer Zeit mit der Ego-State-Therapie behandelt haben. Wir haben aber an anderer Stelle eine Reihe von Fällen publiziert, die wir entweder im Rahmen eines Wochenend-Marathons oder im Rahmen einer traditionellen Therapie mit wöchentlich einer Sitzung auf diese Weise behandelt haben (H. Watkins 1978, 1980b; J. Watkins 1992b; Watkins a. Watkins 1979, 1981, 1982, 1986, 1990a, 1991, 1993a). Auch haben wir häufig Auszüge aus per Audio- oder Videoaufzeichnungen festgehaltenen wörtlichen Fallprotokollen in unseren Workshops präsentiert.

12 Ergebnisforschung in der Psychotherapie

Im Laufe des letzten Jahrhunderts sind viele Ansätze einer psychologischen Behandlung des Menschen verfochten worden. In diesem Buch haben wir versucht, ein Psychotherapiesystem vorzustellen, das mit einer Reihe von Techniken arbeitet, deren Ursprung sich auf viele Quellen zurück verfolgen lässt, die von uns aber in eine einheitliche Theorie integriert worden sind.

Vor vielen Jahren versuchte ich (J. Watkins 1960), sämtliche Systeme und Ansätze, die bis dahin in Buchform veröffentlicht worden waren, einem Vergleich zu unterziehen. Es war eine Art persönlicher Suche nach der „vollkommenen Therapie“. Manche Ansätze, die lediglich in Artikelform publiziert worden sind, habe ich dabei wahrscheinlich übersehen. Dieses Projekt, das sich etwa über elf Jahre hinzog, bedeutete, dass ich annähernd tausend Bücher lesen und mit Anmerkungen und Kommentaren versehen musste, gefolgt von einem kurzen Abriss jedes dieser Therapiesysteme (J. Watkins 1993b). Jahre später versuchte ich zusammen mit einem Kollegen, dieses Werk auf den neuesten Stand zu bringen. Nach ausgiebigen Bibliotheks- und Computerrecherchen stellten wir fest, dass das die Lektüre von mindestens 3000 Bänden voraussetzen würde, wenn wir das Gebiet wirklich abdecken wollten. Wir gaben das Projekt auf. Inzwischen sind Denken, Forschung, Forschungsberichte und Ideen auf dem Gebiet der Psychotherapie noch weiter angewachsen.

Die meisten der vorgeschlagenen Ansätze wurden von einzelnen Therapeuten entwickelt, die ihre Fälle beschrieben, ihre Techniken illustrierten und manchmal eine einzige theoretische Erklärung für ihr Vorgehen vorgelegt haben. Viele von ihnen haben lediglich eine Variante eines der größeren bekannten Psychotherapiesysteme, wie Verhaltenstherapie, kognitive Therapie (Wright, Thase, Beck a. Ludgate 1993), humanistisch-existenzielle Therapie oder Psychoanalyse, vorgelegt. Objektive Follow-up-Studien sind selten. Im Allgemeinen wurde jede dieser Techniken und jedes dieser Systeme als Verbesserung gegenüber anderen Ansätzen der Psychotherapie annonciert; viele davon erhoben den Anspruch, die beste aller Therapien zu sein.

Die Ego-State-Therapie läuft Gefahr, selbst auch nichts weiter zu sein als ein solcher Versuch, dessen Neuigkeitswert fragwürdig ist und der nach und nach, wenn der erste Enthusiasmus erst einmal verflogen ist, seinen Platz in den Vorratsregalen der Psychotherapie einnehmen wird – als einer der vielen Ansätze, die ihre Zeit hinter sich haben, die ausgiebig erforscht und teilweise bereits wieder abgelegt sind. Und mit ganz großer Wahrscheinlichkeit wird sie mit dem Fortschritt der Wissenschaft im Laufe der Zeit von weiteren Verbesserungen der Methoden, mit denen psychisch geschädigte Menschen behandelt werden, verdrängt und überflüssig gemacht werden.

In jüngster Zeit ist das Interesse der Psychologen an Bestrebungen, die psychotherapeutischen Methoden zu validieren, wieder angestiegen (siehe American Psychological Association 1996). Einige Forscher haben versucht, eine Liste empirisch validierter Therapien zusammenzustellen (Goldfried a. Wolfe 1996). Derartige Bemühungen werden von der Versicherungsbranche aus tiefstem Herzen unterstützt. Die Wohlfahrtsorganisationen und andere Versicherer möchten, bevor sie einen Ansatz finanzieren, wissen, ob er wirksam ist, für welche geistig-seelischen Befindlichkeiten und Störungen er sich eignet und von wem er angewandt wird. Sie möchten spezifische Informationen darüber haben, welche Art oder welches System der Therapie für welche „Krankheitsbilder" – wie sie auf dem Gebiet der somatischen Medizin bekannt sind – am besten ist.[1]

Solche Informationen wissenschaftlich zu untermauern ist auf dem Gebiet der psychologischen Behandlung keine leichte Aufgabe. Zunächst einmal ist es schwierig zu wissen, was genau eine Verbesserung der geistig-seelischen Gesundheit überhaupt ist und wie sie gemessen werden kann. Müssen wir uns ausschließlich auf die subjektiven Berichte der Patienten verlassen: „Ich fühle mich besser?" Oder können wir objektive Kriterien finden, die vielleicht indirekt in spezifischen Formulierungen zum Ausdruck kommen, wie „Ich kann jetzt zur Arbeit gehen, während ich vor der Behandlung unfähig war, bei der Arbeit zu funktionieren"? Neuere Untersuchungen nähern sich dem Problem für gewöhnlich unter dem Aspekt einer der zwei grundlegenden Zielbestimmungen: Wirksamkeit und Effizienz.

Wirksamkeit (manchmal sprechen wir auch von klinischen Versuchen) bezieht sich auf die Ergebnisse einer systematischen Evaluation der betreffenden Intervention im Rahmen einer kontrollierten klinischen Untersuchung. Diese Art von Untersuchung überprüft, welche Wirkung spezifische Verfahrensweisen, wie zum Beispiel eine ganz bestimmte Anzahl von Sitzungen, unter Laborbedingungen auf freiwillige Probanden haben, die angeblich eine zufällige Auswahl aus der Gruppe von Menschen repräsentieren, bei denen das therapeutische Verfahren angewandt werden soll (Barlow 1996). Die Ergebnisse der Wirksamkeitsstudien sind, wie behauptet wird, empirisch begründet. Therapeuten kritisieren solche Studien allerdings häufig als mechanisch, als lehrbuchhaft einem vorgegebenen Prinzip folgend und nicht anwendbar auf die klinische Situation, in welcher der Therapeut für gewöhnlich eine große Zahl unterschiedlicher Techniken anwendet und die Behandlungsdauer unbestimmt ist.

Studien zur *Effizienz* (von einigen Forschern auch Studien zur klinischen Nützlichkeit genannt, z. B. von Jacobson a. Christensen 1996) sind Beobachtungsstudien (oder Korrelationsstudien) der Psychotherapie in einem realistischen Behandlungssetting, bei realen Patienten und mit flexiblen Verfahrensweisen – wie es in der klinischen Praxis üblich ist. Evaluationsstudien sind für gewöhnlich Follow-up-Maßnahmen, die auf persönlichen Erfahrungsberichten der Patienten hinsichtlich ihrer

Reaktion auf die Behandlung basieren – einige Forscher möchten allerdings äußere Beobachtungen des Patientenverhaltens im Anschluss an die Therapie mit einbeziehen. Forscher, die ausschließlich auf den wissenschaftlichen Versuch setzen, machen geltend, bei solchen Studien handle es sich nicht wirklich um empirische Untersuchungen, und man könne mit ihrer Hilfe das Verhältnis von Ursache und Wirkung nicht messen. Abgesehen davon, kann man einwenden, dass persönliche Erfahrungsberichte stets von vielen Voreingenommenheiten bestimmt sind – dass manche Patienten Krankheiten simulieren, andere den Wunsch haben, dem Arzt entgegenzukommen usw. Beide Ansätze weisen Begrenzungen auf und leiden an Konzeptionsmängeln.

Es gibt zahlreiche Studien zur Ergebnisforschung im Allgemeinen und viele Untersuchungen, in denen die Effizienz verschiedener Ansätze verglichen wird (Bergin a. Lambert 1978; Claghorn 1976; Frank 1979; Landman a. Dawes 1982; Seligman 1995; Smith a. Glass 1981). *Consumer Reports* hat vor nicht allzu langer Zeit eine sehr umfangreiche Follow-up-Studie über die Effizienz psychotherapeutischer Behandlung in Auftrag gegeben, aus der Sicht von Abonnenten, die eine Psychotherapie hinter sich hatten.

Die Untersuchung von *Consumer Reports* (1995), die mit Fragebogenantworten von 7000 Abonnenten arbeitete, hatte den Vorteil, dass sie sich mit Psychotherapie beschäftigte, wie sie tatsächlich, das heißt im wirklichen Leben praktiziert wird. Dies waren im Großen und Ganzen die Ergebnisse:

- Die Psychotherapie war für die Patienten eine positive Erfahrung und ein Gewinn.
- Langzeittherapie hatte einen besseren Erfolg als Kurzzeitbehandlungen.
- Alle größeren Systeme (kognitive, humanistische und psychoanalytische Therapie sowie Verhaltenstherapie) führten in etwa zu den gleichen Resultaten.[2]
- Patienten, bei denen die Behandlungsdauer oder die Wahl des Therapeuten durch ihre Versicherungsgesellschaft oder organisierte Wohlfahrtseinrichtungen eingeschränkt war, berichteten von weniger guten Resultaten.

Die Studie wurde von Seligman (1995) hinsichtlich ihrer methodologischen Qualitäten und Nachteile im Vergleich mit herkömmlicheren Effizienzuntersuchungen evaluiert. Er kam zu dem Schluss, die Anlage der Studie sei, auch wenn sie noch verbessert werden könne, im Wesentlichen vernünftig und sachdienlich, und „die ihr zugrunde liegende Prüfmethode bietet eine überzeugende Ergänzung zu dem, was wir über die Effizienz von Psychotherapie wissen." Die Studie erbrachte den zwingenden Beweis, dass Psychotherapie, jedenfalls im Großen und Ganzen, funktioniert. Die Menschen haben einen Nutzen von einer solchen Behandlung.

Nicht alle Forscher stimmten mit Seligmans Schlussfolgerungen überein. Die von *Consumer Reports* veröffentlichte Studie löste eine erhitzte Debatte aus über die Probleme, die sich im Zusammenhang mit der Evaluierung der Effizienz von Psychotherapie ergeben.[3]

Die Praxis der Psychotherapie sieht sich heute, mehr als in früheren Zeiten, einer ernsthaften Herausforderung gegenüber. Psychologische Behandlungen werden gegenwärtig, genauso wie medizinische Behandlung, in erster Linie durch Versicherungsgesellschaften und andere Drittparteien finanziert. Diese Organisationen sind nicht bereit, Behandlungen zu übernehmen, die über viele Monate und manchmal über Jahre hinweg mehrere Sitzungen in der Woche erfordern. Sie fordern kurze, kosteneffiziente, „wirksame" Methoden. Dabei besteht die Gefahr, dass Qualität und Langzeitwirkung der Behandlung in dem Bestreben, die Kosten niedrig zu halten, zugunsten einer zeitweiligen Symptomerleichterung auf der Strecke bleiben.

Viele der genannten und andere Studien haben versucht, die Effizienz eines spezifischen therapeutischen Ansatzes oder Verfahrens zu messen, wobei die Verhaltens- und die Kognitionstherapie am häufigsten einer Untersuchung unterzogen worden sind. Die Verhaltenstherapie entspricht in hohem Maße sowohl den Erwartungen der Forscher als auch denen der Versicherungsgesellschaften, weil es sich dabei um ein spezifisches Verfahren handelt, das einer objektiven Evaluation zugänglich und zugleich relativ unabhängig ist von der Geschicklichkeit und Erfahrung des Therapeuten. Die Effizienz der Verhaltenstherapie zum Beispiel bei der Gewichtskontrolle und bei der Raucherentwöhnung sowie bei spezifischen Störungen, wie etwa Phobien, ist aufgrund vieler Untersuchungen seit langem belegt (siehe Turner, Calhoun a. Adams 1981).

Die kognitive Therapie (Beck 1983) hat sich bei der Behandlung von neurotischen Depressionen als effizient erwiesen; ihr Erfolg geht, wie bei der Psychoanalyse, auf die Erlangung von „Einsicht" zurück. Freilich bemüht sich die kognitive Therapie, wie bei einem Puzzle, dessen Teile bereits fertig vorliegen, lediglich für diejenigen Teilstücke, die dem Patienten bereits bewusst sind, ein Sinn gebendes Muster zu finden. Sie forscht nicht – wie die Psychoanalyse, die Hypnoanalyse und andere psychodynamische Ansätze – nach tiefer liegenden, „unbewussten" Dingen, die dem Patienten bis dahin nicht bewusst gewesen sind. Die Behandlungsdauer ist für gewöhnlich viel kürzer als bei der Psychoanalyse, aber der Nachweis für ihre Effizienz bei lang andauernden Störungen, die ihre Wurzeln in verdrängten und traumatischen Kindheitserlebnissen haben, ist noch nicht erbracht.

Wir hoffen, dass die Psychotherapieforschung auch in Zukunft fortgesetzt wird und dass die Pionierarbeit, die wir hier für die Ego-State-Therapie geleistet haben, andere Forscher auf diesem Gebiet dazu anregen wird, diesen Ansatz in die Liste ihrer Forschungsvorhaben aufzunehmen. Wir sind jedoch der gleichen Auffassung wie Strupp (1996), der schreibt: „Der wesentliche Aspekt jeder erfolgreichen Therapie ist in meinen Augen der professionelle Umgang des Therapeuten mit der Beziehung zwischen Therapeut und Patient." Dies schließt „Qualitäten wie die Fähigkeit, empathisch zuzuhören, eine fürsorgliche Haltung, Wärme, Mitgefühl und ein wirkliches Engagement für das Wohlergehen des Patienten" ein. Leider schenken nur sehr wenige der uns bekannten Untersuchungen der „Person" oder dem „Selbst" des Therapeuten als therapeutischem Agens auch nur die geringste Aufmerksamkeit, vermutlich weil sich diese Faktoren mithilfe einer kontrollierten Versuchsanordnung nicht so leicht messen lassen. Die Therapie als *Wissenschaft* können wir vielleicht untersuchen, aber wir praktizieren sie wie eine *Kunst*.

Psychoanalytisch orientierte Ärzte und Therapeuten glauben, dass ein dauerhafter Fortschritt des Patienten eine signifikante Neuorganisation der Persönlichkeit erfordere. Dazu gehöre auch die Einsicht in kausale Faktoren. Eine psychodynamische Therapie, die sich die Ziele der Psychoanalyse zu Eigen gemacht hat, sie aber in wesentlich kürzerer Zeit erreichen kann, wird dringend gebraucht; aber sie muss in der Lage sein, sowohl ihre langzeitige Effizienz als auch ihre kurzzeitige Wirksamkeit zu demonstrieren.

Jede Technik, jeder Ansatz, jedes Behandlungssystem wird von einem Therapeuten angewandt, und dieser ist ein menschliches Wesen. Aber die Menschen unterscheiden sich sehr stark voneinander. Es gibt keine menschliche Fertigkeit, für die das nicht gelten würde: Jeder einzelne Mensch, der sie ausübt, übt sie auf seine Weise aus, ob es sich nun um Baseball handelt oder um die Fähigkeit, Reden zu halten oder zu malen oder zu schreiben usw. Eine therapeutische Technik ist wie ein Instrument, das von einer bestimmten Person gespielt wird. Wenn wir versuchen, ihre Effizienz zu bestimmen, dann ist das, als fragten wir, ob eine Violine beim Spielen schöne Klänge hervorbringt. Eine fortgeschrittene therapeutische Technik sollte wie eine besonders wertvolle Geige, zum Beispiel eine Stradivari, tatsächlich zu besseren Resultaten führen. Allerdings ist sie in den Händen von Isaac Stern nicht dasselbe Instrument wie in den Händen eines jungen Geigers, der gerade anfängt, das Violinspiel zu erlernen – selbst dann, wenn der Anfänger das Instrument so hält, wie es in den gedruckten Anweisungen eines Geigenlehrbuchs vorgeschrieben ist. Wir glauben, dass für jeden psychotherapeutischen Ansatz dasselbe gilt. Theodor Reik arbeitete mit dem „dritten Ohr" (1976) auf ganz andere Weise als der Durchschnittsabgänger eines psychoanalytischen Instituts.

Während unseres ganzen Berufslebens und in all unseren Schriften haben wir stets die Erfahrung gemacht und immer wieder hervorgehoben, dass die Person des Therapeuten, nicht die Technik, *die signifikanteste Variable* ist, die über Erfolg oder Wirksamkeit eines Ansatzes bestimmt.[4] Da jede Person anders ist, sind wir demzufolge mit einer fast unmöglich zu erfüllenden Aufgabe konfrontiert, wenn wir den Versuch machen wollen, die relative Effizienz eines bestimmten Ansatzes im Vergleich mit anderen zu bestimmen. Verdanken wir die Ergebnisse, die in einem bestimmten Fall erzielt worden sind, der Art der Therapie, ihrer theoretischen Grundlage, den Techniken oder aber der Kompetenz des Arztes oder Therapeuten? Selbst die objektivsten Verfahren, wie das Verabreichen einer Tablette oder die Anwendung einer positiven Verstärkung im Verlauf einer verhaltenstherapeutischen Behandlung, können unterschiedliche Wirkungen haben, je nachdem, wer sie anwendet. Abgesehen davon, handeln Therapeuten in der Praxis nicht immer genau so, wie sie sagen.

Vor einigen Jahren sammelte ich (J. G. W.) im Laufe eines Graduiertenkurses in allgemeiner Psychotherapie eine Reihe von Tonbändern, auf denen bekannte Psychotherapeuten, deren Schriften weit verbreitet sind, Psychoanalytiker, Verhaltenstherapeuten, Vertreter der humanistischen Psychologie und der kognitiven Therapie usw., zu hören waren. Ich forderte die Studenten auf, diese Tonbänder zu hören, und sagte ihnen, sie hätten es hier mit typischen Beispielen der Realitätstherapie, der Psychoanalyse, der jungianischen analytischen Therapie, der Gestalttherapie, der Individualtherapie nach Alfred Adler, der klientenzentrierten (nichtdirektiven) Therapie u. v. a. zu tun. Ich bat sie, Bücher und Artikel zu diesen Ansätzen zu lesen, die verschiedenen Vorgehensweisen in großen Zügen zu studieren (J. Watkins 1960) und sich dann die Tonbänder anzuhören; viele davon stammten von hoch renommierten Ärzten und Therapeuten, die darauf ihre Behandlungssitzungen aufgezeichnet hatten.

Die Studenten beklagten sich bitter. Nur allzu oft hatten sie das Gefühl, dass der Therapeut sich einfach nicht an die Grundsätze und Techniken hielt, die er öffentlich verfochten und publiziert hatte. Als das, was sich in den therapeutischen Sitzungen wirklich ereignete, auf den Prüfstand kam, indem es aufgezeichnet wurde, stellte sich heraus, dass Theorie und Praxis weit auseinander gingen. Auch wurde eine gewisse Nivellierung sichtbar, insofern viele, die behauptet hatten, ihr Ansatz sei ganz einzigartig, sich im tatsächlichen Umgang mit den Patienten nicht sehr von anderen Klinikern unterschieden, die nach eigener Aussage nach einem anderen therapeutischen System arbeiteten.

Die Einschätzung der therapeutischen Effizienz wird aber nicht nur durch die Frage erschwert, wer die Behandlung durchführt und den angegebenen Ansatz anwendet, sondern auch durch die Frage, wer die Follow-up-Evaluierung vorgenommen hat. Für Therapeuten steht etwas auf dem Spiel, wenn es um die Vorgehensweisen geht, die sie öffentlich vertreten und publizieren. Es ist nur allzu menschlich, wenn sie den Wunsch haben, dass ihre Patienten sagen, sie verspürten eine Besserung – seien vielleicht sogar „geheilt“. Das ist so etwas wie eine zwangsläufige Voreingenommenheit, die die Berichte von Therapeuten über die Behandlungserfolge ihrer eigenen Methode stets etwas verdächtig macht. Und natürlich muss auch unser Versuch, unsere Patienten hier einer Follow-up-Untersuchung zu unterziehen, sich diesen Einwänden stellen.

Für eine wirklich sichere Einschätzung der Ego-State-Therapie müssten wir extensive Prä- und Postevaluationen bei vielen Therapeuten vornehmen, die angeben, Ego-State-Therapie zu praktizieren – hinsichtlich des Zeitaufwands, der Schwere der behandelten Störungen und vieler anderer Faktoren. Dazu bedürfte es unter Umständen einer umfangreichen, aus Fördermitteln finanzierten Studie, die sich über einige Jahre hinziehen und einen hohen Aufwand an akademischen Mitteln erfordern würde.

Leider sind wir beide mittlerweile im Ruhestand und können ein solches Projekt nicht mehr durchführen. Aber wir verfügen über einiges Datenmaterial, aus dem sich vielleicht vorläufige Erkenntnisse ableiten lassen, und unter diesem Aspekt haben wir uns um eine objektive Evaluierung der Effizienz und Wirksamkeit der Ego-State-Therapie bemüht.

Ist die Ego-State-Therapie ein neuer Ansatz, oder werden hier einfach alte Konzepte wieder aufgewärmt, handelt es sich lediglich um eine neue Kombination von etwas, das schon einmal gedacht, erforscht und ausprobiert worden ist? Überzeugender als die Frage, ob die Ego-State-Therapie etwas Neues ist, ist vielleicht die Frage, ob sie als Behandlung der Störungen und Gemütszustände, für die sie empfohlen wird, tatsächlich wirksam ist. Und wenn sie wirksam ist, bedeutet sie eine Verbesserung, oder ist sie effizienter als andere bekannte und weithin praktizierte Ansätze, effizienter als psychoanalytische Therapie, Verhaltenstherapie, kognitive oder humanistische Therapie? Hat sie dem Reichtum an menschlicher Erfahrung in der Behandlung psychischer Leiden, über den wir heute verfügen, etwas Einzigartiges hinzuzufügen?

Seligmans (1995) Evaluation der von *Consumer Reports* (1995) in Auftrag gegebenen Studie gibt der zukünftigen Forschung viele wertvolle Anregungen in Bezug auf die Wirksamkeit von Psychotherapie, einschließlich besserer Kontrollen und einer verbesserten Versuchsanordnung. Wir können zwar nicht die umfassende und überzeugende Untersuchung bezüglich der Wirkungen der Ego-State-Therapie, die wir gerne vorlegen würden, zustande bringen, aber wir können wenigstens einen Versuch unsererseits vorlegen, einige relativ objektive Daten über die Patienten zu sammeln, die wir in den vergangenen 15 bis 20 Jahren behandelt haben. Wir erheben nicht den Anspruch, die in dieser Studie befragten Patienten seien repräsentativ, und wir behaupten auch nicht, die von uns angewandte Ego-State-Therapie sei, was die erfolgte Besserung oder Veränderung der Befindlichkeit der Patienten betrifft, der einzige signifikante Faktor gewesen. Der Studie lag ein objektiver Fragebogen zugrunde, der an alle Patienten geschickt wurde, die in den vergangenen 18 Jahren bei einem von uns eine intensive Therapie gemacht hatten, bei H. H. W. in erster Linie eine Therapie im Rahmen eines „Marathon"-Wochenendes, wie wir es in Kapitel 11 beschrieben haben.

Diese Patienten sind nicht repräsentativ für die Klientel, die wegen einer schweren, ihr Leben stark behindernden Psychopathologie psychologische Behandlung sucht. Es handelte sich zum großen Teil um Menschen, die professionell auf dem Gebiet der psychologischen und psychiatrischen Versorgung arbeiteten, um Psychologen und Psychiater sowie deren Familienmitglieder und Patienten. Sie hatten das Bedürfnis, eine persönliche Therapie zu machen, weil sie „Probleme" hatten. Aber die meisten von ihnen hatten auch schon vor der Ego-State-Therapie lang dauernde Therapien gehabt, wie Psychoanalyse und andere vergleichbare Ansätze. Sie hatten also eine Vergleichsgrundlage. Im Folgenden beschreiben wir, in welcher Form wir die Nachuntersuchung durchführten.

Wir sandten einen Fragebogen und begleitendes Instruktionsmaterial an alle Klienten, die während der vergangenen 18 Jahre von Helen (während eines Wochenend-„Marathons") behandelt worden waren, mit der Bitte, die Fragen anonym zu beantworten. Wir machten zum damaligen Zeitpunkt in keiner Weise den Versuch herauszufinden, welcher Klient welchen Fragebogen zurückgeschickt hatte. Es war uns wichtiger, dass die Privatsphäre eines jeden einzelnen Patienten vollkommen unangetastet und die Vertraulichkeit gewahrt blieb und dass jeder die Freiheit hatte, auch negative oder kritische Einschätzungen vorzubringen. Das ganze Unternehmen sollte nicht dazu dienen, uns selbst aufgrund von Schmeicheleien seitens der Patienten Befriedigung zu verschaffen. Derartige Reaktionen repräsentieren meist nichts anderes als den Wunsch der Patienten, den Therapeuten, dem sie nach wie vor positive Gefühle entgegenbringen, nicht zu verletzen. Wir hofften darauf, dass die Reaktionen so objektiv wie nur möglich sein würden.

Die in Kapitel 13 berichteten Ergebnisse stellen also die von den Patienten selbst zusammengefassten Resultate dar, die H. H. W. im Rahmen intensiver individueller Wochenendsitzungen mit der Ego-State-Therapie erzielen konnte. Diese Resultate lassen sich also sowohl auf das zeitliche Arrangement im Rahmen von Wochenendmarathons als auch auf die Arbeit mit Hypnose, die besondere Sichtweise der Ego-State-Theorie, die Anwendung von Techniken der Ego-State-Therapie, die Patientenauswahl, die Geschicklichkeit und Einfühlsamkeit der Therapeutin – oder auf die Kombination einiger dieser Faktoren zurückführen. Sie stellen keinen klar umrissenen Validitätstest hinsichtlich der Ego-State-Therapie als alleinigem Faktor dar. Sie geben lediglich Hinweise auf das, was möglich ist.

Anmerkungen

1 Strupp (1996) hat festgestellt, dass „Lebensprobleme, die Patienten zum Psychotherapeuten führen, nicht notwendig ‚Krankheiten' oder ‚Störungen' sind (wie diejenigen, die im DSM-IV beschrieben werden), bei denen man Psychotherapie als ‚Behandlung' verschreibt." Diese Beobachtung trifft besonders auf jene Individuen zu – in erster Linie Menschen, die professionell in den Bereichen Psychiatrie und Psychologie tätig sind –, die bei Helen eine Ego-State-Therapie machten; wir werden darauf in Kapitel 13 zurückkommen.

2 Dieses Ergebnis, dass nämlich „alle Therapien die Gewinner sind", ist auch als „do-do bird interpretation" (als Interpretation nach Art des Tontaubenschießens) bezeichnet worden (Newman a. Tejeda 1996). Diese Erkenntnis ist für die Forscher außerordentlich verwirrend gewesen. Aus unserer Sicht macht dies deutlich, dass die wirklich signifikanten Variablen, von denen die Wirksamkeit der Therapie abhängt, möglicherweise nicht in einem speziellen Ansatz oder System oder in einer bestimmten Technik liegen, sondern im Anwender dieses speziellen Ansatzes, also im „Selbst" oder im „Personsein" des Therapeuten. Diese Schlussfolgerung würde die Schwierigkeiten, vor die sich die wissenschaftlichen Untersucher gestellt sehen, natürlich gewaltig erhöhen. Sie bekräftigt auf jeden Fall die Position der Psychoanalytiker, die darauf bestehen, dass eine effiziente Ausbildung zum Therapeuten eine *persönliche Analyse* erfordert. Natürlich könnte das wesentliche Moment auch in der *Interaktion* zwischen einem bestimmten Therapeuten und dem spezifischen Ansatz, den er anwendet, liegen. Aber immerhin legt diese Schlussfolgerung nahe, dass Untersuchungen bezüglich der Wirksamkeit von Psychotherapie, die wirklich signifikante Ergebnisse erbringen sollen, mehr voraussetzen als Kompetenz hinsichtlich der Forschungsmethodologie. Solche Untersuchungen sollten von Forschern durchgeführt werden, die zugleich geschickte, einfühlsame Therapeuten sind und die im Hinblick auf die Behandlung und die Arbeit (in der persönlichen Konfrontation) mit Patienten (bei denen es sich nicht bloß um die üblichen freiwilligen Probanden für Laborforschungen handelt) viel Erfahrung haben. Leider engagieren die meisten Therapeuten sich nicht in der Forschung.

3 Siehe Barlow (1996), Goldfried und Wolfe (1996), Hollon (1996), Howard, Moras, Brill, Martinovich und Lutz (1996), Jacobson und Christensen (1996), Newman und Tejeda (1996), Sechrest, McKnight und McKnight (1996), Seligman (1996), Strupp (1996).
4 Sehr verspätet wird die Bedeutung der Person des Therapeuten als signifikante Variable (vielleicht *die* wichtigste Variable überhaupt) in Hinblick auf die Wirksamkeit eines jeden spezifischen therapeutischen Ansatzes heute anerkannt. Siehe dazu die Frühjahrsausgabe 1997 von *Clinical Psychology: Science and Practice* mit Beiträgen von Bergin (1997), Beutler (1997), Garfield (1997), Lambert und Okiishi (1997), Luborsky, McLellen, Diguier, Woody und Seligman (1997, Sechrest, McKnight und McKnight (1996) und Strupp und Anderson (1997).

13 Effizienz und Wirksamkeit der Ego-State-Therapie: Eine Validitätsstudie

Eine Ego-State-Therapie im Rahmen eines Wochenendmarathons ist eine intensivere Erfahrung als eine traditionelle Behandlung mit nur einer Sitzung pro Woche. Man könnte sagen, sie ist wie ein „chirurgischer Eingriff" auf psychischer Ebene, der darauf abzielt, einen spezifischen Konflikt zu lösen oder eine spezielle Pathologie zu beseitigen, vergleichbar einer begrenzten medikamentösen Behandlung bei körperlichen Störungen in der Medizin. Dieser Ansatz, die Ego-State-Therapie im Rahmen intensiver Wochenendmarathons anzuwenden, zu dem wir in diesem Kapitel[1] das Datenmaterial liefern, bedeutet, dass innerhalb kurzer Zeit eine große Menge von (verdrängtem) Material zugänglich gemacht und integriert werden muss.

Die meisten Patienten reisen zu diesen Therapiewochenenden mit dem Flugzeug aus anderen Bundesstaaten an. Wenn sie das erste Mal zu uns kommen, empfehlen wir ihnen, sich an ihrem Wohnort nach einem Therapeuten umzusehen, zu dem sie nach dem Wochenende bei uns gehen können, der sie in ihrem therapeutischen Prozess weiter unterstützt und bei dem sie ihre Erfahrungen durcharbeiten oder weiterverfolgen können, wenn es notwendig erscheint. Häufig werden die Patienten auch von einem Therapeuten, bei dem sie schon längere Zeit in Behandlung sind und zu dem sie anschließend zurückkehren, an Helen überwiesen.

Um diese Form der Ego-State-Therapie objektiver untersuchen zu können, entschloss ich (J. G. W.) mich, an Helens frühere Patienten einen Fragebogen zu verschicken. Der Hauptzweck des Fragebogens war es, nach Möglichkeit die Validität des Ego-State-Ansatzes, seine Wirksamkeit und Effizienz, objektiv zu bestimmen, insbesondere im Vergleich mit den anderen Therapien, die diese Klienten bereits hinter sich hatten.

Da sich unter den Fällen, die von J. G. W. behandelt worden waren, viele echte multiple Persönlichkeiten befanden, die nicht im Rahmen von Wochenendmarathons behandelt wurden, sind sie in diese Untersuchung nicht einbezogen worden. Das erhobene Datenmaterial, das einer Validitätsuntersuchung unterzogen wurde, bezieht sich ausschließlich auf Patienten, die den folgenden Kriterien entsprachen:

- Sie wurden von Helen (H. H. W.) behandelt.
- Sie kamen ausschließlich zu den intensiven Wochenendmarathons (8 bis 15 Stunden).
- Die Ego-State-Therapie war ein wesentlicher Bestandteil der Behandlung.

Insgesamt 86 Patienten, die Helen zwischen 1976 und 1995 behandelte, entsprachen den oben genannten Kriterien und bekamen folglich den Fragebogen zugeschickt.

Der Fragebogen war so angelegt, dass von sämtlichen Patienten, die entweder von mir oder von Helen behandelt worden waren, ein Feedback verlangt wurde, um den Persönlichkeitsfaktor möglichst gering zu halten; er wurde aber nur an Helens Patienten geschickt. 46 ausgefüllte Fragebogen (53 %) wurden zurückgesandt.

Fragebogen zur Ego-State-Therapie

1. Aus welchem Grund begannen Sie eine Therapie? ______________________
   ____
2. Wie lange bestand das Problem bereits? ______________________
3. Hatten Sie, bevor Sie entweder zu John oder zu Helen zur Ego-State-Therapie kamen, eine andere Psychotherapie? ______________________
4. Wenn ja, welche Art von Therapie?
   Psychoanalyse ______________________
   kognitive Therapie ______________________
   Verhaltenstherapie ______________________
   humanistische Therapie ______________________
   andere Therapien ______________________
5. Ungefähre Anzahl der Sitzungen? ______________________
   In welchem Zeitraum? Jahre __________ Monate __________
6. Resultate: ______________________
7. Wie schätzen Sie *diese* Therapie ein?
   sehr wirksam _________ einigermaßen wirksam _________ nur wenig wirksam ___________ unwirksam _______________
8. Entsprach die Therapie Ihren Erwartungen?
   ja ________ weitgehend ________ teilweise ________ sehr wenig ________ nein ________
9. Falls Sie sonst noch eine Beschreibung geben möchten, fügen Sie sie hier ein:
   ____
   ____
10. Wie viele Sitzungen (oder Stunden) Ego-State-Therapie bei Helen Watkins hatten Sie? __________ … oder bei John Watkins? __________
11. Konzentrierten sich diese Sitzungen auf das Wochenende?
    ja __________ nein __________ wie viele Wochenenden? __________
12. Wie lange ist es her, dass Sie das letzte Mal bei Helen oder John Watkins in Therapie waren? ______________________
13. Aus welchem Grund haben Sie Helen oder John hauptsächlich aufgesucht?
    ____
    ____
14. Resultate: ______________________
    ____

15. Wie schätzen Sie *diese* Behandlung ein?
    sehr wirksam ________einigermaßen ________ nur wenig ________ unwirksam ________
16. Entsprach sie Ihren Erwartungen:
    ja ________ weitgehend ________________teilweise ___________ sehr wenig __________ nein ____________________________
17. Falls Sie sonst noch eine Beschreibung geben wollen, fügen Sie sie hier ein:
    ____
    ____
18. Haben Ihr Gesundheitszustand, Ihr Wohlbefinden und/oder Ihre Anpassung sich verändert, seit Sie eine Ego-State-Therapie gemacht haben? Bitte beschreiben Sie die Veränderung: ____
    ____
19. Können Sie die Ego-State-Therapie mit irgendeinem anderen Ansatz, mit dem Sie entweder selbst Erfahrungen gemacht haben oder von dem Sie wissen, vergleichen? ____
    ____
20. Haben Sie seit den therapeutischen Sitzungen mit Helen oder John Watkins eine andere Psychotherapie bei einem anderen Therapeuten gemacht? Beschreiben Sie sie: ____
    ____
21. Falls Sie selbst im psychologischen oder therapeutischen Bereich tätig sind, haben Sie die Ego-State-Therapie seit Ihrer Arbeit mit Helen oder John selbst angewandt? ____

Ein Follow-up-Fragebogen hinsichtlich der Wirkungen der Ego-State-Therapie[2]

Von vielen wissenschaftlichen Zeitschriften und bei zahlreichen Fachkongressen hier in den Vereinigten Staaten und im Ausland sind wir gebeten worden, den Behandlungsansatz der Ego-State-Therapie zu beschreiben. Während wir das Gefühl haben, dass die Ego-State-Therapie für die meisten Klienten hilfreich gewesen ist, verfügen wir doch nicht über jene objektiven wissenschaftlichen Daten bezüglich der erzielten Resultate, die von unseren Fachkollegen erwartet werden. Aus diesem Grund versenden wir diesen Fragebogen.

Die aus dieser Untersuchung gewonnenen Daten dienen lediglich der Forschung. Deswegen wird die Identität keiner der befragten Personen preisgegeben, weder der Name noch die Initialen oder irgendein anderes zeitliches, geographisches oder sonstiges Detail, das der Identifizierung dienen könnte. Die Identität jeder der befragten Personen wird hundertprozentig vertraulich behandelt. Wir sind Ihnen sehr dankbar, wenn Sie die Untersuchung ganz offen und unvoreingenommen betrachten.

Die Ergebnisse werden summarisch wiedergegeben und durch die Beschreibung einiger Behandlungen von Patienten ergänzt, die uns dazu die Erlaubnis geben, wobei die Wahrung Ihrer Privatsphäre allerdings immer im Vordergrund steht.

Wir nehmen mit sämtlichen Patienten Kontakt auf, die in den vergangenen 18 Jahren zu uns gekommen sind, um eine solche Behandlung durchzumachen, und die von uns tatsächlich mit einer Ego-State-Therapie behandelt wurden. Als eine dieser Personen sind wir Ihnen sehr dankbar für Ihre Teilnahme an dieser Untersuchung, die das Ziel hat, die Ego-State-Therapie und ihre Theorie zu verbessern; auch hoffen wir, dass Ihre Erfahrung es uns und anderen, die auf unserem Feld tätig sind, ermöglichen wird, effizientere und kürzere Behandlungen anzubieten.

Mit freundlichen Grüßen

Helen H. Watkins (Unterschrift)
John G. Watkins (Unterschrift)

Als die Fragebogen zurückgegeben wurden, stellte sich heraus, dass manche Punkte klarer hätten formuliert werden können. So fragen wir zum Beispiel unter Punkt 21, ob der Teilnehmer selbst im psychologischen oder therapeutischen Bereich tätig sei und im Anschluss an seine bzw. ihre eigene Ego-State-Therapie das Verfahren selbst angewandt habe. Die Frage ist ein wenig doppeldeutig. Obwohl viele mit „Ja" antworteten, wusste ich nicht, ob diejenigen, die mit „Nein" geantwortet hatten, damit zum Ausdruck brachten, dass sie nicht im psychologischen oder therapeutischen Bereich tätig waren, oder ob es sich dabei um Kollegen handelte, die im Anschluss an ihre eigene Therapie bei Helen die Ego-State-Therapie nicht selbst angewandt hatten. Einige Teilnehmer gaben an, sie seien mit diesem Verfahren bereits vertraut gewesen und hätten es schon zuvor bei ihren eigenen Klienten angewandt.

Das „Problem" oder der Grund, eine Therapie zu beginnen

In den meisten Fällen war das „Problem", das die Teilnehmer ursprünglich veranlasst hatte, eine Therapie zu machen, dasselbe wie das Problem, das sie speziell zu uns geführt hatte (ihre Antwort auf Punkt 1 oder Punkt 13). Einige gaben an, sie hätten ihre anfänglichen Probleme gelöst, hätten aber das Gefühl, dass noch etwas fehle, dass etwas immer noch ungelöst sei.

Einige der Probleme wurden in wenigen kurzen Begriffen wie „Depression" festgehalten; andere gaben eher ausführliche Beschreibungen, die wir gekürzt haben, um das Wesentliche herauszuarbeiten. Einige gaben eine psychiatrische Diagnose an. Bei Punkt 2 (Dauer der Therapie) werden die exakten Zitate wiedergegeben. Tabelle 1 listet die Probleme auf, die als Grund für den Beginn der Therapie angegeben wurden, sowie den Zeitraum, in dem sie bestanden, genau so wie die Klienten sie in den Fragebogen notiert hatten. Tabelle 2 fasst die Gründe, aus denen die Therapie begonnen wurde, zusammen.

Manche Teilnehmer gaben mehr als ein Problem an. Es ist offensichtlich, dass es sich bei den behandelten Befindlichkeiten nicht einfach um vorübergehende Störungen handelte, sondern um chronische Probleme, an denen viele Patienten über lange Zeit gelitten hatten. Der Hinweis auf einen Zusammenbruch (es ist schwierig, dies tabellarisch zu erfassen, weil dafür verschiedene Begriffe verwendet werden) findet sich in Tabelle 3.

Frühere Psychotherapie

Frühere Erfahrungen der Teilnehmer mit einer persönlichen Psychotherapie waren für uns von Interesse (42 hatten solche Erfahrungen, vier nicht), Art, Dauer und Ergebnisse dieser Therapien eingeschlossen. Sie hatten offensichtlich das Bedürfnis, weiter an ihren Problemen zu arbeiten. Viele von ihnen hatten einen Workshop zur Ego-State-Therapie bei uns besucht und bei dieser Gelegenheit Auszüge aus früheren Behandlungen entweder auf Video oder Tonband kennen gelernt. Darüber hinaus waren diejenigen, die zuvor einen Workshop bei uns besucht hatten (die Mehrheit, aber nicht alle) auch mit der Ego-State-*Theorie* vertraut, die diesen Ansatz konzeptualisiert. Sie wussten also bis zu einem gewissen Grad, was sie erwarten durften. Aber das gilt auch für Fachkollegen, die zuvor irgendeine andere persönliche Therapie gemacht hatten.

Tabelle 4 listet die verschiedenen Arten von früheren Therapien auf, die Häufigkeit der Sitzungen und die Dauer der Therapie, wie von den Teilnehmern angegeben; Tabelle 5 gibt eine generelle Zusammenfassung.

Aus Tabelle 4 geht klar hervor, dass die meisten der Klienten (42 von 46 Klienten) zuvor Erfahrungen mit einer anderen Art von Psychotherapie gemacht hatten und dass es sich bei der Mehrheit (27) um psychoanalytisch oder psychodynamisch ausgerichtete Therapien gehandelt hatte. Viele hatten auch mit anderen Arten von Therapie Erfahrungen gemacht, mit humanistischen (20) oder kognitiven (12) Therapien. Die Teilnehmer – die also bereits viel Erfahrung mit den unterschiedlichsten Arten von Therapie gemacht hatten, sowohl als Patienten wie auch aufgrund ihrer Fachausbildung (die meisten von ihnen sind selbst Therapeuten) - waren daher gut in der Lage, die Wirksamkeit der Ego-State-Behandlung, der sie sich bei Helen unterzogen, einzuschätzen und zu beurteilen und sie mit psychoanalytischen und anderen Ansätzen zu vergleichen.

Punkt 6 des Fragebogens verlangte eine qualitative Einschätzung der Ergebnisse früherer Therapien. Die Antworten enthielten häufig Kommentare wie „mäßige Hilfe", „hilfreich, hatte aber das Gefühl, dass noch einiges zu tun war", „erhöhtes Bewusstsein", „kam nicht an das wesentliche Problem heran", „unerledigte Probleme", „besseres kognitives Verstehen, aber nicht genügend Veränderungen in Herz und Seele". In einigen Fällen wurde die vorausgegangene Therapie als „ausgezeichnet" und „lebensrettend" bezeichnet. In einigen wenigen Fällen waren die Antworten negativ. Die Kritik drehte sich im Wesentlichen um die einseitige Intellektualität der Einsicht (kognitiv) und den Zeitaufwand, den es erforderte, Resultate zu erzielen. Wenn die früheren Therapien der Teilnehmer ausgesprochen erfolgreich gewesen wären, hätten sie vermutlich nicht noch eine weitere Therapie (Ego-State-Therapie) gemacht.

Tabelle 1

Punkt 1: Das Problem: der Grund, weshalb der Klient die Therapie begann
Punkt 2: „Dauer des Problems“

Fallnummer[3]

1. häufige Erfahrungen eines verminderten Selbstbewusstseins
   „schon immer“
2. Kindheitstraumen, die gegenwärtige Beziehungen beeinträchtigen, auflösen
   „45 Jahre“
3. „Lampenfieber“, Blockade in Mathematik, spätere Diagnose Dyslexie (Lesestörung)
   „seit der High School“, „1984“
4. Unfruchtbarkeit, eheliche Spannungen, Depression
   „2 $^1/_2$ Jahre“
5. allgemeine Wünsche nach Integration, Migräneanfälle
   „1983“
6. Erinnerungen an sexuellen Missbrauch, lebenslange Depression
   „30 Jahre“
7. Midlife-Depression, Beziehungsstörungen, niedriges Selbstwertgefühl
   „lebenslang“
8. Depression
   „einige Jahre“
9. Angst
   „mein ganzes Leben lang“
10. fing an, MPS-Patienten zu behandeln, beschäftigte mich mit Dissoziation
    „kein Problem, von dem ich wüsste“
11. wollte lang dauernde innere Konflikte lösen
    „lebenslang -> 55 Jahre“
12. Depression
    keine Angabe bezüglich der Dauer des Problems
13. Eheproblem
    „2 bis 5 Jahre“
14. irrationale Überreaktionen, Wut, Angst, Unsicherheit
    „lebenslang“
15. um die Ursache meiner Emotionen besser zu verstehen
    „nicht wirklich ein Problem“
16. MPS-Persönlichkeit, in viele Persönlichkeitsteile zerfallen
    „lebenslang“

17. informierte mich bei Ihrem Workshop über die Ego-State-Therapie
„seit meiner Jugend“ (Neigung zur Selbsterforschung)
18. Lösung eines Kindheitstraumas, Beziehungen erforschen
„1 Jahr, seit es mir unmittelbar bewusst wurde“
19. Verstehen meiner persönlichen Dynamik – und dann wollte ich mehr
„immer“ (versuche, mich selbst zu verstehen)
20. unfähig, eine dauerhafte Liebesbeziehung einzugehen
„das ganze Leben?“
21. wollte damit aufhören, ständig abwechselnd zwanghaft zu essen und dann wieder abzunehmen
„seit dem Alter von 12 Jahren“
22. Kindheitsamnesie
„ewig“
23. Keine Antwort
24. exzessives Trinken
„10 Jahre“
25. Gedächtnislücken, schwere Depression
„Jahre“
26. Mangel an Selbstakzeptanz, Problem, den eigenen Körper zu lieben
„20 Jahre“
27. allgemeines Lampenfieber, neurotische Depression
„College und seit meinen Zwanzigern“
28. Missbrauch in der Kindheit
„wurde mir etwa ein Jahr, bevor ich Helen anrief, des Problems bewusst“
29. Schuldgefühle, Vorgeschichte von Drogenmissbrauch, sexuelles Ausagieren
„seit dem Alter von 22 Jahren“
30. als Kind belästigt worden, Furcht vor dem Alleinsein, exzessive Ängste
„25 Jahre +“
31. um den Krebs zu bekämpfen, die Ursache zu finden, sicherzustellen, dass kein weiterer Krebs entsteht
„Diagnose im August 1991“
32. Heilung der Nachwirkungen von Kindesmissbrauch
„35 bis 40 Jahre“
33. Depression und Angst
„6 Monate“
34. unfähig zum Orgasmus und Schlaflosigkeit
„lebenslang“
35. ungelöste dissoziative Symptome im Zusammenhang mit einem Kindheitstrauma
„seit dem Alter von 9 Jahren“
36. tiefe, übermächtige Depression – leicht suizidal, riesengroße Angst
„seit der Kindheit“

37. frühe Haltungen in Bezug auf die Mutter, ein verletzter Ich-Zustand beeinträchtigte Beziehungen
    „Adoleszenz/Erwachsenenleben"
38. größere Entspannung und Freiheit, ich selbst zu sein
    „50 Jahre"
39. Depression
    „6 Monate"
40. fortgesetzte Zweifel in Bezug auf möglichen Missbrauch in der Kindheit
    „20 Jahre"
41. Fettleibigkeit, Esssucht, Angst vor Nähe
    „lebenslang"
42. Beziehung zu meinem Geliebten und zu mir selbst
    „3 bis 4 Monate"
43. Depression und Angst
    „seit der Adoleszenz"
44. Vorbereitung auf Ehe und Mutterschaft
    „seit meiner Scheidung" (zwei Jahre zuvor)
45. mögliches Auftauchen von Erinnerungen an Missbrauch in der Kindheit
    „möchte, dass dunkle, vage Erinnerungen entweder bestätigt oder aufgelöst werden"
46. Depression und Problem mit Aggression/Sexualität
    „4 Jahre"

Tabelle 2

Zusammenfassung der Gründe, aus denen die Therapie begonnen wurde (Punkt 1 und 13 des Fragebogens)

Depression	12	emotionale Probleme	3
Kindheit	10	*Wut*	
Traumen		Dissoziation	2
Missbrauch		Lampenfieber	2
Amnesie		Zwänge	2
Selbst-	6	*Essen, Abnehmen*	
einschätzung		Süchte	2
verständnis		*Alkohol, Drogen*	
Angst	5	„innere Konflikte"	1
Unsicherheit		Beziehung zu den Eltern	1
eheliche Probleme	4	„Migräne"	1
Liebesbeziehung		Krebs	1
sexuelle Probleme	4		
Impotenz			
Frigidität			
Ausagieren			

Tabelle 3

Zusammenfassung der Antworten zur Therapiedauer	
lang dauernd: „lebenslang", „ewig", „seit der Kindheit", „mein ganzes Leben lang", „20 Jahre oder länger" usw.	23 (50 %)
dazwischen liegend (2 bis 9 Jahre oder unbestimmt): „1983", „ 2 1/2 Jahre", „jahrelang", „einige Jahre", „2 bis 5 Jahre", „10 Jahre", „College und seit meinen Zwanzigern" usw.	15 (33 %)
erst vor kurzem aufgetreten (weniger als 2 Jahre): „1991", „1 Jahr", „6 Monate"	3 (7 %)
Vermischtes: „kein Problem", „nicht wirklich ein Problem" (suchte Ausbildung?) oder unbeantwortet*	5 (10 %)
insgesamt:	46 (100 %)

* Helen berichtete, dass einige gesagt hätten, sie seien lediglich deshalb gekommen, weil sie eine Erfahrung mit Ich-Zuständen machen wollten. In der tatsächlichen Therapie jedoch stellten fast alle echte persönliche Probleme fest und setzten sich mit ihnen auseinander.

Tabelle 4

Arten früherer Therapien und Häufigkeit der Sitzungen, Therapiedauer (Punkt 4 und 5 des Fragebogens)

Fallnummer
1. psychoanalytisch (20 Jahre)
2. psychoanalytisch (10 Jahre), humanistisch, hypnotherapeutisch
3. humanistisch, Hypnose (gelegentlich)
4. kognitiv (2 1/2 Jahre, einmal wöchentlich)
5. humanistisch (20 Sitzungen, 2 Jahre)
6. humanistisch (8 Jahre)
7. kognitiv, verhaltenstherapeutisch, Hypnotherapie (vor 20 Jahren für 3 Jahre)
8. psychoanalytisch, humanistisch (100 Stunden, 2 Jahre lang)
9. kognitiv (75 Stunden, 1 Jahr und 6 Monate lang)
10. psychodynamisch (30 Sitzungen, 8 Monate lang)
11. psychoanalytisch (6 Jahre), kognitiv, humanistisch (9 bis 10 Jahre)
12. psychoanalytisch, humanistisch (150 Stunden, 2 1/2 Jahre)
13. keine früheren Therapien
14. Psychotherapie nach Sullivan, kognitiv, systemisch (250 Stunden, 2 bis 3 Jahre)
15. keine früheren Therapien
16. psychoanalytisch, kognitiv, humanistisch (0 bis 4 Mal wöchentlich, 9 Jahre lang)
17. psychoanalytisch, Familientherapie (7 Jahre)
18. humanistisch (6 bis 8 Stunden, 2 Monate lang)

19. psychoanalytisch (annähernd 20 Jahre lang)
20. psychoanalytisch, humanistisch (25 Jahre lang, mit Unterbrechungen seit 1947)
21. psychoanalytisch (50 Stunden), humanistisch (40 Stunden), Gruppentherapie (30 Stunden)
22. eklektisch, transpersonal (1 Stunde wöchentlich, 2 $^1/_2$ Jahre lang)
23. keine früheren Psychotherapien
24. humanistisch (30 Stunden, 1 Jahr)
25. psychoanalytisch (1-mal die Woche, 16 bis 18 Jahre)
26. psychoanalytisch-humanistisch (150 Stunden?, mit Unterbrechungen in den vergangenen 8 Jahren)
27. psychoanalytisch (2 Jahre), humanistisch, kognitiv (im Alter zwischen 30 und 45 Jahren)
28. psychoanalytisch (3-mal die Woche, 4 $^1/_2$ Jahre)
29. psychoanalytisch (150 Stunden, 3 bis 4 Jahre)
30. psychoanalytisch, kognitiv, humanistisch (500 Stunden, 10 Jahre)
31. humanistisch (30 Stunden, 2 Jahre)
32. humanistisch, Hypnotherapie, Gruppentherapie (etwas mehr als 5 Jahre)
33. humanistisch (80 Stunden, 6 Jahre)
34. Bioenergetik (2-mal wöchentlich, weiß überhaupt nicht – wenigstens 10 Jahre)
35. Psychoanalyse (2 Jahre), psychodynamisch (9 Jahre)
36. psychoanalytisch, verhaltenstherapeutisch, Kindertherapie (mehr als 500 Stunden, 38 Jahre)
37. humanistisch, psychodynamisch, Objektbeziehungstherapie (3 Jahre)
38. psychoanalytisch, humanistisch, Selbstpsychologie (6 bis 8 Jahre)
39. psychoanalytisch (1-mal wöchentlich, 2 Jahre), humanistisch (10 Jahre)
40. psychoanalytisch, kognitiv, Verhaltenstherapie (200 Stunden, 5 Jahre)
41. keine früheren Therapien
42. psychoanalytisch, kognitiv (12 Stunden, 2 Monate)
43. psychoanalytisch (5 Jahre)
44. psychoanalytisch, kognitiv, jungianische Hypnose (15 Stunden, 18 Monate)
45. psychoanalytisch (440 Stunden, 3 $^1/_2$ Jahre)
46. kognitiv, Hypnotherapie (10 Stunden, 4 Monate)

Tabelle 5

*Zusammenfassung der verschiedenen Arten früherer Therapien**

psychoanalytisch (psychodynamisch, Objektbeziehungen)	27	Bioenergetik	1
		Kindertherapie	1
humanistisch	20	eklektisch-transpersonal	1
kognitiv	12	Familientherapie	1
Hypnotherapie	4	jungianische Hypnose	1
verhaltenstherapeutisch	3	sullivanian	1
Gruppentherapie	2	systemische Therapie	1
Anzahl der Befragten, die Angaben zu früheren Therapien gemacht haben			42
mittlere Zahl der Sitzungen (Stunden), Reichweite zwischen 19 und 500 +			145
mittlere Therapiedauer, Reichweite zwischen 2 Monaten und 38 Jahren			2 Jahre

* Einige Teilnehmer erwähnten *mehr als eine* frühere Therapie.

Vergleich der früheren Therapie mit der Ego-State-Therapie

Punkt 7 des Fragebogens verlangte von den Teilnehmern, die Wirksamkeit ihrer vorausgegangenen Therapien einzuschätzen, und Punkt 15 verlangte, ihre Ego-State-Therapie bei H. H. W. zu beurteilen. In Tabelle 6 werden die Ergebnisse der Antworten bei beiden Punkten vorgestellt, sodass ein Vergleich möglich ist.

Ein Chi-Quadrat-Test bezüglich des Unterschieds zwischen der Wirksamkeit früherer Therapien und der Ego-State-Therapie zeigte eine signifikante Überlegenheit ($\chi^2 = 15.48$, $p < .005$) der Ego-State-Therapie.[4]

Punkt 8 verlangte von den Teilnehmern die Beantwortung der Frage, in welchem Maße ihre früheren Therapien ihren Erwartungen entsprachen, und Punkt 16 verlangte die Beantwortung derselben Frage hinsichtlich der Ego-State-Therapie. In Tabelle 7 werden die Resultate beider Fragestellungen präsentiert, sodass ein Vergleich möglich ist.

Ein Chi-Quadrat-Test des Unterschiedes zwischen der Ego-State-Therapie und den vorausgegangenen Therapien im Hinblick auf die Frage, wie weit jede dieser Therapien den Erwartungen des Klienten entsprach, zeigte eine signifikante Überlegenheit ($\chi^2 = 21.56$, $p < .005$) für die Ego-State-Therapie.[5]

Die Angaben derjenigen, die den Follow-up-Fragebogen beantworteten, wiesen klar darauf hin, dass sie die Ego-State-Therapie als wirksamer empfanden als ihre früheren Therapien, wie in Tabelle 6 zusammengefasst, und dass die Ego-State-Therapie ihren Erwartungen in höherem Maße entsprach als ihre früheren Therapien, wie in Tabelle 7 zusammengefasst. Diese Daten enthalten jedoch so viele verschiedene therapeutische Ansätze, dass sie uns keine Möglichkeit geben, die Ego-State-Therapie mit irgendeinem spezifischen anderen System direkt zu vergleichen.

Tabelle 6

Wirksamkeit der früheren Therapien (Punkt 7 des Fragebogens) und der Ego-State-Therapie (Punkt 15), wie sie von den Patienten bewertet wurde

	frühere Therapien	Ego-State-Therapie
sehr wirksam	11	29
irgendwie wirksam	22	9
ein bisschen wirksam	4	4
unwirksam	5	0
gesamt	42	42

Tabelle 7

Grad, in dem die früheren Therapien (Punkt 8 des Fragebogens) und die Ego-State-Therapie (Punkt 16) den Erwartungen der Klienten entsprachen

	frühere Therapien	Ego-State-Therapie
„jenseits" der Erwartung		1
„übertraf" die Erwartung		1
ja	7	22
weitgehend	8	11
teilweise	18	4
in sehr geringem Maß	5	1
nicht	3	2
gesamt	42	42

Bewertungen von Teilnehmern, die zuvor eine Therapie psychoanalytischer Art gemacht hatten

27 der 46 Teilnehmer gaben an, der Behandlungsansatz ihrer früheren Behandlung sei überwiegend psychoanalytischer Art gewesen. Die Gesamtzahl der Sitzungen und/oder die Häufigkeit der Sitzungen pro Woche lag zwischen 12 und 500 +, bei einem mittleren Wert von 150 Sitzungen über einen Zeitraum von 2 Monaten bis 38 Jahren und einem mittleren Wert von 5 Jahren. Fünf Teilnehmer gaben eine Frequenz zwischen 1- und 4-mal wöchentlich an, bei einem mittleren Wert von 3-mal pro Woche.

Diese Daten eröffneten eine vernünftige Möglichkeit, ihre Erfahrungen mit einer Form der psychoanalytischen Therapie und ihre Erfahrungen mit der Ego-State-Therapie zu vergleichen. Beachten Sie, dass die Teilnehmer aufgrund der Formulierungen in dem Fragebogen nicht zwischen traditioneller Psychoanalyse – die für gewöhnlich auf der Basis mehrerer Sitzungen in der Woche durchgeführt wird – und psychoanalytischer Therapie unterscheiden konnten, die im Allgemeinen auf der Basis einer einzigen Sitzung pro Woche durchgeführt wird und weniger hoch gesteckte Ziele hat. Allerdings verfolgen beide (wie auch die Ego-State-Therapie) dieselben Ziele, nämlich die indirekte Reduzierung neurotischer, psychosomatischer und verhaltensmäßiger Fehlanpassungen, indem Verdrängungen aufgehoben und Abwehrmechanismen gelockert werden und die Patienten Einsicht in ihre unbewussten Motivationen erlangen sowie eine größere, lang anhaltende Reife ihrer Charakterstruktur entwickeln.

Die Unterschiede zwischen der Ego-State-Therapie und den psychoanalytischen Therapien liegen deshalb in erster Linie in den Modifikationen der Ego-State-Theorie gegenüber den psychoanalytischen Konzepten (Federns Theorie, ergänzt durch unsere eigenen Konzeptionen) sowie in der Hinzufügung zahlreicher weiterer Techniken (die mithilfe der Hypnoanalyse möglich werden) und, in den hier beschriebenen Fällen, dem Therapierahmen des intensiven Wochenendmarathons.

Tabelle 8

Wirksamkeit früherer psychoanalytischer Therapien (Punkt 7 des Fragebogens) und einer nachfolgenden Ego-State-Therapie (Punkt 15) in der Bewertung durch Klienten, die beides erfahren hatten

	psychoanalytische Therapie 7	Ego-State-Therapie
sehr wirksam	16	21
irgendwie wirksam	2	5
ein bisschen wirksam	2	1
unwirksam		0
gesamt	27	27

Dementsprechend wurden die Daten der 27 Patienten, die angegeben hatten, ihre vorausgegangene Therapie sei in erster Linie psychoanalytischer Art gewesen, erneut analysiert (siehe Tabelle 8 und 9).

Ein Chi-Quadrat-Test des Unterschieds zwischen der Wirksamkeit einer psychoanalytischen Therapie und der Ego-State-Therapie zeigte eine signifikante Überlegenheit ($\chi^2(3) = 14.56$, $p < .005$) der Ego-State-Therapie.[6]

Ein Chi-Quadrat-Test des Unterschieds in Bezug auf den Grad, in dem die psychoanalytische Therapie und die Ego-State-Therapie den Erwartungen der Klienten entsprachen, die beides erfahren hatten, zeigte eine signifikante Überlegenheit der Ego-State-Therapie[7] ($\chi^2(3) = 15.48$, $p < .005$).

Tabelle 9

Grad, in dem die vorausgegangene psychoanalytische Therapie (Punkt 8) und die darauf folgende Ego-State-Therapie (Punkt 15) den Erwartungen entsprachen, nach der Einschätzung von Klienten, die mit beiden Therapien Erfahrungen gemacht hatten

	Psychoanalytische Therapie	Ego-State-Therapie
ja	4	14
weitgehend	8	6
teilweise	13	5
in sehr geringem Maß	1	0
nein	1	0
„jenseits" (hinein geschrieben)		1
„übertraf" (hinein geschrieben)		1
gesamt	27	27

Häufigkeit und letzter Zeitpunkt der Ego-State-Therapie

Klienten, die mehr als ein Marathonwochenende besuchten, machten das im Abstand von etwa 1 Jahr. Tabelle 10 zeigt die Anzahl der Wochenendsitzungen und beantwortet die Frage, wie weit der letzte Kontakt mit Helen zurücklag.

Tabelle 10

Häufigkeit der Ego-State-Therapie (Punkt 11 des Fragebogens) und der Zeitraum, der seit der letzten Ego-State-Therapie vergangen ist (Punkt 12)*

Häufigkeit	
1 Wochenende	41
2 Wochenenden	2
3 Wochenenden	2
4 Wochenenden	1

	letzter Kontakt		
Jahre	Anzahl	Monate	Anzahl
„Jahre"	10	1	
„mehrere" (Jahre)	1	8	1
„einige Jahre"	1	7	4
17	1	6	2
10	1	5	1
„8 oder mehr"	1	3	1
6 bis 8	1	2	3

Tabelle 10 *(Fortsetzung)*

Jahre	letzter Kontakt Anzahl	Monate	Anzahl
6	1	1	1
5	1	gesamt:	46
3 +	2	mittlerer Wert = 2 Jahre	
3	5		
2 bis 3	1		
2 +	1		
„2 oder mehr"	2		
2	4		
1	8		

* Bei Fällen, die mehr als ein Therapiewochenende hatten, bezieht sich die angegebene Zeit auf die letzte Sitzung.

Warum Klienten eine Ego-State-Therapie machen

Bei der Antwort auf Punkt 13 des Fragebogens wiederholten viele Teilnehmer lediglich ihre Antwort auf Punkt 1 (warum sie ursprünglich zur Therapie gekommen waren). Einige, besonders diejenigen, die mit ihren früheren Therapien nicht ganz zufrieden gewesen waren, gaben an, dass sie etwas Neues oder anderes ausprobieren wollten. Mehrere bezogen sich auf einen Workshop, den sie bei uns gemacht hatten. Einige gaben an, sie seien von ihrem oder einem anderen Therapeuten oder Arzt zu uns geschickt worden. Einige erwähnten, sie seien von der Persönlichkeit der Therapeutin, H. H. W. (wie sie sie während eines Workshops bei uns kennen gelernt hatten), beeindruckt gewesen. Ein Teilnehmer gab ganz einfach an: „Vertrauen". Und einige antworteten, sie seien neugierig auf die Ego-State-Therapie gewesen und wollten aus persönlichen wie auch aus fachlichen Gründen eine Erfahrung damit machen.

Entwurf eines Bewertungssystems (Einstufung)

Um die Wirksamkeit der Behandlung, die diese Klienten gemacht hatten, zu messen (wobei *sämtliche* objektiven und subjektiven Daten, die aus dem Fragebogen gewonnen worden waren, kombiniert wurden), ihre jeweiligen Resultate zu vergleichen und diese dann wieder einem Vergleich mit anderen Therapien zu unterziehen, mussten wir irgendeine Form der objektiven Bewertung finden. Da verschiedene

Klienten von den Resultaten ihrer Therapie in unterschiedlichen Worten berichteten, mussten wir ein qualitatives Bewertungssystem entwickeln, das imstande war, die Angaben zu den folgenden Schlüsselfragen auf dem Fragebogen zu evaluieren und zu kombinieren: Punkt 14, Resultate; Punkt 15, Bewertung der Wirksamkeit; Punkt 16, das Maß, in dem die Therapie den Erwartungen entsprach; Punkt 17, die Behandlung näher beschreiben; Punkt 18, Veränderungen im gesundheitlichen Bereich, im Wohlbefinden und in der Anpassung; und Punkt 19, Vergleich der Ego-State-Therapie mit anderen Behandlungsansätzen.

Das Bewertungssystem

Der Fragebogen eines jeden Klienten wurde zunächst einmal mithilfe eines alphabetischen Bewertungssystems „in Noten eingeteilt", etwa so, wie es auf dem College gemacht wird (wenn zum Beispiel die Antworten auf die gestellten Fragen in einem Essay benotet werden). Anfänglich definierte ich die „Noten" hinsichtlich der Wirksamkeit der Behandlung wie folgt:

A hervorragende Besserung
B recht gute (befriedigende) Besserung
C eindeutig eine gewisse, aber minimale Besserung
D kein Anzeichen einer Besserung
F negative (vielleicht schädliche) Wirkungen der Behandlung

Diese Definitionen waren bis zu einem gewissen Grad mit den Begriffen, die wir unter Punkt 15 (die Erwartungen betreffend) benutzten, identisch: sehr wirksam, irgendwie wirksam, ein bisschen wirksam, unwirksam. Die Kontrollantworten, die an diesen Stellen eingefügt wurden, erforderten jedoch beachtliche Modifikationen durch die qualitativen Angaben, die bei den anderen Punkten gemacht wurden, damit sich das zusammengefasste Endergebnis in einer einzigen Note in Form eines Buchstabens, wie oben beschrieben, darstellen ließ. Sämtliche Fragebogen wurden, entsprechend dem oben angegebenen System, wiederholt hinsichtlich der Bewertungsskala überprüft, so lange, bis keine weiteren Veränderungen mehr notwendig schienen.

Als Nächstes wurden, um diese Einstufung zu objektivieren, die vorausgegangenen Kriterien von demjenigen, der die Bewertung vornahm, für jede Einstufung spezifisch definiert und die Antworten dann entsprechend bewertet.

A
1. Entsprach oder übertraf die Erwartungen.
2. Die Resultate werden mit Superlativen beschreiben: „ausgezeichnet", „außergewöhnlich", „hervorragend", „gewaltig".
3. Viel höher bewertet als andere Therapien, mit denen Erfahrungen gesammelt wurden (anderen überlegen).
4. Sehr signifikante Besserung: Verschwinden der Symptome, erfolgreicheres Verhalten, stark verbesserte Anpassung, im sozialen Bereich und auch sonst.

B 1. Entsprach den Erwartungen.
2. Positive Empfehlung für die Therapie.
3. Als sehr gut und wirksam bewertet.
4. Signifikante Besserung: Symptome, Anpassung, Arbeit, Lebensmuster usw.

C 1. Erwartungen in gewisser Weise (teilweise) erfüllt.
2. Generell freundliche Einstellung gegenüber der Therapie.
3. Minimale, aber positive Ergebnisse.
4. Anzeichen für eine gewisse (allerdings keine große) Besserung: Symptome, Einstellungen, Lebensmuster, usw.

D 1. Erfüllte die Erwartungen nicht; Enttäuschung.
2. Neutrale Haltung gegenüber der Therapie.
3. Keine sehr negativen Bemerkungen hinsichtlich der Therapie.
4. Sehr wenige Anzeichen für eine Besserung: Symptome, Einstellungen, Lebensmuster.

F 1. Angaben über ausgesprochen negative Resultate; keine positiven Feststellungen; Bedauern darüber, dass diese Therapie gemacht wurde.
2. Gewisse Anzeichen, dass die Symptome und die allgemeine Anpassung schlimmer bzw. schlechter sind als vor der Therapie.

Die Fragebogen wurden ein weiteres Mal sorgfältig evaluiert (mehrere Male, so lange, bis wieder Stabilität erreicht war), danach wurde ihnen ein „Grad der Wirksamkeit" zugeordnet, wie in Tabelle 11 zusammengefasst.

Tabelle 11

Zusammenfassung aller Angaben zum „Wirksamkeitsgrad" der Ego-State-Therapie Zuordnungen bei der zweiten Evaluierung

Grad/Note	Anzahl	%, bezogen auf die Gesamtzahl der Fragebogen	
A	23	50 %	Bewertung der Therapie
B	10	22 %	als erfolgreich
(A + B)	(33)	(72 %)	
C	9	19 %	minimal erfolgreich
D	4	9 %	nicht erfolgreich
F		0 %	als schädlich betrachtet
Gesamt	46	100 %	

Wenn die sich ergebenden „Noten" glaubwürdig sein sollten, war es wichtig, dass die Bewertungen so objektiv wie möglich waren. Demzufolge las nur J. G. W. die Fragebogen durch und nahm die Einstufungen vor.[8] Wir wollten nicht, dass H. H.

W. die Fragebogen sah und, weil sie sich aus dem Kontext an bestimmte Klienten erinnerte, auf die eine oder andere Art beeinflusst wurde.

Nachdem ich die Einstufungen viele Male gelesen und immer wieder darüber nachgedacht hatte, wurde deutlich, dass sogar noch feinere Abstufungen möglich waren. Bei einigen Klienten waren die angegebenen Resultate eindeutig besser, als die der Therapie zugeordnete Note vermuten ließ, während andere Resultate den aufgestellten Kriterien kaum entsprachen oder leicht darunter lagen. Diese Nuancen waren jedoch keine ausreichende Grundlage, die Bewertung um eine ganze Note anzuheben oder herabzusetzen. Also fügten wir den Noten (Buchstaben) Pluszeichen (+) und Minuszeichen (–) hinzu, was schließlich dazu führte, dass 13 Noten mit einem Pluszeichen angehoben und 13 Noten herabgesetzt wurden.

Wurde einer Note eine weitere Bewertung hinzugefügt (wie A+ als Höherbewertung von A), dann fand damit die Schwere und Dauer des behandelten Problems Berücksichtigung. Die Erholung von einer lebenslangen Depression oder einer dissoziativen Störung wurde also höher bewertet (Pluszeichen) als etwa ein anderer Fall, der den Schlüsselkriterien (Punkt 14, 15, 16, 17, 18 und 19 des Fragebogens) gleichermaßen zu entsprechen schien, bei dem es sich aber um ein weniger schweres Problem (Punkt 1, 13) oder ein Problem, das noch nicht so lange bestand (Punkt 2) handelte. Ähnliches gilt für B, C und D. Tabelle 12 listet die *endgültigen* (verfeinerten) Noten auf, das heißt die Noten mit Plus- oder Minuszeichen; eine Zusammenfassung findet sich in Tabelle 13.

Beachten Sie, dass ich mich in Tabelle 13 (im Unterschied zu Tabelle 11) dazu entschlossen habe, die Noten C– zusammen mit D als „nicht erfolgreich“ zu betrachten, da der Gewinn aus der Therapie in beiden Fällen gering erschien und unter den Erwartungen des Klienten oder des Therapeuten blieb.

Damit die Leser die Bewertungen mit den entsprechenden Kriterien vergleichen können, werden im Folgenden repräsentative Fälle vorgestellt, zusammen mit den dazugehörigen Daten, auf denen die endgültige (verfeinerte) Bewertung basierte, einschließlich des Problems, seiner Dauer (Punkt 1 und 2 des Fragebogens) sowie Art und Umfang einer möglichen früheren Therapie (Punkt 4 und 5). Die Kommentare werden direkt aus den Fragebogen zitiert.

Repräsentative Fälle auf jeder Bewertungsstufe

Es gab acht Fälle mit der Bewertung A+. Hier sind drei repräsentative Beispiele.

Fall 16

Punkt 1, 2: MPS mit einer vielfachen Persönlichkeitsspaltung. Lebenslang.

Frühere Therapie:

Punkt 4, 5: psychoanalytisch, kognitiv, humanistisch. 0- bis 4-mal pro Woche, 9 Jahre.

Punkt 7: schon irgendwie wirksam.

Punkt 8 (Erwartungen erfüllt?): in sehr geringem Maße.

Ego-State-Therapie:

Punkt 15: sehr wirksam.

Punkt 16 (Erwartungen erfüllt?): ja.

Punkt 17: erstaunlich wirksame Behandlung. Etwa 70 bis 80 % meiner Heilung wurden im Verlauf von zwei Wochenenden erreicht.

Punkt 18: Vor zwei Jahren habe ich festgestellt, dass ich eine volle Integration erreicht hatte. Ich hatte keine Rückfälle mehr und setzte meine Abwehr nicht in der Weise ein, dass es zu Symptomen gekommen wäre.

Punkt 19 (Vergleich mit anderen Ansätzen?): erstaunlich wirksam.
Brief beigefügt: Beendete eine Ehe, in der ich missbraucht wurde. Habe eine erfolgreiche Karriere gemacht. Heute ist mein Leben eigentlich recht glücklich. Ich bin Helen sehr verpflichtet und schulde ihr großen Dank.

Tabelle 12

Endgültige Bewertung des Wirksamkeitsgrades bei den einzelnen Therapiefällen

Fallnummer	Note	Fallnummer	Note
1	C	24	D
2	B	25	A –
3	B –	26	C +
4	D	27	A +
5	A	28	A +
6	A	29	B
7	B –	30	A
8	C –	31	A
9	A +	32	A
10	B –	33	A –
11	A +	34	C –
12	B –	35	A +
13	C	36	A +
14	A –	37	C –
15	D	38	B
16	A +	39	B +
17	A	40	A
18	A –	41	A +
19	A	42	A
20	A –	43	C +
21	C +	44	C
22	B	45	B –
23	D	46	A

Fall 28

Punkt 1, 2: Missbrauch in der Kindheit. Wurde sich dieser Tatsache etwa 1 Jahr, bevor sie Helen anrief, bewusst.

Frühere Therapie:

Punkt 4, 5: psychoanalytisch (3-mal die Woche, 4 $^1/_2$ Jahre).

Punkt 7: schon irgendwie wirksam.

Punkt 8 (Erwartungen erfüllt?): weitgehend.

Ego-State-Therapie:

Punkt 14: Ich hatte Träume, Schlafstörungen, Weinkrämpfe; all das verschwand nach der Therapie vollkommen.

Punkt 15: sehr wirksam.

Punkt 16 (Erwartungen erfüllt?): ja.

Punkt 17: Ich könnte mir keine erfolgreichere therapeutische Erfahrung vorstellen. Ich bin mit den Ergebnissen und der Geschwindigkeit, mit der die Arbeit geleistet wurde, außerordentlich zufrieden.

Punkt 21 (Haben Sie selbst als Therapeut/Therapeutin Ego-State-Therapie angewandt?): ja! Und durchaus nicht nur bei Patienten, bei denen Missbrauch im Spiel war.

Tabelle 13

Zusammenfassung der endgültigen Noten, bezogen auf die Wirksamkeit der Therapie auf jeder (verfeinerten) Stufe

A +	8	
A	10	
A –	5	
B +	2	
B	4	
B –	4	A und B = 33 (72 %) betrachteten Therapie als erfolgreich
C +	3	
C	3	C + und C = 6 (13 %) betrachteten Therapie als nur wenig erfolgreich
C –	3	
D	4	
F	0	C -, D und F = 7 (15 %) betrachteten Therapie nicht als erfolgreich*
gesamt	46	

* Helen wies darauf hin, dass die Bewertung „nicht erfolgreich“ nur bei Fällen gegeben worden war, die während eines einzigen Marathonwochenendes (8 bis 12 Stunden) behandelt worden waren. Sie vertrat die Auffassung, dass einige von diesen schwierigeren Fällen mit der Ego-State-Therapie hätten erfolgreich behandelt werden können, wenn sie mehr Sitzungen gehabt hätten, wie in Kapitel 14 beschrieben. Mehrere Klienten gaben ihr mit ihren Antworten auf den Fragebogen Recht.

Fall 35

Punkt 1, 2: ungelöste dissoziative Symptome, die in Zusammenhang mit Kindheitstraumen standen. Sexuelle Probleme, die in 11 Jahren der Therapie (Beginn im Alter von 6 Jahren) nicht vollständig gelöst werden konnten.

Frühere Therapie:

Punkt 4, 5: psychoanalytisch. 2 Jahre in Analyse, 9 in psychodynamischer Therapie.

Punkt 7: schon irgendwie erfolgreich.

Punkt 8 (Erwartungen erfüllt?): teilweise.

Punkt 9: Es dauerte zu lang. Diese Therapien machten mich nicht autonom.

Ego-State-Therapie:

Punkt 15: sehr wirksam.

Punkt 16 (Erwartungen erfüllt?): ja.

Punkt 17: Die Ego-State-Therapie erleichtert den Zugang zu „Orten" und „Teilen" in meinem Inneren auf reale, kraftvolle, erfahrungsbezogene Weise. Ich empfand Helens Präsenz und Unterstützung stärker, realer und erfahrbarer, als ich es jemals zuvor erlebt hatte.

Punkt 18: Ich fühle mich friedvoller und zuversichtlicher und hoffnungsvoller, persönlich wie als Therapeutin. Ich habe mehr Kreativität, und ich fühle mich in vielerlei Hinsicht „produktiver" als je zuvor. Ich bin leidenschaftlicher, enthusiastischer und engagierter in meiner Arbeit als Therapeutin.

Punkt 21 (Haben Sie selbst als Therapeut/Therapeutin Ego-State-Therapie angewandt?): ja, mit erstaunlich positivem Ergebnis nach relativ *kurzer* Zeit der Therapie. Die Klienten sagen, sie hätten ein starkes Gefühl der *Autonomie (empowerment)* durch diese neue Art, an sich selbst zu arbeiten. Ich möchte Informationen über diese hochwirksame Therapie *von ganzem Herzen* an andere weitergeben.

Es gab zehn A-Fälle. Hier sind drei repräsentative Beispiele:

Fall 30

Punkt 1, 2: Symptome, die auf sexuelle Belästigung in der Kindheit zurückgehen – die Furcht vor dem Alleinsein, exzessive Angst, niedrige Selbstachtung. 25 + Jahre.

Frühere Therapie:

Punkt 4, 5: psychoanalytisch, kognitiv, humanistisch, Körperarbeit. 500 Stunden, 10 Jahre.

Punkt 6: Symptombesserung, aber immer noch zurückbleibende Ängste und das Gefühl, nicht integriert zu sein.

Punkt 7: sehr wirksam.

Punkt 8 (Erwartungen erfüllt?): ja.

Ego-State-Therapie:

Punkt 11: 3 Wochenenden.

Punkt 14: Die Angst verschwand. Selbstachtung und Zuversicht nahmen deutlich zu. Die Angst vor Männern hat stark abgenommen. Die Beziehung zum Ehemann und zur Mutter verbesserte sich. Viel weniger Angst vor Nähe.

Punkt 15: sehr wirksam.

Punkt 16 (Erwartungen erfüllt?): ja.

Punkt 18: Ich habe ein Gefühl der inneren Integration, der Ganzheit. Geringfügige asthmatische Symptome besserten sich.

Punkt 19 (Vergleich mit anderen Ansätzen?): Es ist eher wie direkt sprechen, statt über etwas zu sprechen. Große Erleichterung. Unerwartete Einsicht.

Fall 32

Punkt 1, 2: Heilung von den Nachwirkungen von Kindesmissbrauch. 35 bis 40 Jahre.

Frühere Therapie:

Punkt 4, 5: humanistisch, Hypnotherapie, Gruppen. 5 + Jahre.

Punkt 7: sehr wirksam.

Punkt 8 (Erwartungen erfüllt?): teilweise.

Ego-State-Therapie:

Punkt 14: Stimme des Vaters wurde in einen hilfreichen Ich-Zustand umgewandelt, und die Verwandlung blieb stabil. Die Loslösung von der Mutter nicht so vollständig gelungen.

Punkt 15: sehr wirksam.

Punkt 16 (Erwartungen erfüllt?): ja. Übertraf die Erwartungen.

Punkt 17: Die Vorstellung, dass ein destruktiver Ich-Zustand positiv funktioniert, ist extrem wichtig. Sie beendete meinen inneren Bürgerkrieg.

Punkt 18: ja. Bei dir in Behandlung zu sein ist nur Teil eines fortlaufenden Heilungsprozesses. Die Verwandlung eines strengen inneren Kritikers in einen hilfreichen Ich-Zustand ist wahrscheinlich das größte Geschenk, das ich von dir bekommen habe.

Fall 40

Punkt 1, 2: hartnäckige Zweifel in Bezug auf möglichen Missbrauch in der Kindheit.

Frühere Therapie:

Punkt 4, 5: Psychoanalyse, kognitiv, verhaltenstherapeutisch. 200 Stunden, 5 Jahre.

Punkt 6: bessere Einsicht. Hatte nach wie vor ungelöste Probleme.

Punkt 7: schon irgendwie (wirksam).

Punkt 8 (Erwartungen erfüllt?): teilweise.

Ego-State-Therapie:
Punkt 14: Entdeckte eine Fülle von Erinnerungen, setzte mich mit Gewichtsproblemen auseinander, überwand Befürchtungen im Zusammenhang mit Sexualität (die aus meiner Kindheit stammten).
Punkt 15: sehr wirksam.
Punkt 16 (Erwartungen erfüllt?): ja.
Punkt 17: Ich wusste, dass ich es war, die sich auf die Suche machte, die ihre Probleme entdeckte und heilte. Ich fühlte mich sicher und hatte das Gefühl, dass eine riesige Bürde von mir genommen wurde.
Punkt 18: Habe 25 Pfund abgenommen und nehme weiter ab – fühle mich sicherer.
Punkt 19 (Vergleich mit anderen Ansätzen?): Ego-State-Therapie ist intensiver, schneller und bedeutet Selbstheilung.
Punkt 21 (Haben sie selbst als Therapeut/Therapeutin Ego-State-Therapie angewandt?): ja, mit ausgezeichneten Ergebnissen. Danke.

Es gab fünf Fälle mit der Bewertung A –. Hier sind zwei repräsentative Beispiele:

Fall 14
Punkt 1, 2: irrationale Überreaktionen, Wut, Angst, Unsicherheit.
Frühere Therapie:
Punkt 4, 5: Psychotherapie nach Sullivan, kognitiv, systemisch. 250 Stunden, 2 bis 3 Jahre.
Punkt 7: schon irgendwie (wirksam).
Punkt 8 (Erwartungen erfüllt?): weitgehend.
Ego-State-Therapie:
Punkt 14: viel gelasseneres Selbstgefühl; weniger Überreaktionen; unzutreffende Schlüsse versus Selbstkorrektur. Fand Zugang oder aktivierte eine weisere Facette meines Selbst (beobachtendes Ich).
Punkt 15: sehr wirksam.
Punkt 16 (Erwartungen erfüllt?): ja.
Punkt 17: Helens geführte Imagination war unglaublich intuitiv; sie ist als Heilerin eine Naturbegabung.
Punkt 18: gelassener, stärker zentriert, reagiere weniger stark, erhöhtes Selbstvertrauen.
Punkt 19 (Vergleich mit anderen Ansätzen?): ähnlich wie der Gestalt-Ansatz, integriert verschiedene Facetten der Seele.
Beigefügter Brief: Nochmals danke. Der Gewinn meiner Arbeit mit euch ist dramatisch und lang anhaltend.

Fall 18

Punkt 1, 2: Lösung eines Kindheitstraumas. Beziehungen erkunden. Vor 1 Jahr wurde es mir erstmals bewusst.

Frühere Therapie:

Punkt 4, 5: humanistisch. 6 bis 8 Stunden, 2 Monate.

Punkt 6: unbedeutend (Ergebnisse).

Punkt 7: unwirksam.

Punkt 8 (Erwartungen erfüllt?): in sehr geringem Maß.

Ego-State-Therapie:

Punkt 14: Am Ende des Wochenendes fühlte ich mich leichter (erleichtert), ich fühlte mich als wertvolle, liebenswerte Person.

Punkt 15: sehr wirksam.

Punkt 16 (Erwartungen erfüllt?): ja.

Punkt 17: Das Problem, das ich ursprünglich in der Therapie ansprechen wollte, wurde sekundär; zu meiner Überraschung tauchten Probleme auf, die mit meiner Mutter zu tun hatten, und sie wurden gelöst – wow!

Punkt 18: ja. Ich fühle mich jetzt wohler. Meine Beziehungen zu Männern haben sich verändert. Ich treffe jetzt häufiger verantwortungsbewusste Entscheidungen.

Es gab einen Fall mit der Bewertung B +. Hier ist er:

Fall 39

Punkt 1, 2: Depression. 6 Monate.

Frühere Therapie:

Punkt 4, 5: psychoanalytisch (1-mal die Woche, 2 Jahre), humanistisch, (10 Jahre).

Punkt 6: im Grunde gut (Ergebnisse).

Punkt 7: schon irgendwie (wirksam).

Punkt 8 (Erwartungen erfüllt?): teilweise.

Ego-State-Therapie:

Punkt 15: sehr wirksam. Gut hinsichtlich der Ziele, die ich zu diesem Zeitpunkt hatte.

Punkt 16 (Erwartungen erfüllt?): ja.

Punkt 17: Ich hatte zuvor schon mit Ich-Zuständen gearbeitet, aber diese Therapie deckte Ich-Zustände auf, für die ich eine Amnesie gehabt hatte.

Punkt 18: Ich habe das Gefühl, dass ich freier bin von den gewohnheitsmäßigen Mustern eines selbstkritischen Denkens.

Punkt 19 (Vergleich mit anderen Ansätzen?): ähnlich wie die Arbeit, die ich bei einem Experten für dissoziative und PTSD-Zustände machte. Ihre Arbeit ist vollständiger.

Es gab vier Fälle mit der Bewertung B. Hier sind zwei repräsentative Beispiele:

Fall 2

Punkt 1, 2: Kindheitstraumen aufarbeiten, die meine gegenwärtigen Beziehungen beeinträchtigen. 45 Jahre.

Frühere Therapie:

Punkt 4, 5: psychoanalytisch (10 Jahre), humanistisch, Hypnotherapie.

Punkt 7: sehr wirksam.

Punkt 8 (Erwartungen erfüllt?): weitgehend.

Punkt 9 (bezieht sich auf die Ego-State-Therapie im Sinne einer „Hypnotherapie"): Die Leichtigkeit der Lösungen unterschied sich von dem Gewinn, den ich aus der Langzeitanalyse hatte. Die Schnelligkeit der Veränderung.

Ego-State-Therapie:

Punkt 14: fühlte mich verstanden, nicht beschämt.

Punkt 15: sehr wirksam.

Punkt 16 (Erwartungen erfüllt?): ja.

Punkt 17: Die Träume, die ich danach hatte, waren ganz wichtig. Ich war empfindsamer geworden und fähig, meine unbewussten Prozesse nach Beendigung der Therapie zu interpretieren.

Punkt 18: Fühlte mich glücklicher. Ich konnte Zustände, die nicht zu meinen Überzeugungen passten, besser miteinander verbinden. Meine Gefühle überwältigten meinen gesunden Menschenverstand nicht mehr.

Punkt 19 (Vergleich mit anderen Ansätzen?): War in Bio E, was für mich zu schmerzvoll war. Die Analyse bei einem Perls'schen Therapeuten war zu langsam und konzentrierte sich auf die Affekte, und es gab keine Besprechungen während des Prozesses, was für die Integration der Ich-Zustände ganz wesentlich war.

Fall 29

Punkt 1, 2: Schuldgefühle, Vorgeschichte mit Drogenmissbrauch, sexuellem Ausagieren. Seit dem Alter von 22 Jahren.

Frühere Therapie:

Punkt 4, 5: psychoanalytisch. 3 bis 4 Jahre.

Punkt 6: keine Verhaltensänderung.

Punkt 7: schon irgendwie wirksam.

Punkt 8 (Erwartungen erfüllt?): teilweise.

Ego-State-Therapie:

Punkt 14: Ich habe eine Verringerung meiner Schuldgefühle erlebt, meine selbstkritische Haltung hat sich gemäßigt, und ich kann mich selbst akzeptieren.

Punkt 15: sehr wirksam.
Punkt 16 (Erwartungen erfüllt?): ja.
Punkt 19: wieder verheiratet. Größere berufliche Veränderung. Gute Gesundheit.
Punkt 21: Vielen Dank für Ihre Hilfe.

Es gab vier Fälle mit der Bewertung B. Hier sind zwei repräsentative Beispiele:

Fall 7
Punkt 1, 2: Midlife-Depression, gescheiterte Beziehungen, niedrige Selbstachtung. Lebenslang.
Frühere Therapie:
Punkt 4, 5: kognitiv, verhaltenstherapeutisch, Hypnotherapie (3 Jahre, vor 20 Jahren).
Punkt 6: unabgeschlossenes Problem. Unbehagliches Gefühl.
Punkt 7: sehr wirksam.
Punkt 8 (Erwartungen erfüllt?): weitgehend.
Punkt 9: Kognitive Therapie war gut. Endete katastrophal.
Ego-State-Therapie:
Punkt 15: irgendwie schon (wirksam).
Punkt 16 (Erwartungen erfüllt?): weitgehend.
Punkt 17: Ich habe mich immer gefragt, ob es Träume/Tagträume waren, an die ich mich erinnerte. Etwas scheint freigesetzt worden zu sein.
Punkt 18: besser angepasst. Voller Kraft. Ehemann kann meine Persönlichkeit nicht absorbieren. Bin weniger das Opfer.
Punkt 19 (Vergleich mit anderen Ansätzen?): Das Reden half mir, ein Bild von mir selbst zu formen, eine emotionale Geschichte, was wertvoll ist. Sie konnte „die Nuss" nicht knacken. (Klientin bezieht sich auf die vorausgegangene kognitive Therapie.)

Fall 12
Punkt 1, 2: Depression (keine Angaben zu Dauer).
Frühere Therapie:
Punkt 4, 5: psychoanalytisch, humanistisch (150 Stunden, 2 $^1/_2$ Jahre).
Punkt 7: schon irgendwie wirksam.
Punkt 8 (Erwartungen erfüllt?): weitgehend.
Ego-State-Therapie:
Punkt 14: einigermaßen hilfreich.
Punkt 15: schon irgendwie wirksam.
Punkt 16 (Erwartungen erfüllt?): teilweise.
Punkt 17: Hatte nicht genug Zeit. Ich habe eine ganz schön starke Abwehr.
Punkt 18: ständige Verbesserung.

Punkt 19 (Vergleich mit anderen Ansätzen?): Unter den richtigen Umständen kommt keine andere Therapie an sie heran.

Es gab drei Fälle mit der Bewertung C +. Hier ist ein repräsentatives Beispiel:

Fall 43:

Punkt 1, 2: Depression und Angst (seit der Adoleszenz).
Frühere Therapie:
Punkt 4, 5: psychoanalytisch. 5 Jahre.
Punkt 7: schon irgendwie wirksam.
Punkt 8 (Erwartungen erfüllt?): teilweise.
Ego-State-Therapie:
Punkt 14: Wurde die meiste Zeit mit dem „Schmerz" gut fertig.
Punkt 15: schon irgendwie wirksam.
Punkt 16 (Erwartungen erfüllt?): weitgehend.
Punkt 17: Erbrachte nicht den Durchbruch, auf den ich gehofft und den ich mir gewünscht hatte. Das kann unrealistisch gewesen sein.
Punkt 18: Dadurch, dass ich an den Problemen gearbeitet hatte, spielten sie keine so große Rolle und hatten keine so große Macht mehr in meinem Leben; ich akzeptiere, dass sie ein Teil von mir sind.

Es gab drei Fälle mit der Bewertung C. Hier ist ein repräsentatives Beispiel:

Fall 1:

Punkt 1, 2: häufige Erfahrung herabgesetzter Selbstachtung. Schon immer.
Frühere Therapie:
Punkt 4, 5: psychoanalytisch. 20 Jahre.
Punkt 7: schon irgendwie wirksam.
Punkt 8 (Erwartungen erfüllt?): teilweise.
Ego-State-Therapie:
Punkt 14: Ich glaube, dass ich den Ursprung meiner Selbstablehnung, meiner sehr selbstkritischen Haltung und meines selbstzerstörerischen Verhaltens besser verstehe.
Punkt 15: schon irgendwie wirksam.
Punkt 16 (Erwartungen erfüllt?): teilweise.
Punkt 17: Es fiel mir schwer, mich in eine tiefe Trance versetzen zu lassen.
Punkt 18: Meine Fähigkeit, mich selbst wahrzunehmen, nimmt immer noch zu, aber auch meine Tendenz zur Selbstablehnung besteht nach wie vor, genauso wie meine Neigung zu selbstzerstörerischem Verhalten.
Punkt 19 (Vergleich mit anderen Ansätzen?): Die Erfahrung anderer Ich-Zustände bietet Gelegenheit zu einem tieferen Erkunden der Erinnerung.

Es gab drei Fälle mit der Bewertung C. Hier ist ein typisches Beispiel:

Fall 8:

Punkt 1, 2: Depression. Mehrere Jahre.
Frühere Therapie:
Punkt 4, 5: psychoanalytisch, humanistisch (100 Stunden, 2 Jahre).
Punkt 6 (Resultate): mäßige Hilfe.
Punkt 7: schon irgendwie wirksam.
Punkt 8 (Erwartungen erfüllt?): teilweise.
Ego-State-Therapie:
Punkt 14 (Resultate): bescheiden.
Punkt 15: nur wenig wirksam.
Punkt 16 (Erwartungen erfüllt?): teilweise.
Punkt 18 (Veränderungen seit Beendigung der Therapie?): nichts von Bedeutung.
Punkt 19 (Vergleich mit anderen Ansätzen?): ja. Mit dem Ansatz von L. S. Barkdale, der, wie ich finde, der beste Ansatz für mich ist.

Es gab vier Fälle mit der Bewertung D. Hier sind zwei repräsentative Beispiele:

Fall 4

Punkt 1, 2: Unfruchtbarkeit, eheliche Spannungen, Depression. 2 $^1/_2$ Jahre.
Frühere Therapie:
Punkt 4, 5: kognitive Therapie. 2 $^1/_2$ Jahre.
Punkt 7: schon irgendwie wirksam.
Punkt 8 (Erwartungen erfüllt?): teilweise.
Ego-State-Therapie:
Punkt 14: (Keine Antwort.)
Punkt 15: schon irgendwie wirksam.
Punkt 16 (Erwartungen erfüllt?): teilweise.
Punkt 18 (Veränderungen seit Beendigung der Therapie?): keine wirklichen Veränderungen.

Fall 23

Punkt 1, 2: (Keine Antwort.)
Punkt 4, 5: keine frühere Therapie.
Punkt 14: (Keine Antwort.)
Punkt 15: nur wenig wirksam.
Punkt 16 (Erwartungen erfüllt?): in sehr geringem Maße.
Punkt 18 (Veränderungen seit Beendigung der Therapie?): „Nein“.

Bevor wir eine Zusammenfassung der Ergebnisse des Fragebogens geben, ist es interessant, die Antworten auf Punkt 17 näher zu betrachten. Hier war ein vollkommen unstrukturierter Kommentar verlangt. Die Teilnehmer wurden lediglich gebeten: „Falls Sie sonst noch eine Beschreibung geben wollen, fügen Sie sie hier ein" (das heißt, sie sollten ihre Erfahrung mit der Ego-State-Therapie schildern). Der Unterschied zwischen den 8 Fällen mit der Bewertung A+ (sehr erfolgreich) und den 7 Fällen mit der Bewertung C– und D (nicht erfolgreich) war sehr aufschlussreich.

Antworten auf Punkt 17 (Fügen Sie hinzu, was immer Sie wollen)

Fälle mit der Bewertung A +:

- 9: Es war unglaublich.
- 11: Interessanterweise erinnere ich mich an sehr wenige Details der Arbeit, wer die Ich-Zustände sind und was sie glauben und fühlen.
- 16: erstaunlich wirksame Behandlung. Etwa 70 bis 80 Prozent meiner Heilung vollzog sich an zwei Wochenenden.
- 27: Alle Therapeuten sollten sich dieser Art zu arbeiten einmal unterziehen – egal, ob sie nun davon ausgehen, dass sie sie weiterhin nutzen oder nicht.
- 28: Ich hätte mir keine erfolgreichere therapeutische Erfahrung wünschen können. Ich bin mit den Ergebnissen und mit der Schnelligkeit, mit der die Arbeit sich vollzog, außerordentlich zufrieden.
- 35: Die Ego-State-Therapie erleichtert den Zugang zu „Orten" und „Teilen" innerhalb meines Selbst auf reale, kraftvolle, erfahrungsbezogene Weise. Helens Präsenz und ihre Unterstützung war für mich realer und erfahrbarer, als ich es jemals zuvor erlebt habe.
- 36: Helen Watkins, eine liebevolle, sehr präsente Therapeutin, die sich vollkommen auf den Augenblick fokussiert – eine begnadete Heilerin.[9]
- 41: Bitte achten Sie auf die beigefügte Notiz. Bemerkung: Die Arbeit mit der Ego-State-Therapie hat etwas Aufbauendes, das mich all die Jahre hindurch begleitet (und unterstützt) hat. Sie hat mich wieder in das Zentrum meiner eigenen Welt versetzt – als Person, die Kontrolle darüber hat und dafür verantwortlich ist. Die Ego-State-Therapie ist der wirksamste Ansatz, den ich je kennen gelernt habe.

Fälle mit der Bewertung C – und D:

- 4: (keine Antwort.)
- 8: (keine Antwort.)
- 15: (keine Antwort.)
- 23: (keine Antwort.)
- 24: wohltuend.
- 34: In Anbetracht meiner Abwehr hätte ich viel mehr Stunden und auch eine tiefere Trance gebraucht. Was die größte Wirkung auf mich gehabt hat, war das Mitgefühl und die Empathie und die Initiative, die Helen gezeigt hat.
- 37: (keine Antwort.)

Zusammenfassung

Die Ergebnisse dieser Follow-up-Studie lassen sich wie folgt zusammenfassen.

1. 46 Klienten von 86 (53 %) schickten den Fragebogen zurück – wie verlangt, anonym.
2. Berücksichtigt man, wie viel Zeit seit ihrer letzten Behandlungssitzung bei H. H. W. vergangen ist (3 Monate bis 17 Jahre, mittlerer Wert 2 Jahre), dann ist der Prozentsatz der zurückgeschickten Fragebogen im Vergleich zu der Anzahl von Rückantworten, mit der im Allgemeinen bei anderen, sich über einen entsprechend langen Zeitraum hinziehenden Forschungsunternehmungen zu rechnen ist, sehr günstig.
3. Die Gründe für den Wunsch, eine Therapie zu machen (Probleme), umfassten ein breites Spektrum neurotischer und psychosomatischer Störungen sowie Verhaltensprobleme, von denen die folgenden am häufigsten zu beobachten waren: Depression, Kindheitstraumen, niedrige Selbstachtung, Angst, Ehe- und Sexualprobleme, Dissoziation, Lampenfieber, Zwänge und Süchte (die Reihenfolge entspricht der Häufigkeit des Vorkommens).
4. Was die Dauer der Probleme betrifft, so ergab sich folgendes Bild:
   „lebenslang“, 20 Jahre oder länger N = 23 (50 %)
   „dazwischen liegend“, 2 bis 19 Jahre N = 15 (33 %)
   „seit kurzem auftretende Probleme“, weniger als 2 Jahre N = 3 (0,7 %)
   „Vermischtes“, Ausbildung, kein wirkliches Problem N = 5 (10 %)
5. 33 (72 %) von allen zurückgesandten Fragebogen bekamen eine Bewertung zwischen A + und B -, wurden also als *erfolgreich* eingestuft.
6. 6 (13 %) von allen zurückgesandten Fragebogen bekamen die Bewertung C + oder C, es wurde also ein *minimaler Erfolg* konstatiert.
7. 7 (15 %) aller zurückgesandten Fragebogen bekamen die Bewertung C –, D oder F und wurden als *nicht erfolgreich* betrachtet.
8. Die Ego-State-Therapie bekam beim Vergleich mit anderen Therapien durch sämtliche Teilnehmer (N = 46), die frühere Therapieerfahrungen hatten, signifikant höhere Bewertungen hinsichtlich der Wirksamkeit ($p < .005$).
9. Die Ego-State-Therapie wurde hinsichtlich der Frage, ob sie die Erwartungen der Klienten erfüllte, signifikant höher bewertet als die früheren Therapien ($p < .005$), und die Frage wurde für die Ego-State-Therapie dreimal häufiger mit „Ja“ beantwortet (26 : 8).
10. Insbesondere bekam die Ego-State-Therapie von den Teilnehmern, die mit beiden Therapien Erfahrungen gemacht hatten, hinsichtlich der Wirksamkeit signifikant höhere Bewertungen als die psychoanalytische Therapie (N = 27).
11. Was die Erfüllung der Erwartungen betrifft, so bewerteten die Klienten die Ego-State-Therapie signifikant höher als eine frühere psychoanalytische Therapie ($p < .005$).

12. Was die *relative* Effizienz der Ego-State-Therapie betrifft, so erwähnten viele Klienten die Schnelligkeit, mit der die Resultate erreicht wurden, nämlich an einem Wochenende mit 8 bis 15 Stunden (mittlerer Wert 11 Stunden), im Vergleich zu ihren früheren Therapien (Spektrum: 10 bis 500 + Stunden, mittlerer Wert 145 Stunden in einem Zeitraum von 2 Monaten bis 38 Jahren).
13. Diejenigen, die zuvor eine psychoanalytische Therapie gemacht hatten (N = 27), gaben eine Bandbreite von 18 bis 500 + Stunden an, mittlerer Wert 150 Stunden über einen Zeitraum von 2 Monaten bis 38 Jahren, mittlerer Wert 25 Jahre. 7 Teilnehmer gaben an, bei ihrer früheren psychoanalytischen Therapie hätten sie zwischen 1 und 5 Sitzungen in der Woche gehabt, mittlerer Wert 3 Sitzungen.

Es erhebt sich die Frage, ob die 42 Klienten (47 %), die den Fragebogen nicht zurückschickten, ähnlich bewertet worden wären wie die 46 Teilnehmer, die eine Rückmeldung gaben. Über die Gründe, warum die Fragebogen nicht zurückgeschickt wurden, kann man nur spekulieren: Die Tatsache, dass einzelne Adressen nicht mehr stimmten, mangelndes Interesse seitens der Befragten, erfolglose Behandlung oder Tod früherer Patienten könnten Faktoren gewesen sein, die dafür ausschlaggebend waren.

Auch kann man nicht sagen, welcher Teil des Behandlungseffekts der Ego-State-Theorie zugeschrieben werden kann, welcher Teil den Techniken der Ego-State-Therapie, welcher Teil mit der Anwendung der klinischen Hypnose zusammenhängt, welcher mit den besonderen Rahmenbedingungen des intensiven Wochenendmarathons, welcher mit der Auswahl der Patienten und schließlich, was auf das Konto der Erfahrung und Geschicklichkeit der Therapeutin geht. Auch lässt sich die Wirksamkeit der Ego-State-Therapie nicht verallgemeinern, wenn sie unter anderen zeitlichen Rahmenbedingungen (zum Beispiel 1 Stunde pro Woche) und von anderen Therapeuten angewandt wird.

Allerdings haben wir von zahlreichen Kollegen, die diesen Ansatz bei ihren eigenen Patienten angewandt haben, ein enthusiastisches Feedback bekommen. Viele von ihnen haben sowohl die Ego-State-Theorie als auch die Techniken der Ego-State-Therapie bereichert und weiterentwickelt.[10]

Selektivität der behandelten und befragten Patienten

Bei der Mehrheit der Klienten handelte es sich um ausgebildete Fachleute auf dem Gebiet der Psychologie und Psychiatrie, die aufgrund von Workshops und durch die Lektüre einschlägiger Literatur bereits über die Ego-State-Therapie informiert waren. Sie hätten es nicht auf sich genommen, nach Montana zu fliegen, um sich während eines Wochenendmarathons persönlich einer Behandlung zu unterziehen, wenn sie nicht bereits hoch motiviert gewesen wären und sich Ergebnisse erhofft hätten.

Andererseits waren die Teilnehmer, da so viele von ihnen selbst als Therapeuten praktizierten und bereits Erfahrungen mit früheren Behandlungen hatten, in einer guten Position, die relative Wirksamkeit ihrer Ego-State-Therapie zu beurteilen.

Eine kontrollierte Laboruntersuchung

Vor kurzem ist eine klinisch-experimentelle Studie zur Wirksamkeit der Ego-State-Therapie bei der Behandlung von Migräne am *Shealy Institute* in Springfield, Missouri, in Zusammenarbeit mit der *Victoria University* in Melbourne, Australien, durchgeführt worden (Emmerson a. Farmer 1996). Die Autoren berichten über den Erfolg einer vier Sitzungen umfassenden Ego-State-Therapie bei zehn Frauen, die an „menstruationsbedingter Migräne" litten.

Bei den Patientinnen wurde das MMPI-2 und das *Beck Depression Inventory*, Vor- und Nachbehandlung, angewandt. Eine Reihe von Langzeitstudien zeigten, dass die durchschnittliche monatliche Anzahl der Tage, an denen die Patientinnen unter Kopfschmerzen litten, von 12,2 auf 2,95 ($p < .05$) absank. Es wurden signifikante Veränderungen im MMPI-2 bezüglich „Depression, Wut und Extraversion" angegeben sowie signifikante Veränderungen auf dem *Beck Depression Inventory*.

Wir hoffen, dass unsere Kollegen – Therapeuten und Forscher – noch mehr solcher kontrollierter Studien durchführen werden, auch bei anderen klinischen Fällen.

Wir glauben, dass noch viele Ärzte und Therapeuten, besonders solche, die psychodynamische Therapien durchführen und eine entsprechende Ausbildung haben, feststellen werden, dass der Ansatz der Ego-State-Therapie den heutigen Anforderungen des öffentlichen Gesundheitswesens und anderer Versicherungsträger an eine wirksame und effiziente Kurztherapie, die in der Lage ist, bei Patienten mit psychischen Problemen eine dauerhafte, konstruktive Veränderung (nicht bloß eine Symptomerleichterung) herbeizuführen, in hohem Maße entgegenkommt.

Anmerkungen

1 Ich (J. G. W.) übernehme die volle Verantwortung für diese Untersuchung. Helen hatte damit nur insofern zu tun, als sie eine Liste ihrer „Marathon"-Patienten und deren Adressen zusammenstellte und den an die Patienten versendeten Brief unterzeichnete. Sie hat die Daten erst nach Abschluss der Untersuchung und der Abfassung dieses Kapitels zu Gesicht bekommen.
2 Dieser Text zur Erklärung und Instruktion wurde dem Fragebogen beigelegt.
3 Bei diesen Fallnummern handelte es sich nicht um Nummern, mit denen jeder einzelne Klient identifiziert werden konnte. Diese Nummern wurden in der Reihenfolge ihres Eintreffens auf die zurückgesandten Fragebogen geschrieben. Wir wollten, dass jeder Teilnehmer/jede Teilnehmerin anonym antwortete und sich daher frei fühlen konnte, negative oder kritische Rückmeldungen zu geben. Dementsprechend wurden die Fragebogen ohne jedes identifizierende Merkmal verschickt. Da viele der Teilnehmer persönliche Briefe beifügten oder signierte Kommentare beifügten, fragten wir uns später, ob das wirklich notwendig gewesen war. Wir akzeptierten jedoch, dass uns auf diese Weise weitere Datenvergleiche mit Helens Fallnotizen zugunsten der Objektivität und Offenheit der Klienten verloren gingen.

4 Bei der Berechnung des Chi-Quadrat-Tests kombinierten wir die Kategorien „minimal“ und „unwirksam“, um zu verhindern, dass die erwartete Gruppe mit der Bewertung F zu klein sein würde; es blieben also drei Kategorien übrig: „sehr wirksam“, „irgendwie schon wirksam“ und „ein bisschen wirksam-unwirksam“.
5 Bei der Berechnung des Chi-Quadrat-Tests wurden die Kategorien „jenseits aller Erwartungen“, „übertraf die Erwartungen“ und „ja“ zusammengefasst, genau so wie „partiell“, „sehr wenig“ und „nein“. Es blieben daher drei Kategorien übrig: „jenseits aller Erwartungen“, „übertraf die Erwartungen“, „ja“; „weitgehend“; und „partiell“, „sehr wenig“, „nein“.
6 Bei der Berechnung des Chi-Quadrat-Tests wurden „ein bisschen wirksam“ und „unwirksam“ zusammengefasst. Es blieben drei Kategorien: „sehr wirksam“, „irgendwie schon wirksam“ und „ein bisschen wirksam/unwirksam“.
7 Bei der Berechnung des Chi-Quadrat-Tests wurden die Kategorien „jenseits aller Erwartungen“, „übertraf die Erwartungen“ und „ja“ zusammengefasst, genau so wie „partiell“, „sehr wenig“ und „nein“. Es blieben daher drei Kategorien übrig: „jenseits aller Erwartungen“, „übertraf die Erwartungen“, „ja“; „weitgehend“; und „partiell“, „sehr wenig“, „nein“.
8 J. G. W. hat viele Erfahrungen mit der Testauswertung gesammelt: Er war mehr als 50 Jahre lang High-School-Lehrer und College-Professor und hat in dieser Eigenschaft unzählige Prüfungen und schriftliche Arbeiten benotet, und er hat eine standardisierte Bewertungsskala für Leistungstests entwickelt und publiziert (J. Watkins 1942). Er hatte keinerlei Kenntnis von der Identität der Klienten, die die von ihm bewerteten Fragebogen beantwortet hatten.
9 Obwohl Punkt 17 Kommentare zu „ihr“, nämlich der Ego-State-Therapie, verlangte, konnten einige Teilnehmer der Versuchung nicht widerstehen, ihre persönlichen Reaktionen auf die Therapeutin zu schildern, was deutlich macht, wie schwierig es ist, Vorgehensweisen unabhängig von den Personen, die sie anwenden, zu untersuchen.
10 Siehe Edelstein (1982), Frederick (1993, 1994, 1996), Frederick und McNeal (1993), Frederick und Phillips (1995), Gainer und Torem (1993), Hartman (1995), Phillips (1993), Torem (1993).

14 Der Beschützer verteidigt seine Festung: Ein schwieriger, komplexer Fall

Wilhelm Reich (2000) fügte der Psychoanalyse die Konzepte des „Charakterpanzers" und der „Charakteranalyse" hinzu. Er hatte festgestellt, dass viele extrem schwierige Fälle sich der üblichen psychoanalytischen Behandlung widersetzten, weil ihre „Widerstände" sich zu einem starren Schutzpanzer verhärtet hatten, der den Zweck hat, das Ich vor inneren und äußeren Bedrohungen zu schützen. In diesem Panzer kommen viel dauerhaftere und schwerere Widerstände zum Ausdruck, als es diejenigen sind, die wir in den normalen Abwehrprozessen beobachten. Mit ihm wehrt der Patient das therapeutische Ziel der Einsicht aufs Heftigste ab, das sein Gleichgewicht erschüttern würde.

Nach Reich muss zunächst dieser Charakterpanzer energisch analysiert werden, erst danach kann man die normalen Widerstände und Abwehrmanöver angehen. In diesem Panzer sammeln sich enorme Mengen grundlegender Affekte (Sexualität und Angst), die verdrängt worden sind. Diesen beiden Affekten fügte Reich noch einen dritten hinzu, Wut oder Hass, wobei er darauf aufmerksam machte, dass wir, wenn wir zum Beispiel sagen, „Ich koche innerlich", bereits darauf hinweisen, dass es sich um nicht freigesetzte Wut oder Hass handelt.

Bei den sehr schwierigen, hartnäckigen und einer Behandlung schwer zugänglichen Fällen ist diese Wut so stark, dass das Ich es nicht wagt, sie loszulassen. Eine Charakteranalyse erfordert nach Reich ein systematisches Durcharbeiten verschiedener Ebenen der Entwicklung, wobei der Therapeut damit rechnen muss, dass die rigiden Charakterwiderstände, die sich im Charakterpanzer manifestieren, im Laufe der Behandlung immer wieder auftauchen. Demzufolge erforderte eine erfolgreiche psychoanalytische Behandlung solcher Patienten nach Reich oft hunderte von Stunden über viele Jahre hinweg.

Die Therapie solcher Fälle war sehr langwierig, weil immer die Gefahr bestand, dass, falls der Charakterpanzer zu früh durchbrochen wurde, das Ich mit Wut überschwemmt wurde, was zur Folge haben konnte, dass der Patient suizidale Tendenzen oder den Impuls zu morden ausagierte.

Der Fall von Mary, den Helen im Folgenden beschreibt, repräsentiert genau diese Art von Patienten. Ihr Charakterpanzer, den wir „die Festung" genannt haben, wurde schwer verteidigt von einem Ich-Zustand, den wir nach und nach als den „Beschützer" kennen lernten.

Die Behandlung war sehr schwierig, sehr komplex, sehr riskant und dauerte viel länger als die Ego-State-Therapien, die wir in den Kapiteln 11 und 13 beschrieben haben. Sie wurde allerdings im eher traditionellen zeitlichen Rahmen einer Therapie mit nur einer Sitzung pro Woche durchgeführt. Man kann einen solchen Fall, der eine verlässliche therapeutische Beziehung erfordert und bei dem man auch darauf gefasst sein muss, dass plötzlich eine Einweisung ins Krankenhaus notwendig wird, nicht während eines einzigen Wochenendmarathons behandeln (und man sollte es auch nicht versuchen).

Mary wurde von einer Zimmergenossin zu mir gebracht, die sie gefunden hatte, als sie sich gerade das Gewehr an die Schläfe setzte und drauf und dran war, abzudrücken. Das war der Beginn eines sehr qualvollen gemeinsamen Weges zur Heilung, der drei Jahre dauerte und stets von der Gefahr der Selbstverstümmelung und drohendem Selbstmord überschattet war. Einige Jahre zuvor war sie in einem anderen Bundesstaat zweimal ins Krankenhaus eingewiesen worden, weil sie versucht hatte, sich mithilfe von Medikamenten das Leben zu nehmen.

Sie hatte keine Angst vor dem Tod. Sie hatte Angst vor dem Leben. Sie wollte Gefühle empfinden wie andere menschliche Wesen auch, aber sie konnte nicht. Sie konnte nicht einmal dann Schmerz empfinden, wenn sie sich selbst mit dem Messer schnitt. Ihre Bereitschaft, zu mir zu kommen, war Ausdruck ihrer äußersten Hoffnung, doch noch leben zu können, und sie machte mir klar, dass dies ihr letzter Versuch sein würde. Auch machte sie nur allzu deutlich, dass sie Selbstmord begehen würde, wenn man sie ins Krankenhaus brächte. Ich wusste, dass sie es ernst meinte und entschlossen war, ihre Entscheidung auch durchzuführen. Der einzige Grund, weshalb sie bereit war, zu mir zu kommen, war die Tatsache, dass ich Hypnose anwandte, ein Verfahren, das sie noch niemals zuvor kennen gelernt hatte.

Ich vereinbarte mit ihr, dass ich sie nur behandeln würde, wenn sie bereit wäre, einen Psychiater aufzusuchen, der sie medikamentös behandeln würde. Sie willigte ein, aber nach ein paar Monaten war klar, dass das Prozac, das er ihr verschrieb, bei ihr kaum eine Wirkung hatte. Auch andere Medikamente, die sie von ihren früheren Krankenhausaufenthalten noch hatte, halfen ihr nach ihrer eigenen Aussage kaum, ihren geistig-seelischen Zustand zu verbessern.

So traten wir unsere gemeinsame Reise an – sie unter großen Zweifeln, ich mit Zittern und Zagen.

Dieser Fall einer Ego-State-Behandlung brauchte Zeit, viel Zeit, in der sich langsam Vertrauen entwickeln musste, nicht nur bei der Patientin im Wachzustand, sondern ganz besonders bei Ich-Zuständen, die nur durch Hypnose zugänglich waren.

Bei der ersten Sitzung hatte ich den Eindruck, sie sei so etwas wie eine völlig unzugängliche Festung. Ihr etwas schwerfälliger, aber kraftvoller Körper ließ sich langsam auf dem Klientenstuhl nieder. Ihre Energie vermittelte den Eindruck der Schwere, sie war geradezu greifbar, so als ob sie aus solidem Stoff gewesen wäre. Ihr Gesichtsausdruck war streng und distanziert, als ob sie kaum Kontakt zu mir hätte. Ich wusste nicht recht, wie ich anfangen sollte, deshalb hörte ich zu.

In gemessenem Ton gab sie einen partiellen Lebensbericht, so als ob sie eine Leinwand mit unverbunden nebeneinander stehenden Klecksen bemalen würde. Sie war Kunststudentin in höherem Semester, verwendete aber nur einen Teil ihrer Zeit für das Studium, denn sie arbeitete zugleich als Teilzeitangestellte in einem Laden an ihrem Heimatort. Sie war bereits Anfang Dreißig, also älter und erfahrener als die meisten ihrer Kommilitonen. Sie war sehr wortkarg und machte sich daher weder auf dem College noch in der Freizeit viele Freunde.

Sie hatte nur wenige Erinnerungen, die weiter zurückreichten als bis ins zehnte Lebensjahr; in dieser Zeit hatten ihre Eltern sich scheiden lassen. Ihr Vater war Geistlicher gewesen, einer von der Sorte, die das Höllenfeuer und die ewige Verdammnis predigen, er hatte sein Amt aber aufgegeben, um mit Geschäften sein Glück zu machen. Sie erinnerte sich, dass ihre Mutter nach der Scheidung sehr hysterisch gewesen war und so unberechenbar, dass Mary die Verantwortung für ihre beiden viel jüngeren Brüder übernehmen musste, die damals zwei und vier Jahre alt gewesen waren. Sie erinnerte sich auch, dass sie im Alter von etwa sechs Jahren einmal so wütend gewesen war, dass sie zwei Kätzchen so heftig gegen eine Wand schleuderte, dass sie starben. Mit fünf Jahren wurde sie von einem Hund ins Gesicht gebissen, aber erst im Alter von 18 Jahren wurde eine Gesichtsoperation vorgenommen, die sie selbst bezahlte. Im Alter zwischen 13 und 20 Jahren nahm sie Drogen; danach nie wieder. Ein Gedanke drehte sich stets in ihrem Kopf, und der lautete: „Ich bin nicht vollkommen, es wäre besser, ich wäre tot."

Die erste Sitzung ergab diese unzusammenhängenden Erinnerungsbruchstücke, die sehr plastisch eine unglückliche Kindheit in einer dysfunktionalen Familie erahnen ließen. Mein erstes Ziel war es, unsere Beziehung zu festigen, indem ich sorgfältig zuhörte und mich auf die Patientin einstimmte, um dann eine gewisse Ich-Stärke bei ihr aufzubauen. Während sie die Augen geschlossen hielt und ich keinerlei Versuch machte, sie in eine Hypnose zu führen, erzählte ich ihr von meiner Technik des sicheren Raumes (siehe Kapitel 10), einschließlich der Wahrnehmung eines Kerns der Stärke, den sie als einen flaumigen weißen Hund visualisierte. Sie erinnerte sich, dass sie als kleines Kind ein weißes Stofftier gehabt hatte, mit dem sie geschmust hatte. Zusätzlich gab ich ihr noch mein Tonband *Die Selbstachtung erhöhen* (H. Watkins 1990a), mit der Empfehlung, es vor dem Schlafengehen zu hören. Jetzt war nicht der Zeitpunkt, nachzufragen oder mithilfe der Hypnose tiefer in sie einzudringen. Zum jetzigen Zeitpunkt kam es vielmehr darauf an, nach und nach Vertrauen aufzubauen. Und es war wichtig, ihr eine konstruktive psychische Aufgabe zu stellen, die sie zu Hause für sich erledigen konnte und die ihr wieder Hoffnung geben konnte.

Ich sagte ihr, dass ich etwas von ihr brauchte, eine schriftliche Zusicherung, die sie von einem Selbstmordversuch abhalten würde. Nach einigem Hin und Her schrieb sie schließlich Folgendes auf: „Ich werde am Leben bleiben. Wenn ich das Gefühl haben sollte, dass ich nicht am Leben bleiben kann, werde ich einen Freund oder eine Freundin bitten, mich ärztlicher Aufsicht zu unterstellen, wo man mich vor mir selbst schützen kann."

Da sie eine gewissenhafte und erfolgreiche Studentin war, ging ich davon aus, dass sie sich an ihre schriftliche Zusage halten würde, jedenfalls soweit es um ihre bewusste Absicht ging – auch wenn ihre unbewussten Motivationen ganz andere sein mochten. Zugleich gab die Vereinbarung dem Gedanken Raum, dass nicht jede ihrer Verhaltensweisen in meinen Augen in Ordnung war, dass es Grenzen gab, die es einzuhalten galt.

Am Ende einer jeden Sitzung erteilte ich ihr, je nachdem, welche Themen wir berührt hatten, eine psychische Hausaufgabe, die sie getreulich erledigte. Sie hatte früh im Leben gelernt zu tun, was man ihr sagte, und zwar perfekt. Da es unmöglich ist, Perfektion zu erreichen, war die Anstrengung zum Scheitern verurteilt, nicht nur weil sie stets der Kritik der Eltern gewärtig sein musste – nein, sie war bereits in ihrem Kopf zum Scheitern verurteilt. Ich hatte auf diese Weise also eine Gelegenheit, sie für jede Anstrengung, die sie unternahm, zu loben, ganz egal, wie erfolgreich ihr Bemühen war. Ich hoffte, sie könnte in unserer Beziehung auf subtile Weise die Erfahrung machen, dass sie nicht schlecht war und dass sie es nicht verdiente zu sterben, nur weil sie nicht perfekt war. Ihr einfach zu sagen, es sei dumm, perfekt sein zu wollen, wäre fruchtlos gewesen. Abgesehen davon hätte das ihre Vorstellung, dass sie im Unrecht und deshalb ein schlechter Mensch sei, noch verstärkt.

Weiterhin gab ihr die wöchentliche Hausaufgabe einen wesentlichen Fokus, der ihre Aktivität anreizte, woraus sie Hoffnung schöpfen konnte, vielleicht doch noch geheilt werden zu können, sowie das Gefühl, dass sie selbst etwas für sich tun konnte. Wenn sie keine psychischen Anstrengungen unternahm, konnte es passieren, dass sie wieder in ihre depressiven Gedanken und Verhaltensweisen zurückfiel. Wenn sie nichts anderes tat, als auf die Besuche bei mir zu warten, konnte sie leicht auf den Gedanken kommen, ich würde alles für sie machen – was mit Sicherheit zu Desillusionierung, Hoffnungslosigkeit und vielleicht sogar zum Selbstmord geführt hätte.

Die Hausaufgabe bestand zunächst aus einfachen kognitiven Übungen; sie sollte zum Beispiel versuchen, die Wendung „Ich sollte“ in ihrem Denken und Verhalten durch „Ich möchte“ zu ersetzen; dahinter stand die Absicht, einen Teil ihrer irrationalen Schuldgefühle wegzunehmen. Auch sollte diese sprachliche Veränderung die Vorstellung verstärken, dass sie etwas „wollen“ durfte, eine Vorstellung, die ihr fremd gewesen war, da sie bislang nur gelernt hatte, dem Geheiß anderer Folge zu leisten.

Als sie mir nach und nach über ihre Gefühle in der Kindheit berichtete, veränderte sich die Art der Aufgaben; es ging jetzt um einfache bildliche Vorstellungen. So war sie zum Beispiel in der Lage, mir von ihrer Wut auf ihre Mutter zu erzählen, aber sobald ich sie bat, diese Gefühle der Mutter gegenüber, die wir als auf einem Stuhl sitzend visualisierten, zum Ausdruck zu bringen, erstarrte sie. Anders gesagt, sie konnte mir zwar über Gefühle berichten, konnte sie aber nicht ausdrücken. Sie erinnerte sich, dass sie im Alter von zehn Jahren, als die Verfassung ihrer Mutter sie zwang, für ihre zwei jüngeren Brüder zu sorgen, nicht nur wütend war, sondern sich auch schuldig fühlte – wütend über die Verantwortung, die sie übernehmen sollte, und schuldig, „weil ich nicht genügend wusste“. Die Hausaufgabe, die sie in dieser Sitzung bekam, bestand darin, die Augen zu schließen und die Zehnjährige zu visualisieren und sie auf irgendeine Art zu nähren und zu bestätigen. Es war wichtig für sie, dass sie anfing, für ihr eigenes inneres Selbst Mitgefühl und Verständnis zu empfinden.

Im Verlauf der Therapie tauchten nach und nach immer mehr Erinnerungen auf. Sie erinnerte sich an eine Erfahrung der Fünfjährigen, als ihre Mutter, die schwanger war, im Bett lag und sie anschrie, sie solle den Abwasch machen. Als Mary protestierte, schrie die Mutter: „Willst du, dass das Baby stirbt?" Nachdem die Mutter sich beim Vater beklagt hatte, schlug er Mary. Sie erinnerte sich auch daran, wie sehr sie geweint hatte, als die Eltern ihren kleinen Hund töten ließen, weil er ein Nachbarskind, das ihn geärgert hatte, gebissen hatte. Der Vater schlug sie, damit sie aufhörte zu weinen. Die Regeln waren klar: Weine nicht, fühle nichts, beklage dich nicht, tu, was man dir sagt, und mach es richtig, auch dann, wenn du nicht weißt, wie.

Während der Sitzung, in der sie sich an diese Vorfälle erinnerte, versuchte ich ihr die Induktion zu geben, dass ihre Hand frei in der Luft schwebte, aber die Hand bewegte sich nicht. Ich setzte die Induktion daraufhin mithilfe einer entspannenden Visualisierung fort, indem ich sie aufforderte, sich die Fünfjährige vorzustellen und sie auf jede nur mögliche Weise zu nähren. Es gab keine Worte, aber Fingersignale zeigten an, dass sie das Kind sehen konnte und versuchte, ihm zu helfen.

Der Zweck der hypnotischen Induktion war es, in unbewusste Dimensionen vorzustoßen und so den therapeutischen Prozess zu vertiefen. Mir war sehr wohl bewusst, welch undurchdringliche psychische Festung Mary gebaut hatte, zweifellos aus gutem Grund. Diese Festung musste gewaltige Kräfte in sich bergen. Warum hätte sie sich sonst die Mühe machen sollen, sie zu errichten? Ich wusste, dass ich vorsichtig sein musste und nicht versuchen durfte, diese Festung mit einem Frontalangriff niederzureißen, dass ich vielmehr versuchen musste, hier und da eine kleine Bresche zu schlagen, und zwar so, dass es für das, was sich in der Festung befand, nicht zu bedrohlich sein würde.

Etwa im dritten Monat unserer Therapie gelangte ich zu dem Schluss, es sei jetzt an der Zeit, dass Mary einen Teil ihrer Wut körperlich freisetzte. Ich forderte sie auf, eine körperliche Aufgabe zu wählen, die Wut zum Ausdruck bringen könnte. Sie entschied sich dafür, eine alte Couch zu zerhacken, sodass sie reif für den Müllwagen war. Dabei hatte sie ein gutes Gefühl. Sie konnte die Aufgabe damit rechtfertigen, dass sie einfach getan werden musste.

Danach lehrte ich sie meine Technik der stillen Abreaktion (siehe Kapitel 9), die sie auch zu Hause anwenden konnte, wenn sie wollte. Diese Technik führte zu einer ganz bestimmten inneren Reaktion. Sie berichtete mir, sie sei eines inneren Zensors gewahr geworden (den sie als schwarz gekleideten Fernsehprediger bildlich vor Augen hatte), der bestimmte, was sie sagen oder tun durfte. „Der Zensor gibt mir den Gedanken ein, dass ich empfinden kann, was ich will, solange ich damit in der Außenwelt keinen Anstoß errege und meine Emotionen nicht enthülle." Hier hatten wir den inneren Widerhall der Ermahnungen ihrer Eltern. Sie sagte auch, der Zensor sei wütend darüber, dass sie mir gegenüber ihre Emotionen preisgegeben hatte. Ich erklärte ihr, dieser Zensor versuche, sie zu beschützen, und er tue das auf die einzige ihm mögliche Art, aber dieses innere Verhalten sei für sie destruktiv.

Der Versuch, eine Levitation der Hand zu induzieren, blieb auch dieses Mal ohne Erfolg, aber ich redete, als ob ich direkt mit dem Zensor sprechen würde, indem ich wiederholte, was ich soeben über die Motivation, Mary zu beschützen, und den daraus für sie entstehenden Schaden gesagt hatte. Es war mein erster Versuch, an das Tor der Festung zu pochen, und mein erster Versuch, mit dem, was sich darin verbarg, Kontakte anzuknüpfen.

Mary hörte nach wie vor das Tonband über *Selbstachtung* ab, stellte aber fest, dass der fantasierte (sichere) Raum inzwischen ohne Möbel und daher wenig einladend oder entspannend war. Etwas oder jemand (der Zensor?) hatte diese positive bildliche Vorstellung gestört. Ich drängte sie, mit dem Zensor zu sprechen und dabei Verständnis für seine Motivation zu zeigen und das Kind bei der Erinnerung an die Ereignisse der Vergangenheit achtsam zu behandeln.

Da bei dem Versuch, eine Levitation der Hand zu induzieren, die Bewegung durch unbewusste Prozesse so leicht durchkreuzt werden konnte, begann ich H. Spiegels „Augenrollen“ (1973) anzuwenden. Diese Technik lässt erkennen, wie stark jemand in Hypnose ist, und zwar daran, wie viel Weißes vom Augapfel nach dem Schließen der Augen zu sehen ist. Ich wendete dieses Verfahren an, um das „Unbewusste“ zu bitten, sie zu einer bedeutsamen Erfahrung in der Vergangenheit hinzuführen. Fingerzeichen signalisierten ein Nein. Es war offenkundig, dass die Kräfte, die sich in der Festung verbargen, jetzt wachsam geworden waren.

Ich kam zu dem Schluss, dass ich jetzt aktiver werden musste. Die Patientin erinnerte sich, wie sie im Alter von sechs Jahren einmal mit einem verletzten Knie in das Haus ihrer Großeltern gekommen war. Ihr Onkel, damals zwölf Jahre alt, gab ihr einen Tritt ans andere Bein und sagte: „Jetzt tut dir dein Knie nicht mehr weh.“ In der Hypnose führte ich sie zu dieser Szene zurück. Sie war zu ängstlich, um irgendetwas zu sagen. Deshalb betrat ich, mit ihrer Erlaubnis, die Szene, warf den Onkel aus dem Haus, stellte die Großeltern zur Rede und fragte sie, weshalb sie sie nicht beschützt hatten.

So weit hatte ich die Kräfte im Innern der Festung also bereits alarmiert. Jetzt durfte ich nicht ängstlich zurückweichen, ich musste ihnen vielmehr zu verstehen geben, dass ich jemand war, mit dem sie zu rechnen hatten. Was noch wichtiger war, diese Kräfte mussten begreifen, dass ich, was den Versuch betraf, das kleine Mädchen aus der Vergangenheit zu retten, keine Feindin, sondern eine Verbündete war. Tröstende Worte und Sanftheit würden Schwäche signalisieren und nur Verachtung hervorrufen. Meine Methode, die Patientin zu beschützen, war eine andere, aber meine Motivation war dieselbe – Schutz. Kämpfen würden wir um unsere unterschiedliche Art, dem kleinen Mädchen Schutz zu geben.

Mein rettendes Verhalten würde auf kognitiver Ebene, im Wachzustand, ziemlich dumm erscheinen, aber wir beschäftigten uns ja mit hypnotischen oder unbewussten Prozessen. Die Logik der Trance ist eine ganz andere. Die Vergangenheit wird real, ganz so, als ob sie in der Gegenwart stattfände. Das Denken ist einfach und konkret, wie das Denken eines Kindes.

In der folgenden Sitzung fühlte Mary sich schlechter. Sie hatte sich selbst Schnittwunden zugefügt, um sich von dem emotionalen Schmerz zu befreien. (Wenn Mary sich mit dem Messer Wunden zufügte, war es nie so schlimm, dass sie hätte ins Krankenhaus eingeliefert werden müssen.) Den körperlichen Schmerz der Schnittwunden spürte sie nicht, aber die Schnitte verschafften ihr Erleichterung von dem unerträglichen emotionalen Schmerz. Ich war für die Kräfte, die sich in der Festung verbargen, zu einer Bedrohung geworden. Mary hörte den Zensor sagen, dass er ihr Schnittwunden zugefügt habe, damit sie nichts mehr empfinden und die Behandlung bei mir abbrechen solle; aber Mary hatte eine vertrauensvolle Beziehung zu mir hergestellt, und sie hatte keineswegs die Absicht, mit der Therapie aufzuhören.

In der Hoffnung, gutartigere Verhaltensweisen zu finden, die Mary anstelle der Selbstverletzungen mit dem Messer einsetzen konnte, hypnotisierte ich sie und bat den „inneren Geist", ihr durch Fingerzeichen Hinweise zu geben, wie sie sich Erleichterung von ihrem emotionalen Schmerz verschaffen konnte. Der Zweck der Schnittwunden war es, ihren emotionalen Schmerz zu stillen, aber im Grunde ging es in einem viel allgemeineren Sinne darum, dass sie überhaupt nichts mehr fühlte. Da es keine bestimmte Reaktion ihrer Finger gab, stellte ich laut die Frage, ob sie Gefühle vielleicht indirekt, durch Körperübungen, freies Malen, Kritzeleien oder Fingermalerei zum Ausdruck bringen könnte. Die Finger signalisierten Zustimmung. Die Finger signalisierten auch die Bereitschaft, Mary zu sagen, dass das, was in ihrer Kindheit geschehen war, nicht ihre Schuld war – ein Gedanke, den in sich aufzunehmen äußerst wichtig für sie war.

Nach dem Vorfall, bei dem sie sich selbst Schnittwunden zugefügt hatte, gelangte ich zu der Überzeugung, dass der Zensor jetzt vielleicht bereit war, unter Hypnose direkt mit mir zu sprechen. „Was willst du wissen?", war die kurz angebundene Reaktion. „Wie alt war Mary, als du entstanden bist?" Ich wollte seinen Ursprung verstehen.

„Sie war drei; es war Zeit, dass sie erwachsen wurde. Sie war im Haus einer Freundin, und ihre Eltern waren auch dabei. Ihre Freundin sprang von einem Küchenschrank herunter und brach sich den Arm. Die Eltern gaben Mary die Schuld und bestraften sie. Damals bin ich entstanden." (Tatsächlich hatte er seinen Ursprung wohl in dem ersten Trauma einige Monate zuvor, von dem weiter unten noch die Rede sein wird; aber möglicherweise hatte er erst bei dem eben beschriebenen Vorfall volle Gestalt angenommen.)

Wir sprachen über seine fürsorgliche, beschützende Funktion, der ich meine Bewunderung zollte. Er machte jedoch ganz klar, dass er sie nicht liebte, denn „Liebe ist gefährlich". Wenn diejenigen, die dich eigentlich lieben sollten, dich stattdessen missbrauchen und misshandeln, dann muss Liebe tatsächlich gefährlich erscheinen.

Es war wichtig, mit dem Hüter der Festung direkt in Kontakt zu treten – einem Ich-Zustand, der Macht besaß und ihr Leben von innen her steuerte.

Nachdem der Zensor und ich nun direkt Bekanntschaft geschlossen hatten, entschloss ich mich, mit der Arbeit der Abreaktion zu beginnen, allerdings aus sicherer Distanz. In der Hypnose evozierte ich eine Szene, in der Mary und ich auf der einen Seite einer gläsernen Wand saßen und eine Frau beobachteten, „die aussieht wie du und immer jünger und jünger wird, so lange, bis sie ein kleines Mädchen wird, erzähl mir, was dann passiert". (Bei dieser Methode führt die Patientin mich an irgendeinen Ort, an den zu gehen sie bereit ist.) Sie sah sich selbst, wie sie im Alter von sechs Jahren mit ihrem zwölfjährigen Onkel zum Heuschober geht, der sie packt und ihr befiehlt, ihre Kleider auszuziehen. Mary wendete sich von der Szene ab, weil es „zu qualvoll ist zuzuschauen". Ich sagte zu ihr: „Das ist in Ordnung, aber du kannst zu deinem Onkel sagen oder tun, was immer du willst." Nach etwa einer Minute des Schweigens informierte sie mich, sie habe ihn getötet, das kleine Mädchen gerettet und es zu uns hergebracht. Sie sagte jedoch, das kleine Mädchen habe immer noch große Angst, weil sie niemandem traue.

Das Prinzip, einem Missbraucher in der Fantasie (nicht in der Wirklichkeit) die Stirn zu bieten, ist ein wesentlicher Aspekt der Abreaktionstherapie. Der missbrauchte Patient/Die missbrauchte Patientin muss Kraft zurückbekommen, was sich am ehesten mithilfe einer hypnotischen Regression erreichen lässt. Ein Trauma aus der Vergangenheit, das durchgearbeitet werden muss, besteht im Kopf des Patienten fort, genauso wie es ursprünglich erfahren wurde und sich eingeprägt hat, und dort, im Innern, muss es im Zustand der Regression aufs Neue erfahren werden. Stellt man den einstigen Missbraucher in der gegenwärtigen Realität einfach zur Rede, dann ändert das nichts an diesem Implantat, ja, es schafft dem Patienten oft neue Probleme in der Realität – Probleme persönlicher, familiärer und juristischer Art.

Bei Mary handelte es sich zu diesem Zeitpunkt um eine sehr leichte Form der Abreaktion, aber es war ein richtiger Schritt auf dem Weg zur Heilung. Ich war gespannt, ob es irgendeine Reaktion vonseiten des Zensors geben würde.

Offensichtlich nicht, denn die Woche ging ohne weitere Vorfälle zu Ende. In der folgenden Sitzung erinnerte sie sich daran, dass sie sich im Alter von fünf Jahren bei einem Sturz das Schlüsselbein gebrochen hatte, aber ihre Eltern glaubten einfach nicht, dass sie tatsächlich schwer verletzt war. Ihre Mutter nannte sie eine Heulsuse, und ihr Vater schlug sie, weil sie weinte. In der Hypnose evozierte ich erneut den Raum mit der Glaswand, hinter der sie eine Frau beobachtete, „die aussieht wie du und die immer jünger und jünger wird, bis sie das Alter von fünf Jahren erreicht". Anders als bei der vorausgegangenen Abreaktion (die im *Beobachten* bestand), wird sie nun selbst zu einem fünfjährigen Kind und *erfährt* die Szene, in der sie gegen die Bank vor dem Klavier fällt, sich das Schlüsselbein bricht (eine Tatsache, die Jahre später durch eine Röntgenaufnahme bestätigt wird) und schreit.[1] Ihre Mutter lacht sie aus, weil sie weint, und der Vater schlägt sie, damit sie zu weinen aufhört, „aber ich kann nicht aufhören, weil es zu sehr wehtut". Dieses Mal kann sie sich den Missbrauchern nicht konfrontieren, „weil ich das nicht darf", und „sie würden mir sowieso nicht zuhören".

Es ist interessant festzustellen, dass sie sich einem weniger bedeutsamen Missbraucher, nämlich dem Onkel, konfrontieren konnte, nicht aber ihren Eltern. Da sie den Zensor als einen schwarz gekleideten Geistlichen visualisierte, nahm ich an, er sei die Introjektion des Vaters. Deshalb befahl ihr der Zensor in ihrem Inneren, sich an die Regeln des Vaters zu halten, so an die Regel „Weine nicht, fühle nichts, sei perfekt, sei gehorsam“, mit einer Rigidität, die aus der ursprünglichen Quelle stammen musste.

In den nächsten Sitzungen sprach sie über ihre Wut auf ihre Eltern. Als sie in einer Nacht nicht schlafen konnte, schlug sie auf ein Kissen ein, wobei sie trotzig die linke Hand benutzte. „Ich war von Geburt an Linkshänderin, aber sie zwangen mich, die rechte Hand zu benutzen, weil es böse war, mit der linken Hand zu schreiben.“ Diese Art, ihre Wut zum Ausdruck zu bringen, war hilfreich für das Verstehen ihrer Gefühle gegenüber ihren Eltern, aber es waren eben nur Worte. Von ihren Affekten konnte sie sich nur in geringfügigem Maße befreien. Vielleicht ein paar Rauchwolken aus der Festung, mehr war es nicht.

Ich suchte nach anderen Zugangswegen. Meine Technik der „Tür der Vergebung“ (Kapitel 10) war unwirksam, weil sie sich weigerte, durch irgendeine der Türen zu gehen; sie sagte traurig: „Gefühle sind zu qualvoll.“ Ich veränderte die Szene und evozierte einen „Weisen“ auf dem Gipfel eines Berges und forderte sie auf, von ihm zu erbitten, was immer sie wollte. Schweigend bat sie darum, dass ihre Wut verschwinden möge. Der Weise sagte ihr, er könne das machen, aber es würde ihr auf Dauer nicht helfen (ein wirklich weiser Rat). Dann forderte ich sie auf, in die Zeit zurückzugehen, als sie noch an Jesus glaubte, und schweigend mit ihm zu sprechen. Sie sagte, Christus habe ihr gesagt, dass viele Menschen ihn verletzt hätten, das bedeute aber nicht, dass *er* böse oder schlecht sei, und auch *er* sei wütend gewesen, als er die Geldwechsler aus dem Tempel geworfen habe.

Diese Autorität hatte innere Bedeutung. Wenn der Zensor eine Introjektion des Vaters war aus der Zeit, als Mary noch ein Kind gewesen war, dann war der Zensor in Wirklichkeit ein kindlicher Zustand und kindlichem Denken unterworfen. Der Gedanke, dass man nicht notwendig ein schlechter Mensch sein muss, wenn man von anderen misshandelt wird, und die Vorstellung, dass Wut auch gerechtfertigt sein könnte, begann nun vermutlich in die Festung einzusickern. Diese Gedanken hatten Auswirkungen.

Ich setzte die Abreaktionen fort, indem ich den „inneren Geist“ aufforderte, sie an den Ort zu bringen, an den sie jetzt gehen musste. Die Szenen hatten alle mit ihrem Vater zu tun, der sie körperlich, sexuell und emotional misshandelt hatte. Manchmal brachte ich Jesus ins Spiel, der ihr half. Sie erzählte mir, was er machte, zum Beispiel: „Er verband mir das Knie.“ Bei andern Gelegenheiten war die erwachsene Mary in der Hypnose bereit, das kleine Mädchen in der erlebten Szene zu retten und ihr zu sagen, dass es nicht ihre Schuld war, dass sie nicht böse oder schlecht war. Ich wollte die Vorstellung, dass sie unschuldig und ihre Wut gerechtfertigt war, bestärken.

Schließlich war sie in der Lage, die stille Abreaktion anzuwenden und im Rahmen dieser Technik positive Aussagen über sich selbst zu machen, zum Beispiel: „Ich bin klug."

Während einer Sitzung forderte ich den „inneren Geist" auf, sie an den Ort zu bringen, an den sie jetzt gehen musste, um sich in noch stärkerem Maße von ihrer Wut zu befreien. „Ich bin im Krankenhaus, wo ich Papi besuche, der Mumps hat. Mami hat mir gesagt, es sei meine Schuld, ich hätte ihn angesteckt. Deshalb habe ich meine Hand in den Ventilator gesteckt, um mir wehzutun und zu zeigen, dass es mir Leid tat." In einer anderen Sitzung gab sie zwei kleinen Kätzchen heftige Fußtritte, „weil sie mich liebten, und deshalb musste ich ihnen wehtun". Am Tag, bevor der Onkel sie sexuell belästigte, sagte er zu ihr, er liebe sie. Am Tag nach dem Übergriff fügte sie sich absichtlich Brandwunden zu. Hier hatten wir den Beginn ihrer Selbstverstümmelungen.

Es war eine Zeit der Kämpfe und inneren Widerstände gegen das Begreifen, dass sie damals, in ihrer Kindheit, nicht schuldig gewesen war. Es war, als ob sie vom ersten Tag an daraufhin programmiert gewesen wäre, dass sie schlecht war. Für sie bedeutete Liebe Qual, und Qual bedeutete Vergebung. „Nur schlechte Menschen fühlen sich schlecht; gute Menschen nicht." Sie hatte schlaflose Nächte, eine agitierte Depression, geistige Verwirrtheitszustände. Sie war suizidal. Manchmal verbrachte sie die Nacht unter ärztlicher Kontrolle, um sich sicher zu fühlen. Nur wenn sie ganz und gar von ihrer Angst besessen war, fügte sie sich Schnittwunden zu. Manchmal war sie fähig zu weinen. Wir beschäftigten uns mit der Interpretation ihrer Träume; in einigen davon schien sie traumatische Ereignisse wieder zu erleben. Weiterhin bat ich den „inneren Geist", sie an den Ort zu bringen, an den sie gehen musste, um weitere Heilungsfortschritte zu machen. Ich vertraute darauf, dass ihr Unbewusstes ihr sicherster und bester Führer in der Therapie war, denn es würde sie nicht mit mehr Dingen überfluten, als sie ertragen konnte. Das rigide Denken der Vergangenheit war erbarmungslos. „Schon dann, wenn man an die Wut denkt, ist man böse." Die Frustration, die sie erlebte, wenn sie ihre Wut herausließ, und die Hemmung davor eskalierten immer mehr. Ich verteidigte konsequent ihre gerechte Wut. In einigen Szenen intervenierte ich oder veranlasste sie, das Kind zu retten. Der „innere Geist" half meistens dabei und brachte das missbrauchte Kind an einen sicheren Ort. Wir kämpften gemeinsam.

Es war offenkundig, dass der „innere Geist" eine Gestalt hatte, fähig war zu handeln, dass er weise war und gütig. Es handelte sich um einen Ich-Zustand, den Mary das „höhere Selbst" nannte. Monate später kommunizierten wir nicht mehr nur über Fingersignale, sondern über die Sprache, was den Kontakt viel einfacher machte.

Ich bat das „höhere Selbst", sie zu dem Zeitpunkt zurückzuführen, als sie ihre Wut das erste Mal abblockte. Sie regredierte auf das Alter von zwei Jahren; sie kam ins Haus, um etwas Wasser zu trinken. Der Vater sagte zu ihr, sie solle die Tür schließen. Sie sagte „Nein", weil sie nur schnell etwas trinken wollte. Er bekam einen Wutanfall und schlug sie fast zu Tode. Um den Schmerz dieser Schläge abzuwehren, beschloss sie, niemals mehr zu weinen oder niemals wieder etwas zu fühlen. Von diesem Zeitpunkt an verhielt sie sich jedes Mal vollkommen still und unbewegt, wenn der Vater sie misshandelte. Dieser Vorfall war der Beginn der Dissoziation.

Nach dieser Abreaktion spürte sie den Schmerz des Geschlagenwerdens hin und wieder als somatische Erinnerung in ihrem Körper. Diese Szene zu verarbeiten war außerordentlich schwierig. Zu viel Angst, zu viel Qual, zu viel Schmerz. Sie fürchtete sich, dem fantasierten Vater gegenüberzutreten, aus Angst vor Rache; das galt auch für Szenen, in denen sie wesentlich älter war. Das „höhere Selbst" half ihr, ihre Wut in Träumen zum Ausdruck zu bringen, was, wie es sagte, die Spannung mildern würde und weniger Stress verursachte. Diese Abreaktion musste viele Male wiederholt werden, bis die Situation durchgearbeitet war. Es war die wichtigste Abreaktion, weil sie den Ursprung der Fraktionierung bedeutete. Schließlich konnte das zweijährige Kind an einen sicheren Ort gebracht und gerettet werden – in ein eigenes Zimmer, in dem es mit einem kleinen Hund spielte.

Mary suchte nach etwas ganz Schrecklichem, das sie getan haben könnte, um die Brutalität ihres Vaters zu rechtfertigen. „Wenn er mich für absolut nichts bestrafte, das ist einfach zu qualvoll zu begreifen, dass niemand mich liebte."

Das ist es, was für jedes menschliche Wesen am allerschwierigsten zu begreifen ist – von den eigenen Eltern oder den frühen Bezugspersonen nicht geliebt zu werden. Wenn der Quell, aus dem ich entsprungen bin, mich zurückweist, dann bin ich nichts. Ich verdiene es nicht zu existieren. Meine Geburt war ein Irrtum, und der Tod ist gerechtfertigt.

Aber das „höhere Selbst" und ich kämpften um die Rechtmäßigkeit ihrer Geburt und den Beweis der Tatsache, dass ihre Eltern im Unrecht waren; ich bezeichnete sie schlicht als krank und als unfähig, sie zu lieben. Ich betonte, die Unfähigkeit ihrer Eltern bedeute nicht, dass sie, Mary, nicht liebenswert war.

Wer liebte dieses Kind? Außer den Großeltern, die relativ gleichgültig waren, gab es keinen Erwachsenen in ihrem Leben, abgesehen von einer Tante, die in einem anderen, nahe gelegenen Bundesstaat lebte und die sie bei gelegentlichen Besuchen sah. Diese Tante nahm sie manchmal in den Arm und sprach freundlich mit ihr. Auch wenn Mary glaubte, sie habe so viel Aufmerksamkeit nicht verdient, gab es ihr doch Hoffnung.

Das Innere der Festung war eindeutig in Aufruhr. Am Ende jedoch musste die Festung fallen, denn das gesamte Wissen über sich selbst, das dort aufbewahrt war, war falsch.

Mittlerweile war ein Jahr vergangen, und trotz allen Schmerzes war Mary immer noch am Leben und funktionierte gut in den alltäglichen Vollzügen. Ja, sie war sogar fähig, mit ihrer Zimmergenossin zusammen zu weinen und ihr von ihrer Kindheit zu erzählen – es war das erste Mal, dass sie ihre Geschichte und ihre Gefühle jemand anders enthüllte außer mir. Zu ihrem großen Erstaunen lehnte ihre Zimmergenossin sie wegen dieser Enthüllungen nicht ab. Statt zu schweigen und sich zurückzuziehen, fing Mary jetzt an, sich selbst zu behaupten, wenn sie angegriffen oder beleidigt wurde. Abgesehen von dem abreaktiven Vorgehen, setzten wir auch die Arbeit mit der Hypnose fort, arbeiteten an ihren Beziehungen zu anderen und zu mir. Es war eine umfassende Anstrengung, die sämtliche Phasen ihres Lebens einschloss. Aber ein Ende unserer Arbeit war noch lange nicht in Sicht. Die Festung war beschädigt, aber sie war immer noch intakt.

In der Annahme, dass der Zensor hinter dem Widerstand stand, sprach ich noch einmal mit ihm. Mittlerweile hatte Mary sich entschlossen, ihn den „Beschützer" zu nennen, eine Bezeichnung, die ihm gefiel. Er war gefügiger geworden, war aber nach wie vor unerbittlich, wenn es um exzessive Gefühle ging. „Ich werde ihr keine Schnittwunden zufügen, wenn sie nicht allzu viel empfindet." Offensichtlich war es der Beschützer, der ihr die Schnittwunden zufügte. Als sein Widerstand allmählich zusammenbrach, wurde er zunehmend verwirrter. Er wusste nicht, wie die neuen Regeln aussehen sollten, deshalb hielt er sich umso stärker an den alten Regeln fest. Er war sich sicher, wenn er ihr erlaubte, etwas zu fühlen, würde das ihre Vernichtung bedeuten. Regeln, die die Welt in Schwarz und Weiß einteilten, konnte er verstehen, aber Grautöne waren ihm unerträglich.

Ich fühlte mich an die Logik eines ähnlich beschützenden Ich-Zustandes bei einer andern Patientin erinnert, der während einer schweren Missbrauchserfahrung entstanden war. „Ich muss ihr wehtun, oder die Welt wird ihr noch mehr wehtun." Im Augenblick der traumatischen Erfahrung kennt ein Ich-Zustand, der auf diese Weise entsteht, nichts anderes als die Erfahrung des Traumas.

Während des zweiten Therapiejahres verschob sich der Schwerpunkt der therapeutischen Arbeit ein wenig, weg von der Abreaktion und hin zur Konzentration auf die Beziehungen zwischen den Ich-Zuständen.

Bezeichnenderweise begann Mary jetzt, die Missbrauchsszenen zu zeichnen, was innerlich bisher verboten gewesen war, weil es ein Weg war, die Vergangenheit zu enthüllen. Ihr Vater hatte ihr oft unter Androhung des Todes untersagt, etwas darüber zu sagen, und sie erzählte während ihrer gesamten Kindheit und Jugend niemals irgendjemandem etwas davon, nicht einmal ihrer Mutter. Während eines nicht lange zurückliegenden Telefonanrufs ihrer Mutter, die in einem andern Bundesstaat lebte, erinnerte sich diese jedoch an den oben geschilderten Vorfall, der sich ereignet hatte, als Mary zwei Jahre alt gewesen war. „Ich konnte es nicht ertragen, mit ansehen zu müssen, wie er dir wehtat, und ich hatte Angst vor deinem Vater, deshalb verließ ich das Haus." Dieser Telefonanruf bestätigte die Unzulänglichkeit der Mutter und den schweren Mangel an Schutz von ihrer Seite.

In einem Bild zeichnete sie den Beschützer, wie er die Gefühle der Angst und der Wut in einem fest gezogenen Kreis zurückhält. Ich bezeigte dem Beschützer Empathie angesichts der Last, die er auf sich genommen hatte, indem er so viele Affekte zurückhielt. Während einer Sitzung klagte Mary über eine wütende Spannung, die sie in sich spürte; sie hatte das Gefühl, sie könnte jeden Augenblick explodieren. Ich verhandelte mit dem „höheren Selbst" und fragte, ob es irgendetwas tun könne, um die Wut zu mäßigen. Wir sprachen über das Bild des Beschützers, das sie gemalt hatte. Ich stellte die Frage, ob er sich etwas Mechanisches ausdenken könne, das sie von einem Teil dieser wütenden Energie befreien könnte. In die nächsten Sitzung brachte Mary das Diagramm eines Sicherungskastens, der mit dem Bild des Beschützers verbunden war, mit Widerständen, einem Stromunterbrecher und einem Schalter, mit dessen Hilfe der Affekt reduziert und kontrolliert werden konnte. Mit der Zustimmung des Beschützers wurde der Sicherungskasten in Betrieb genommen und blieb so lange in Betrieb, bis er gegen Ende der Therapie nicht mehr gebraucht wurde. (Ich bin immer wieder überrascht, welchen Erfindungsreichtum der Mensch in sich trägt.)

Mit Unterstützung des „höheren Selbst" hielt sich das zweijährige Mädchen nun in einem Zimmer am Ende des Korridors auf, und der Beschützer zeigte sich nach und nach willens, sich in einem anderen Raum gleich daneben aufzuhalten. Jetzt war es einfacher, mit ihnen zu kommunizieren. Während der meisten Sitzungen gingen Mary und ich in der Hypnose die Treppe hinunter. Ich schaute in jeden Raum und tat alles, was psychologisch getan werden musste. Ironischerweise ließen beide die sich in Hypnose befindliche erwachsene Mary nur zögernd ein, weil sie sie nicht kannten. Ich hatte während der Abreaktionsarbeit zu jedem von ihnen eine Beziehung entwickelt. Die hypnotisierte Mary war nicht unabhängig von ihnen involviert, als sie die Vergangenheit wieder erlebten. Die Dissoziation wurde sehr klar. So erlebte das Kind den Schmerz, aber Mary, jedenfalls im Wachzustand, spürte ihn nicht; oder umgekehrt. Wenn eine Integration stattfinden sollte, mussten sie einander kennen lernen und Mary einen Teil ihrer Gefühle geben. Meine Funktion musste an Bedeutung verlieren, damit die Abhängigkeit von mir abnahm.

Im zweiten Jahr arbeitete ich mit der hypnotisierten Mary, dem „höheren Selbst", dem Beschützer und dem Ich-Zustand des kleinen Mädchens. Um die auseinander fallenden Teile zu einem Ganzen zusammenzufügen, mussten wir nach wie vor zum Zeitpunkt der ursprünglichen Aufspaltung im Alter von zwei Jahren zurück gehen. Die emotionalen Gefühle mussten zum Ausdruck gebracht werden, es musste eine Konfrontation mit dem Missbraucher stattfinden, und die körperlichen Gefühle mussten wirklich gespürt werden. Ein Ende der Behandlung war noch lange nicht in Sicht. Der Beschützer kam ins Schwanken, betrachtete mein Vorgehen aber immer noch mit Argwohn. Es war offenkundig, dass er fürchtete, er verliere seine Existenzberechtigung, wenn man ihm all seine Macht wegnahm. Kein Ich-Zustand verschwindet gern. Der Kampf ums Leben ist etwas Universelles. Beschwichtigungen und Möglichkeiten, Mary zu beschützen, wurden von ihm einer kühlen Betrachtung unterzogen. Während einer Hypnosesitzung wollte der Beschützer nicht, dass Mary in sein Zimmer kam, aber er lud mich ein hereinzukommen. „Sag Mary, sie soll aufhören herumzujammern, sie will mehr Gefühle bekommen. Sie will zu viel, und sie ist noch nicht dazu bereit." Das war vielleicht überbeschützend, aber es war beschützend. Als der Beschützer ihr eine Schnittwunde zufügte, „weil sie ihm mit ihrem Weinen weh tat", warf die hypnotisierte Mary ihm vor, er versuche sich selbst vor dem Schmerz, den die Tränen ihm bereiteten, zu schützen. Sehr scharfsinnig.

Der Beschützer zeigte auch andere Verletzlichkeiten. Er konnte es nicht ertragen, dem kleinen Mädchen wehzutun, deshalb bat er mich, ihr zu sagen, warum ihr Papi sie nicht liebte. Das tat ich, und ich erklärte ihr, dass ihr Vater unfähig war zu lieben; ich brachte ihr auch bei, dass „Papi eine böse Wut, der Beschützer aber eine gute Wut hatte“. Diese Botschaft wurde gut aufgenommen, sie war wichtig, weil sie zu jener Zeit vor dem Beschützer Angst hatte.

Bei jeder Abreaktion des Vorfalls, den Mary im Alter von zwei Jahren erlebt hatte, bat ich sowohl den Beschützer als auch das kleine Mädchen unabhängig voneinander, Mary wenigstens einen kleinen Teil des Schmerzes, den sie in sich hielten, zu geben. Als sie das taten, dankte die hypnotisierte Mary jedem von ihnen für ihre Mühe. Sie mussten begreifen, dass weder Mary noch das System in diesem Prozess auseinander fallen würden. Für die Mary im Wachzustand war es offensichtlich hart, aber irgendwie gelang es ihr, trotz der allmählichen Entfaltung dieses emotionalen Traumas in der Welt zu funktionieren. Nach jeder Wiederholung fühlten die inneren Ich-Zustände sich besser, während Mary sich immer schlechter fühlte. Kein Wunder. Manchmal war sie suizidal. Manchmal fragte sie sich, ob die Therapie es überhaupt wert war, den Schmerz zu ertragen. Aber nachdem sie sich einmal auf diesen Weg begeben hatte, gab es kein Zurück mehr. Jetzt aufzuhören hätte unter Umständen größeren Schaden angerichtet, als wenn sie überhaupt nie damit angefangen hätte. Eine nur halb zu Ende gebrachte Therapie hätte zur Folge gehabt, dass sie in ständigem innerem Aufruhr gewesen wäre. Es gab keinen Weg, die Festung wieder neu zu errichten. Das Ziel, das sie sich am Anfang der Therapie gesetzt hatte, war: zu *fühlen*, sowohl körperlich als auch emotional. Ein Leben als Roboter war es nicht wert, gelebt zu werden. Das bedeutete jedoch, dass sie die gewaltige Verdrängung dieser Gefühle aus einer fernen Vergangenheit aufheben musste.

Ich hatte mich ihrem Ziel verschrieben. Abgesehen davon, hätte ich, wenn ich die Ich-Zustände tatsächlich im Stich gelassen hätte, zu denen ich ja eine Beziehung aufgebaut hatte, damit wieder einmal bewiesen, dass die Welt wirklich böse und unzuverlässig ist – und das wäre nur eine Bestärkung ihrer frühen katastrophalen Erfahrungen gewesen.

Während unserer Arbeit in den fantasierten Räumen lernte es der Beschützer, eine Beziehung zu der hypnotisierten Mary aufzunehmen, genauso wie das kleine Mädchen es lernte. Einmal wagte er es, das kleine Mädchen zu besuchen, aber er rührte sie nicht an, aus Furcht, seine Berührung könnte ihr wehtun. Abgesehen davon, hätte in diesem Fall der Eindruck entstehen können, er liebe sie, eine Emotion, die er nicht zulassen konnte. Erst viel später berührten sie einander.

Was Berührungen anging, so war ich in dieser Hinsicht sehr behutsam mit der Patientin. Zu Beginn der Behandlung warnte sie mich davor, sie zu berühren, und ich respektierte diesen Wunsch. Im Laufe des zweiten Jahres wollten der Beschützer und das kleine Mädchen wissen, wie sich eine Berührung durch meine Hand anfühlte. In einer viel späteren Sitzung ermunterte ich den Beschützer, die Hand des kleinen Mädchens zu berühren und festzustellen, wie es ihnen beiden dabei erging.

Eine Berührung zwischen zwei Ich-Zuständen kann ein sehr wirksames Manöver sein, die Ich-Zustände einander näher zu bringen.

Die Therapie war schwierig. Manchmal weinte Mary, manchmal wollte sie weinen, konnte aber nicht. Jedes Mal, wenn wir eine Abreaktion wiederholten, fühlte sie den körperlichen Schmerz. Sie schlug frustriert gegen die Wände, sie schrieb Artikel für Zeitschriften, sie war sehr gewissenhaft, was ihre psychischen Hausaufgaben betraf, und sie ging jeden Tag zur Arbeit. Gelegentlich stellte ich spezielle Tonbänder für sie her, die sie sich anhörte. Sie arbeitete hart.

Während wir allmählich Fortschritte machten, begann die erwachsene Mary, Gefühle zu empfinden. Sie mochte das Auf und Ab der Gefühle. Sie war erstaunt, dass sie zwischen heiß und kalt in ihrem Körper unterscheiden konnte. Sie war jetzt freundlicher zu Leuten ihres Alters und ein bisschen weniger ernsthaft. Die Heilung machte Fortschritte.

Da das „höhere Selbst" ein Ich-Zustand war (es hatte Form und Funktion), fragte ich ihn (Mary hatte entschieden, dass das „höhere Selbst" männlich war), ob er bei der Abreaktion helfen könne. Die Antwort war „Nein". Er erklärte, er sei ein Beobachter. Er konnte Rat geben und sie zu einer bestimmten Szene führen, aber er konnte nicht in ihre Gefühle eindringen. Er war ein objektiver Beobachter, er nahm nicht an ihren Emotionen teil.

Mary schrieb erschütternde Gedichte. Ein Beispiel dafür ist das folgende Gedicht, es wird genau so abgedruckt, wie sie es geschrieben hat, ohne Großbuchstaben und mit einer ganz speziellen Zeileneinteilung:

es ist viel schmerz in meinem innern eingeschlossen – mumifiziert
einschließender zorn
schloss meine wut weg ist mein gefängnis gewesen
    hat die welt ausgeschlossen – hat meine sinne dicht gemacht
        hat mich grau – leblos zurückgelassen
begann mit zwei – die wut meines vaters rasend gegen mich
                außer kontrolle – kein weg sie zu stoppen
                    gibt mir die schuld – meine wut
macht dass ich verspreche nie mehr mit ihm böse zu sein – niemals
seine gewalttätigkeit herauszufordern mit meiner wut
hörte auf mit sechs – meine wut raste in mir
                    außer kontrolle – kein weg sie zu stoppen
                        zerschmettern – töten
                            kätzchen die ich beschützte und liebte
                                sie waren hilflos
                                    unschuldig
                                        liebevoll
                            und meine wut tötete sie
krank vor Trauer – ich hasse mich selbst

ich erinnerte mich an das versprechen das ich meinem vater gab und gelobte
ich würde die wut nie wieder herauslassen gegen irgendetwas oder irgendwen
außer gegen mich selbst.
Und so schloss ich sie weg und bewache sie mit meinem leben.

Wie klar sie das Einschließen der Wut beschrieb, den Selbsthass, den Ursprung. Kein Wunder, dass der Beschützer die Wut als eine sehr destruktive Kraft betrachtete, die weggeschlossen werden musste. Die Schuldgefühle wegen der Kätzchen mussten noch durchgearbeitet werden.

Mary begann nun, Probleme in ihrer Umgebung zu bekommen. Ihre Zimmergenossin, die sie sehr gern hatte, verhielt sich jetzt distanzierter und gab ihr nicht mehr so viel Unterstützung. Sie verbrachte mehr Zeit mit einer anderen Freundin. Mary fühlte sich zurückgestoßen. Diese Situation wurde für Mary immer schwieriger, bis sie schließlich in ein eigenes Appartement zog. Die Zurückweisung war für sie sehr schwer zu verarbeiten, weil sie das, was sie in der frühen Kindheit gelernt hatte, neu belebte – dass Menschen, die einem nahe stehen, einen verlassen, und dazu gehörten auch all die negativen Selbstbeurteilungen, die diesen Gedanken begleiteten. Einmal brachte sie mir ihr Gewehr in die Therapiesitzung mit, ich sollte es sicher verwahren, denn sie hatte Angst, sie könnte es in einem Augenblick der Verzweiflung vielleicht benutzen.

Auch wenn alltägliche Ereignisse sich in ärgerlicher Weise auf eine psychodynamische Therapie auswirken und sie ernsthaft stören können, war es für Mary doch hilfreich, dass sie sich im Hier und Jetzt und vor dem Hintergrund ihrer neu gewonnenen Haltung und eines neuen Verhaltens mit diesem Phänomen auseinander setzen musste. Wenn eine Therapie wirksam sein soll, dann muss die innere Veränderung zu einer äußeren Veränderung führen. Mary brachte ihre Gefühle in meinen Praxisräumen zum Ausdruck und manifestierte in der Außenwelt ein zunehmend reifes Verhalten.

Wie wir in den einmal wöchentlich stattfindenden Sitzungen vorgingen, hing davon ab, was sich in der Zwischenzeit innerlich und äußerlich ereignet hatte, sowie davon, was das „höhere Selbst" und der Beschützer beitrugen. Ziel einer jeden Sitzung war es, auf dem Weg zur Integration und Heilung weiterzukommen – und eine weitere winzige Bresche in die Festung zu schlagen.

Marys Dissoziation war sehr vielschichtig. Der Schmerz war vom Körper abgetrennt. Die Emotionen – Wut, Angst, Traurigkeit – waren vom Körper abgetrennt, von der Sprache, vom Denken. Ich hatte ein Gefühl, als ob ich versuchen würde, tausende von Teilchen eines Puzzles ineinander zu fügen.

Die Hilfe des „höheren Selbst" war unschätzbar. Er erklärte, er sei entstanden, als Mary noch ein Baby war, „damit sie genügend wusste, damit sie die Regeln erkannte". Das „höhere Selbst" befasste sich mit dem Denken, mit der Logik, nicht jedoch mit Gefühlen. Er hatte die Informationen, mit deren Hilfe das System erhalten wurde. Während der Therapie hatte er dieselbe Funktion inne.

Der Beschützer musste viel lernen, aber er lernte durch die Gefühle. Alles, was er vom Vater gelernt hatte, war falsch, aber niemand in Marys Leben war dem entgegengetreten. Obendrein war der Vater ein Geistlicher gewesen, und er hatte gesagt, er verkünde das Wort Gottes. Das vom Vater übernommene Dogma dehnte sich ganz automatisch auf die äußere Welt aus: Sprich nicht, bewege dich nicht, fühle nichts, sag nichts, enthülle nichts, pass auf, dass niemand dich wahrnimmt, sonst tut man dir weh. Die Welt ist kein sicherer Ort. Wenn du jemanden liebst, wird er dir wehtun. Und wenn du verletzt wirst, ist es dein eigener Fehler. Ein Rezept für Depression.

Langsam, aber stetig versuchten wir voranzukommen. Die Beziehungen zu den Ich-Zuständen wurden fortgesetzt, genauso wie die Abreaktionen, die wir wiederholten, wann immer sie angezeigt waren.

Eine Abreaktion enthüllte einen interessanten Dreh. Während der Episode mit den Kätzchen, Mary war damals sechs Jahre alt gewesen, spaltete der Beschützer den wütenden Teil in ihr ab und schloss ihn vom Bewusstsein aus. Er sagte: „Wie konnte sie diesen unschuldigen Kätzchen wehtun; ich habe mit ihnen gespielt. Sie ist viel zu sehr wie Papi. Ich musste sie loswerden." Im Dialog erzielten der Beschützer und die Sechsjährige ein gegenseitiges Einvernehmen. Der Beschützer verstand, dass Mary mit ihrer Wut etwas anfangen musste, deshalb tötete sie die Kätzchen, damit sie sich groß und stark fühlen konnte. „Davor war ich klein und hatte Angst", sagte die Sechsjährige, „dann spaltete der Beschützer mich ab, aber er war nicht mit Papi böse, er ließ es an Mary aus." Die allem zugrunde liegende Emotion beim Beschützer war stets die Angst, Angst vor Vergeltung vonseiten des ursprünglichen Vaters, wie er in seiner Erinnerung vor ihm stand. Die Sechsjährige konfrontierte den Beschützer: „Wenn du Mary angreifst, bist du genau wie Vater oder wie ich, als ich die Kätzchen tötete." Diese Konfrontation empörte den Beschützer, denn er wäre nie auf die Idee gekommen, dass er Mary gegenüber Wut zum Ausdruck gebracht hätte, er hatte vielmehr geglaubt, er halte die Wut. Wenn er Mary Schnittwunden zufügte, dann war das seiner Meinung nach eine beschützende Maßnahme, keine Misshandlung.

Wir führten eine Abreaktion dieser Szene durch. Die Sechsjährige ließ den Vater auf ihre eigene Größe schrumpfen und zerschmetterte ihn. Der Beschützer und die Sechsjährige schlossen Frieden. Interessant war, dass die Sechsjährige, als der Beschützer nach und nach immer heftigere Wut zum Ausdruck brachte, verschwand.

Im Laufe des Abreaktionsprozesses tauchten einige vorübergehende Ich-Zustände im Alter von vier, fünf und acht Jahren auf, die entweder vom Beschützer oder von der in Hypnose befindlichen Mary gerettet worden waren, und gesellten sich zu der Zweijährigen. Sie waren während der Therapie nicht aktiv, verhielten sich aber so, als ob sie ein bestimmtes Muster aufrechterhielten, so lange, bis alles eine Lösung gefunden hatte und integriert war.

Der wesentliche Teil der therapeutischen Arbeit wurde von der sich in Hypnose befindenden Mary und dem Beschützer geleistet. Mary verhielt sich dem Beschützer gegenüber verständnisvoll und empathisch, argumentierte aber auch logisch, wenn es darum ging, sein Denken zu verändern.

Gegen Ende des zweiten Jahres sagte die erwachsene Mary im Wachzustand am Ende einer Abreaktion: „Das war ich!" Die Dissoziation brach zusammen. Die Festung stürzte ein.

Marys Verhalten in der Welt war nun selbstsicherer. So behauptete sie sich zum Beispiel ihrem Chef gegenüber, indem sie ihm sagte, sie werde den Freitag nach dem Thanksgiving Day freinehmen – eine erstaunliche Veränderung. Sie fing an zu fragen: „Was will *ich?*"

Der Beschützer wurde nach und nach immer verletzlicher und begann, Gefühle zu empfinden. Er war nun ganz eindeutig so etwas wie ein Kind. Er warf Mary vor, sie wolle ihm seine Macht nehmen und ihn mit schlechten Gefühlen zurücklassen. Sie schrieb ihm einen Brief, in dem sie ihm anbot, seine Gefühle mit ihm zu teilen, und vorschlug, sie sollten sich gegenseitig halten. Das bedeutete ihm sehr viel. Die Tatsache, dass das Versprechen, ihn nicht schwächen zu wollen und ihm nicht absichtlich wehzutun, aufgeschrieben worden war, bedeutete für ihn, dass es real war. Aber er hatte Angst vor dem Prozess, „denn meine Wut beschützt mich vor dem Schmerz; sie lässt den Schmerz verschwinden". Er wollte das Risiko, seine Wut aufzugeben, nicht eingehen, denn sie war sein Schutz vor der Qual und dem Schmerz der Vergangenheit.

Er wurde immer verzweifelter. Er klagte, auch ich würde ihn am Ende verlassen, genauso wie alle andern. Ich sagte ihm die Wahrheit. Ich sagte ihm, eine Therapie ist etwas Vorübergehendes, aber Mary bleibt immer da. Seine Verzweiflung eskalierte. Zu einer Sitzung kam Mary viel zu spät. Sie sagte mir, der Beschützer habe versucht, sie am Kommen zu hindern. Ich hypnotisierte sie und sprach mit dem Beschützer. In sehr ernsten Worten erklärte ich: „Die erwachsene Mary hat das Recht, mich zu feuern. Du nicht. Und wenn du das noch einmal machst, dann komme ich selbst und bringe sie hierher in die Sitzung." Er wusste, dass es mir ernst war mit dem, was ich sagte, und es passierte nie mehr. Er musste herausfinden, dass ich nicht schwach war wie seine Mutter, dass man sich verlassen konnte auf das, was ich sagte.

Einmal brachte ich meinen Mann (J. G. W.) mit in die Sitzung, damit er mit dem Beschützer sprechen konnte, denn dieser sollte ein männliches Wesen kennen lernen, das andere nicht misshandelte und missbrauchte. Mein Mann sprach mit ihm über den Unterschied zwischen dem Alten und dem Neuen Testament. Diese Sitzung hatte eine unerwartete Wirkung. Der Beschützer gelangte zu dem Schluss, dass Gott seine Meinung im Sinne des Neuen Testaments geändert habe, dass er vom Zorn zur Vergebung und zur Liebe gelangt sei und aus diesem Grund die Regeln schließlich vielleicht doch verändert werden könnten. Da der Vater sich als die Stimme Gottes dargestellt hatte, waren die beiden im Kopf des Beschützers unzertrennlich. „Wenn Papi mich nicht liebt, dann liebt auch Gott mich nicht."

Der Beschützer musste noch mehr lernen. Während einer Sitzung machte ich ihm den Vorschlag, er solle bei einer der Missbrauchserfahrungen als Beobachter anwesend sein, er solle Wut empfinden und dann das Kind retten. Der Beschützer staunte darüber, dass Mary, wenn sie Wut erlebte, diese nur einmal empfand, danach war sie bloß noch eine Erinnerung. „Du meinst, ich kann einfach wütend sein, und ich bin nicht klein und habe Angst, und wenn ich zurückgehe und all diese Dinge empfinde, werde ich nicht klein und verschwinde? Es geht also wirklich nicht darum, dass ich meinen Job an Mary abgebe? Es wird Erinnerungen geben, aber sie müssen nicht notwendig wehtun. Das gefällt mir." Daraufhin wurde er aggressiv gegen den Vater und schleuderte ihn gegen die Wand. „Jetzt kann ich sie wirklich beschützen, denn ich kann dafür sorgen, dass er aufhört. Ich habe immer gedacht, ich sei die Gefühle, Gefühle in einer Schüssel; jetzt weiß ich, dass ich die Schüssel bin, nicht das, was darinnen ist."

Der Beschützer kämpfte mit seiner Beziehung zu mir. Einerseits wünschte er sich, dass ich ihn, nur in der Fantasie, in den Arm nahm, und andererseits wünschte er sich, dass ich ihm in der Wirklichkeit die linke Hand hielt. (Mary sagte, die linke Hand sei seine; die rechte sei ihre.) Er glaubte, Liebe sei schwach und Hass sei stark. Er hatte Angst, er könnte mir wehtun, wenn er den Hass, den er in sich hielt, herauslassen würde. Ganz offensichtlich war ich ihm wichtig. Auch Mary war ihm wichtig, und deshalb wollte er nicht, dass sie ihm zu nahe kam. „Wenn man jemanden liebt, tut er dir weh. Die Welt ist kein sicherer Ort." Er stellte fest, dass er auf Mary wütend werden konnte und er ihr trotzdem noch wichtig war. Das Gleiche galt für mich. In der Verwirrung mauerte er sich zeitweilig ein.

Eine Fantasiereise in den Mutterleib erwies sich als hilfreich. Ich evozierte eine warme Energie – einen Kokon aus goldenem, strahlendem Licht, der den Fetus umhüllt. Der Beschützer interpretierte diese Erfahrung wie folgt: „Es bedeutet, dass ich im Ursprung gut war. Ich habe nicht das Gefühl, dass ich schlecht bin, obwohl ich manchmal schlechte Gefühle habe. Also bin ich ein guter Mensch mit schlechten Gefühlen, also muss ich sie nicht haben. Es kommt darauf an, *mich* selbst nicht zu verraten."

Die Patientin, die eine Kettenraucherin war, reduzierte das Rauchen auf eine halbe Packung am Tag. Sie fuhr jetzt mit dem Fahrrad zur Arbeit. Sie fühlte sich besser. In allem, was sie malte, kam jetzt eine größere Kreativität zum Ausdruck, und sie hatte nicht mehr so stark das Bedürfnis, perfekt zu sein.

Gelegentlich brachte der Beschützer Wut auf die erwachsene Mary zum Ausdruck. Er ließ sie dann nicht schlafen, damit sie schwach würde und weniger Einfluss auf ihn ausüben könnte. Manchmal verbarg er ihre Träume vor ihr, sodass sie, wenn sie voller Panik erwachte, nicht wusste, warum. Boshaftes, aber fruchtloses Verhalten.

Das „höhere Selbst" sagte, der Beschützer müsse körperlich aktiver werden und laut schreien. „Die Fantasie kommt nicht in die reale Welt, aber der Schall ist im Hier und Jetzt, und das hat Auswirkungen." In der Hypnose gab ich dem Beschützer ein Kissen, auf das er – in der Realität – einschlagen konnte. „Ich bewege mich und mache Lärm. Ich fange an, es spüren zu können. Ich weiß, das bin ich! Ich weiß, das bin ich!"

Der Beschützer und die hypnotisierte Mary kamen einander näher. Er hielt meine Hand und bekannte seine Ängste und seine Einsamkeit, aber wenn er meine Hand berührte, fühlte er sich nicht mehr so allein. Ich ließ ihn Marys Hand spüren, damit er sich nie wieder allein fühlen würde.

Unsere erschütterndste Sitzung kam gegen Ende der Therapie. Der Beschützer sprach mit mir, während ich seine Hand hielt: „Wenn ich sie berühre und sie zu reden anfängt, werde ich ganz verwirrt. Es ist Zeit, dass ich gehe. Sie kann die Gefühle haben. Ich muss fortgehen, damit du dich mit ihr beschäftigen kannst." Seine Stimme wurde allmählich immer schwächer. Ich sagte ihm mit sanfter Stimme, dass er mir wichtig sei, dass er ein wundervolles menschliches Wesen sei, gekommen, um sie zu beschützen. Tränen traten mir in die Augen. Ich hatte ein Gefühl, als ob er gerade dabei wäre, seine Identität zu opfern. Dann wurde die Stimme lauter und klarer: „Ich bin außerhalb des Hauses! Ich existiere immer noch! Und ich fühle keinen Schmerz, ich habe keine schlechten Gefühle. Ich kann jetzt ausruhen. Ich kann das Haus sehen, aber ich bin am Strand, wo es wundervoll warm ist. Jetzt muss Mary mit dem Haus (der Festung) fertig werden und es abreißen. Ich bin gut, und ich habe keine Angst." Er war sehr erleichtert. Es war für ihn ganz seltsam, weil er noch nie so im Frieden mit sich gewesen war. Beim Aufwachen war die Patientin sehr erstaunt, nicht nur über das, was der Beschützer gesagt hatte, sondern weil sie an seiner Stelle ein kleines Mädchen sah, das sich am Strand ausruhte. Ich interpretierte das dahin gehend, dass der Beschützer eine männliche Maske trug, weil das kleine Mädchen glaubte, dass nur männliche Wesen stark seien, und es unbedingt stark erscheinen musste.

In der folgenden Woche brachte Mary ein von ihr gemaltes Porträt des kleinen Mädchens, das sie einst gewesen war, mit in die Sitzung; es zeigte das kleine Mädchen schlafend, mit seinen zwei geliebten Stofftieren im Arm, es war endlich zur Ruhe gekommen. Sie sann über die Ironie ihres Lebens nach: „Es ist unheimlich, zu denken, schlecht zu sein bedeute zu leben, und gut zu sein bedeute, man sollte eigentlich tot sein. Ich musste depressiv und suizidal sein, damit ich am Leben bleiben konnte. Ich musste lernen, dass es in Ordnung ist, am Leben zu sein und doch das Gefühl zu haben, dass ich gut bin."

Es war nicht mehr nötig, die Ego-State-Therapie fortzusetzen. Die Festung war nun eine leere Ruine. Der Feind war seit langer Zeit verschwunden, und der Krieg war bloß noch eine Erinnerung.

Die Patientin schloss sich einer Frauengruppe an – Frauen, die missbraucht worden waren und die zusammenkamen, um über ihre Erfahrungen zu sprechen. Sie suchte einen Karriereberater auf, um sich über ihre Zukunft klar zu werden. Sie konnte nun im Hier und Jetzt leben und die Vergangenheit hinter sich lassen. Ein paar Mal begegnete ich der Patientin auf der Straße. Zwei Jahre waren vergangen. Sie fühlte sich wohl und sagte, sie habe nicht das Bedürfnis, in die Therapie zurückzukehren.

Nachtrag

Das Bild des kleinen Mädchens, das die Patientin gezeichnet hatte, schlafend mit seinen Stofftieren im Arm, sagt alles und setzt den passenden Schlussakkord hinter den drei Jahre währenden Kampf der Patientin. Mary ist nicht mehr von Schmerz, Angst und Wut besessen und geht ihren Weg in der realen Welt als erwachsene, reife Frau, die normale Beziehungen zu anderen knüpft und in dem von ihr gewählten Beruf erfolgreich ist.

Vergangen ist das Bedürfnis nach einem undurchdringlichen Charakterpanzer (einer Festung), womit sie sich gegen die Wut, die Angst und den Schmerz abschloss. Diese geschleifte Festung ist nicht mehr in der Lage, Wut zu speichern – eine Wut, die, sobald sie sich auch nur im geringsten Maße gegen den misshandelnden Vater von einst wendete, schwere Qual nach sich zog. Der herausgelassene Zorn fügt anderen nun keinen Schaden mehr zu (wie damals den Kätzchen), und er drängt Mary nicht mehr zur Selbstzerstörung, wenn er sich nach innen wendet. Verschwunden sind jene Mauern zwischen ihr und den anderen, die sie vor jedem Ansatz von Vertrautheit zurückschrecken ließen und Freunde vertrieben. Vorbei ist das Bedürfnis, sich in dem Gefühl durchs Leben zu kämpfen, sie sei ein für alle Mal „schlecht", und sich an dem Missbrauch und den Misshandlungen, die ihr als Kind auferlegt wurden, selbst die Schuld zu geben. Verschwunden ist der Zwang, sich der Welt mit einer Reihe rigider Regeln entgegenzustellen: „Weine nicht, fühle nichts, beklage dich nicht, sei perfekt, sei gehorsam, tu, was man dir sagt, und mach es richtig, selbst dann, wenn du nicht weißt, wie." Ihre Fähigkeit zu lieben ist nicht mehr in ihr erstarrt, „weil diejenigen, die man liebt, einen im Stich lassen" (wie ihre Mutter). Und schließlich ist das Bedürfnis eines sehr jungen Ich-Zustandes (der Beschützer) vergangen, die Festung – mit all ihrem konkreten Denken und ihrer Hoffnung, Schmerz und Qual ließen sich vermeiden, auch mit der Hoffnung, wenigstens ein paar kleine Ansätze des „Selbstseins" (die Marys Existenz vielleicht rechtfertigen konnten) zu bewahren – hartnäckig zu verteidigen.

Der Beschützer hat nun Frieden. Er/Sie muss sich nicht mehr von einem gewalttätigen Vater, wie er ihr einst als Kind gegenübertrat, missbraucht und misshandelt fühlen. Die Patientin kann nun mit vollem Bewusstsein und als Verstehende in ihre Kindheit zurückkehren. Und heute schläft das kleine Mädchen mit seinen geliebten Stofftieren im Arm in Marys Innerem – wie es das Recht aller kleinen Menschen auf der Welt sein sollte.[2]

Einige theoretische Kommentare (von J. G. W.)

Ziel der traditionellen Psychoanalyse ist die Rekonstruktion der Charakterstruktur des Patienten, damit Veränderungen von Dauer sind, nicht nur vorübergehend, wie es oft der Fall ist, wenn Symptome aufgrund von Suggestion aufgegeben werden.

Die Ausbildungskandidaten der Psychoanalyse lernen im Lauf einer langen persönlichen Analyse, dass die Entwicklung und Interpretation der Übertragungsreaktionen (die auf den Analytiker projiziert werden) die wesentliche Technik zur Erreichung dieses Zieles ist. Der gute Analytiker muss jede Suggestion vermeiden, er muss objektiv sein und passiv darauf warten, bis der Patient Verhaltensweisen an den Tag legt, die als Übertragung gedeutet werden können. Die Wahl des richtigen Zeitpunktes für eine Übertragungsdeutung kennzeichnet den erfahrenen Kliniker. Der Analytiker interveniert mit Deutungen des Widerstandes oder Interpretationen des Traummaterials, um die Entwicklung solcher Übertragungen zu fördern; ansonsten jedoch vermeidet er jede Aktivität.

Die Ziele einer vollen Psychoanalyse (mit drei Sitzungen pro Woche) sind in der Regel wesentlich weiter gesteckt als diejenigen, die in einer kurzen Psychotherapie (eine Stunde pro Woche) erreicht werden können. Ziel ist eine vollständige Neuorganisation der Persönlichkeit.

Bei Beendigung einer gründlichen, vollen und vollständigen Psychoanalyse (die für gewöhnlich einige hundert Stunden erfordert) sollte der Analysand in der Lage sein, symptomfrei zu funktionieren, er sollte mit frühen Erinnerungen in Kontakt gekommen sein, Einsicht in neurotische Abwehrmechanismen gewonnen und dieses aufgegeben haben, er sollte Kindheitstraumen bewältigt haben und fähig sein, gute, stabile Objektbeziehungen (Liebe) zu entwickeln, beruflich und in seinen Interaktionen mit andern sollte er (sie) ein reifes Verhalten an den Tag legen und all diese Errungenschaften auch über einen langen Zeitraum aufrechterhalten. Ein schwieriger Fall (wie der oben beschriebene) würde normalerweise mehrere hundert Behandlungsstunden erfordern.

Nach den genannten Kriterien wäre der Fall des „Beschützers" als volle und gründliche Psychoanalyse zu bezeichnen. Aber er wurde in weniger als 150 Behandlungsstunden abgeschlossen (einmal die Woche, weniger als drei Jahre). Wie war das möglich?

Ursprünglich wurden Übertragungsreaktionen bei den Patienten als Hindernisse betrachtet, als etwas, das schädlich für die Behandlung war – und deshalb lieber vermieden werden sollte. Aufgrund scharfer Beobachtung entdeckten Freud und seine frühen Mitarbeiter, dass solche Reaktionen (durch Analyse und Interpretation) in wertvolle Pluspunkte verwandelt werden konnten, die der Erlangung von echter Einsicht förderlich waren. (Echte Einsicht ist durch emotionale und erfahrungsbezogene Komponenten wie auch durch kognitives Verstehen gekennzeichnet.) Ein Behandlungsrisiko wurde zu einem wertvollen Faktor der Psychoanalyse. Die Analyse der Übertragung wurde nach und nach zur wesentlichsten therapeutischen Technik der Psychoanalyse. Und sie ist es seit mehr als 80 Jahren geblieben.

Leider erfordert das Warten auf das spontane Auftreten dieser Reaktionen und ihre Projektion auf die Person des Analytikers viel Zeit. Wie ist es möglich, dass eine andere Technik die gleichen rühmlichen Resultate in wesentlich kürzerer Zeit erreicht?

Nicht nur unangemessene Emotionen, die im Patienten aufstiegen und sich auf den Analytiker richteten, zogen die Aufmerksamkeit von Ärzten und Therapeuten auf sich, sondern auch die Gefühle, die der Analytiker in Bezug auf den Patienten entwickelte. Man ging davon aus, dass diese Gefühle aus kindlichen Projektionen unreifer Strebungen und ungelöster Probleme beim Analytiker selbst stammten, und nannte sie *Gegenübertragungen*. Sie wurden allerdings nicht, wie die Übertragung bei den Patienten, in therapeutische Aktivposten verwandelt. Man betrachtete sie vielmehr als Hindernisse und als schädlich für die Therapie, als etwas, das durch eine eigene Analyse des Therapeuten oder mithilfe einer Selbstanalyse gelöst werden musste.

Resonanz

Nicht alle persönlichen Gefühle in Bezug auf den Patienten, die im Analytiker aufsteigen, sind Ausdruck einer Gegenübertragung; und da Analytiker Menschen sind, mögen einige dieser Gefühle durchaus real sein. Es gibt jedoch noch eine andere Quelle für solche Gefühle. Wir nennen sie *Resonanz (resonance)* (J. Watkins 1978a).

Solange der Analytiker (die Analytikerin) sich empathisch auf den Patienten einstimmt, setzt er (sie) sein (ihr) ganzes Selbst ein (kognitiv, affektiv, perzeptuell und motorisch), um in sich ein Duplikat des Patienten zu entwickeln, zuerst als Objekt, das dann mithilfe einer Ich-Besetzung in eine Selbstrepräsentanz verwandelt wird. Jetzt fühlt der Analytiker mit dem Patienten mit, er fühlt, was in dessen Selbst vor sich geht, er spürt seinen Schmerz und seine Freude, und er entwickelt gemeinsam mit ihm ein Verständnis dieser Vorgänge. Er bewerkstelligt das nur mit der Hälfte seines „Personseins", während die andere Hälfte ganz in der objektiven Realität verwurzelt bleibt (ebd.).

Dies ist eine sehr machtvolle Technik, die dem Therapeuten ein unmittelbareres Verständnis der inneren psychologischen Situation des Patienten ermöglicht. Abgesehen davon, gelangt der Patient selbst aufgrund einer „Gegenresonanz" recht schnell zu demselben bedeutsamen Verständnis im affektiven, perzeptuellen, motorischen und kognitiven Bereich. Aufgrund der Resonanz entwickeln Therapeut und Patient ein „Mitsein", das dem Patienten Sicherheit gibt, Ängste und Zweifel mindert und seine emotionale Stärke erhöht, was schließlich auch dazu führt, dass sein Widerstand gegen die Interpretationen des Therapeuten herabgesetzt wird.

Widerstände[3] und Abwehr verringern sich zudem in einem direkten Verhältnis zum therapeutischen *Engagement* des Behandelnden. Der passive, objektive Analytiker stellt sich nur mit dem kognitiven Teil seines Selbst zur Verfügung. Der Patient spürt, dass dieses Engagement nicht total ist. In der Ego-State-Therapie, die durch Resonanz gekennzeichnet ist, erkennt der Patient unbewusst das viel größere innere Engagement des Therapeuten (in allen Bereichen), und er reagiert entsprechend. Er fühlt sich in einem volleren Sinn verstanden – und daher geliebt, da in der Therapie *Verstehen gleichgesetzt wird mit Liebe*. Er braucht deshalb seine Abwehrmechanismen nicht mehr so stark. Bei herabgesetztem Widerstand macht die Behandlung raschere Forschritte, und es ist viel weniger Zeit erforderlich, um Konflikte durchzuarbeiten und zu lösen.

Helen tritt zu allen Patienten, die sie mit einer Ego-State-Therapie behandelt, in eine intensive, empathisch mitschwingende Beziehung (auf affektiver, perzeptueller, motorischer *und* kognitiver Ebene). Sie setzt ihre gesamte „Selbstheit" als Resonanzboden ein. Das gibt dem Patienten größere Sicherheit, er fühlt sich verstanden und nicht so allein. Bei wachsender Intensität der Beziehung ist eine größere Aktivität des Therapeuten mit Blick auf eine Konfliktlösung möglich und erlaubt.

Die Therapeutin nimmt aufgrund ihrer Resonanzfähigkeit die Probleme des Patienten in ihr Selbst auf und erfährt sie gemeinsam mit ihm auf vielen psychischen Ebenen, der Patient erwidert diesen Prozess, indem er seinerseits mit der Therapeutin mitschwingt und wiederum deren objektive Verstehensmöglichkeiten in sich aufnimmt – auf denselben Ebenen. Hier handelt es sich wirklich um eine erfahrungsbezogene Einsicht (nicht lediglich intellektuelles Verstehen), die in der Ego-State-Therapie jedoch in viel kürzerer Zeit erreicht wird als in einer traditionellen Therapie.

In der Ego-State-Therapie werden selbst Interpretationen eher durch Verhalten und Erfahrungen des Therapeuten bzw. durch Verhalten und Erfahrungen von Ich-Zuständen vermittelt als durch Kommunikationen auf der Grundlage verbaler Erklärungen. Im Folgenden weisen wir dazu auf ein paar Beispiele aus dem Fall des „Beschützers" hin, die die Strategien der Ego-State-Therapie verdeutlichen:

- Seite 241: [nach einer stillen Abreaktion]: „Sie berichtete mir, sie sei eines inneren Zensors gewahr geworden … der bestimmte, was sie sagen oder tun durfte … Hier hatten wir den inneren Widerhall der Ermahnungen ihrer Eltern." Die Übertragung wurde in der Therapiesitzung erfahren; sie wurde nicht auf den Therapeuten projiziert, sondern wurde an dem Ich-Zustand „Zensor" als dem Agenten und Behälter dieser Übertragung deutlich.
- Seite 242: „Mein rettendes Verhalten würde auf kognitiver Ebene, im Wachzustand, ziemlich dumm erscheinen, aber wir beschäftigten uns mit hypnotischen oder unbewussten Prozessen. Die Logik der Trance ist eine ganz andere. Die Vergangenheit wird real, ganz so, als ob sie in der Gegenwart stattfände." Diese therapeutische Aktivität, das rettende Verhalten der Therapeutin (nicht ihre kognitive Interpretation) wird *real* durch hypnotische Aktivierung (siehe J. Watkins 1954.).
- Seite 244: „die Stirn zu bieten" – sie macht die Erfahrung, dass sie mit dem Missbraucher fertig werden kann.
- Seite 247: häufige erfahrungsbezogene Abreaktionen.
- Seite 246: „Wir kämpften gemeinsam": Resonanz.
- Seite 249: „Wir gehen die Treppe hinunter": Resonanz.
- Seite 254: [Zum Beschützer] „Und wenn du das noch einmal machst, dann komme ich selbst und bringe sie hierher in die Sitzung": Aktivität der Therapeutin.

- Seite 256: „Ich sagte ihm mit sanfter Stimme, dass er mir wichtig sei, dass er ein wundervolles menschliches Wesen sei, gekommen, um sie zu beschützen. Tränen traten mir in die Augen. Ich hatte ein Gefühl, als ob er gerade dabei wäre, seine Identität zu opfern“: Resonanz, nicht Gegenübertragung.

Kurz gesagt, eine gute Therapie besteht nicht so sehr in dem, was wir mit unseren Patienten *tun*; es kommt darauf an, wie wir *mit* unseren Patienten *sind*.

Anmerkungen

1 Bei der Auseinandersetzung mit einem Ereignis, das mit heftigen Emotionen belastet ist, denen sich die Patientin zu einem bestimmten Zeitpunkt noch nicht aussetzen kann, empfiehlt es sich häufig, sie das Ereignis zunächst einmal als Objekt beobachten zu lassen (Es geschah – visualisiert und halluziniert durch einen Einwegspiegel usw.). Nach erfolgter Desensibilisierung und Ich-Stärkung ist sie zu einem späteren Zeitpunkt vielleicht fähig, die Situation tatsächlich in der ersten Person, als Subjekt (Ich bin dort), zu erfahren. Dies ist das Äquivalent zum Durcharbeitungsprozess in der Psychoanalyse.

2 Angesichts der vielen Probleme, die Erwachsene haben und deren Wurzeln in unangemessenem elterlichem Verhalten in der Kindheit liegen, fragen wir uns, wie die Welt aussehen könnte, wenn man jedem Kind zuhören, es verstehen und es mit Liebe und Respekt behandeln würde?

3 Wir glauben, dass ein passiver Therapeut bzw. eine passive Therapeutin, der (die) dem Patienten nur eine begrenzte, kognitive Beziehung anbietet, tatsächlich Widerstände hervorrufen kann, die später analysiert und durchgearbeitet werden müssen.

15 Behandlung eines frühen Traumas und Einsicht

Vor zwanzig Jahren starb ein alter Ahornbaum vor unserem Haus. Er wurde abgesägt, und der Baumstumpf wurde ausgegraben; danach setzte ich einen jungen Baum, vielleicht zweieinhalb Zentimeter im Durchmesser. Einen Monat später kam ein Kind vorbei und zog mit dem Messer auf einer Seite die Rinde ab. Wir flickten ihn wieder zusammen, und der kleine Baum überlebte und wurde größer. Er ist jetzt ziemlich groß, aber die hässlichen Wunden auf einer Seite erinnern uns stets an das frühe Trauma. Solche Erfahrungen machen Menschen genauso wie Pflanzen und Bäume.

Bei der Erkundung eines relativ unbekannten Gebietes – sollte man innehalten, wenn man zu einem verbotenen Bereich gelangt? Es ist viel bequemer, auf sicheren Grund zurückzukehren, als weiterzumachen, wenn achtbare Wissenschaftler sagen: „Es ist unmöglich; das ist niemals durch kontrollierte Experimente verifiziert worden; usw." Wir beschäftigen uns hier mit Erfahrungen, die bis in die Zeit der Geburt oder noch davor zurückreichen. Es ist wahr, sie sind kaum je im Laboratorium als Ursache geistiger Krankheit oder schlecht angepassten Verhaltens verifiziert worden, und es ist auch nicht bewiesen, dass die „Erinnerung" daran heilende Wirkung haben kann.

Wir sind auch durchaus vertraut mit den neueren Forschungen, die in kontrollierten Laboruntersuchungen die Unzulänglichkeit aller sehr frühen Erinnerungen nachgewiesen haben. Dass die „Hypnose" genau so viele falsche oder konfabulierte wie echte, der Wirklichkeit entsprechende Erinnerungen hervorrufen kann, ist in statistisch signifikanten Messungen demonstriert worden.[1]

Andere Forscher jedoch haben Beweise vorgelegt, dass Hypermnesie (Erinnerung an bedeutungsvolle frühe Ereignisse) möglich ist, mit oder ohne Hypnose.[2] Das Für und Wider, was den Wert von in der Therapie wiedererlangten Erinnerungen betrifft, hat zu vielerlei Kontroversen geführt, insbesondere zwischen Forschern und praktizierenden Therapeuten. Die Literatur dazu ist zu umfangreich, als dass wir uns berufen fühlen könnten, an dieser Stelle einen Überblick zu geben. Allerdings haben eine Reihe von Beiträgen Verbesserungen in der klinischen Praxis angeregt und Ansätze vorgestellt, die darauf abzielen, experimentelle und klinische Forschungen miteinander zu versöhnen.[3]

Wer sich nur die Ergebnisse der experimentellen Forschungen ansieht, würde die Bemühungen, sehr frühe Erfahrungen abzurufen, als nutzlos aufgeben. Aber auch wenn solche frühen Erfahrungen (aus dem ersten Lebensjahr) mithilfe der Hypnose im Laboratorium nicht wiederholt werden konnten, weist doch viel klinisches Beobachtungsmaterial darauf hin, dass es vorschnell wäre, das Wiedererleben solcher Erfahrungen von vorneherein als „Kunstprodukt“, „Fantasiegebilde“, „Patientenerwartung“ oder „Reaktion auf die Suggestionen des Therapeuten“ abzutun. Ganz abgesehen davon – wenn die wissenschaftliche Beobachtung nur jene Ergebnisse zur Kenntnis nehmen würde, die mit der zeitgenössischen Wissenschaft und den akzeptierten Fakten übereinstimmen, dann wäre die Welt nie in den Genuss der Entdeckungen von Kopernikus, Galilei, Darwin, Freud und Einstein gekommen. Gute Wissenschaftler sollten bei aller gesunden Skepsis niemals „nie“ oder „unmöglich“ sagen. Die Geschichte der Wissenschaft ist voll von „Unmöglichkeiten“, die zu „Möglichkeiten“ und manchmal zu verifizierten Fakten geworden sind.

Auch wenn wir uns vollkommen darüber im Klaren sind, dass unsere Kollegen nicht glauben werden, was wir in diesem Kapitel berichten – wir würden unserer Selbstauffassung als Kliniker und Wissenschaftler untreu werden, wenn wir nicht alle unsere Daten vorlegen und vielleicht sogar versuchen würden, eine Erklärungsgrundlage dafür zu bieten. Wir sprechen hier von psychischen Schädigungen und Symptomen, die nach Aussage einiger unserer Patienten „lebenslang“ bestanden und erst gelöst werden konnten (offenbar dauerhaft), nachdem traumatische „Erfahrungen“ zugänglich geworden und bewältigt worden waren, die offenbar auf die frühe Kindheit und manchmal bis auf die Geburt, ja bis in den Mutterleib zurückgingen. Es ist uns gleich, ob die Art und Weise, wie das erreicht wurde, nun Hypnose genannt wird oder geführte Fantasie oder interpersonale Beziehung. Wir können nur feststellen, dass wir es aufgrund unserer skeptischen Einstellung als Wissenschaftler unbedingt zu vermeiden gesucht haben, solche Erfahrungen des Wiedererlebens mithilfe von Suggestionen seitens des Therapeuten zu inszenieren. Motto einer vernünftigen Therapie muss immer sein: „Zuerst folgen, dann führen“, niemals umgekehrt. Sonst beherrschten die Gedanken und Theorien und die Therapie des Arztes oder Therapeuten das Feld, nicht die des Patienten.

Die Patienten, die ihre Behandlung in diese „präverbalen“ Bereiche und vielleicht in die Zeit um die Geburt herum lenkten, gelangten nicht deshalb dorthin, weil der Therapeut sagte: „Jetzt wollen wir zu deiner Geburtserfahrung zurückgehen.“ Dies geschah indirekt durch Verhaltensweisen, Haltungen, Gesten und Bewegungen, die viel mehr zu sein schienen als bewusstes Handeln. Auch haben wir Patienten nie sagen hören: „Jetzt werde ich geboren. Ich spüre, wie ich aus dem Geburtskanal herauskomme“, usw. Bei solchen Kommentaren wären auch wir zu Recht skeptisch. Unsere experimentell arbeitenden Kollegen haben uns häufig darauf hingewiesen, dass das Kind „in jener Zeit keine Sprache und keine Worte“ habe. Sie fragen: „Wie kann ein Patient von solchen Dingen sprechen, sofern es sich nicht um reine Fantasie handelt, um Konfabulation, falsche Erinnerungen oder Ausagieren, um dem Doktor zu gefallen?“ Wir haben stets versucht, skeptisch zu bleiben und uns dieselben Fragen zu stellen. Aber die Tatsache, dass wir nicht umhinkönnen, den Beweis des Gegenteils zur Kenntnis zu nehmen, verlangt, dass wir darüber berichten, egal, ob das, was wir zu berichten haben, dem gesunden Menschenverstand entspricht oder nicht.

Wir wissen, dass Erinnerungen teilweise oder gänzlich falsch sein können, weil sie ihren Ursprung in Fantasie und Begehren haben, aber wir wissen auch, dass sie wahr oder teilweise wahr sein können (Brown, Scheflin a. Hammond 1997). Wäre das nicht der Fall, dann würden die Gerichte niemals die Erinnerungen irgendeines Zeugen als Beweismittel zulassen. Auch könnte unsere Gesellschaft gar nicht funktionieren, wenn man alle berichteten Erinnerungen als falsch betrachten müsste. Nach den neuesten wissenschaftlichen Erkenntnissen ist nicht nachzuweisen, dass Erinnerungen, die unter Hypnose zutage treten, Erinnerungen im Wachzustand überlegen sind; aber es konnte auch nicht bewiesen werden, dass hypnotische Erinnerungen per se einen geringeren Wert haben. Kihlstrom (1994), der in der vordersten Front jener Forscher steht, die nachgewiesen haben, wie unzuverlässig hypnotisch gewonnene Erinnerungen sind, macht jedoch folgendes Zugeständnis: „Es ist, jedenfalls im Prinzip, möglich, dass man die Hypnose dafür nutzbar machen könnte, eine halluzinierte Umgebung zu strukturieren, die – was die äußeren wie auch die emotionalen Rahmenbedingungen betrifft – eine Person in die Situation der vergessenen Episode zurückbringt: Wenn das richtig ist, dann wäre dies der Weg mit den reichsten Möglichkeiten überhaupt, verlorene Erinnerungen wiederzuerlangen.“[4] Wir überlassen es unseren Lesern zu entscheiden, ob das Material, das wir hier vorlegen, einen zwingenden Beweis für den „Weg mit den reichsten Möglichkeiten“ zur Wiedererlangung von Erinnerungen ist oder nicht.

Der vielleicht größte Forschungsfehler ist, dass die experimentellen Forscher zwar die verbalen Erinnerungen infrage stellen, aber „Erinnerungen“, die nonverbal kommuniziert werden, ignorieren. Erinnerungen werden im Zellgewebe aufbewahrt – auch wenn wir sie nicht sehen. Ein Baby, das erst einen Tag alt ist, wird Schmerz empfinden, wenn es eine Verbrühung erleidet, auch wenn es zu diesem Zeitpunkt noch keine Worte dafür hat. Später, wenn es sprechen kann, hat es Worte, mit denen es den Schmerz ausdrücken kann. Unter Hypnose kann der oder die Erwachsene sich unter Umständen an das frühere Ereignis erinnern, es beschreiben oder sogar wieder erleben.

Wie bereits erwähnt, ist Helen nicht englischsprachig aufgewachsen, aber sie kann Erinnerungen in der englischen Sprache berichten (die sie erst nach ihrem zehnten Lebensjahr lernte), zum Beispiel die Erinnerung, wie sie im Alter von fünf Jahren in der Nähe eines bayrischen Schlosses spielte. Das heißt nicht, dass sie sich an diese früheren Ereignisse zuerst in der deutschen Sprache erinnert und sie dann in englische Worte übersetzt.[5] Bilder und Erfahrungen brauchen keine Worte, um aufbewahrt zu werden.

Und wenn ein Individuum nach dem Erwerb der Sprache (Reizauslöser der Erfahrung) sich an den Schmerz, den es unmittelbar nach der Geburt aufgrund einer Verbrühung erlitten hat, erinnern und davon berichten kann – warum sollte es dann nicht möglich sein, dass er oder sie auch Erinnerungen an andere, geringere Traumen im Zellgewebe aufbewahrt, unangenehme Empfindungen, die vom Trennungserlebnis der Geburt herrühren, Hungerschmerzen, wenn es von der Mutter nicht genügend genährt worden ist, oder sogar vorgeburtliche chemische Attacken?

Wenn ein vorgeburtliches Trauma (körperlicher, genetischer oder chemischer Art) zu einer sichtbaren Missgestaltung des Kindes führt, wundert sich niemand, wenn dies eine Depression zur Folge hat oder Angst oder irgendeine andere psychische Funktionsstörung. Die Wahrscheinlichkeit, dass weniger sichtbare Traumen, die von chemischen Veränderungen aufgrund einer Ablehnung durch die Mutter herrühren, zu psychopathologischen Symptomen und entsprechenden Verhaltensweisen führen, ist zumindest im gleichen Maße gegeben. Das Problem, das sich dem Therapeuten stellt, ist die Frage, wie er Zugang zu diesen Erfahrungsbereichen finden soll angesichts der Tatsache, dass zum Zeitpunkt des Geschehens keine verbalen Schlüssel vorhanden waren, die damit in Zusammenhang gebracht werden konnten. Unsere Neugier in dieser Frage wurde durch zwei ungewöhnliche Therapiesitzungen, die bereits vor vielen Jahren stattfanden, gereizt.

Mögliche Beispiele für ein sehr frühes Trauma

In einer auf Video aufgezeichneten Therapiesitzung (H. Watkins 1986a) klagte ein College-Student, er fühle sich bei allem, was er in Angriff nehme, stets „blockiert". Wenn er zum Beispiel auf eine Prüfung zu lernen versuche, sei er blockiert, oder er sei unfähig, ein Projekt bis zum Ende durchzuführen. Etwas schien ihn zu bremsen. Er sagte, an diesem Problem habe er sein ganzes Leben lang gelitten.

Helen forderte ihn unter Hypnose auf, „zu der Zeit zurückzugehen, als er diese Blockade das erste Mal erlebte". Er sagte nichts, sondern fing an, sich in seinem Stuhl zu winden und zu krümmen, indem er sich in langen Zuckungen allmählich nach vorne beugte und schließlich zu Helens großer Überraschung teilweise aus dem Stuhl herausfiel. Beim Aufwachen aus der Hypnose sagte er, er fühle sich so, „als ob ich gerade geboren worden wäre, es war, als ob ich ein winziges Baby gewesen wäre, das herauszukommen versuchte". Er betonte jedoch, es könne sich dabei nicht um das Wiedererleben seiner Geburt handeln, weil er durch Kaiserschnitt auf die Welt gekommen sei. In einer späteren Sitzung berichtete er uns dann, er habe mit seiner Mutter über seine Geburt gesprochen, und sie habe ihm gesagt, die Entbindung sei sehr schwierig und langwierig gewesen, aber ein Kaiserschnitt sei nicht vorgenommen worden.

In einer der folgenden Sitzungen wurde die Erfahrung in einer tiefen Hypnose wiederholt. Erst nachdem Helen ihn wiederholt drängte: „Du schaffst es; ich werde dir helfen", schob er sich gewaltsam nach vorne und warf sich in einer lang dauernden krampfartigen Zuckung vollständig aus dem Stuhl heraus auf den Boden.

Während dieser Sitzungen gab er kein Wort von sich. Die Therapeutin etablierte deshalb eine Form der Kommunikation, bei der Fingersignale genutzt werden (siehe Cheek 1962; Rossi a. Cheek 1988). Ein Patient, der nicht spricht, bekommt im Prinzip die Information, dass er Fragen unbewusst, ohne dass er dessen gewahr ist, beantworten kann, indem er den Zeigefinger anhebt, wenn die Antwort ein „Ja" wäre, den Mittelfinger, wenn die Antwort ein „Nein" und den Ringfinger, wenn die Antwort „Ich weiß nicht" oder „Ich möchte nicht antworten" wäre. Diese Technik ist schon von vielen Therapeuten, uns eingeschlossen, mit großem Gewinn angewendet worden.

Während der ersten Sitzungen, als der Patient sich auf seinem Stuhl krümmte und wand und den Oberkörper immer wieder nach vorne stieß, aber nicht vollständig aus dem Stuhl fiel, fragte ihn die Therapeutin: „Hast du es geschafft?" Oder: „Bist du ganz durch?" Er beantwortete dies stets negativ, mit einem Zucken des Mittelfingers. Nach dem letzten Versuch, als er völlig aus dem Stuhl herausgefallen war, hob sich sein Zeigefinger, er zeigte ein großes Gefühl der Erleichterung und atmete frei und leicht. War dies nur eine Einbildung? In den darauf folgenden Sitzungen berichtete er, die lebenslange Blockierung sei vollständig verschwunden, als ob er völlig „neu geboren" sei, und das Ziel der Therapie sei erreicht. Von diesem Zeitpunkt an hatte er keine Schwierigkeiten mehr, sich zu konzentrieren und zu lernen, und die Blockierung kam nicht wieder.

Ein Kollege von uns, ein sehr erfahrener Arzt, stellte beim Anschauen der Videoaufzeichnung dieses Falles (H. Watkins 1986a) ganz aufgeregt fest, dass der Patient auf die Suggestion hin, zu dem Zeitpunkt zurückzugehen, als er diese Blockade das erste Mal erlebte, die typische fetale Position einnahm und dass auch die darauf folgenden Bewegungen die typischen Bewegungen eines Babys während des Geburtsvorgangs waren. Ist dies eine erfahrungsbezogene Regression auf die Geburt oder nicht? Wir können diese Frage nicht endgültig klären, aber sie muss immerhin gestellt werden.

Der zweite Fall, über den wir schon früher kurz berichtet haben (J. Watkins 1992b), betraf eine 30-jährige Frau, eine Kunsttherapeutin, die eine einzige Sitzung bei Helen hatte. Sie war zuvor 15 Jahre lang in Therapie gewesen, überwiegend in traditioneller Psychoanalyse, und hatte einen beträchtlichen Gewinn davon gehabt. Und doch, so sagte sie, fehle etwas, etwas stimme nicht. „Ich werde das Gefühl nicht los, dass ich auf meinen Tod zugehe."

Die Therapeutin, der klar war, dass es (angesichts der 15 Jahre langen psychoanalytischen Therapie) vergeblich gewesen wäre, die Fallgeschichte aufzunehmen, fragte sie nach ihrer Geburt. Sie antwortete, dass sie adoptiert worden und dass ihre leibliche Mutter unverheiratet gewesen war, sie sagte auch, sie wisse, dass ihre Mutter versucht hatte, sie abzutreiben. Helen erwiderte darauf: „Ich vermute, sie versuchte es mit einem Kleiderbügel?" Die Patientin reagierte ganz erschrocken: „O ja, wie konntest du das wissen?" Helen zeigte auf den Notizblock, den die Patientin auf dem Schoß hatte. Er war mit gedankenlos hingezeichneten Figuren bedeckt, die die Form von Kleiderbügeln hatten.

Die Patientin wurde in eine Hypnose geführt und regredierte mithilfe der Technik der „Affektbrücke" durch Zeit und Raum bis zu dem Zeitpunkt, als sie dieses Gefühl (ihrem Tod entgegenzugehen) zum ersten Mal hatte. Ohne zu sprechen, legte sie sich mit angezogenen Knien auf den teppichbedeckten Boden. Dann sauste sie blitzschnell in eine Ecke des Zimmers.

Währenddessen wiederholte Helen ein ums andere Mal: „Du sollst nicht sterben. Du sollst leben, und du *wirst* leben. Ich weiß, dass etwas hinter dir her ist und dich verfolgt, aber ganz egal, wie Furcht einflößend es ist, du wirst leben und du sollst leben!"[6] Schließlich ließ sie sich entspannt in die Ecke fallen. Beim Aufwachen aus der Hypnose war das Gefühl, dem Tod unmittelbar ins Auge zu sehen, das sie lebenslang verfolgt und das 15 Jahren psychoanalytischer Therapie widerstanden hatte, verschwunden. Spätere Mitteilungen von ihrer Seite wiesen darauf hin, dass es nicht wieder zurückgekommen war.

Das nonverbale Verhalten der Patientin brachte ganz offensichtlich zum Ausdruck: „Ich werde gleich von diesem Ding (Objekt) zerstört." Helens Reaktionen implizierten: „Das ist nicht wahr. Glaube mir. Du wirst leben. Vertraue mir." Das, was die Therapeutin sagte, hatte nichts mit Einsicht zu tun, wenn Einsicht als „bewusstes, kognitives Verstehen" definiert wird, aber es repräsentierte so etwas wie Einsicht, wenn man die organische Bedeutung in Betracht zieht, und es diente der Rekonstruktion des Funktionierens der Persönlichkeit.

Niemand kann glaubwürdig die Behauptung aufstellen, die Patientin, die auf eine vorgeburtliche Ebene regrediert war, habe, als Fetus, Helens *Worte* verstehen können. Aber diese Neu-Erfahrung, die der Bewältigung der Vergangenheit diente, ereignete sich im Rahmen einer möglicherweise gefühlten, akzeptierenden, nährenden (bemutternden) Beziehung zwischen Patientin und Therapeutin.[7]

Als wir den Fall einer medizinischen Kollegin schilderten, einer Geburtshelferin, erhielten wir von ihr eine das *Verhalten* betreffende Bestätigung. Sie sagte uns, bei Abtreibungsversuchen habe der Fetus häufig den Drang, in die Gebärmutterwand zu kriechen, um sich in Sicherheit zu bringen.

In dem Bemühen, zu verstehen, was in solchen Fällen eigentlich vor sich geht, in denen lebenslange Schädigungen, die einer jahrelangen psychoanalytischen Behandlung Widerstand geleistet haben, in so relativ kurzer Zeit aufgehoben werden, wandten wir uns der Objektbeziehungstheorie zu.

Regression und Objektbeziehungstheorie

Die Objektbeziehungstheoretiker haben den inneren Erfahrungen des ungeborenen Kindes nur wenig Beachtung geschenkt, abgesehen davon, dass Forscher wie Fairbairn (1952) und Mahler (1975, 1998) angenommen haben, dass das Kind zu diesem Zeitpunkt noch keine inneren Objekte habe und dass sein Selbst noch nicht von der Mutter differenziert sei.

Nach Greenberg und Mitchell (1983, p. 14) bezieht sich der Begriff Objektbeziehungen auf die „Interaktionen von Individuen zu äußeren und inneren (realen und imaginierten) anderen und auf Beziehungen zwischen ihren inneren und äußeren Objektwelten". Während die meisten Objektbeziehungstheoretiker unter inneren Objekten die Introjekte von anderen *Menschen* verstehen, ist es vom Standpunkt der Theorien Freuds theoretisch nicht erforderlich, dass das Objekt eine Person ist. Ein inneres Objekt kann also auf das wahrgenommene Duplikat jeder äußeren Person, jedes äußeren Dings oder Objektes zurückgehen, mit dem das Selbst des Individuums in einer Ich-Nicht-Ich-Beziehung interagiert hat. Und als inneres Objekt kann es Gedanken, Gefühle und Verhalten beeinflussen.

Die Möglichkeit, dass die Objektbildung schon vor der Geburt begonnen haben könnte, scheint keinerlei Beachtung erfahren zu haben. Es ist sicher, dass der Fetus in Berührungskontakt mit der Gebärmutterwand ist, die sich ausdehnen und zusammenziehen kann und die sich dank ihrer weichen und elastischen Beschaffenheit den Bewegungen des Fetus anpasst – und auf diese Weise den späteren Gebrauch einer weichen *Schutzdecke* als Übergangsobjekt bereits ahnen lässt.[8]

Abgesehen vom Einfluss chemischer Veränderungen, die das Gleichgewicht im Mutterleib aufrechterhalten, ist die Stimulierung von außen minimal (fehlt allerdings nicht völlig). Es kann jedoch sein, dass der Fetus durch das Ansteigen des Adrenalins bei der Mutter Spannung empfindet, weil das Adrenalin die Barriere, die die Plazenta bildet,[9] passieren kann; dasselbe gilt für schädliche Medikamente und andere chemische Stoffe. Das ungeborene Kind kann offensichtlich auch auf Trommelrhythmen sowie auf Licht und auf Kälte reagieren (Liley 1972). Britische Untersuchungen (*Associated Press*, 6. Juli 1994) haben ergeben, dass der Fetus auf das Einführen einer Nadel zum Zwecke der Bluttransfusion mit Schmerz reagiert.

Darüber hinaus kann der Fetus auf emotionale Reize vonseiten der Mutter reagieren (Ferreira 1965; Sontag a. Richards 1938). Cheek (1975) legte beachtliches Beweismaterial dafür vor, dass Geburtsschädigungen und schwierige Entbindungen die Prägung von Mustern schlecht angepassten Verhaltens und also fast mit Sicherheit auch die Internalisierung schlechter Objekte zur Folge haben können.

H. Watkins (1986b) hat schwangeren Frauen empfohlen, über ihren Bauch zu streichen und in besänftigendem Ton mit dem Ungeborenen zu reden, insbesondere mit dem Fetus zu „sprechen" und zu singen. Wird eine Abtreibung in Erwägung gezogen und für notwendig gehalten, dann ist dieses Verhalten für die Mutter eine therapeutische Maßnahme.

Klein (1983) beschreibt, wie das Kind „gute" und „böse" Objekte „introjiziert", aber sie nimmt an, dass alles, was von der Mutter kommt, gut ist, und dass das böse Objekt nur die Projektion der aggressiven Impulse auf diese Objekte repräsentiert – was dazu führt (wie Klein es beschreibt), dass sie für das Kind zu „gefährlichen Verfolgern" werden, „von denen es verschlungen, gewaltsam des Körperinnern beraubt, in Stücke geschnitten, vergiftet – kurz mit allen Mitteln sadistischer Phantasien zerstört zu werden fürchtet" (S. 55). Dies ist eine Bedrohung, die Winnicott (1997a) als eine wesentlichere Quelle der Angst charakterisierte als die für die Angst vor Kastration oder die Trennungsangst verantwortliche Quelle. (Es ist die Angst vor Vernichtung.) Klein betonte jedoch immer wieder, dass solche Vorstellungen fantastisch verzerrte Bilder des realen Objekts seien, das ihnen zugrunde liegt.

Offensichtlich zog sie die Möglichkeit der Schaffung eines bösen inneren Objekts, das ein tatsächliches, körperlich existierendes, äußeres, böses Objekt repräsentierte – wie es zum Beispiel der Kleiderbügel war, mit dem die Mutter von Helens Patientin das Kind zu vernichten versuchte – nicht in Betracht. Ein solches Objekt kann kaum als ein bloß vorübergehendes Objekt bezeichnet werden, das zu seiner Zeit automatisch aufgegeben wird. Weil das Gefühl des unmittelbar bevorstehenden Todes, das auch durch viele Jahre der Psychoanalyse nicht überwunden werden konnte, bei jener Patientin so lange andauerte, müssen wir davon ausgehen, dass es sich um ein permanentes inneres Objekt handelt und um den Beginn einer *realen* schlechten Objektbeziehung zu der zerstörenden Mutter (die sie später im Stich ließ und zur Adoption freigab). Wenn das so ist, dann bedeutet das, dass die Individuation des Fetus, die partielle Entwicklung einer Selbststruktur und die Etablierung echter Objektbeziehungen möglicherweise schon vor der Geburt ihren Anfang nimmt.

In der Behandlungssitzung erlebte der mittels einer hypnotischen Regression hervorgerufene kindliche Ich-Zustand offenbar eine Übertragung des ursprünglichen Traumas (der Kleiderbügel) – die Lebensbedrohung und die Verletzung an der Schulter im Mutterleib – auf die Therapiestunde und verhielt sich abwehrend. Es *könnte* sein, dass Helen, indem sie im Rahmen dieses in der Regression erlebten Übertragungsgeschehens die mütterliche „Haltefunktion" übernahm und wiederholt mit beruhigender, zuversichtlicher Stimme die Worte sagte „Du sollst leben" jene Sicherheit und Beruhigung vermittelt hat, die eine „korrigierende emotionale Erfahrung", wie von Alexander und French (1946) beschrieben, ermöglichte. Die Patientin berichtete, sie sei mit neuer Energie aufgeladen worden, und das Angstsymptom einer unmittelbaren Todesdrohung verschwand.

Das mütterliche Halten und die Erfahrung des Bemuttertwerdens scheint für die Entwicklung des Kindes ganz wesentlich zu sein, damit es eine eigene Identität und ein Gefühl des „Selbstseins" (selfness) erwerben kann. Paul Federn (1956) setzte bei seinen schizophrenen Patienten häufig eine psychoanalytisch geschulte Krankenschwester ein, Gertrud Schwing (vgl. auch Schwing 1954), die den Patienten die Erfahrung von Mütterlichkeit gab, um so den Mangel, den sie in der Kindheit erlebt hatten, auszugleichen.

Die therapeutische Erfahrung, die wir hier beschreiben, liegt auch auf einer Linie mit Fairbairns Theorie (1952), der zufolge er (nach Beckley 1986, p. 3) „den Psychotherapeuten als einen Exorzisten betrachtet, der Teufel (die schlechten Objekte) aus dem Unbewussten des Patienten austreibt, indem er sich selbst als gutes Objekt anbietet, und der dem Patienten ein ausreichendes Gefühl der Sicherheit gibt, das es ermöglicht, dass die schlechten Objekte in Erscheinung treten" und eliminiert werden können.

Im Zusammenhang mit diesen Fällen erhoben sich verschiedene Fragen mit Blick auf die Möglichkeit (und den Sinn) des Versuchs, Patienten vermittels einer therapeutischen Regression in die frühesten Lebensphasen zurückzuführen, in die vorgeburtliche Zeit und zum Zeitpunkt der Geburt. An welchem Punkt der menschlichen Entwicklung hat ein Individuum die Fähigkeit, äußere Reize, vielleicht schädliche, im Gedächtnis zu bewahren oder dauerhaft von ihnen beeinflusst zu werden? Und gibt es einen Zugang zu Erinnerungen dieser Art, und sei es in nonverbaler Form? Könnte dies der signifikante Faktor bei den Ego-State-Kurztherapien sein, die in so relativ kurzer Zeit zum Erfolg geführt hatten?

Wir entschlossen uns, die Fälle, von denen wir in Kapitel 13 berichtet haben und die nach den Antworten auf dem dort beschriebenen Fragebogen die höchste Erfolgsrate (A +, A, A –) aufwiesen, im Detail zu untersuchen. Was war bei diesen Behandlungen so anders, dass sie bei jenen A-Patienten, die angaben, sie hätten zuvor bereits hunderte von Stunden psychoanalytischer Therapie gehabt mit minimalen oder bescheidenen Ergebnissen, zu so überragend erfolgreichen Resultaten führten?

Einige der Klienten (N = 7), deren Behandlung eine sehr gute Bewertung erhielt, gaben sich zu erkennen und ermöglichten es uns auf diese Weise, die Notizen, die wir uns jeweils zu ihrem Fall gemacht hatten, durchzuforschen. Sämtliche dieser Klienten hatten angegeben, sie hätten „lebenslang" an ihrem Problem gelitten (oder setzten ein äquivalentes Wort ein). Bei der Durchsicht der Fallberichte stellten wir fest, dass bei vier von den sieben Fällen die Ego-State-Therapie in sehr frühe Bereiche traumatischer Erfahrungen zurückführte, in die frühe Kindheit, die Zeit der Geburt und in die vorgeburtliche Entwicklung. In einigen Fällen wurde ein Baby als Objekt *gesehen*, das heißt, als ein kindlicher Zustand, der vernachlässigt, nicht genügend genährt oder von einem Elternteil missbraucht wurde. In zwei Fällen wurde das Baby in der Hypnose als *Selbst* (mit Ich-Energie besetzt) erfahren und interagierte mit anderen, häufig, indem es Wut oder Angst abreagierte. In allen sieben Fällen fanden therapeutische Regressionen in eine Zeit vor dem dritten Lebensjahr statt. Auch gab es ein häufiges Hin und Her zwischen sämtlichen Altersstufen, wobei frühere Altersstufen mit Symptomen, Gefühlen und Verhaltensweisen späterer Altersstufen in Verbindung gebracht wurden, häufig mit intensiven Abreaktionen.

Echte Einsicht versus kognitive Einsicht

Einsicht ist traditionell stets als sine qua non einer erfolgreichen Therapie betrachtet worden (Freud 1938). Einige Forscher, besonders solche, die aus der Schule der Behavioristen kommen, behaupten, Einsicht sei für eine wirksame Therapie unnötig und unerheblich. Die Kontroverse hält seit langem an, und die Publikationen, in denen um das Für und Wider gestritten wird, sind Legion (siehe Bergin a. Strupp 1972). Fisher und Greenberg (1977, siehe Kapitel 9) haben versucht, die objektiven Forschungsberichte zum Thema zu analysieren. Sie kamen zu dem Schluss, dass die Forscher Freuds Konzept des „Durcharbeitens" weitgehend ignoriert und also „Freuds Vorstellung von Einsicht keiner adäquaten Prüfung unterzogen hätten".[10]

Hilgard (1987) klassifiziert in seiner historischen Übersicht über die gesamte amerikanische Psychologie die Psychoanalyse als „psychodynamisch, weil sie sich mit motivationalen und emotionalen Konflikten und deren Lösung beschäftigt", als „Einsichtstherapie, weil sich der therapeutische Erfolg auf das Verständnis der Einflüsse erinnerter Erfahrungen aus der Vergangenheit auf die Gegenwart gründet", und als eine „Tiefentherapie, weil sie sich mit den Auswirkungen des Unbewussten auf die bewusste Wahrnehmung befasst". Die Schlüsselworte sind „Einsicht", „Verständnis" und „bewusste Wahrnehmung".

Die psychodynamisch arbeitenden Therapeuten streben ausnahmslos danach, ihren Patienten zur Einsicht zu verhelfen, und halten sie für ein sehr wirksames Instrument. Da die experimentell arbeitenden Forscher im Allgemeinen der Auffassung sind, dass Einsicht für den therapeutischen Erfolg nicht ausschlaggebend sei, könnte es sein, dass diese beiden Gruppen den Begriff unterschiedlich verstehen und definieren.

Die Erfahrungen, die wir mit Traumen und anderen schädlichen Einflüssen gemacht haben, denen die Patienten offenbar in den frühesten Phasen ihres Leben ausgesetzt waren, führten uns zu der Annahme, dass die vorangegangene psychoanalytische Arbeit der Klienten (sofern sie nicht hundertprozentig zufrieden stellend war) möglicherweise nicht weit genug in die Kindheit zurückging. Oder vielleicht hatten sie lediglich intellektuelle Einsichten (das heißt ein bewusstes, kognitives Verständnis)[11] erreicht – ohne ein affektives, perzeptuelles, viszerales, bis in die Körperhaltung vordringendes und motorisches „Wiedererleben", zusätzlich zu den kognitiven Einsichten. In der klassischen Psychoanalyse resultieren Letztere aus dem „Durcharbeiten", das der vorausgegangenen Entdeckung folgt.

Bei den Abreaktionen im Rahmen unserer Ego-State-Therapie wurde ein neues Verständnis häufig simultan mit einer Explosion globaler Einsicht erfahren. Ja, manchmal zeigte sich die Einsicht in allen anderen Bereichen, *außer* im kognitiven Bereich. Die Fälle, bei denen der größte therapeutische Erfolg und die signifikantesten Persönlichkeitsveränderungen zu verzeichnen waren, waren diejenigen, bei denen die Einsicht eine sehr breite Grundlage zu haben schien.

Wenn die Kritik der experimentell arbeitenden Kollegen am Konzept der Einsicht einem therapeutischen Ergebnis gilt, *das lediglich auf einem bewussten, kognitiven Verstehen basiert,* dann teilen wird diese Kritik. Vielleicht ist dies die einzige Art von Einsicht, die im Labor hervorgebracht und gemessen werden kann. Aber Therapeuten, die sich mit einfachen „Aha"-Ausrufen ihrer Klienten zufrieden geben, haben ihre Arbeit nicht zu Ende gebracht. Eine Person ist viel mehr als Worte, die aus der Großhirnrinde stammen.

Anmerkungen

1 Siehe American Psychiatric Association Board of Trustees (1994), Bowers und Farvolden (1996), Frankel (1994), Garry und Loftus (1994), Kihlstrom und Evans (1979), Nash (1994), Ofshe (1992), Ofshe und Singer (1994).

2 Siehe Erdelyi (1994), D. Ewen (1994), Nagy (1994), D. Spiegel (1991).
3 Siehe Bloom (1994a, 1994b), Gravitz (1994), Lynn, Myers und Sivec (1994), Yapko (1994).
4 Wir nehmen (mit Kihlstrom 1994) an, dass die Wahrscheinlichkeit, auf echte, der Wirklichkeit entsprechende Erinnerungen und Erfahrungen zu stoßen, sich erhöht, wenn wir mithilfe hypnotischer Regression so weit wie möglich die emotionalen und sonstigen Bedingungen schaffen, die zum Zeitpunkt des fraglichen Vorfalls gegeben waren. Genau darauf zielten auch die Affektbrücke und die somatische Brücke ab. Anders ausgedrückt, Kommunikation wird nicht verbal hergestellt, sondern eher aufgrund einer gemeinsamen erfahrungsbezogenen Matrix, in der organische, bis ins „Zellgewebe" reichende Neuinszenierungen aktiviert werden.
5 Wenn Helen ihre ursprüngliche Heimat in Bayern besucht, fällt es ihr viel leichter, sich frei auf Deutsch zu unterhalten, als in den USA aus dem Deutschen ins Amerikanische zu übersetzen. Das hängt damit zusammen, dass Erinnerungen und die dazu gehörigen Ich-Zustände viel leichter aktiviert werden, wenn wir in die Umgebung zurückkehren, in der sie ihren Ursprung haben.
6 Wir müssen annehmen, dass das beruhigende Element in erster Linie in der Art der Therapeutin zu suchen ist als in den genauen Worten, die sie benutzt, denn der Fetus versteht die Worte ja ohnehin nicht. Es liegt genügend Material vor, das bestätigt, dass auch Mütter mit ihren Kindern nicht nur verbal, sondern auf viele andere Arten kommunizieren (Cheek 1996).
7 Ist es vorstellbar, dass rekonstruktive oder analytische Therapien präverbale Ebenen erreichen und korrektive emotionale Erfahrungen ermöglichen könnten, wenn die entsprechenden Reize nicht verbaler, sondern zum Beispiel taktiler Art wären oder Körperhaltung und Vorstellung beeinflussen würden – Reize, die vom *Klang* einer mütterlichen Stimme ausgehen oder von der Wiedereinsetzung innerer Verhaltensweisen über eine somatische Brücke? In diesem Fall würden Bereiche früher Konflikte therapeutisch zugänglich, die uns derzeit analytisch noch verschlossen sind.
8 Wenn sich das kleine Kind in eine schützende Decke kuschelt, kann die Wärme und das damit verbundene besondere Gefühl nonverbal eine pränatale Erinnerung oder sogar eine tatsächliche Regression in den Mutterleib auslösen, vergleichbar der Art, wie eine Affektbrücke funktioniert. Zwischen den beiden Erfahrungen gibt es eine gemeinsame Matrix des Fühlens.
9 Bericht aus *Drug and Alcohol Abuse Newsletter*, Mai 1978.
10 Eine weitere umfassende Übersicht über die Forschungsstudien, die sich auf die freudsche Theorie stützen, findet sich bei Kline (1972).
11 Vielleicht aktiviert jede Therapie, bei der die Kommunikation fast ausschließlich auf Worten basiert (verbale Auslöser), zwangsläufig leichter Prozesse, die in erster Linie verbaler (kognitiver) Art sind, als motorische, perzeptuelle, affektive und viszerale Verhaltensweisen, wie sie für eine ganzheitliche Erfahrung charakteristisch sind, und die im Allgemeinen nicht durch Worte miteinander kooperieren. Wenn das Individuum zum Beispiel von einer Gefahr bedroht ist, kommunizieren Körpertonus, Herzschlag und Adrenalinausschüttungen nicht durch Worte miteinander oder stimulieren sich gegenseitig auf diese Weise. Kein Wunder, dass bei so vielen Therapien die „Einsichten" in erster Linie kognitiver und intellektueller Art sind. Wir dürfen niemals vergessen, dass Worte nur die Landkarte bilden, nicht das Land selbst. Sie *können* das Tor zum Land der Realität (Verhalten und Erfahrung) sein, aber sie sind es häufig nicht.

16 Dissoziation/Integration: Interpersonale, intrapersonale und internationale Perspektiven

Die intensive Beschäftigung mit den Ich-Zuständen hinterlässt einen tiefen Respekt für die Komplexität der menschlichen Natur und die unzähligen Arten, auf die wir zu überleben und unsere Bedürfnisse zu befriedigen suchen, indem wir uns selbst immer wieder auseinandernehmen und aufs Neue zusammensetzen. Das Streben nach Lust, Sinn und vor allem nach der Erhaltung unserer Existenz treibt lebende Organismen zu unglaublichen Glanzleistungen der inneren Organisation. Im Laufe solcher Prozesse fügt die Person der ihr innewohnenden Substanz immer wieder etwas hinzu und zieht etwas von ihr ab, manchmal im Dienste der Anpassung und in konstruktiver, manchmal in schlecht angepasster, destruktiver Weise. In einer sich stets wandelnden Umgebung, die sowohl nährend als auch schädigend sein kann, ist der menschliche Erfindungsgeist einer harten Probe ausgesetzt in seinem Bestreben, eine einzigartige „Selbstheit" *(selfhood)* aufzubauen, ein Meisterstück der Differenzierung und der Integration.

Manche Menschen sind außerordentlich erfolgreich. Sie setzen die Muster ihres Selbst zu Entitäten zusammen, mit deren Hilfe sie die Wechselfälle der Welt, in der sie leben, effizient bewältigen. Ihre Aufbauarbeit ist auf langfristige Ziele gerichtet, und sie errichten ein Leben, das ihnen Glück, Sinn und Erfolg beschert. Andere spalten sich in Stücke auf, in dem jämmerlichen Bemühen, die harte, grausame Behandlung oder Vernachlässigung vonseiten derer, die eigentlich für sie hätten sorgen müssen, zu überleben, sie versuchen verzweifelt, mit den sie unmittelbar bedrängenden Schwierigkeiten irgendwie fertig zu werden, die sie freilich dazu verdammen, ihr Leben dauerhaft in Schmerz, Elend und Verzweiflung zu verbringen.

Die menschliche Natur gibt die Hoffnung nie auf, und immer wieder versuchen die Betroffenen, neue Muster der Selbstorganisation zu finden. Aber manchmal sind die zur Verfügung stehenden Ressourcen so gering oder ineffizient, dass der Lauf der Zerstörung nur mithilfe einer äußeren Intervention abgewendet werden kann. An diesem Punkt kann das Bedürfnis nach „helfenden anderen", die man Therapeuten nennt, sehr wichtig werden.

Gute Therapeuten „verbünden" sich für eine gewisse Zeit mit ihren Patienten, sie nehmen deren Ringen als ihr eigenes an und stellen ihnen alles, was sie an Geschicklichkeit und Wissen besitzen, in einer gemeinsamen Rettungsaktion zur Verfügung. Manchmal ist das gemeinsame Bemühen von Therapeut/Therapeutin und Patient/Patientin erfolgreich, und die Patienten gehen aus der Therapie mit einer neuen Perspektive, neuer Hoffnung und neuen Fähigkeiten hervor. Er oder sie verbindet die Konfrontationen und Einflüsse der Vergangenheit in neuer Weise mit dem Hier und

Jetzt, und zwar mit größerer Kraft und Geschicklichkeit, und verwandelt das einstige Versagen in neu gefundene erfolgreiche Lösungen. Ein Leben, das sich bislang im bloßen Existieren, in Schmerz und Bedeutungslosigkeit erschöpft hat, bekommt im Verlauf der Therapie neue Energie und vollendet den ihm vorbestimmten Weg, wobei das Selbst und die Mitmenschen einen höheren Wert bekommen. Wenn dieses Ziel erreicht ist, können wir Therapeuten jubilieren.

Manchmal jedoch erweisen sich auch unsere größten Bemühungen als nicht ausreichend. Wir können dem Bedürftigen nur wenig oder gar nicht helfen. Das Versagen unseres Patienten ist unser eigenes Versagen, und auch wir fühlen uns in unserem Wert herabgemindert. Es kann sein, dass wir in einem solchen Fall unsere eigenen Energiereserven mobilisieren und selbst darum kämpfen müssen zu überleben, nicht nur als „Person", sondern auch als „helfende Person". Wir müssen uns von der Niederlage erholen und uns wieder neu integrieren.

Jeder Therapeut, der schon einmal mit dem Selbstmord eines Patienten konfrontiert gewesen ist, kennt die Trauer und den persönlichen Schmerz, den ein solches Ereignis nach sich zieht. Aber wenn ein Therapeut (eine Therapeutin) mit seinem oder ihrem Klienten (Klientin) nicht mitschwingen kann, wenn er sich nicht mit ihm (ihr) freuen und bei seinen Kämpfen nicht mit leiden kann, dann sollte er nicht in einem helfenden Beruf arbeiten. Man muss einen Teil seines eigenen Selbst einsetzen, wenn man bei der Neustrukturierung des Selbst anderer Menschen eine unterstützende Funktion übernehmen will.

Wir sind im Darlehensgeschäft, wir stellen vorübergehend einen Teil unseres Selbst zur Verfügung. Wenn wir gute Investoren sind, dann bekommen wir unseren Gewinn, indem wir das Glück und die erreichten Ziele einer erfolgreichen Psychotherapie mit genießen können. Unser eigenes Selbst und unser „therapeutisches Selbst" wächst und entfaltet sich. Mit jedem Erfolg werden wir stärkere, bessere und kompetentere Therapeuten. Aber mit jedem Misserfolg nehmen wir ab, sofern es uns nicht gelingt, uns wiederherzustellen. Manche Ärzte und Therapeuten erleben sogar das Stadium des Ausgebranntseins, eine Situation, in der sie die ihnen verbliebenen persönlichen Energien für das eigene Überleben brauchen.

Interpersonale Perspektiven

Wir wissen jetzt, dass das menschliche „Material", das ein Individuum ausmacht, beständig differenziert und in neuen Einheiten von relativer Komplexität und Stabilität integriert wird. Eine kurze Reflexion macht uns deutlich, dass dieselben Prinzipien, wie sie in einem einzelnen menschlichen Wesen wirksam sind, auch zwischen zwei Menschen wirken. Individuelle Personen verbinden sich zu Einheiten und bilden Familien, Organisationen, Gemeinschaften, Gesellschaften und Nationen, die den Zweck haben, Bedürfnisse zu befriedigen und Überleben, Anpassung und Glück zu sichern oder zu fördern. Organisierte Gruppeneinheiten werden geschaffen, geteilt und zerfallen wieder. Gruppen von größerer Komplexität werden häufig von Gruppen mit einer einfacheren Struktur abgelöst und umgekehrt. Städte, Staaten und Länder werden organisiert, damit die Menschen mit ihrer Umgebung besser zurechtkommen. Die Beziehungen zwischen ihnen werden beständig modifiziert.

Ego-State-Familientherapie

Die Familie, normalerweise bestehend aus Mann, Frau und Kindern, ist immer wieder auf den Prüfstand gestellt worden, und im Allgemeinen hat sich herausgestellt, dass sie viele menschliche Bedürfnisse erfüllt – emotionale, persönliche, sexuelle und ökonomische. Aber Familien brechen oft auseinander, wenn die beteiligten Parteien feststellen, dass sie nicht zusammenpassen, wenn die Frustration, die sie in den Beziehungen mit den andern erleben, den Gewinn, den sie aus der Befriedigung ihrer Bedürfnisse ziehen, übersteigt. Wie multiple Persönlichkeiten spalten sie sich auf und gehen relativ unabhängige Wege.

Neue Wege der Integration, wie zum Beispiel Single-Haushalte, homosexuelle Bindungen usw., werden ausprobiert, in dem Bemühen, Einheiten zu finden, die effizient funktionieren und das Wohlbefinden der Menschen garantieren können. Trennung, Scheidung und Wiederverheiratung exemplifizieren die Prinzipien der Differenzierung/Dissoziation und der Integration.

Innerhalb eines einzelnen Individuums ist die psychische Geographie allmächtig. Die Ich-Zustände müssen zusammenbleiben, weil sie die Grenzen eines einzelnen Körpers nicht verlassen können, und sie enthalten insofern eine Tendenz zur Integration, nicht bloß zur Koexistenz. In Familien wirken die Zwänge der Geographie (ein gemeinsames Haus) und der Ökonomie (die Notwendigkeit eines Ernährers) als Kräfte, die sich einer Trennung entgegenstellen. Viele Partner, die wütend aufeinander sind und feindselig, die den Bedürfnissen ihrer Ehepartner wenig Verständnis entgegenbringen und sie nur unzulänglich befriedigen, bei denen die Kommunikation abgebrochen ist und emotionale Mauern eine kooperative Beziehung unmöglich machen, bleiben oft „um der Kinder willen" zusammen oder weil der eine vom andern abhängig ist.

Auch Gruppen können wie Individuen, deren Ich-Zustände einander feindselig und unkommunikativ gegenüberstehen, zu einem neurotischen und schlecht angepassten Dasein verurteilt sein und sich mit Symptomen und selbstzerstörerischen Verhaltensweisen quälen.

Wenn wir menschliche Probleme – sowohl die von einzelnen Individuen als auch die von Gruppen – besser verstehen und bessere Formen des Umgangs mit ihnen finden wollen, müssen wir mehr Wissen erwerben und besser verstehen lernen, wie wir uns als Menschen verhalten und warum. Obwohl wir die Psychotherapie wie eine Wissenschaft erlernen, praktizieren wir sie als Kunst. Aber die Kunst der

Psychotherapie muss stets durch neues, wissenschaftlich erworbenes Wissen untermauert werden. Wir haben einige Vorstellungen davon, welche Forschungen auf dem Gebiet der Ich-Zustände notwendig sind.

Ich-Zustände von Partnern

Ein fruchtbares und bislang noch unerforschtes Gebiet, für das die Ego-State-Theorie von Bedeutung sein könnte, ist die Ehe- und Paartherapie. Für gewöhnlich ist bei einem Individuum zu jedem Zeitpunkt ein bestimmter Ich-Zustand der primäre oder ausführende Zustand. Dementsprechend müssen wir annehmen, dass der Inhalt des primären Zustands bei einem Ehemann die Art bestimmt, wie er seiner Ehefrau zu einem bestimmten Zeitpunkt gegenübertritt, wenn sie zum Beispiel gemeinsam etwas unternehmen, arbeiten, spielen, sich lieben, die Kinder versorgen, Urlaub machen usw., und dass der ausführende Ich-Zustand bei der Ehefrau die Aktivität gleichermaßen beeinflussen wird.

Betrachten wir einen Ehemann, James, der drei primäre Ich-Zustände hat, A, B und C, die abwechselnd die ausführende Funktion in seiner Persönlichkeit übernehmen. Der Zustand A hat sich in seiner Kindheit entwickelt, oft in Interaktionen mit seiner Mutter. Sie war eine warmherzige, freundliche Frau, und der Zustand A erlebt Frauen in einem höchst günstigen Licht. Der Zustand B entwickelte sich, als James mit einer aggressiven jüngeren Schwester um die elterliche Gunst rivalisierte. Der Zustand C war in erster Linie während der ersten Schuljahre wirksam, im Zusammensein mit männlichen Spielkameraden, unter denen er der anerkannte Führer war.

Nehmen wir nun an, dass seine Frau, Edith, drei primäre Ich-Zustände hat, F, G und H. Ihr Zustand F entwickelte sich im Zusammenhang mit Abwehrmechanismen, die sich im Umgang mit einem aggressiven Vater, der sie misshandelte, herausgebildet hatten. Der Zustand G blühte und entfaltete sich in der frühen Kindheit, als sie den Großvater besuchte, einen Mann, der seine Enkelin vergötterte, in ihr ein wunderbares kleines Mädchen sah und beständig ihre Weiblichkeit bewunderte. Der Zustand H dagegen zeigte sich am deutlichsten, als sie in der Grundschule durch ausgezeichnete Noten hervortrat.

Schauen wir uns nun einmal an, wie dieser Ehemann und diese Ehefrau miteinander interagieren, wenn sie über Urlaubspläne sprechen und die ausführenden Ich-Zustände, die in dieser Situation aufeinander treffen, sein Zustand C und ihr Zustand G sind. Während sein Zustand C die ausführende Position innehat, erlebt James sich als stark, als einen Führer und als denjenigen, der gewohnt ist, die Entscheidungen zu treffen. Steht Ediths Zustand G in vorderster Linie, dann wird sie seinen Entscheidungen äußerst geneigt sein, weil sie ihn in der Übertragung unbewusst als die aktuelle Verkörperung eines bewundernden Großvaters wahrnehmen wird, den sie heiß geliebt hat. Vielleicht hat der Großvater in der Beziehung zu ihrer Großmutter eine autoritäre Rolle eingenommen, aber Edith fühlte sich in ihrer Gegenwart stets wohl. Vermutlich wird es zu diesem Zeitpunkt keinen Familienstreit über die Ferienpläne geben, und die Entscheidung wird wahrscheinlich James' Wünschen entsprechen.

Schauen wir uns nun an, wie die intimen Beziehungen dieses Paares beschaffen sind, wenn sie miteinander schlafen, zu einem Zeitpunkt, zu dem James' Zustand A seine Frau normalerweise mit großer Zärtlichkeit und Rücksicht behandelt. Ihr Zustand G könnte dann bewirken, dass ihr sexuelles Zusammensein für beide zu einem glücklichen Erlebnis wird. Taucht jedoch unmittelbar vor oder während des Zusammenseins James' Zustand B auf, dürfen wir annehmen, dass seine zärtlichen, sexuellen Gefühle sich in aggressiven, von Feindseligkeit getönten Impulsen (eine Übertragung von seiner jüngeren Schwester auf seine Frau) verflüchtigen und Eifersucht dominant wird. In diesem Fall könnte sich die Begegnung im Bett leicht zum Fiasko entwickeln. Oder wenn Ediths Zustand F die Führung übernimmt, dann würde sie ihn nicht mehr als liebevolle, ältere männliche Figur wie Großvater wahrnehmen, sondern als aggressive Vaterfigur, die im Begriff ist, sie zu missbrauchen, eine Figur, der sie stets aus dem Wege gegangen ist.

Die Komplexität der interpersonalen Beziehungen, die eine Ehe mithilfe zärtlicher Bindungen festigen oder sie aufgrund rivalisierender Abwehrmanöver zerstören, kann sehr stark davon bestimmt sein, ob ein Paar es lernt, bei seinen gemeinsamen Aktivitäten bestimmte Ich-Zustände zusammenzubringen, ob jeder die Stimmungen des andern versteht und wie beide auf ein sich veränderndes, durch wechselnde Ich-Zustände bedingtes emotionales Klima beim andern reagieren (Toothman a. Phillips 1996).

Vielleicht wird man eines Tages dieses gesamte Gebiet näher untersuchen, und die Paartherapie wird entsprechend modifiziert. Eine Paarberatung, die auf der Ego-State-Theorie basiert, könnte die Aufzeichnung der wichtigsten Muster bei jedem der beiden Partner beinhalten, den Zeitpunkt und die Umstände, unter denen die einzelnen Ich-Zustände in der Regel wirksam werden, die Reaktionen, die bei unterschiedlichen Konstellationen beim Zusammentreffen einzelner Ich-Zustände auftreten usw. Vom Standpunkt der Ego-State-Theorie ist die Paarberatung ein viel komplexerer Prozess, als wir in der Vergangenheit angenommen haben.

Ich-Zustände und das Gesetz

Was das forensische Gebiet betrifft, so sind wir nicht der Auffassung, dass Gesetzesübertreter allein deshalb exkulpiert werden sollten, weil sie multiple Persönlichkeiten sind oder weil sie sich nicht an Taten erinnern, die von bösartigen Alter-Personen begangen worden sind. Die Gerichte bemühen sich jedoch, die Motive festzustellen, bevor sie ein Urteil fällen, und sie fragen, ob Taten bewusst und vorsätzlich geplant oder das Ergebnis eines zeitweiligen Verlustes der emotionalen Kontrolle sind.

Wenn das Konzept der Multiplizität als ein Phänomen, das bei allen Individuen auftritt, erst einmal breiter bekannt geworden und allgemeiner akzeptiert ist, dann werden vielleicht auch die Auswirkungen verborgener Ich-Zustände auf das menschliche Verhalten von kompetenten, gerichtlich ernannten Fachleuten genauer untersucht und bestimmt werden. Derartige Evaluierungen könnten dann zu einer optimalen Urteilsfindung bei Verbrechen und den Urhebern dieser Verbrechen beitragen.

Psychologische Tests, insbesondere hinsichtlich der geistigen Mündigkeit, und andere psychiatrische Untersuchungen sind bei den meisten Gerichten bereits gängige Praxis. Angesichts des großen Misstrauens, mit dem die Polizei und andere juristische Instanzen der Geltendmachung einer dissoziativen Störung gegenüberstehen, bezweifeln wir allerdings, dass derartige Schritte in naher Zukunft in Betracht gezogen werden. Der Vorstellung von Multiplizität als allgemein menschlichem Phänomen wird von der Öffentlichkeit in der Regel nicht sehr viel Verständnis und Akzeptanz entgegengebracht, und das Konzept unbewusster Prozesse ruft nach wie vor viel Widerstand hervor, wie schon zu Freuds Zeiten. Die Menschen weigern sich zu glauben, dass es in ihrem eigenen Selbst Kräfte gibt, deren sie nicht gewahr sind, oder dass sie nicht vollkommen Herr im eigenen inneren Selbst-Haushalt sind.

Physiologische Multiplizität

In den letzten Kapiteln haben wir unsere Aufmerksamkeit auf die relative psychische Multiplizität der individuellen Person gerichtet und auf die Dissoziation und Integration ihrer seelisch-geistigen Segmente. Bewegungen in Richtung auf „Zusammensein" und „Abgesondertsein" scheinen aber nicht nur für das psychische Leben von Individuen charakteristisch zu sein, sondern auch für ihr physiologisches Funktionieren.

Psychische Integration (die wir bei Patienten mit multiplen Persönlichkeiten zu entwickeln versuchen) beinhaltet Interkommunikation und Kooperation zwischen verschiedenen Teilen oder Alter-Personen. Der Wegfall oder das Durchlässigwerden trennender Grenzen ermöglicht es, dass Informationen alle Aspekte der Person erreichen und Ressourcen organisiert werden können, die Anpassung und Überleben sichern. Psychische Integration sorgt für eine optimale Effizienz bei der Verwirklichung dieser Ziele.

Desgleichen hat auch der menschliche Körper ein Nervensystem und andere Kanäle der Interkommunikation zwischen den einzelnen Teilen (Zellgewebe und Organen), deren Zweck es ist, die Fähigkeit zu Anpassung und Überleben zu optimieren. Eine Verletzung in einem Teil des Körpers führt aufgrund der Empfindung eines auf diese bestimmte Körperstelle beschränkten Schmerzes zur Aktivierung der Blutzirkulation, des Herzschlags und des Immunsystems. Mittels gegenseitiger Verbindungen und Kooperation zwischen den einzelnen Teilen wirkt der gesamte physiologische Organismus zusammen, um die Situation wieder ins Gleichgewicht zu bringen und das Überleben zu sichern (jedenfalls ist das in der Regel so). Das ist physiologische oder intrapersonale Integration.

Leider ist die Integration nicht perfekt oder vollständig. So können zum Beispiel Krebszellen in manchen Organen des Körpers, wie zum Beispiel im Darm, in der Prostata oder bei den Frauen in der Brust, entstehen und sich weiterentwickeln, sogar bis zu dem Punkt, an dem der Tumor nicht mehr behandelbar ist, ohne dass dies Schmerzen verursachte und die anderen Teile des Organismus oder auch das gesamte Individuum auf die drohende Gefahr aufmerksam machte. In anderen Worten, sie sind physiologisch gesehen dissoziiert. In solchen Fällen wird das Wissen und Können des Arztes einer schweren Prüfung unterzogen.

Mögliche Forschungen auf dem Gebiet der Ich-Zustände

Es gibt noch andere Gebiete, auf denen die Konzeption von den Ich-Zuständen eine signifikante Rolle spielen könnte und auf denen weitergeforscht werden sollte.

1. Die Frage, ob und wie das Erinnerungsvermögen gesteigert werden kann, ist heute sehr umstritten, bei den experimentellen Forschern wie bei den Juristen. Kann das Erinnerungsvermögen gesteigert werden, wenn der Ich-Zustand, der ganz speziell zum Zeitpunkt einer bestimmten Erfahrung die ausführende Rolle innehatte, reaktiviert wird? Experimente haben gezeigt, dass wirklichkeitsnähere Erinnerungen zurückerobert werden können, wenn der gegenwärtige emotionale Zustand der betreffenden Person (Stimmung) derselbe ist wie zu dem Zeitpunkt, als sie ursprünglich Erfahrungen mit dem infrage stehenden Material machte (Bower 1981); Bower, Monteiro a. Gilligan 1978).[1] Die Erkenntnisse über die Wiedererlangung von Erinnerungen mithilfe von Stimmungen sollten auf die Ich-Zustände angewandt werden. Bei keiner der Untersuchungen über die Wiedererlangung von Erinnerungen mittels Hypnose scheint man in Betracht gezogen oder überprüft zu haben, dass die Erinnerungen vom selben Ich-Zustand wieder entdeckt worden sein könnten, der zum Zeitpunkt der ursprünglichen Erfahrung die ausführende Funktion inne hatte. Aber Experimente haben gezeigt, dass unter Hypnose mehr Erinnerungen, sowohl echte, der Wirklichkeit entsprechende als auch konfabulierte Erinnerungen, wieder gefunden wurden. Zugegeben, Erinnerungen können konfabuliert und verfälscht sein. Jetzt kommt es darauf an, dass eine solide Forschung Methoden findet, mit deren Hilfe Personen zwischen den wahren und den konfabulierten Erinnerungen unterscheiden können. Das ist sicher kein unlösbares Problem. Wenigstens sollten wir in der Lage sein, die „durchschnittliche Trefferleistung“ zu erhöhen, sodass Erinnerungen in der Therapie und vor Gericht mit einem gewissen Wahrscheinlich-

keitsindex präsentiert werden könnten. Das ist die nächste Herausforderung für die experimentell arbeitenden Wissenschaftler auf dem Gebiet Erinnerung und Erfahrung.

2. Die Entdeckung Federns (1956, siehe Kapitel 2), dass psychotische Patienten zwischen Erfahrungen unterscheiden können, die auf innere Reize zurückzuführen sind, und jenen, deren Ursprünge außerhalb ihres eigenen Selbst liegen, ist außerordentlich faszinierend. Beide werden als Realität erfahren, aber offensichtlich gibt es einen *qualitativen* Unterschied in der Art, wie sie sich „anfühlen“, einen Unterschied, der den halluzinierenden Patienten befähigt, Erfahrungen aus Realität A (Wahrnehmungen aus der äußeren Welt) von Erfahrungen aus Realität B (die ihren Ursprung in inneren Reizen haben) zu unterscheiden. Diese Entdeckung bedarf dringend einer Bestätigung durch weitere Forschungsergebnisse oder muss ganz fallen gelassen werden. Wenn es stimmt, dann besteht die Möglichkeit, dass die Menschen *lernen* können, zwischen echten und konfabulierten Erinnerungen zu unterscheiden, und die gesamte Kontroverse um falsche Erinnerungen würde einen neuen Impuls erhalten. Beide, Rechtsprechung und Psychotherapie, würden dabei unendlich viel gewinnen.
3. Die Möglichkeit, dass wir Zugang zu den frühen Phasen des Lebens und sogar zu pränatalen Erfahrungen finden können (wie in Kapitel 15 dargelegt), sollte nicht einfach abgetan werden. Es könnten empirische Untersuchungen angestellt werden, bei denen Ereignisse aus den frühen Lebensphasen von Eltern und Geburtshelfern aufgezeichnet würden, die dann in psychologischen Langzeituntersuchungen hinsichtlich Anpassung und seelischer Gesundheit der betreffenden Individuen über Jahre hinweg weiterverfolgt werden könnten. Was genau sind die emotionalen Folgen einer versuchten Abtreibung oder anderer traumatischer Erfahrungen für das kleine Kind? Und welche Auswirkungen haben diese auf dissoziative und integrative Prozesse? Können diese frühen Erfahrungen (die wissenschaftlich bereits bestätigt sind) in einer hypnoanalytischen Therapie oder in der Ego-State-Therapie wieder belebt werden? Heute haben wir in erster Linie Fragen und einige indirekte Hinweise. Morgen brauchen wir gut untermauerte Antworten auf diese Fragen. Wir verlangen von unseren Theoretikern und Forschern die Durchführung objektiver Untersuchungen, nicht Spott und Hohn. Die Geschichte der Wissenschaft ist von jeher durch die Öffnung und Erforschung bis dahin unbekannten (und oft genug mit ungläubigem Zweifel betrachteten) Terrains charakterisiert gewesen.

Internationale Perspektiven

Wenn wir immer mehr darüber wissen, wie Dissoziation und Integration das Überleben einer einzelnen Person bestimmen – können wir dieses Wissen auch auf das Überleben der menschlichen Gattung übertragen? Oder müssen wir die Bürgerkriege, die Weltkriege und die Vietnams der Vergangenheit wiederholen und unser globales Selbst wieder und wieder aufspalten in zukünftige „Bosnien"-Katastrophen, arabisch-israelische Konflikte und andere Konfrontationen, die zur gegenseitigen Zerstörung führen?

Die Fehlanpassungen, als die wir Kriege und Gewalt betrachten müssen, in denen die Völker sich voneinander dissoziieren, Mauern bauen (wie die Berliner Mauer), einander bekämpfen und töten, zerstören und sich dann mithilfe von Friedensverträgen auf nationaler oder globaler Ebene neu integrieren (bedenken Sie den amerikanischen Bürgerkrieg) – sie scheinen parallel zu laufen zu dem, was wir so oft in den Alter-Personen eines dissoziierten Individuums beobachten können. Selbst unsere Feinde aus dem Zweiten Weltkrieg sind nun unsere Verbündeten. Können wir unsere Untersuchung des Verhaltens von Ich-Zuständen im Innern einzelner Menschen nutzen für ein besseres Verständnis und eine bessere Kontrolle des Verhaltens nationaler „Zustände" zwischen Völkern – und umgekehrt?

Warum sollte es weiterhin so viele riesige geographische Gebiete geben, die als „internationale multiple Persönlichkeiten" existieren? Vielleicht könnte die groß angelegte Nutzbarmachung unseres Wissens über Differenzierungs-/Integrationsprozesse auf globaler Ebene uns ein bisschen Hoffnung geben. Unsere Diplomaten und politisch Verantwortlichen könnten geschult werden und sich daran ausrichten, in der Zukunft als weltweite Therapeuten zu agieren und die nationalen Staaten zu lehren, wie gewalttätige, destruktive Konfrontationen vermieden werden können und die Zusammenarbeit gestärkt wird. Vielleicht wird die Menschheit dann besser überleben und besser fähig sein, ihre Bedürfnisse zu befriedigen und aufgrund eines geheilten und integrierten „Welt-Selbst"[2] über viele Jahrhunderte hinweg eine sinnvolle Zukunft entwerfen.

Anmerkungen

1 Indem sie dieselbe Stimmung (Depression oder Hochgefühl) hervorgerufen haben, die das Subjekt erlebte, als es ursprünglich mit dem Material in Berührung kam, haben die Untersucher möglicherweise auch denselben Ich-Zustand aktiviert. Diese Frage wurde jedoch niemals in Betracht gezogen oder geprüft – was unter Hypnose möglich gewesen wäre.

2 Wir halten den hier zum Ausdruck gebrachten theoretischen Idealismus für etwas außerordentlich Wünschenswertes, die Erreichbarkeit des ersehnten Zustandes bleibt nach heutigem Ermessen jedoch zweifelhaft.

Literatur

Adams, M. A. (1987): The internal self-helper of persons with multiple personality disorder. The University of Arkansas for Medical Sciences (unpublished master's thesis).
Adler, A. (1974): Praxis und Theorie der Individualpsychologie. Vorträge zur Einführung in die Psychotherapie. Frankfurt a. M. (Fischer).
Akhatar, S., B. Lindsey a. F. W. Kahn (1991): Sudden amnesia for personal identity. *Psychosomatic Medicine* 84: 46–48.
Alexander, F. a. T. M. French (1946): Psychoanalytic therapy. New York (Ronald).
Allison, R. B. (1982): Multiple personality and criminal behavior. *American Journal of' Forensic Psychiatry* 2: 32–38.
Allison, R. B. (1984): Difficulties diagnosing the multiple personality syndrome in a death penalty case. *International Journal of Clinical a. Experimental Hypnosis* 32: 102–107.
Allison, R. B. a. T. Schwarz (1980): Minds in many pieces. New York (Rawson-Wade).
Allport, G. W. (1955): Becoming. Basic considerations for a psychology of personality. New Haven, CT (Yale University).
American Psychiatric Association (1988): Debate by R. Kluft, D. Spiegel, M. Orne, a. F. Frankl. Resolved that multiple personality disorder is a real psychiatric entity. Washington, DC.
American Psychiatric Association (1994): Diagnostic and statistical manual of mental disorders. Washington, DC (Author).
American Psychiatric Association Board of Trustees (1994): Statement on memories of sexual abuse. *International Journal of Clinical and Experimental Hypnosis* 42: 261–264.
American Psychological Association (1996): Outcome of psychotherapy. *American Psychologist* 51 (10).
Anderson, G. L. (1992): Dissociation, distress, and family function. *Dissociation* V: 210–215.
Baker, E. L. (1981): A hypnotherapeutic approach to enhance object relatedness in psychotic patients. *International Journal of Clinical and Experimental Hypnosis* 29: 136–137.
Barlow, D. (1996): Health care policy, psychotherapy research, and the future of psychotherapy. *American Psychologist* 51: 1050–1096.
Beahrs, J. O. (1982): Units and multiplicity: Multilevel consciousness of self in hypnosis, psychiatric disorder, and mental health. New York (Brunner/Mazel).
Beahrs, J. O. (1983): Co-consciousness: A common denominator in hypnosis, multiple personality and normality. *American Journal of Clinical Hypnosis* 26: 100–113.
Beahrs, J. O. (1986): Limits of scientific psychiatry: The role of uncertainty in mental health. New York (Brunner/Mazel).
Beck, A. T. (1983): Cognitive theory of depression: New perspectives. In: P. J. Clayton a. J. E. Barnett (eds.): Treatment of depression. Old controversies and new approaches. New York (Raven): pp. 265–290.
Beckley, P. (ed.): (1986): Essential papers on object relations. New York (New York University).
Bergin, A. E. (1997): Neglect of the therapist and the human dimensions of change: A commentary. *Clinical Psychology: Science and Practice* (Spring): 83–89.
Bergin, A. E., a. J. M. Lambert (1978): The evaluation of therapeutic outcomes. In: S. L. Garfield a. A. E. Bergin (eds.): Handbook of psychotherapy and behavior change. New York (Wiley).

Bergin, A. E., a. H. H. Strupp (1972): Changing frontiers in the science of psychotherapy. Chicago (Aldine-Atherton).

Bernstein, E. M., a. F. W. Putnam (1986): Development, reliability, and validity of a dissociation scale. *Journal of Nervous and Mental Disease* 174: 727–735.

Beutler, L. E. (1997): The psychotherapist as a neglected variable in psychotherapy: An illustration by reference to the role of therapist experience and training. *Clinical Psychology: Science and Practice* (Spring): 44–52.

Bliss, E. L. (1984): Multiple personalities, related disorders, and hypnosis. *American Journal of Clinical Hypnosis* 7: 114–123.

Bliss, E. L. (1986): Multiple personalities, related disorders, and hypnosis. New York (Oxford University).

Bliss, E. L., E. M. Larson a. S. R. Nakashima (1983): Auditory hallucinations and schizophrenia. *Journal of Nervous and Mental Disease* 171: 30–33.

Bloom, P. B. (1994a): Is insight necessary for successful treatment? *American Journal of Clinical Hypnosis* 36: 172–174.

Bloom, P. B. (1994b): Clinical guidelines in using hypnosis in uncovering memories of sexual abuse: A master class commentary. *International Journal of Clinical and Experimental Hypnosis* 42: 173–178.

Boor, M., a. P. Coons (1983): A comprehensive bibliography of literature pertaining to multiple personality. *Psychological Reports* 53: 295–310.

Botkin, B. A. (1993): A Civil War treasury of tales, legends, & folklore. New York (Promontory).

Bower, G. H. (1981): Mood and memory. *American Psychologist* 36: 129–149.

Bower, G. H., K. P. Monteiro a. S. G. Gilfgan (1978): Emotional mood as a context of learning and recall. *Journal of Verbal Learning and Verbal Behavior* 17: 573–585.

Bowers, K. S. a. P. Farvolden (1996): Revisiting a century-old Freudian slip – From suggestion disavowed to the truth repressed. *Psychological Bulletin.*

Bowers, M. K., S. Brecher-Marer, B. W. Newton, Z. Piotrowski, T. C. Spyer, W. S. Taylor, a. J. G. Watkins (1971): The emergence of multiple personalities in the course of hypnotic investigation. *International Journal of Clinical and Experimental Hypnosis* 19: 57–65.

Braun, B. G. (1983): Psychophysiological phenomena in multiple personality and hypnosis. *American Journal of Clinical Hypnosis* 26: 124–137.

Braun, B. G. (1984): Towards a theory of multiple personality and other dissociative phenomena. *Psychiatric Clinics of North America* 7: 171–193.

Braun, B. G. (ed.): (1986): The treatment of multiple personality disorder. Washington, DC (American Psychiatric Association).

Braun, B. G. (1988a): The BASK model of dissociation. *Dissociation* I (1): 4–23.

Braun, B. G. (1988b): The BASK model of dissociation: Part II, Treatment. *Dissociation* I (2): 16–23.

Brna, T. G. a. C. C. Wilson (1990): Psychogenic amnesia. *American Family Physician* 41: 229–234.

Brown, D., A. W. Scheflin a. D. C. Hammond (1997): Memory, trauma treatment, and the law. New York (Norton).

Brown, D. P. a. E. Fromm (1986): Hypnotherapy and hypnoanalysis. Hillsdale, NJ (Erlbaum).

Buckley, P. (ed.) (1986): Essential papers an object relations. New York (New York University).

Cardena, E. a. D. Spiegel (1993): Dissociative reactions to the San Francisco Bay area earthquake of 1989. *American Journal of Psychiatry* 150: 474–478.

Carlson, E. B. a. F. W. Putnam (1993): An update an the Dissociative Experiences Scale. *Dissociation* VI: 16– 27.

Caul, D. (1988): Determining prognosis in the treatment of multiple personality disorder. *Dissociation* II: 24–26.

Cheek, D. B. (1962): Ideomotor questioning for investigation of subconscious „pain“ and target organ vulnerability. *American Journal of Clinical Hypnosis* 5: 30–41.
Cheek, D. B. (1975): Maladjustment patterns apparently related to imprinting at birth. *American Journal of Clinical Hypnosis* 18: 75–82.
Cheek, D. B. (1996): Use of the telephone and hypnosis in reversing true preterm labor at 26 weeks: The value of ideomotor questioning in a crisis. *Pre- and Perinatal Psychology Journal* 10: 273–286.
Christianson, S. a. L. Nilsson (1984): Functional amnesia as induced by a psychological trauma. *Memory and Cognition* 12: 142–155.
Claghorn, J. L. (1976): Successful psychotherapy. New York (Brunner/Mazel).
Comstock, C. (1986): The therapeutic utilization of abreactive experiences in the treatment of multiple personality disorder. (Presented at the Third International Conference on Multiple Personalities and Dissociative States, Chicago, IL, September 20.)
Comstock, C. (1991): The inner self helper and concepts of inner guidance: Historical antecedents, its role within dissociation, and clinical utilization. *Dissociation* IV: 165–177.
Connors, M. E. (1994): Symptom formation: An integrative self-psychological perspective. *Psychoanalytic Psychology* 11: 509–523.
Consumer Reports (1995): Mental health: Does therapy help? November: 734–739.
Coons, P. M. (1984): The differential diagnosis of multiple personality: A comprehensive review. In: B. G. Braun (ed.): Symposium an multiple personality. *Psychiatric Clinics of North America* 7: 51–78.
Coons, P. M. (1986): Dissociative disorders: Diagnosis and treatment. *Indiana Medicine* 79: 410–415.
Coons, P. M. (1988): Psychophysiologic investigation of multiple personality disorder: A review. *Dissociation* I: 47–53.
Coons, P. M. (1991): Iatrogenesis and malingering of multiple personality disorder in the forensic evaluation of homicide defendants. *Psychiatric Clinics of North America* 14: 757–768.
Coons, P. M. (1993): Multiple personality disorder consultation in the public psychiatric sector. In: R. P. Kluft a. C. G. Fine (eds.): Clinical perspectives on multiple personality disorder.): Washington, DC (American Psychiatric Press), pp. 313–325.
Coons, P. M. a. V. Milstein (1992): Psychogenic amnesia: A clinical investigation of 25 cases. *Dissociation* V: 73–79.
Coons, P. M., E. Bowman a. V. Milstein (1988): Multiple personality disorder: A clinical investigation of 25 cases. *Journal of Nervous and Mental Disease* 176: 519–527.
Copeland, D. R. (1986): The application of object relations theory to the hypnotherapy of developmental arrests: The borderline patient. *International Journal of Experimental and Clinical Hypnosis* 34: 157–168.
Cushman, P. (1990): Why the self is empty. *American Psychologist* 45: 599–611.
Dawson, P. L. (1990): Understanding skepticism toward multiple personality disorder. American Journal of Occupational Therapy, 44, 1048–1050.
Dell, P. F. (1988): Professional skepticism about multiple personality. *Journal of Nervous and Mental Disease* 176: 528–531.
Dickens, C. (1993): Eine Geschichte aus zwei Städten. Frankfurt a. M. (Insel).
Douglass, V. F. a. J. G. Watkins (1994): The relation of spontaneous amnesia, ego states, and hidden observers to post-hypnotically dissociated task interference. *Australian Journal of Clinical and Experimental Hypnosis* 22: 147–152.
Draijer, N. a. S. Boon (1993): The validation of the Dissociative Experiences Scale against the criterion of the SCID-D using receiver operating characteristics (ROC) analysis. *Dissociation* VI: 28–37.

Edelstien, M. G. (1982): Ego state therapy in the management of resistance. *American Journal of Clinical Hypnosis* 2.5: 15–20.
Eiblmayr, K. (1987): Trance logic and the circle-touch test. *Australian Journal of Clinical and Experimental Hypnosis*: 15: 133–145.
Eisen, M. R (1989): Return of the repressed: Hypnoanalysis of a case of total amnesia. *International Journal of Clinical and Experimental Hypnosis* 38: 107–119.
Ellason, J. W., C. A. Ross, L. W. Mayran a. M. A. Sainton (1994): Convergent validity of the new form of the DES. *Dissociation* VII: 101–103.
Ellenberger, H. (1996): Die Entdeckung des Unbewussten. Geschichte und Entwicklung der dynamischen Psychiatrie von den Anfängen bis zu Janet, Freud, Adler und Jung. Zürich (Diogenes).
Emmerson, G. a. F. Farmer (1996): Ego-state therapy and menstrual migraine. *Australian Journal of Clinical Hypnotherapy and Hypnosis* 17 (1).
Ensink, B. J. a. D. van Otterloo (1989): A validation of the Dissociative Experiences Scale in the Netherlands. *Dissociation* 2: 221–223.
Erdelyi, M. H. (1994): Hypnotic hypermnesia: The empty set of hypermnesia. *International Journal of Clinical and Experimental Hypnosis* 42: 379–390.
Erikson, E. H. (1974): Jugend und Krise. Die Psychodynamik im sozialen Wandel. Stuttgart (Klett).
Ewen, D. M. (1994): Many memories retrieved with hypnosis are accurate. *American Journal of Clinical Hypnosis* 36: 174–186.
Ewen, R. B. (1980): An introduction to theories of personality. New York (Academic Press).
Fahy, T. A. (1988): The diagnosis of multiple personality: A critical review. *British Journal of Psychiatry* 153: 597–606.
Fairbairn, W. R. D. (1952): An object relation-relations theory of the personality. New York (Basic).
Fairbairn, W. R. D. (1963): Synopsis of an object-relations theory of the personality. *International Journal of Psychoanalysis* 44.
Federn, E. (1960): Some clinical remarks in the psychopathology of genocide. *The Psychiatric Quarterly*: 1–12.
Federn, E. (1990): Witnessing psychoanalysis: From Vienna back to Vienna via Buchenwald and the U.S.A. New York (Brunner/Mazel).
Federn, P. (1928): Narcissism in the structure of the ego. *International Journal of Psychoanalysis* 9: 401–419.
Federn, P. (1932): The ego feeling in dreams. *Psychoanalytic Quarterly* 1: 511–542.
Federn, P. (1943): The psychoanalysis of psychosis. *Psychiatric Quarterly* 17: 3–19, 246–257, 480–487.
Federn, P. (1947a): Principles of psychotherapy in latent schizophrenia. *American Journal of Psychotherapy* 1: 129–147.
Federn, P. (1947b): Discussion of J. N. Rosen „The treatment of schizophrenic psychosis by direct analytic therapy". *Psychiatric Quarterly* 21: 25–28.
Federn, P. (1956): Ichpsychologie und die Psychosen. Bern/Stuttgart (Huber).
Ferreira, A. J. (1965): Emotional factors in prenatal environment. *Journal of Nervous and Mental Disease* 141: 108–118.
Finch, J. E. (1990): Trust issues with multiple personality clients. *Journal of Mental Health Counseling* 12: 99–101.
Fine, C. G. (1989): Treatment errors and iatrogenesis across therapeutic modalities in MPD and allied dissociative disorders. *Dissociation* II: 77–82.
Fine, C. G. (1993): A tactical integrationist perspective on the treatment of multiple personality disorder. In: R. P. Kluft a. C. G. Fine (eds.): Clinical perspectives on multiple personality disorder. Washington, DC (American Psychiatric Press), pp. 135–153.

Fisher, W. a. R. Greenberg (1977): The scientific credibility of Freud's theories and therapy. New York (Basic).

Frank, J. D. (1979): Thirty years of group psychotherapy. *International Journal of Group Therapy* 4: 239–312.

Frankel, F. H. (1994): The concept of flashbacks in historical perspective. *International Journal of Clinical and Experimental Hypnosis* 42: 321–226.

Franks, C. M. (1983): On conceptional and technical integrity in psychoanalysis and behavior therapy, two fundamentally incompatible systems. In: H. Arkowitz a. S. B. Messer (eds.): Psychoanalysis and behavior therapy: Are they compatible? New York (Plenum).

Fraser, G. A. (1991): The dissociative table technique: A strategy for working with ego states in dissociative disorders and ego-state therapy. *Dissociation* IV: 205–213.

Frederick, C. (1993): Pools and wellings: The resolution of refractory intermittent depression with ego-state therapy. *Hypnos* 20: 221–228.

Frederick, C. (1994): Silent partners: The hypnotherapeutic relationship with non-verbal ego states. *Hypnos* 21: 141–149.

Frederick, C. (1996): Functionaries, janissaries, and daemons: A differential approach to the management of malevolent ego states. *Hypnos* 23: 37–47.

Frederick, C. a. S. Kim (1993): Heidi and the little girl: The creation of helpful ego states for the management of performance anxiety. *Hypnos* 20: 49–58.

Frederick, C. a. S. McNeal (1993): From strength to strength: „Inner strength" with immature ego states. *American Journal of Clinical Hypnosis* 35: 250–256.

Frederick, C. a. M. Phillips (1995): Decoding mystifying signals: Translating symbolic communications of elusive ego states. *American Journal of Clinical Hypnosis* 38: 87–96.

French, A. P. a. B. R. Schechmeister (1983): The multiple personality syndrome and criminal defense. *Bulletin of the American Academy of Psychiatry and Law* 11: 17–25.

Freud, A. (1936): Das Ich und die Abwehrmechanismen. Wien (Internationaler Psychoanalytischer Verlag).

Freud, S. (1923): Das Ich und das Es. In: S. Freud: Studienausgabe. Bd. III. Frankfurt a. M. (Fischer).

Freud, S. (1913): Das Motiv der Kästchenwahl. In: S. Freud: Studienausgabe. Bd. X. Frankfurt a. M. (Fischer).

Freud, S. (1923): Die infantile Genitalorganisation. In: S. Freud: Studienausgabe. Bd. V. Frankfurt a. M. (Fischer).

Freud, S. (1906): Meine Ansichten über die Rolle der Sexualität in der Ätiologie der Neurosen. In: S. Freud: Studienausgabe. Bd. V. Frankfurt a. M. (Fischer).

Freud, S. (1933): Vorlesungen zur Einführung in die Psychoanalyse. Neue Folge der Vorlesungen zur Einführung in die Psychoanalyse. In: S. Freud: Studienausgabe. Bd. I. Frankfurt a. M. (Fischer).

Freud, S. (1914): Zur Einführung des Narzißmus. In: S. Freud: Studienausgabe. Bd. III. Frankfurt a. M. (Fischer).

Freud, S. u. J. Breuer (1893): Über den psychischen Mechanismus hysterischer Phänomene (Vortrag). In: S. Freud: Studienausgabe. Bd. VI. Frankfurt a. M. (Fischer).

Frischholz, E. J. (1985): The relationship among dissociation, hypnosis, and child abuse in the development of multiple personality disorder. In: R. P. Kluft (ed.): Childhood antecedents of multiple personality. Washington, DC (American Psychiatric Press), pp. 100–126.

Frischholz, E. J., B. G. Braun, A. Martinez-Taboas, C. A. Ross a. O. Van der Hart (1990): Comment on „Is MPD really rare in Japan?" *Dissociation* 3: 60–61.

Frischholz, E. J., B. G. Braun, R. G. Sachs, D. R. Schwartz, J. Lewis, B. A. Shaeffer, C. Westergaard a. M. A. Pasquotto (1991): Construct validity of the Dissociative Experiences Scale (DES):

I. The relation between the DES and other self-reports of dissociation. *Dissociation* IV: 185–188.
Frischholz, E. J., B. G. Braun, R. B. Sachs, D. R. Schwartz, J. Lewis, D. Shaeffer, C. Westergaard a. J. Pasquotto (1992): Construct validity of the Dissociativc Experiences Scale: II. Its relationship to hypnotizability. *American Journal of Clinical Hypnosis* 35: 145–152.
Fromm, Erika (1964): The present human condition. New York (Holt, Nilchart & Winston).
Fromm, Erika (1968): Transference and counter-transference in hypnoanalysis. *Psychotherapy, Research, and Practice* 16: 77–84.
Fromm, Erika (1977): An ego-psychological theory for altered states of consciousness. *International Journal of Clinical and Experimental Hypnosis* 25: 373–387.
Fromm, Erika (1984): Theory and practice of hypnoanalysis. In: W. C. Wester a. A. Smith (eds.): Clinical hypnosis. A multidisciplinary approach. New York (Lippincott).
Fromm, Erika a. M. R. Nash (1997): Psychoanalysis and hypnoanalysis. Madison, CT (International Universities).
Fromm, Erika a. R. E. Shor (1979): Hypnosis: Developments in research and new perspectives. New York (Aldine).
Gainer, M. J. a. M. S. Torem (1993): Ego-state therapy for self-injurious behavior. *American Journal of Clinical Hypnosis* 35: 257–266.
Ganaway, G. K. (1995): Hypnosis, childhood trauma, and dissociative identity disorder: Toward an integrative theory. *International Journal of Clinical and Experimental Hypnosis* 43: 127–144.
Garfield, S. L. (1997): The therapist as a neglected variable in psychotherapy research. *Clinical Psychology: Science and Practice* (Spring): 40–43.
Garry, M. a. E. S. Loftus (1994): Pseudo memories without hypnosis. *International Journal of Clinical and Experimental Hypnosis* 42: 363–378.
Gill, M. a. D. Rappaport (1942): A case of amnesia and its bearing on the theory of amnesia. *Character and Personality* 11: 166–172.
Goettman, C., G. B. Greaves a. P. Coons (1994): Multiple personality and dissociation, 1791–1992. A complete bibliography. Lutherville, MD (Sidron).
Goldberg, A. (ed.) (1991): The evolution of selfpsychology: Progress in self psychology. (Vol. 7.) Hillsdale, NJ (Analytic).
Goldberg, F. H. (1996): Psychoanalytic practice and managed care. Comparison of Division 39 and other psychologist survey results. *Psychologist Psychoanalyst* XVI (3): 1–5.
Goldfried, M. a. B. Wolfe (1996): Psychotherapy practice and research: Repairing a strained alliance. *American Psychologist* 51: 1007–1016.
Goodman, L. a. J. Peters (1995): Persecutor alters and ego states: Protectors, friends, and allies. *Dissociation* 8: 91–99.
Gravitz, M. A. (1994): Are the right people being trained to use hypnosis? *American Journal of Clinical Hypnosis* 36: 179–182.
Greaves, G. B. (1988): Common errors in the treatment of multiple personality disorder. *Dissociation* 1: 61–66.
Greenberg, J. R. a. S. A. Mitchell (1983): Object relations in psychoanalytic theory. Cambridge (Harvard University Press).
Grinker, R. R. a. J. P. Spiegel (1945): Men under stress. Philadelphia (Blakiston). Greenberg, R. M. (1991): Traumatic origins of multiple personality disorder. *Trauma* 32: 17–21.
Gross, L. a. H. Ratner (1989): Dissociative disorder in children of holocaust survivors. (Dissociative Disorders: 1989, Proceedings of the Sixth International Conference an Multiple Personality/Dissociative States, 27.)
Gruenwald, D. (1986): Dissociation: Appearance and meaning. *American Journal of Clinical Hypnosis* 29: 116– 122.

Guntrip, H. (1968): Schizoid phenomena, object relations, and the self. New York (International Universities).
Guntrip, H. (1971): Psychoanalytic theory, therapy, and the self. New York (Basic).
Hall, C. a. G. Lindzey (eds.): (1985): Theories of personality. New York (Wiley).
Hall, P. a. M. Steinberg (1994): Systematic assessment of dissociative symptoms and disorders in a private practice setting. (Dissociative disorders: 1994, Proceedings of the 11th International Conference on Dissociative States, 85.)
Hammond, D. C., R. B. Garver, D. B. Mutter, H. B. Crasilneck, E. Frischholz, M. A. Gravitz, N. S. Hibler, J. Olson, A. Scheflin, H. Spiegel, H. a. W. Wester (1995): Clinical hypnosis and memory: Guidelines for clinicians and for forensic hypnosis. Des Plaines, IL (American Society of Clinical Hypnosis).
Hart, O. van der (1990): Comments on „Is MPD rare in Japan?“ *Dissociation* 3: 66–67.
Hart, O. van der (1993): Multiple personality disorder in Europe: Impressions. *Dissociation* 6: 102–118.
Hart, O. van der a. S. Boon (1990): Contemporary interest in multiple personality disorder and child abuse in the Netherlands. *Dissociation* 3: 66–67. Hartman, W. (1995): Ego state therapy with sexually traumatized children. Pretoria, South Africa (Kagiso).
Hartmann, H. (1964): Essays on ego psychology: Selected problems in psychoanalytic theory. New York (International Universities).
Hartmann, H. (1970): Ich-Psychologie und Anpassungsproblem. Stuttgart (Klett).
Hilgard, E. R. (1977): Divided consciousness: Multiple controls in human thought and action. New York (Wiley).
Hilgard, E. R. (1986): Divided consciousness: Multiple controls in human thought and action. New York (Wiley).
Hilgard, E. R. (1987): Multiple personality and dissociation. In: E. R. Hilgard: Psychology in America: A historical survey. San Diego (Harcourt). pp. 303–315.
Hilgard, E. R. (1988): Commentary: Professional skepticism about multiple personality. *Journal of Nervous and Mental Disease* 176: 352.
Hilgard, E. R. (1992): Dissociation and theories of hypnosis. In: Erika Fromm a. M. R Nash (eds.): Contemporary hypnosis research. New York (Guilford).
Hilgard, E. R. a. E. F. Loffus (1979): Effective interrogation of the eye-witness. *International Journal of Clinical & Experimental Hypnosis* 27: 342–357.
Hollon, S. (1996): The efficacy and effectiveness of psychotherapy relative to medications. *American Psychologist* 51: 1025–1039.
Horney, K. (2000): Neurose und menschliches Wachstum. Das Ringen um Selbstverwirklichung. Frankfurt a. M. (Fischer).
Howard, K., K. Moras, P. Brill, Z. Martinovich a. W. Lutz (1996): Evaluation of psychotherapy: Efficacy, effectiveness, and patient progress. *American Psychologist* 51: 1059–1064.
Jacobson, E. (1954): The self and the object world. *Psychoanalytic Study of the Child* 9: 75–127.
Jacobson, E. (1998): Das Selbst und die Welt der Objekte. Frankfurt a. M.(Suhrkamp).
Jacobson, N. a. A. Christensen (1996): Studying the effectiveness of psychotherapy: How well can clinical trials do the job? *American Psychologist* 51: 1031–1039.
Janet, P. (1907): The major symptoms of hysteria. New York (Macmillan).
Janet, P. (1925): Psychological healing: A historical and clinical study. New York (Macmillan).
Janov, A. (1976): Der Urschrei. Ein neuer Weg zur Psychotherapie. Frankfurt a. M. (Fischer)
Jung, C. G. (1958 ff.): Gesammelte Werke. Zürich (Rascher).
Jung, C. G. (1973)Das Seelenproblem des modernen Menschen. In: C. G. Jung: Seelenprobleme der Gegenwart. Studienausgabe. Olten/Freiburg i. Br. (Walter).
Kernberg, O. (1997): Objektbeziehungen und Praxis der Psychoanalyse. Stuttgart (Klett-Cotta).

Kihlstrom, J. F. (1994): Hypnosis, delayed recall, and the principles of memory. *International Journal of Clinical and Experimental Hypnosis* 42: 337–345.

Kihlstrom, J. F. a. F. J. Evans (1979): Functional disorders of memory. Hillsdale, NJ (Lawrence Erlbaum).

Kirschner, L. A. (1973): Dissociative reactions: A historical review and clinical study. *Acta Psychiatrica Scandinavica* 49: 698–711.

Klein, M.(1983): Zur Psychogenese der manisch-depressiven Zustände. In: Das Seelenleben des Kleinkindes u.a. Beiträge zur Psychoanalyse. Stuttgart (Klett-Cotta).

Klein, M.(1987): Die Psychoanalyse des Kindes. Frankfurt a. M.(Fischer).

Klemperer, E. (1968): Past ego states emerging under hypnoanalysis. Springfield, IL (Thomas).

Kline, P. (1972): Fact and fantasy in Freudian theory. London (Methuen).

Kluft, R. P. (1984): Multiple personality in childhood. In: B. G. Braun (ed.): The psychiatric clinics of North America: Symposium on multiple personality. Philadelphia (Saunders), pp. 121–134.

Kluft, R. P. (1987): An update on multiple personality disorder. *Hospital and Community Psychiatry* 38: 363– 373.

Kluft, R. P. (1988): The phenomenology and treatment of extremely complex multiple personality dissociation. *Dissociation* 1: 47–58.

Kluft, R P. (1992): The exploration of controversy: Editorial. *Dissociation* 5: 125 f.

Kluft, R. P. (1993): Clinical approaches to the integration of personalities. In: R. P. Kluft a. C. G. Fine (eds.): Clinical perspectives on multiple personality disorder. Washington, DC (American Psychiatric Press), pp. 101–133.

Kluft, R P. (1994): The treatment of dissociative disorder patients: An overview of discoveries, successes, and failures. *Dissociation* VI: 87–101.

Kluft, R. P., a. C. G. Fine (1993): Clinical perspectives on multiple personality disorder. Washington, DC (American Psychiatric Press).

Knowles, F. W. (1964): Hypnosis in amnesic states: A report of seven cases. *New Zealand Medical Journal* 63: 100–103.

Koch, S. C. (1985): Belief in multiple personality is the first step in diagnosis. *Clinical Psychiatry News* 12 (3): 24.

Kohut, H. (1979): The two analyses of Mr. Z. *International Journal of Psychoanalysis* 60 :3–27.

Kohut, H. (1993): Auf der Suche nach dem Selbst. Kohuts Seminare zur Selbstpsychologie und Psychotherapie mit jungen Erwachsenen. München (Pfeiffer).

Kohut, H. (1996): Die Heilung des Selbst. Frankfurt a. M.(Suhrkamp).

Kris, E. (1951): Ego psychology and interpretation in psychoanalytic therapy. *Psychoanalytic Quarterly* 20: 15– 31.

Kris, E. (ed.): (1979): The selected papers of Ernst Kris. New Haven (Yale University).

LaCalle, R. M. (1991): The bond of trust and the therapeutic alliance. *Beyond Survival* 2 (6): 26.

Lambert, M. L. a. J. C. Okiishi (1997): The effects of the individual psychotherapist and implications for future research. Clinical Psychology: *Science and Practice* (Spring): 66–75.

Landman, J. T. a. R. M. Dawes (1982): Psychotherapy outcome: Smith and Glass's conclusions stand up under scrutiny. *American Psychologist* 37: 504–516.

Lasky, R. (1982): Evaluating criminal responsibility in multiple personality and related dissociative disorders. A psychoanalytic consideration. Springfield, IL (Thomas).

Lewis, D. O. a. J. S. Bard (1991): Multiple personality and forensic issues. *Psychiatric Clinics of North America* 14: 741–756.

Liley, A. W. (1972): Pre-natal child development. *Delta* 9: 10–15.

Loewenstein, R. J. (1989): Multiple personality disorder: A continuing challenge. *Psychiatric Review* 2 (2): 1–2.

Loewenstein, R. J. (1991): Psychogenic amnesia and psychogenic fugue: A comprehensive review. In: A. Tasman a. S. M. Goldfinger (eds.): American Psychiatric Press review of psychiatry. (Vol. 10.) Washington, DC (American Psychiatric Press), pp. 189–222.
Loftus, E. F. (1979): Eyewitness testimony. Cambridge, MA (Harvard University).
Loftus, E. F. (1993): The reality of repressed memories. *American Psychologist* 48: 518–537.
Luborsky, L. A., T. McLellen, L. Diguer, G. Woody a. D. A. Seligman (1997): The psychotherapist matters: Comparison of outcomes across twenty-two therapists and seven patient samples. *Clinical Psychology: Science and Practice* (Spring): 53–65.
Lynn, S. J., B. Myers a. H. Sivec (1994): Psychotherapist's beliefs, repressed memories, abuse, and hypnosis: What have we really learned? *American Journal of Clinical Hypnosis* 36: 182–187.
Mahler, M. S. (ed.): (1975): The selected papers of Margaret Mahler. New York (Jason Aronson).
Mahler, M. S. (1998): Symbiose und Individuation 1. Psychosen im frühen Kindesalter. Stuttgart (Klett-Cotta).
Mahler, M. S. (2001): Die psychische Geburt des Menschen. Symbiose und Individuation. Frankfurt a. M. (Fischer).
Malcolm, N. (1996): Fear of flying – The use of ego state therapy – Two case studies. *Hypnos* 22: 202–205.
Malmo, C. (1991): Ego-state therapy: A model for overcoming childhood trauma. *Hypnos* 28: 39–44.
Maslow, A. H(1994): Psychologie des Seins. Ein Entwurf. Frankfurt a. M. (Fischer).
Mathews, A., D. A. Williamson a. R. D. Fuller (1992): Mood-congruent memory in depression: Emotional primary or elaboration. *Journal of Abnormal Psychology* 101 (3): 581–586.
May, R.(1982): Antwort auf die Angst. Leben mit einer verdrängten Dimension. Stuttgart (Deutsche Verlags-Anstalt).
McConkey, K. M., R. A. Bryant, B. C. Bibb, J. F. Kihlstrom a. D. J. Tataryn (1990): Hypnotically suggested anaesthesia and the circle-touch test: A real-simulating comparison. *British Journal of Experimental and Clinical Hypnosis* 7: 153–157.
McNeal, S. a. C. Frederick (1993): Inner strength and other techniques for ego strengthening. *American Journal of Clinical Hypnosis* 35: 170–178.
Michelson, L. K. a. W. J. Ray (1996): Handbook of dissociation: Theoretical, empirical, and clinical perspectives. New York (Plenum).
Miller, S. D. a. P. J. Triggiano (1992): The physiological investigation of multiple personality disorder: Review and update. *American Journal of Clinical Hypnosis* 35: 47–61.
Moreno, J. L.(2001): Psychodrama und Soziometrie. Essentielle Schriften. Köln (Humanistische Psychologie).
Moyers, B. (1993): Healing and the mind: The mind body connection. (Video-recorded TV documentary). (D. Grubin Productions/Public Affairs Television).
Murray-Jobsis, J. (1984): Hypnosis with severely disturbed patients. In: W. C. Wester a. A. H. Smith (eds.): Clinical hypnosis. A multidisciplinary approach. Philadelphia (Lippincott), pp. 368–404.
Mutter, C. B. (1990): Hypnosis with defendants: Does it really work? *American Journal of Clinical Hypnosis* 32: 257–262.
Nadon, R., J. D'Eon, K. McConkey, J. Laurance a. R. Campbell (1988): Post-hypnotic amnesia, the hidden observer effect, and duality during hypnotic age regression. *International Journal of Clinical and Experimental Hypnosis* 36: 19–37.
Nagy, T. F. (1994): Incest memories recalled in hypnosis – A case study: A brief communication. *International Journal of Clinical and Experimental Hypnosis* 42: 118–126.
Nash, M. R. (1994): Memory distortion and sexual trauma: The problem of false negatives and false positives. *International Journal of Clinical and Experimental Hypnosis* 42: 346–362.

Nelson, T. O. (1996): Conscious and metacognition. *American Psychologist* 51: 102–116.

Newey, A. B. (1986): Ego state therapy with depression. In: M. G. Edelstein a. D. Araoz (eds.): Hypnosis. Questions and answers. New York (Norton), pp. 197–203.

Newman, F. L. a. M. J. Tejeda (1996): The need for research that is designed to support decisions in the delivery of mental health services. *American Psychologist* 51: 1040–1049.

Ofshe, R. J. (1992): Inadvertent hypnosis during interrogation: False confession due to dissociative state: Mis-identified multiple personality and the satanic cult hypothesis. *International Journal of Clinical and Experimental Hypnosis* XL: 135–156.

Ofshe, R. J. a. M. T. Singer, M. T. (1994): Recovered-memory therapy and robust repression: Influence and pseudomemories. *International Journal of Clinical and Experimental Hypnosis* 42: 391–410.

Ondrovick, J. a. D. M. Hamilton (1990): Credibility of victims diagnosed as multiple personality: A case study. *American Journal of Forensic Psychology* 9: 13–18.

Orne, M. T. (1984): The use and misuse of hypnosis in court. In: W. C. Wester a. A. H. Smith (eds.): Clinical hypnosis: A multidisciplinary approach. Philadelphia (Lippincott).

Orne, M. T., D. E. Dinges a. E. C. Orne (1984): On the differential diagnosis of multiple personality in the forensic context. *International Journal of Clinical and Experimental Hypnosis* 32: 311–341.

Pettinati, H. M. (ed.) (1988): Hypnosis and memory. New York (Guilford).

Phillips, D. W. (1994): Initial development and validation of The Phillips Dissociation Scale (PDS) of the MMPI. *Dissociation* VII: 92–100.

Phillips, M. (1993): The use of ego-state therapy in the treatment of posttraumatic stress disorder. *American Journal of Clinical Hypnosis* 35: 241–249.

Phillips, M. (1994): Developing a positive transference „trance" in treating post-traumatic patients. (Presented at the annual meeting of the American Society of Clinical Hypnosis, Philadelphia, March).

Phillips, M. a. C. Frederick (1995): Healing the divided self – Clinical and Ericksonian hypnotherapy for post-traumatic and dissociative conditions. New York (Norton).

Piaget, J.(1983): Sprechen und Denken des Kindes. Frankfurt a. M. (Ullstein).

Piaget, J. (2003): Das Erwachen der Intelligenz beim Kinde. Stuttgart (Klett-Cotta).

Prince, M. (1905/1929): The dissociation of a personality. New York (Longmans-Green).

Putnam, F. W. (1984): The psychophysiological investigation of multiple personality disorder: A review. *Psychiatric Clinics of North America* 7: 31–41.

Putnam, F. W. (1985): Multiple personality and related dissociative reaction. *International Medicine* 5: 13–15.

Putnam, F. W. (1986): The treatment of multiple personality: State of the art. In: B. G. Braun (ed.): The treatment of multiple personality disorder. Washington, DC (American Psychiatric Press), pp. 175–198.

Putnam, F. W. (1989): Diagnosis and treatment of multiple personality disorder. New York Guilford.

Putnam, F. W. (1991): Recent research an multiple personality disorder. *Psychiatric Clinics of North America* 14: 489–502.

Putnam, F. W. (1992): Discussion: Are alter personalities fragments or figments? *Psychoanalytic Inquiry* 12: 95– 111.

Putnam, F. W., J. J. Guroff, E. K. Silberman, L. Barban a. R. M. Post (1986): The clinical phenomenology of multiple personality disorder: A review of 100 recent cases. *Journal of Clinical Psychiatry* 47: 285–293.

Ramonth, S. M. (1985): Multilevel consciousness in meditation, hypnosis, and directed daydreaming. Upsala, Schweden (University of UMEA).

Rank, O. (1929): Wahrheit und Wirklichkeit. Entwurf einer Philosophie des Seelischen. Leipzig/ Wien (Deuticke).
Rappaport, D. (1967): The collected papers of David Rappaport. New York (Basic).
Reagor, P. A., J. D. Kasten a. N. Morelli (1992): A checklist for screening dissociative disorders in children and adolescents. *Dissociation* V: 4–19.
Reich, W. (2000): Charakteranalyse. Köln (Kiepenheuer & Witsch).
Reik, T. (1956): The search within: The inner experiences of a psychoanalyst. New York (Grove).
Reik, T. (1976): Dreißig Jahre mit Sigmund Freud. München (Kindler).
Reik, T. (1976): Hören mit dem dritten Ohr. Die innere Erfahrung eines Psychoanalytikers. Hamburg (Hoffmann und Campe).
Reik, T. (1985): Von Liebe und Lust. Über die Psychoanalyse romantischer und sexueller Emotionen. Frankfurt a. M. (Fischer).
Rogers, C. (1997): Der neue Mensch. Stuttgart (Klett-Cotta).
Ross, C. A. (1989): Multiple personality disorder: Diagnosis, clinical features, and treatment. New York (Wiley).
Ross, C. A. (1991): Epidemiology of multiple personality and dissociation. *Psychiatric Clinics of North America* 14: 503–517.
Ross, C. A. a. R. J. Loewenstein (1992): Perspectives an multiple personality disorder. [Special issue.] *Psychoanalytic Inquiry* 12: 112–123.
Ross, C. A., G. R. Norton a. G. Anderson (1988): The dissociative experiences scale: A replication study. *Dissociation* I (3): 21–22.
Ross, C. A., S. Heber, G. R. Norton, D. Anderson, G. Anderson a. P. Barchet (1989): The dissociative disorders interview schedule: A structured interview. *Dissociation* 2: 169–189.
Ross, C. A., D. S. Miller, L. Bjornson, P. Reagor, L. Fraser a. G. Anderson (1991): Abuse histories in 102 cases of multiple personality disorder. *Canadian Journal of Psychiatry* 36: 97–101.Rossi, E. L. a. D. B. Cheek (1988): Mind-body therapy: Methods of ideodynamic healing in hypnosis. New York (Norton).
Sanders, B., G. McRoberts a. C. Tollefson (1989): Childhood stress and dissociation in a college Population. *Dissociation* 1: 17–23.
Sanders, S. (1986): The perceptual alteration scale: A scale measuring dissociation. *American Journal of Clinical Hypnosis* 29: 95–102.
Sands, S. H. (1989): Eating disorders and female development: A self psychological perspective. In: A. Goldberg (ed.): Dimensions of self experience: Progress in self-psychology. (Vol. 5.) Hillsdale, NJ (Analytic Press), pp. 75–103.
Sands, S. H. (1994): What is dissociated? *Dissociation* VII: 145–152.
Sarbin, T. R. (1995): On the belief that one body may be host to two or more personalities. *International Journal of Clinical and Experimental Hypnosis* 43: 163–183.
Savitz, D. B. (1990): The legal defense of persons with the diagnosis of multiple personality disorder. *Dissociation* 3: 195–203.
Schneck, J. M. (1948): The hypnotic treatment of a patient with amnesia. *Psychoanalytic Review* 35: 171–177.
Schreiber, F. R. (1974): Sybil. New York (Warner).
Schwarzkopf, N. H. (1992): The autobiography: It doesn't take a hero. (Written by Peter Petre) New York (Bantam).
Schwing, G. (1954): A way to the soul of the mentally ill. New York (International Universities).
Sechrest, L., P. McKnight a. K. McKnight (1996): Calibration of measures for psychotherapy outcome studies. *American Psychologist* 51: 1065–1071.
Seligman, M. E. P. (1995): The effectiveness of psychotherapy: The Consumer Reports study. *American Psychologist* 50: 965–974.

Seligman, M. E. P. (1996): Science as an ally of practice. *American Psychologist* 51: 1072–1079.
Selye, H.(1991): Stress beherrscht unser Leben. Das Standardwerk des Pioniers der Stressforschung. München (Heyne).
Shirer, W. L. (1941): Berlin Diary. New York (Knopf).
Smith, M. L. a. G. V. Glass (1981): Meta-analysis of psychotherapy outcome studies. *American Psychologist* 32: 752–760.
Sontag, L. W. a. T. W. Richards (1938): Studies in fetal behavior. (Monograph of the Society for Research in Child Development, 3.) Millwood, NY (Kraus).
Spiegel, D. (1991): Dissociation and trauma. In: A. Tasman a. S. M. Goldfinger (eds.): American press textbook of psychiatry. (Vol. 10.) Washington, DC (American Psychiatric Press).
Spiegel, D. (ed.): (1993): Dissociative disorders: A clinical review. Lutherville, MD (Sidran).
Spiegel, H. (1973): Manual for hypnotic induction profile: Eye-roll levitation method. New York (Soni Medica).
Stampfl, T. G. (1967): Implosive therapy: The theory, the subhuman analog, the strategy, and the technique. Part I: The theory. In: S. G. Armitage (ed.): Behavior modification techniques in the treatment of emotional disorders. Battle Creek, MI (Veterans' Administration).
Steckler, J. (1989): A workshop with John and Helen Watkins. *Trauma and Recovery* (October): 25–26.
Steele, K. H. (1989): A model for abreaction with MPD and other dissociative disorders. *Dissociation* II: 151–159.
Steinberg, M. (1994): Structured clinical interview for DSM-IV dissociative disorders (SCID-D). Washington, DC (American Psychiatric Press).
Steinberg, M. (1995): Handbook for the assessment of dissociation: A clinical guide. Washington, DC (American Psychiatric Press).
Stekel, W. (1924): Peculiarities of behavior. (Vols. 1 & 2.) New York (Liveright). Stekel, W. (o. J.): Zwang und Zweifel. Für Ärzte und Kriminologen dargestellt. Berlin (Urban & Schwarzenberg)
Stekel, W. (1922): Die Sprache des Traums. Eine Darstellung der Symbolik und Deutung des Traumes in ihren Beziehungen zur kranken und gesunden Seele für Ärzte und Psychologen. München et al. (Bergmann).
Strupp, H. (1996): The tripartite model and the Consumer Reports study. *American Psychologist* 51: 1017–1024.
Strupp, H. a. T. Anderson (1997): On the limitations of therapy manuals. *Clinical Psychology: Science and Practice* (Spring): 76–82.
Sullivan, H. S. (1980): Concepts of personality development and psychiatric illness. New York (Brunner/Mazel).
Takahashi, Y. (1990): Is multiple personality really rare in Japan? *Dissociation* 3: 57–59.
Toothman, D. a. M. Phillips (1996): Ego-state therapy with couples. (Unpublished manuscript.)
Torem, M. S. (1987): Ego-state therapy for eating disorders. *American Journal of Clinical Hypnosis* 30: 94–104.
Torem, M. S. (1989): Iatrogenic factors in the perpetuation of splitting and multiplicity. *Dissociation* 2: 92–98.
Torem, M. S. (1993): Therapeutic writing as a form of ego-state therapy. *American Journal of Clinical Hypnosis* 35: 267–276.
Turner, S. M., K. S. Calhoun a. H. E. Adams (1981): Handbook of clinical behavior-therapy. New York (Wiley-Interscience).
Ulman, R. a. P. Paul (1989): A self psychological theory and approach to treating substance abuse disorders: The „intersubjective absorption“ hypothesis. In: A. Goldberg (ed.): Dimensions of self experience: Progress in self psychology. (Vol. 5.) Hillsdale, NJ (Analytic).

Vanderlinden, J., R. Van Dyck, W. Vandereycken a. H. Vertommen (1991): Dissociative experiences in the general population in Netherlands and Belgium: A study with the dissociative questionnaire (DIS-Q). *Dissociation* 4: 180–184.

Watkins, H. H. (1978): Ego state therapy. In: J. G. Watkins (ed.): The therapeutic self. New York (Human Sciences), pp. 360–398.

Watkins, H. H. (1980a): The silent abreaction. *International Journal of Clinical and Experimental Hypnosis* 28: 101–113.

Watkins, H. H. (1980b): The woman in black and the lady in white. (Audiotape and transcript.) New York (Jeffrey Norton).

Watkins, H. H. (1986a): The trauma of birth: Abreactive therapy. (Videotape.) New York (Irvington).

Watkins, H. H. (1986b): Treating the trauma of abortion. *Pre- and Perinatal Psychology* (Winter): 135–143.

Watkins, H. H. (1989): Therapist's Page. *Many Voices*: (October): 4–5.

Watkins, H. H. (1990a): Raising self esteem: 1. Safe room and life force. 2. The past and you. (Audiotape.) Missoula, MT (Author).

Watkins, H. H. (1990b): Suggestions for raising self-esteem. In: D. C. Hammond (ed.): Handbook of therapeutic suggestions and metaphors. New York (Norton).

Watkins, H. H. (1990c): Hypnotherapeutic procedures for the reduction of guilt. *Hypnos* 17: 227–232.

Watkins, H. H. (1993): Ego state therapy: An overview. *American Journal of Clinical Hypnosis* 35: 232–240.

Watkins, J. G. (1941): Impairing enemy industrial production through the psychological planning of air raids designed to maximize disruption of worker morale: Studies in cumulative sleep deprivation. (Unpublished confidential report.)

Watkins, J. G. (1942): Objective measurement of instrumental performance. Contributions to education No. 860. New York (Columbia University).

Watkins, J. G. (1946): The hypnoanalytic location of a lost object. *Journal of Clinical Psychology* 2: 390–394.

Watkins, J. G. (1947): Antisocial compulsions induced under hypnotic trance. *Journal of Social and Abnormal Psychology* 42: 256–259.

Watkins, J. G. (1949): Hypnotherapy of war neuroses. New York (Ronald).

Watkins, J. G. (1951): A case of hypnotic trance induced in a resistant subject in spite of active opposition. *British Journal of Medical Hypnotism* (Summer): 1–6.

Watkins, J. G. (1952): Projective hypnoanalysis. In: L. M. LcCron (ed.): Experimental hypnosis. New York (Macmillan), pp. 442–462.

Watkins, J. G. (1954): Trance and transference. *Journal of Clinical and Experimental Hypnosis* 2: 284–290.

Watkins, J. G. (1960): General psychotherapy: An outline and study. Springfield, IL (Thomas).

Watkins, J. G. (1963a): The psychodynamics of hypnotic induction and termination. In: J. M. Schneck (ed.): Hypnosis in modern medicine. Springfield, IL (Thomas), pp. 363–389.

Watkins, J. G. (1963b): Transference aspects of the hypnotic relationship. In: M. V. Kline (ed.): Clinical correlations of experimental hypnosis. Springfield, IL (Thomas), pp. 5–24.

Watkins, J. G. (1967): Hypnosis and consciousness from the standpoint of existentialism. In: M. V. Kline (ed.): Psychodynamics and hypnosis. Springfield, IL (Thomas), pp. 15–31.

Watkins, J. G. (1971): The affect bridge: A hypnoanalytic technique. *International Journal of Clinical and Experimental Hypnosis* 19: 21–27.

Watkins, J. G. (1972): Antisocial behavior under hypnosis: Possible or impossible? *International Journal of Clinical and Experimental Hypnosis* 20: 95–100.

Watkins, J. G. (1976): Ego states and the problem of responsibility: A psychological analysis of the Patty Hearst case. *Journal of Psychiatry and Law* (Winter): 471–489.

Watkins, J. G. (1977): The psychodynamic manipulation of ego states in hypnotherapy. In: F. Antonelli (ed.): Therapy in psychosomatic medicine. Rome (Pozzi).

Watkins, J. G. (1978a): The therapeutic self. New York (Human Sciences).

Watkins, J. G. (1978b): Ego states and the problem of responsibility II: The case of Patricia W. *Journal of Psychiatry and Law* (Winter): 519–535.

Watkins, J. G. (1984): The Bianchi („Hillside Strangler") case: Sociopath or multiple personality? *International Journal of Clinical & Experimental Hypnosis* 32: 67–111.

Watkins, J. G. (1987): Hypnotherapeutic techniques: Clinical hypnosis. (Vol. 1.) New York (Irvington).

Watkins, J. G. (1989): Hypnotic hypermnesia and forensic hypnosis: A cross examination. *American Journal of Clinical Hypnosis* 32: 71–83.

Watkins, J. G. (1992a): Psychoanalyse, Hypnoanalyse, Ego-State-Therapie: Auf der Suche nach einer effektiven Therapie. (Translated from the English by Monika Amler.) *Hypnose und Kognition* 9: 85–97.

Watkins, J. G. (1992b): Hypnoanalytic techniques: Clinical hypnosis. (Vol. 2.) New York (Irvington).

Watkins, J. G. (1993a): Dealing with the problem of „false memory" in clinic and court. *The Journal of Psychiatry and Law* (Fall): 297–317.

Watkins, J. G. (1993b): Foreword. *American Journal of Clinical Hypnosis* 35: 229–231.

Watkins, J. G. (1995): Hypnotic abreactions in the recovery of traumatic memories. *Newsletter of the International Society for the Study of Dissociation* 13 (1): 6.

Watkins, J. G. a. R. J. Johnson (1982): We, the divided self. New York (Irvington).

Watkins, J. G. a. H. H. Watkins (1978): Abreactive techniques. (Audiotape.) New York (Irvington).

Watkins, J. G. a. H. H. Watkins (1979): The theory and practice of ego state therapy. In: H. Grayson (ed.): Short-term approaches to psychotherapy. New York (Human Sciences), pp. 176–220.

Watkins, J. G. a. H. H. Watkins (1979–80): Ego states and hidden observers. *Journal of Altered States of Consciousness* 5: 3–18.

Watkins, J. G. a. H. H. Watkins (1980): I. Ego states and hidden observers. II. Ego state therapy: The woman in black and the lady in white. (Audiotape and transcript.) New York (Jeffrey Norton).

Watkins, J. G. a. H. H. Watkins (1981): Ego state therapy. In: R. J. Corsini (ed.): Handbook of innovative psychotherapies. New York (Wiley), pp. 252–270.

Watkins, J. G. a. H. H. Watkins (1982): Ego state therapy. In: L. E. Abt a. I. R. Stuart (eds.): The newer therapies. A source book. New York (Van Nostrand Reinhold), pp- 137–155.

Watkins, J. G. a. H. H. Watkins (1984): Hazards to the therapist in the treatment of multiple personalities. *Psychiatric Clinics of North America* 7: 111–119.

Watkins, J. G. a. H. H. Watkins (1986): Ego states as altered states of consciousness. In: B. B. Wolman a. M. Ullman (eds.): Handbook of states of consciousness. New York (Van Nostrand Reinhold), pp. 133–158.

Watkins, J. G. a. H. H. Watkins (1988): The management of malevolent ego states in multiple personality disorder. *Dissociation* 1: 67–72.

Watkins, J. G. a. H. H. Watkins (1990a): Ego-state transferences in the hypnoanalytic treatment of dissociative reactions. In: M. L. Fass a. D. Brown (eds.): Creative mastery in hypnosis and hypnoanalysis. A Festschrift for Erika Fromm. Hillsdale, NJ (Lawrence Erlbaum), pp. 255–261.

Watkins, J. G. a. H. H. Watkins (1990b): Dissociation and displacement: Where goes „the ouch". *American Journal of Clinical Hypnosis* 33: 1–10.

Watkins, J. G. a. H. H. Watkins (1991): Hypnosis and ego state therapy. In: P. A. Keller a. S. R Heyman (eds.): Innovations in clinical practice. Sarasota, FL (Professional Resource Exchange), pp. 23–37.
Watkins, J. G. a. H. H. Watkins (1992): A comparison of „hidden observers", ego states, and multiple personalities. In: W. Bongarz (ed.) with V. A. Gheorghiu a. B. Bongarz (co-eds.): Hypnosis: 175 years after Mesmer: Recent developments in theory and application. Konstanz (Universitätsverlag Konstanz). [Reprinted 1992 in *Hypnos* 19: 215–221.]
Watkins, J. G. a. H. H. Watkins (1993a): Ego state therapy in the treatment of dissociative disorders. In: R. P. Kluft a. C. G. Fine (eds.): Clinical perspectives on multiple personality disorder. Washington, DC (American Psychiatric Press).
Watkins, J. G. a. H. H. Watkins (1993b): Accessing the relevant areas of personality functioning. *American Journal of Clinical Hypnosis* 35: 277–284.
Watkins, J. G. a. H. H. Watkins (1996a): Overt-covert dissociation and hypnotic ego state therapy. In: W. J. Ray a. K. Michelson (eds.): Handbook of dissociation. New York (Plenum), 431–447.
Watkins, J. G. a. H. H. Watkins (1996b): Psychodynamic interactions in overt and covert ego states. In: B. Burkhard, B. Trenkle, C. Kinzel, C. Duffner a. A. Iost-Peter (eds.): Hypnosis International Monographs 2. Munich lectures on hypnosis and psychotherapy. Munich (M.E.G.-Stiftung).
Watkins, P. C., A. Mathews, D. A. Williamson, a. R. D. Fuller (1982): Mood-congruent memory in depression: Emotional priming or elaboration. *Journal of Abnormal Psychology* 10: 581–586.
Watson, J. B. (1929): Psychology from the standpoint of a behaviorist. Philadelphia (Lippincott).
Weiss, E. (1960): The structure and dynamics of the human mind. New York (Grune & Stratton).
Weiss, E. (1966): Paul Federn (1871–1950): The theory of the psychoses. In: F. Alexander, S. Eisenstein, a. M. Grotjohn (eds.): Psychoanalytic pioneers. New York (Basic).
Wilbur, C. B. (1984): Multiple personality and child abuse. The Psychiatric Clinics of North America: Symposium an multiple personality. Philadelphia (Saunders), pp. 3–7.
Winnicott, D. W. (1997a): Übergangsobjekte und Übergangsphänomene. In: D. W. Winnicott: Von der Kinderheilkunde zur Psychoanalyse. Frankfurt a. M. (Fischer).
Winnicott, D. W. (1997b):Vom Spiel zur Kreativität. Stuttgart (Klett-Cotta).
Winnicott, D. W. (Hrsg.) (1997c): Von der Kinderheilkunde zur Psychoanalyse. Aus den Collected Papers. Frankfurt a. M. (Fischer).
Winnicott, D. W. (2002): Reifungsprozesse und fördernde Umwelt. Gießen (Psychosozial).
Wollman, B. B. a. M. Ullman (eds.): (1986): Handbook of states of consciousness. New York (Van Nostrand Reinhold).
Wolpe, J. (1977): Praxis der Verhaltenstherapie. Bern et al. (Huber).
Wright, J. H., M. E. Thase, A. T. Beck a. J. W. Ludgate (eds.) (1993): Cognitive therapy with inpatients: Developing a cognitive mileau. New York (Guilford).
Yapko, M. D. (1994): Suggestibility and repressed memories of abuse: A survey of psychotherapists' beliefs. *American Journal of Clinical Hypnosis* 36: 163–171.

Über die Autoren

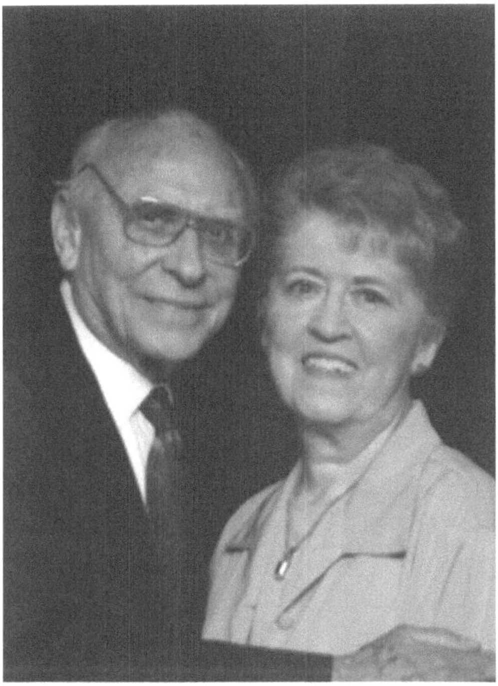

John G. Watkins (1913–2012), Prof. Dr. em., war von 1964 bis 1987 Professor für Psychologie und Direktor der klinischen Ausbildung an der Universität von Montana, USA. Er ist Autor zahlreicher Fachbücher, darunter der Klassiker *Hypnotherapy of War Neuroses* (1946). John G. Watkins ist Mitbegründer der International Society for Clinical and Experimental Hypnosis (SCEH). Er war mehrfach Präsident von nationalen und internationalen Hypnosegesellschaften und zählt zu den Pionieren der Hypnotherapie.

Helen H. Watkins, M.A., Klinische Psychologin, war Beraterin der American Society of Clinical Hypnosis (ASCH) sowie Mitglied der Society for Clinical and Experimental Hypnosis (SCEH) und der International Society for the Study of Dissociation. Nach 30-jähriger Tätigkeit als Betriebspsychologin am Beratungszentrum der Universität von Montana führte sie bis zu ihrem Tod im Jahr 2002 eine Teilzeitpraxis für Ego-State-Therapie, vorrangig für die Beratung von Mitarbeitern im Gesundheitswesen.